“十四五”高等学校通用教材（食品类）

食品毒理学

（第二版）

李建科　主编

中国质量标准出版传媒有限公司
中　国　标　准　出　版　社
北　京

图书在版编目（CIP）数据

食品毒理学/李建科主编．—2 版．—北京：中国质量标准出版传媒有限公司，2023.12
ISBN 978－7－5026－5261－6

Ⅰ.①食…　Ⅱ.①李…　Ⅲ.①食品毒理学—高等学校—教材　Ⅳ.①R994.4

中国国家版本馆 CIP 数据核字（2023）第 232488 号

中国质量标准出版传媒有限公司
中　国　标　准　出　版　社 出版发行
北京市朝阳区和平里西街甲 2 号（100029）
北京市西城区三里河北街 16 号（100045）
网址：www.spc.net.cn
总编室：（010）68533533　发行中心：（010）51780238
读者服务部：（010）68523946
中国标准出版社秦皇岛印刷厂印刷
各地新华书店经销
＊
开本 787×1092　1/16　印张 22.5　字数 561 千字
2023 年 12 月第二版　　2023 年 12 月第九次印刷
＊
定价：**68.00** 元

本书编委会

主　编　**李建科**
（陕西师范大学）

副主编　**李引乾**
（西北农林科技大学）
袁　莉
（陕西师范大学）

参　编　**侯　晨**（陕西师范大学）
刘俊林（西北民族大学）
骆　莹（陕西师范大学）
王自超（安康学院）

教材编委会

前言

• FOREWORD •

食品安全是关系到人体健康与生命安全，关系到经济发展、社会稳定和对外贸易的大事。随着我国经济建设步伐的日益加快、人民生活水平和健康意识的不断提高，以及食品和农产品国际贸易的日益扩大，食品安全问题已成为国内外关注的焦点。为了贯彻和落实党的二十大报告提出的科教兴国战略，适应当前的社会与经济发展，研究和解决与食品安全相关的各类理论及实际问题，需要从最基础的专业教育和人才培养抓起。《食品毒理学》是食品安全评价的方法学和理论基础，是食品科学与工程、食品营养与健康、食品卫生检验、食品质量与安全等专业的必修课。但长期以来，尚未见到较为适用的高校教材，给教学工作带来很大的困难，有些学校因此而无法开设该门课程。许多相关院校都希望尽快编写和出版一本具有普遍适用性的《食品毒理学》教材，以应教学和人才培养之急需。因此，本教材第一版在2005年中国计量出版社食品类高等学校教材编写会议上被确定为规划出版的22本食品类教材之一。

本教材第一版自2007年1月正式出版发行以来，在全国食品类专业的高校广泛使用，得到认可和好评。由于本教材第一版使用已达十五年之久，鉴于学科发展和知识更新的需要，经与中国质量标准出版传媒有限公司商议，并征求第一版各编者的意见，于2022年初启动了修订工作。第二版是在第一版的基础上，对教学使用过程中发现的个别问题进行了修改更正。同时，根据本学科的研究进展，对部分章节的一些内容进行了必要的补充、更新。修订工作吸纳了近年来在《食品毒理学》教学一线的中青年骨干教师，特别是主编单位的教师队伍日益壮大，为此次修订奠定了良好的基础，加之参与修订院校各位同仁的共同努力，顺利完成了此次修订工作。同时，本教材第二版在重点介绍食品毒理学基础理论知识的基础上，也讨论了近年食品安全关注热点，如塑化剂、微塑料等，并补充了配套的重点内容课件和讲解视频。本教材第二版修订分工如下：李建科，第一章、第二章、第六章、第七章、第八章、第九章、附录2；李引乾，第四章、第五章；袁莉，第十一章、第十八章、附录1；侯晨，第三章、第十章；刘俊林，第十三章、第十五章、第十七章；骆莹，第十四章，第十六章；王自超，第十二章。

本教材可作为食品科学与工程类各专业及预防医学类专业本科生、研究生教材，同时，亦可作为相关研究人员、管理人员的参考书。由于各学校的教学计划和课时数不尽相同，在教学过程中，各学校可根据具体情况取舍教学内容，亦可根据具体条件和需要选做实验。

由于我们水平有限，难免存在不足，恳请读者、同行和教材使用院校的师生提出宝贵意见和建议，以便我们今后改正和进一步完善。

李建科

2022 年 12 月 28 日于西安

目 录

• CONTENTS •

第一章 绪 论

一、食品毒理学的定义

食品毒理学是大毒理学的一个分支，是借用基础毒理学的基本原理和方法，以研究和解决食品中的毒理学问题为目标，形成的具有自身特点和系统的概念、理论和方法体系的一门新学科。因而，理解食品毒理学的概念应先了解广泛意义上的毒理学或大毒理学的概念。

广泛意义上的毒理学(toxicology)，即大毒理学，其传统定义是研究外源化合物(xenobiotics)对生物体的损害作用(adverse effects)的学科。现代意义上的毒理学概念则更加广泛，其研究范畴包括了化学性、物理性及生物性因素，研究内容涉及上述各种因素对机体的损害作用、生物学机制(biologic mechanisms)、危险度评估(risk assessment)、风险管理(risk management)、安全性评价(safety evaluation)等方面。概括地说，毒理学是研究有毒有害物质对生物机体(包括人体)的损害作用、作用机制、危险度评估及其安全性评价与管理的一门学科。具体的研究内容包括毒物的来源、化学特性、接触(摄入)途径、毒理学试验方法、毒物的体内过程，毒性特征及毒理机制等诸多方面，还包括化学物质的安全性评价和风险评估与管理。

外源化合物是指在人类生活环境中存在，可能与机体接触并进入体内产生危害的一切物质。这些物质天然存在或人为扩散入环境，它们并非人体正常组成成分，也非人体所需的营养物质或人体生理过程所必需，而是会对人体或其他生物体产生危害的物质。常见的外源化合物包括天然有毒有害物质、农用化学品、工业化学品、日用化学品、药物、食品添加剂、各种环境污染物、重金属元素、生物毒素等。

食品毒理学(food toxicology)是大毒理学的一个分支学科，是研究食品中的有毒有害化学物质的性质、来源及对人体的损害作用及作用机制，评价其安全性，并确定其安全限值，以及提出预防管理措施的一门学科。食品毒理学除研究食品中的有毒有害物质外，还应超前介入食品新资源、新产品、新型食品及新工艺的研究开发过程中，研究和解决新产品开发中的一些食品毒理学理论和实际问题。食品毒理学的最终目标是通过安全性毒理学评价，制定安全限量，提出食品中有毒有害物质的预防及管理措施，保障食品安全。

具体来讲，食品毒理学研究内容包括食品中有毒有害物质的来源(包括外源性和内源性有毒有害物质)、化学成分、理化特性、在食品中的存在形式、摄入途径，人体对这些有毒有害物质的吸收、分布、代谢、转化及排泄过程(即毒物在体内过程)，这些有毒有害物质对人体的损害作用、毒性大小、毒理机制及安全限量、管理和预防措施。

二、食品毒理学的研究方法

(一)流行病学调查

食品毒理学问题常常具有流行病学特点，如地方性饮食习惯(腌制、烟熏、烧烤等)产生的毒理学问题，一些食品加工方式产生的毒理学问题，产地环境与当地农产品生产相关联的毒理学问题，新资源食品开发或新品种引种产生的毒理学问题，转基因食品的安全问题，新型保健食品的毒理学安全性问题，食品添加剂的使用及新型食品添加剂的毒理学问题，农产品生产过程中化学品的使用带来的毒理学安全性问题等。人群流行病学调查的意义在于可以获得人体的直接观察资料，也可为危害因素分析提供线索和指明方向。从本质上讲，食品毒理学与卫生毒理学有许多共同或相似的地方，都属于预防医学的范畴，在研究方法和手段上同样离不开流行病学调查。食品毒理学流行病学调查尚是一个新的命题，可借用医学流行病学调查的原理和方法，同时，也应根据食品毒理学的特点研究和探索新的方法和途径，不断丰富和完善食品毒理学流行病学调查的知识。

（二）化学分析

食品毒理学研究的对象主要是一些化学性的危害物，所以应首先明确食品中的有毒有害成分，这就需要采用化学分析的手段。食品中常见的有毒有害成分来源于农药残留、兽药残留、化肥残留、食品添加剂残留、环境污染物残留、有害元素残留、生物毒素残留及其他常见食品危害物残留等。食品中的有毒有害成分化学分析主要采用的仪器有气相色谱（GC）、高效液相色谱（HPLC）、气质联用（GC－MS）、液质联用（HPLC－MS）、串联质谱（MS－MS）、原子吸收分光光度计、电耦合等离子发光分光光度计（ICP）、可见或紫外可见分光光度计及其他一些常规化学分析仪器等。

（三）动物试验

动物试验是食品毒理学研究的主要方法和手段。动物试验可分为体内试验（*in vivo* tests）和体外试验（*in vitro* tests）。

体内试验多采用整体动物进行，使实验动物在一定时间内，按一定的途径接触一定剂量的受试物，观察动物的形态、功能及有关生理生化指标变化，来评定受试物对实验动物的影响。通常评价外源化合物的一般毒性多采用整体动物进行试验，如急性毒性试验、亚慢性毒性试验、慢性毒性试验、致畸和繁殖毒性试验等。

体外试验多采用动物游离器官、细胞和微生物体进行。游离器官多用于器官灌流，即将一定的液体通过血管流经某一脏器，观察脏器在保持生活状态下对受试物的反应，即脏器出现的形态和功能变化及化合物在脏器中的代谢情况。常用灌流器官有肝、肾、肺、脑等脏器。游离细胞可用原代细胞（primary cell）或用经多次传代培养的细胞系（cell line），这一研究层次称为细胞水平（cellular level）。有些试验可用从细胞分离的有关细胞器（organelle），如线粒体、微粒体、内质网等，这一研究层次称为亚细胞水平（sub－cellular level）。

体外试验多用于对受试物损害作用的初步筛检、作用机制及代谢转化过程的深入观察研究。体内试验，即整体水平试验，可反映体内复杂过程对毒物的交互作用及综合影响，也就是说，可反映毒物在体内代谢的真实情况，但由于复杂因素的影响难以分析其过程和机制。

体内试验、体外试验各有优点和局限性，应根据具体研究目的综合运用。

（四）微生物系统试验

鼠伤寒沙门氏菌基因缺陷型的回复突变试验（salmonella typhimurium mutagenicity assay），又称 Ames试验，是检测基因点突变中最为广泛应用的一种微生物系统试验方法，它快速、简便、敏感、检出率高，因而已成为毒理学致突变遗传学终点初筛检测的标准方法。测试系统中加入了大鼠肝微粒体酶(S_9),从而弥补了体外试验的不足,使体内、体外因素得到了较好的结合。但应指出的是,微生物的遗传信息仅相当于哺乳动物的1/6,其数量较少,结构较简单,而哺乳动物具有较微生物更为复杂和较完善的DNA修复系统,故突变较易修复;另外,微生物缺乏免疫系统,而哺乳动物具有较完善的免疫系统,因此,微生物系统试验结果与哺乳动物体内实际情况会有一定的差异,故存在一定的假阴性及假阳性,但仍不失为一种快速筛检方法,也是其他方法的有效补充和相互印证。

(五)安全性评价及安全限量制定

安全限量制定则是根据一系列毒理学试验结果先对受试物定性,决定取舍,再根据该受试物在实验动物上测得的最大无作用剂量(NOEL),采取适当的安全系数外推到人,权衡使用该物质的利弊大小,结合被评价物在各类食物中的出现频度和综合暴露量以及食物系数确定该物质在某一食物中的安全限量。

(六)分子生物学方法

随着分子生物学技术的发展,一些分子生物学技术和手段正在向毒理学研究领域深入,从分子水平研究和揭示有毒有害物质造成损害的靶点和分子机制。如对遗传损伤位点、受体作用分析,对基因表达调控影响,对蛋白质及酶活性影响等分子水平进行研究和分析。特别是以分析致突变物遗传学终点为目标的一些分子生物学技术可成功应用于毒理学致突变及基因损伤研究领域,为危害物致突变分析、遗传毒性评价、长期低剂量接触潜在危害物的致癌作用预测提供了强有力的手段。

鉴于致突变与致癌的高度相关性,致突变的分子生物学检测技术使毒理学致癌检测水平大大提高。随着人类基因组计划的完成、大规模基因测序技术的进一步完善,DNA芯片技术等分子生物学技术的发展,长期低剂量接触潜在危害物的安全性毒理学评价将会更加快速、灵敏、准确和实用。分子生物学技术和研究手段正在成为毒理学重要的研究方法之一。

三、食品毒理学与安全性评价的关系

在阐明食品毒理学与安全性评价的关系之前,有必要首先明确食品毒理学与中毒病学的联系与区别。食品毒理学与中毒病学有密切的联系,但也有重要的区别。中毒病学研究的主要是人体一次接触较大剂量、较高毒性化学物质后引起的急性临床过程,属于临床医学范畴。中毒病学的发生主要由一些意外或人为事故引起,危害易于察觉,因果关系较为单纯,危害物水平较高,较易检测。而食品毒理学研究的对象往往是以极其微量水平存在于食品中的外源物质,它们随日常膳食而摄入,短期内不呈现危害作用,由于危害作用渐渐产生,不易觉察,因果关系较为隐蔽。危害物质成分含量相当低,较难检测。然而,食品中这些以低剂量存在、随食物长期被人体摄入的外源危害物质,往往危害面更大,危害性质更严重,影响更深远。如可能产生致癌、致畸、致突变作用等。另外,食品中的有些危害物又难以避免,如环境污染物及一些农业生产资料(如化肥、农药、兽药、农膜等)的使用残留于食品中的微量物质。这些复杂多样的微量外来化学物质是否产生危害,危害性大小如何,危害性质是否可以接受,何种剂量可以接受,就需经过严密而科学的毒理学试验,并结合社会发展现实,权衡利弊作出分析评价结论,提出安全限量标准和管理措施。这就是食品毒理学和安全性评价的关系。可以说,食品毒理学是安全性评价的方法学和理论基础,是手段,是过程;而安全性评价是根据毒理学试验按照一定的判定标准给出评价结论,提出安全限量标准或管理措施,是最终目的,两者是食品毒理学研究内容中密不可分的两个部分。需要强调的是,食品毒理学研究要有超前介入的意识,要有预防为主的理念,防患于未然。

四、食品毒理学的学科地位、作用及与其他学科的关系

随着社会经济的发展、人民生活水平的提高和健康意识的增强,以及国际贸易的要求,食品安全问题越来越受到广泛关注和重视。在食品生产与管理过程中,将食品安全问题放在首位已成为人们的共识和对食品的基本要求。食品科学各专业,不仅需要掌握食品生产与加工的知识与技能,学习食品毒理学基本理论和方法、掌握安全评价和风险评估与管理知识已必不可少,这对将来无论从事食品加工、开发、贸易、质量安全控制或管理都具有重要意义。近年来,我国已有不少高等学校设置了食品科学与工程专业,有些学校还陆续开设了食品质量与安全专业,这些专业有的已开设或准备开设食品毒理学及安全评价相关课程。随着学科发展的需要,食品毒理学必将成为食品科学与工程、食品卫生检验、食品质量与安全等专业的一门重要专业必修课,在食品科学与工程类专业人才培养中会日益显示出其重要性,并发挥重要作用。

食品毒理学是理论性和实践性均很强的一门学科,它与许多基础学科和食品工程类专业课程有着密切的关系。其中最为密切的有化学、生物学、医学、生物化学、生理学、微生物学、分子生物学、病理学、实验动物学、动物医学、免疫学、遗传学、农药学、植物保护、仪器分析、食品科学、环境科学、数理科学以及公共卫生学乃至经济学与管理学等。

五、食品毒理学的任务和研究内容

(一)学科任务

概括地讲,食品毒理学的任务就是研究食品中有毒有害物质的来源与性质,阐明这些有毒有害物质对人体损害作用的一般规律,评定此种损害作用的大小并做出安全性评价,制定这些有害物质在食品中的卫生限量标准。

(二)研究内容

食品毒理学的研究内容主要包括以下几个方面。

(1)研究毒物的来源与性质

①外来化学物质:主要指各种途径进入食品中的各种环境污染物。

②生物源性:包括细菌、霉菌及其毒素,昆虫、寄生虫及虫卵等。

③药物残留:主要包括农药、兽药在农产品及畜、水产品中的残留。

④内源毒素:主要指食品本身含有的有毒有害物质。一些植物、动物、水产及菌类食物中都可能含有天然有毒物质。

⑤加工及变质产毒:主要指存放条件不当或超期存放变质产毒,以及一些不当或不良加工方式导致污染或产生有毒有害成分。如烧烤及烟熏产生苯并芘类物质,甜菜等慢火焖煮或适宜温度下存放产生亚硝酸盐,土豆存放不当发芽产生龙葵素等。

⑥人为因素:加工过程中人为加入的外源化合物,如各种添加剂、防腐剂等,也包括包装材料带来的毒理学安全性问题。

食品中外来化学物质引起的危害除了表现急性毒性以外(意外因素较大量进入食品),大多情况属于低剂量长期摄入引起的慢性、蓄积性危害,这些较为隐蔽的、短期内难以觉察的慢性蓄

积性危害所导致的后果可能更为严重,涉及面更大,是食品毒理学研究的重点内容。

(2)研究毒理学机制及开展安全性评价

①研究毒物的体内代谢过程、毒性作用(急性、亚慢性、慢性、蓄积性及特殊毒性)、毒性机理及毒性特征。

②新资源食品、新型包装材料、新型食品添加剂等新产品使用前的安全性毒理学评价。

③新的污染因素、污染源、污染物种类与化学性质及其在食物链的迁移规律,评价对食品安全的影响。

④研究新的残留物毒性、检测方法,在安全性评价基础上制定残留限量标准。

⑤研究食品在加工、包装、储运过程中的各种污染因素。如加工机械及加工方式对食品安全的影响,贮藏方式及所使用的保鲜剂对食品安全的影响,包装材料对食品安全的影响,运输环境及运输过程可能带来的污染及其对食品安全的影响,研究并提出切实可行的预防及管理措施。

⑥通过系统的毒理学试验对受试物做出安全性评价,并结合实际情况和人群食物结构制定安全限量标准。

六、食品被污染的主要途径和预防措施

(一)食品被污染的主要途径

1. 农药污染

我国目前使用的农药种类有百余种,年产量约上百万吨,过去以有机氯类农药为主(如六六六、DDT 等),其次是有机磷类农药(如 1059、3911、1605、乐果、DDV 等)和氨基甲酸酯类农药,此外还有有机砷、有机氟、有机汞类农药。近年来,菊酯类农药使用量不断增加。

由于有机氯类农药化学性质稳定,不易降解,环境效应很长,可在食物链中迁移并不断富集,又由于其是脂溶性,进入人及动物体内不易排泄等,我国于 1983 年颁布法令禁止生产和使用有机氯类农药。但其环境效应至今存在。据调查,目前我国有些地区的动物性产品中仍可检出六六六,汞制剂检出的不合格率也有 20% ~40% 。

农药残留已成为农畜产品出口的主要障碍。出口受阻的涉及大米、茶叶、蔬菜、水果、蜂蜜、水产品等,带来的经济损失很大。例如,我国是蜂蜜的主要出口国之一,1990 年德国检出我国蜂蜜中“杀虫脒”残留超标后拒绝进口,随后美、日也拒绝进口,使我国的蜂蜜在国际上的销售出现困难。

因此,高毒、高残留农药逐步被淘汰,一批高效、低毒、低残留农药相继问世。

2. 工业三废污染

工业三废是指废水、废气、废渣,对食品的污染途径如图 1-1 所示。有些污染物通过生态系统在食物链中的迁移,造成在某些动植物产品中的富集,最终影响人体健康。如,汞对水域系统的污染,通过食物链的转移,可使汞在某些水产品中的富集达到原水体中浓度的几万倍以上,甚至几十万倍,并且可使无机汞转化成毒性更大的有机汞(见图 1-2)。

3. 霉菌污染

霉菌广泛存在于自然界,约有 4.5 万种,其孢子在空气中无处不在,一旦污染到食品上,便可生长、繁殖,产生毒素。目前,已发现的产毒真菌大约有 100 种,危害严重的有曲霉属、青霉属及镰刀菌属的一些霉菌。

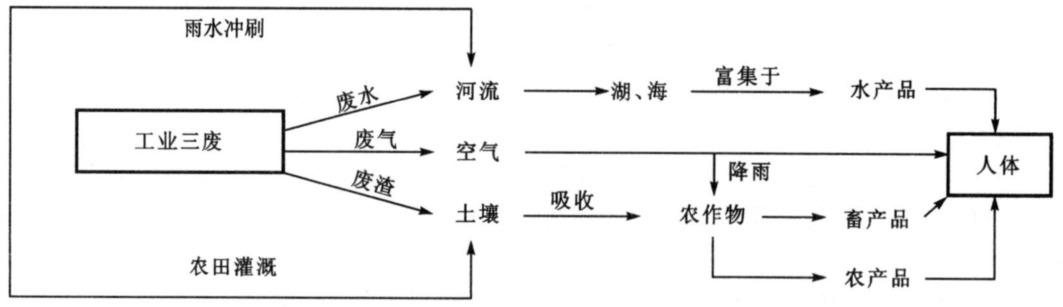

图1-1 工业三废与人体健康的关系

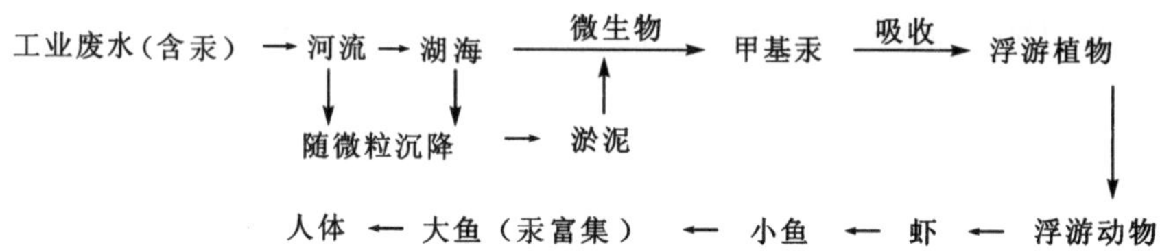

图1-2 汞污染在食物链中的迁移及生物富集

霉菌对食品污染的危害,一是使食品变质,二是产生毒素。一些霉菌毒素除具有一般毒性外,还有致癌作用。

4. 兽药残留污染

兽药残留造成的我国动物性产品的外贸受阻事件很多。如1990年,我国出口日本1万t肉鸡,日方海关检出有抗球虫药物添加剂氯羟吡啶的残留超过0.01 mg/kg,要求我方全部销毁,经济损失达1亿4千多万元。水产品中的一些药物残留问题也比较突出。

5. 运输污染

运输食品的货车不干净,或食品与一些有毒有害物品同车混合运输造成污染。

6. 加工污染

主要是在食品加工过程中过量使用、违禁使用及使用未经批准的添加剂。如面粉及豆腐加工中违禁使用吊白块等。此外,一些不良加工方式也会造成有毒有害物质污染,如烟熏、烧烤食品,或不良包装材料造成污染。

7. 事故性污染

食品加工企业或餐馆由于管理不善,工作马虎,误用或超量使用一些化学物质造成中毒事故。例如,将亚硝酸盐误用为食盐。

(二)预防食品污染的主要措施

(1)限制和禁止一些高残留农药和兽药在农产品及食品动物上使用,提倡使用高效、低毒、低残留药物。

(2)加强农畜产品收购检验,促进绿色食品生产。

(3)整治环境污染,减少食品污染环节。

(4)严格兽药及各种饲用添加剂的安全性评价和管理,严格执行宰前清除时间和应用限制等使用规范。

(5)加强责任心,杜绝食品在加工、包装、贮藏、运输等环节的人为污染。

七、食品毒理监督检验的标准化组织、机构

了解与食品安全有关的国际组织和标准,对开展食品安全工作具有重要意义。

常见的与食品安全和标准有关的国际组织机构如下。

①联合国粮农组织(FAO,Food and Agriculture Organization)。

②世界卫生组织(WHO,World Health Organization)。

③欧洲理事会(COE,Council of Europe)。

④经济合作和发展组织(OECD,Organization for Economic Co - Operation and Development)。

⑤世界贸易组织(WTO,World Trade Organization)。该组织相关协议有:实施卫生与动植物检疫措施协议(SPS agreement, Agreement on the Application of Sanitary and Phytosanitary Measures)、贸易技术壁垒协议(TBT agreement,Agreement on Technical Barriers to Trade)。

⑥食品法典委员会(CAC,Codex Alimentarius Commission)。该组织是由 FAO 和 WHO 共同组建的,是制定食品标准、规范及分析方法的专门机构,下设有专门制定肉、鱼、食品添加剂、农药残留、乳及乳制品的分支机构。

⑦食品添加剂立法委员会(CCFA,Codex Committee on Food Additives)。

⑧食品添加剂专家委员会(JECFA,Joint FAO/WHO Expert Committee on Food Additives)。

⑨农药残留法典委员会(CCPR,Codex Committee on Pesticide Residues)。

⑩农药残留专家委员会(JECPR,Joint FAO/WHO Expert Committee on Pesticide Residues)。

⑪FAO/WHO 农药残留联席会议(JMPR,Joint FAO/WHO Meeting on Pesticide Residues)。

⑫食品卫生法典委员会(CCFH,Codex Committee on Food Hygiene)。

⑬进出口食品检验及认可系统法典委员会(CCFICS,Codex Committee on Import and Export Food Inspection and Certification System)。

⑭国际食品微生物委员会(ICMS,International Commission on Microbiological Specifications for Food)。

⑮肉类卫生法典委员会(CCMH,Codex Committee on Meat Hygiene)。

⑯食品中兽药残留立法委员会(CCRVDF,Codex Committee on Residues of Veterinary Drugs in Foods)。该组织也是由 FAO 和 WHO 联合发起组建的,它的宗旨是为控制兽药残留、筛选并建立适用于全球的兽药及其他化学物质残留的分析方法和取样方法,对兽药残留进行毒理学评价,按制定世界性或区域性"法规标准"的步骤制定动物产品中的兽药残留最高限量(MRLVDs)及休药期(withdrawal time)。

⑰泛美技术标准委员会(COPANT, Pan American Standards Commission),是美洲国家标准化的区域性联合组织,下设 27 个技术委员会和 100 多个小组委员会。其中,第七、第八委员会制定畜、禽食品标准。

⑱国际乳品业联合会(IDF,International Dairy Federation),专门制定乳及乳制品卫生标准。

⑲国际标准化组织(ISO, International Organization for Standardization)。

⑳美国食品和药物管理局(FDA,Food and Drug Administration)。在美国,兽药的使用规范是由 FDA 管理的。

㉑中国食品法典委员会,负责与食品法典委员会(CAC)进行联络,并组织国内各相关部门参与 CAC 工作的协调机构。

第二章　食品毒理学基本概念

第一节　关于毒物、毒性与毒作用

一、毒物与中毒

1. 毒物

“毒物”(poisons, toxicants, toxic agent)一词的概念实际上是很模糊的。因为毒物与非毒物之间并无绝对的界限,二者之间常常可以相互转化。

譬如,食盐是不是毒物?回答这个问题关键是看剂量,适宜剂量的食盐为人体每日所必需,但过量食入即为毒物,如食盐摄入剂量超过 1 g/(kg 体重)可致中毒。蛇毒是不是毒物?这与接触途径有关,众所周知,毒蛇咬人致命是由于蛇毒经伤口而入,也就是说蛇毒若经伤口接触则为毒物,但若经口饮下不会中毒(除非消化道有损伤)。

还有,我们对药物如何看,是不是也可以说它是毒物?常言道,是药三分毒,大多数药物都有毒副作用,药物在过量或长期使用下,它就是个毒物。《神农本草经》中记载的 365 种药物中有 125 种被列为下品,属于“多毒”,不可久服。

像水、蛋白质、维生素、糖等这些我们一般情况下不会与毒物产生联想的物质,在一定量和一定条件下(如机体某种代谢障碍下)也是有害的,可以引起中毒。

那么,到底什么是毒物?确实很难给毒物下一个绝对定义。中世纪文艺复兴时期著名的毒物学家 Paracelsus 就说过“没有不是毒物的物质,剂量决定了它是不是毒物”。英国毒物学家 Clerk 教授说“几乎不可能给毒物下一个完整的定义”。

由于毒物和非毒物是相对的,我们虽然不能给毒物下一个绝对的定义,但可以给它一个相对的定义:在一定条件下,一定量的某一物质,经过一定的途径进入机体以后,在组织器官内发生化学或物理化学的作用,引起机体机能性或器质性的病理变化,甚至造成死亡,此种物质被称为毒物。

2. 毒素(toxin)

毒素是毒物的一种,特指由活的生物有机体产生的一类特殊毒物。

(1)由植物产生的能够引起人及动物中毒的物质称为植物毒素(plant toxin)。有毒植物在自然界分布非常广泛,一些食用植物也会含有一些天然有毒成分。

(2)由动物产生的能够引起人及动物中毒的物质称为动物毒素(zootoxin),多由低等动物产生,如蛇、蝎、蜂、蟾蜍等。

在动物毒素中,凡通过叮咬或刺蛰释放的毒素叫作毒液(venom)。

(3)由霉菌产生的能够引起人及动物中毒的物质称为霉菌毒素(mycotoxin)。

(4)由细菌产生的能够引起人及动物中毒的物质称为细菌毒素(bacterial toxin)。

细菌毒素又分为两类:

①存在于细菌细胞内的毒素称为内毒素(endotoxin);

②由细菌细胞合成后排出菌体外的毒素称为外毒素(exotoxin)。

3. 中毒(toxicosis, intoxication)

毒物进入机体后,引起相应的病理过程叫作中毒。

二、毒性与剂量

1. 毒性(toxicity)

毒性也称毒力,指某种毒物对机体的损害能力。某种物质对生物机体损害能力越大,说明其毒性(毒力)也越大。

衡量毒物毒性大小的指标是剂量。某物质引起动物机体中毒反应的剂量愈小,说明其毒性愈大;反之,某物质引起动物机体中毒反应的剂量愈大,说明其毒性愈小。

2. 剂量(dose)

剂量是指动物机体每千克体重接触毒物的量。

上述概念中"接触毒物"的含义从广义上讲,包括各种接触途径,如经口、皮、呼吸道、肌肉、皮下、静脉等。

同一毒物,同一剂量,如果接触途径不同,引起的毒性反应也不同。这是因为:其一,不同染毒途径,其吸收程度不同;其二,不同部位对不同毒物的反应不同。鉴于此,在说明某种毒物的毒性剂量时,必须说明接触毒物的途径。

三、毒作用

毒作用(toxic effect),又称毒性效应,概括而言是指毒物对动物有机体产生的生物学损害作用。

1. 毒作用的特点

按照化学物质毒作用的特点常分为速发作用与迟发作用、局部作用与全身作用,以及可逆作用与不可逆作用。

(1)速发作用与迟发作用:速发作用(immediate effect)是指机体接触化学物质后,在短时间内出现的毒性效应;迟发作用(delayed effect)是指机体接触化学物质后,经过一定时间间隔才表现出来的毒性效应。

(2)局部作用与全身作用:局部作用(local effect)是指发生在化学物质与机体接触部位的损害作用;全身作用(systemic effect) 是指化学物质与机体接触后以一定途径吸收入体内,经血液循环到达体内其他组织器官引起的毒性效应。食品中的危害物一般引起的是全身效应。

(3)可逆作用与不可逆作用:可逆作用(reversible effect)是指机体停止接触化学物质后,所造成的损害作用可以恢复;不可逆作用(irreversible effect)是指机体停止接触化学物质后,所造成的损害作用不能恢复,甚至损害作用进一步发展。

2. 毒作用的描述

一般以毒物引起机体产生的生物学效应或反应来描述毒作用。

(1)效应(effect):一定量的某一物质与机体接触后所引起的生物学变化,此种变化的程度可以用计量单位表示。

如:机体接触毒物后单位容积血液中红细胞数、白细胞数变化了 x 个/mm^3(个/μL),血糖变化了 $x$mg/100 mL,某种酶变化了 x 单位等。

(2)反应(response):一定剂量的某一物质与机体接触后呈现某种效应程度的个体数在该群体中所占的比率,一般以%表示。

如:某食物中毒,吃该食物的100人中,80人出现呕吐、腹泻,5人中毒死亡,则该食物中毒的中毒发生率为80%,死亡率5%。此百分率即为反应。

效应与反应的区别:效应是对个体而言,而反应则涉及群体。

(3)毒效应谱(spectrum of toxic effect):机体接触外源化合物后可引起多种生物学变化,称为毒效应谱。

如:机体对外源化合物负荷增加,意义不明的生理生化反应,亚临床改变,临床中毒,死亡等。

四、损害与非损害作用

毒理学评价常常要区分或者判断外源化合物对机体产生的作用为损害作用还是非损害作用。

1. 非损害作用(non - adverse effect)

外源化合物对机体产生的作用如果属于非损害作用,应有以下特点:

①不引起机体的机能形态、生长发育和寿命的改变;

②不引起机体某种功能容量的降低;

③不引起机体对额外应激代偿能力的损伤;

④当机体停止接触该种外源化合物之后,机体维持内稳态的能力不应有所降低,机体对外界其他不利因素影响的易感性也不应增高。

外源化合物对机体产生的作用如果属于以上情况,即为非损害作用。

在非损害作用中,机体所发生的一切生物学变化应在机体的代偿能力范围之内。

①代偿能力是指当体内组织或器官局部发生病变时,病变部功能降低,此时健部组织通过自身功能的加强来弥补病变部的功能不足的能力。

②内稳态是指机体保护内在环境稳定不变的一种倾向或能力。一般通过负反馈机制完成。人及动物处在不断变化的外界环境中,但机体正是通过这种自身的调节功能,使自身内环境保持稳定。例如,不管外界气温如何变化,人体可通过体温调节使其保持在一个恒定的范围内等。

③功能容量以解剖学、生理学、生物化学或行为学方面的各项指标来表示。如进食量、体力劳动的负荷能力、血容量等。

④应激状态是指各种外界不利因素引起机体的所有非特异性生物学作用的综合表现。如人或动物在受惊吓、危险状态下的心跳、呼吸加快,肾上腺素分泌增加,葡萄糖代谢加快,能量合成(ATP)增加等都是一种应激反应,目的是积极动员体能以应对突如其来的不利因素。

2. 损害作用(adverse effect)

损害作用与非损害作用相反,应具有以下特点:

①机体的正常形态、生长发育过程受到严重的影响,寿命亦缩短;

②机体的功能容量或对额外应激状态的代偿能力降低;

③机体维持内稳态的能力下降;

④机体对其他某些环境因素不利影响的易感性增高。

例如:动物机体接触受试物后,体内一些生理生化指标发生异常改变;某种外源化合物对其他物质在体内生物半衰期的影响;一些酶被抑制后,它的天然底物含量升高而出现一系列的病态表现;人体对某些物质(如药物、毒品等)造成的依赖性等,这些变化都是损害作用的表现。

应该指出，损害作用与非损害作用都属于外源化合物在机体内引起的生物学效用，而在生物学效应中，有些可能是代偿性的，有些可能是损害性的，生物学效应量的变化往往引起质的变化，所以损害作用与非损害作用具有一定的相对意义。此外，确定损害作用与非损害作用的观察指标也在不断地发展。

3. 损害作用和非损害作用的确定

损害作用和非损害作用的确定，往往涉及机体许多指标的正常值范围，有时需要对正常值进行测定。在实际工作中，按目前认识水平，认为"健康"或"正常"的个体，对其进行某项观察指标测定，以其平均值 ±2 个标准差作为正常值范围。分析时可采用统计学方法，确定此项指标变化是否偏离正常值范围，凡某种观察指标符合下列情况之一者，即可认为已偏离正常值范围，属于损害作用：

(1) 与对照组相比，具有统计学显著性差异($P<0.05$)，并且其数值不在正常值范围内；

(2) 与对照组相比，具有统计学显著性差异($P<0.05$)，而其数值却在一般公认"正常值"范围内，但如在停止接触此物质后，此种差异仍然持续一段时间；

(3) 与对照组相比，具有统计学显著性差异($P<0.05$)，而其数值却在一般公认的"正常值"范围内，但如机体处于功能或生物学应激状态下，此种差异更为明显。

五、联合毒性作用

两种或两种以上的毒物同时或先后作用于机体，二者之间可以相互加强或减弱其毒性作用，这种现象称为联合毒性作用。食品工业中常有此种情况，如在一个食品体系中常常可能同时使用几种添加剂，各添加剂之间可能会产生一些联合毒性作用。

联合毒性作用有五种情况。

(1) 相加作用(additional joint effect)：两种或两种以上的毒物作用于机体，对机体产生的总效应等于各毒物单独效应之和，称为相加作用(即 $1+1=2$)。

(2) 协同作用(synergistic effect)：两种或两种以上的毒物作用于机体，其产生的总效应大于各个毒物单独效应之和，称为协同作用(即 $1+1>2$)。

例如，某制药厂生产的一种胶囊为中药加磺胺，结果使磺胺的毒性提高了 70 ~ 240 倍，这可能是该中药制剂中某种成分与磺胺产生了毒性协同作用。

(3) 拮抗作用(antagonistic effect)：两种或两种以上的毒物作用于机体，二者之间的毒性可以相互削弱，使其对机体产生的总效应小于各毒物单独效应之和，这种情况称为拮抗作用(即 $1+1<2$)。

(4) 独立作用(independent effect)：两种或两种以上的毒物作用于机体，由于各自毒作用的受体、部位、靶器官不同，且所引起的生物学效应亦不相互干扰，各自表现各自的毒性效应，这种情况称为独立作用。

(5) 加强作用(potentiation joint action)：一种化学物质对某器官或系统并无毒性，但与另一种化学物质同时暴露时使其毒性效应增强。

六、靶器官

一种毒物吸收进入体内以后，可随血液循环分布到全身各个组织器官，但并不是对每一个器官都产生毒性作用，而往往只作用于一个或几个组织器官。毒物吸收进入体内以后直接选择性发挥毒性作用的组织器官称为毒作用的靶器官(target organ)。许多毒物质都有自己特定的靶器官，也有一些化学物质可作用于多个靶器官，或多个化学物质作用于同一个靶器官的情况，这主要与化学物质的化学结构和性质有关。

化学物质之所以作用于特定靶器官原因是多方面的，如化学物质本身的结构与性质、机体对化学物质的代谢转化、组织器官的结构与生理功能、组织器官上的特殊受体等，都是毒物选择性作用的原因。

七、生物标志物

生物标志物（biomarker, biological marker）是指各种环境（化学的、物理的和生物学的）因子对生物机体作用所引起的机体组织器官、细胞、亚细胞水平的生理、生化、免疫和遗传等任何可测定观测值的改变，也包括通过生物学屏障进入体内的化学物质或其代谢产物的可监测指标。生物标志物可分为暴露生物标志物、效应生物标志物和易感生物标志物三类。

（1）暴露生物标志物（biomarkers of exposure）是指各种组织、体液或排泄物中存在的外源化合物及其代谢产物，或它们与体内靶分子或细胞相互作用的产物，可提供有关化学物质暴露的信息。

暴露生物标志物又分为体内剂量标志物和生物效应剂量标志物。体内剂量标志物可反映机体中特定化学物质及其代谢产物的含量，即内剂量或靶剂量。如检测人体中某毒物的含量可以准确判断其机体暴露水平。生物效应剂量标志物可以反映化学物质及其代谢产物与某些组织细胞或靶分子相互作用所形成的结合物含量，如致癌物与 DNA 形成的加合物，以及一些毒物与蛋白质形成的加合物等。这种加（结）合物的形成往往预示着毒性效应的开始，是外源物质的生物有效剂量，其含量决定了毒性效应的强度。

（2）效应生物标志物（biomarker of effect）是指在一定的暴露物作用下，机体产生的相应可测出的生理、生化、行为等方面的异常或病理组织学方面的改变，可以反映与不同靶剂量的化学物质或其代谢产物有关的对健康有害效应的信息。

效应生物标志物包括早期效应生物标志物、结构与功能改变效应生物标志物及疾病效应生物标志物。早期效应生物标志物主要反映化学物质与机体作用以后在分子水平产生的改变，其中分子生物标志物（molecular biomarker）则侧重研究外来因子与机体细胞，特别是生物大分子（核酸、蛋白质）相互作用所引起的生物体分子水平上的改变。如某些酶的活性改变、特殊蛋白质的形成、代谢酶的诱导、其他生化物质含量的改变，基因的损伤、癌基因的激活或失活等。结构与功能改变效应生物标志物反映的是化学物质造成的组织器官功能失调或形态学改变。疾病效应生物标志物是从暴露到疾病整个过程中最后一组标志物，这一标志物与机体亚临床或临床症状的出现密切相关，是机体疾病的反映。

（3）易感性生物标志物（biomarker of susceptibility）是反映机体对化学物质毒作用敏感程度的信息。这种易感性的差异与多种因素有关，其中遗传因素十分重要。如某些疾病高发人群与相关基因多态性或某些遗传缺陷有关。易感性生物标志物主要用于某些疾病易感人群的筛选与监测。

生物标志物的可测量变化是信息实体，具有一定的标识作用，代表着外源物从暴露到疾病连续过程各阶段中的一个个不可分割的信号，是阐明毒物接触与健康损害关系的一种重要工具。

第二节　剂量－反应（效应）关系

一、剂量－反应（效应）关系的概念及意义

（1）剂量－反应关系（DRR，dose－response relationship）：表示一种化学物质的剂量与其在某一群体中引起某种反应强度的关系。

（2）剂量－效应关系（DER，dose－effect relationship）：表示一种化学物质的剂量与其在某一个体所呈现的效应之间的关系。

如果某种受试物在某试验动物上出现某种损害作用，并且有剂量－反应关系或剂量－效应关系，说明此种损害作用肯定是该受试物所致。否则，就不能确定这种损害作用是何种有害因素引起。

二、剂量－反应（效应）关系曲线及其转换

剂量－效应关系和剂量－反应关系都可以用曲线表示，即以表示效应强度的计量单位或表示反应的百分数或比值为纵坐标，以剂量为横坐标，绘制散点图，可得出一条曲线，此即为剂量－效应关系或剂量－反应关系曲线。

（一）曲线类型

不同外源化合物在不同具体条件下，所引起的效应或反应类型不同，即效应或反应与剂量的相关关系不同，可呈现不同类型的曲线。在一般情况下，剂量－效应或剂量－反应曲线有下列基本类型。

（1）直线型。效应或反应强度与剂量呈直线关系（如图2－1）。随着剂量的增加，效应或反应的强度也随之增加，成正比关系。此种直线关系在整体动物试验中较少出现，仅在某些体外试验中并且在一定的剂量范围内存在。

（2）抛物线型。剂量与效应或反应呈非线性关系，即随着剂量的增加，效应或反应的强度也随之增加，但最初增高急速，然后变为缓慢，以致曲线先陡峭，然后平缓，呈抛物线型（见图2－2）。此曲线类似于数学上的对数曲线，故也称为对数曲线关系。

（3）S形曲线型。此种曲线的特点是在低剂量范围内，随着剂量增加，反应或效应强度增高较为缓慢，剂量较高时，反应或效应强度也随之急速增加，但当剂量继续增加时，反应或效应强度

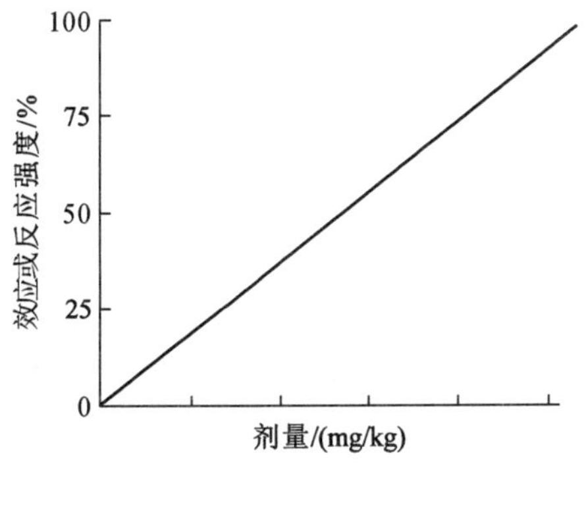

图2－1　直线型

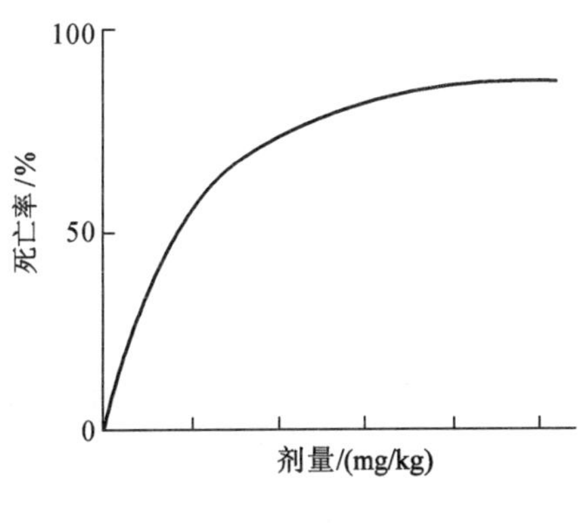

图2－2　抛物线型

增高又趋向缓慢，即曲线开始平缓，继之陡峭，然后又趋平缓，成不甚规则的S形。曲线的中间部分，即反应率50%左右，斜率最大，剂量略有变动，效应或反应强度即有较大增减。此种曲线类型在剂量反应关系中较为常见（如图2－3）。

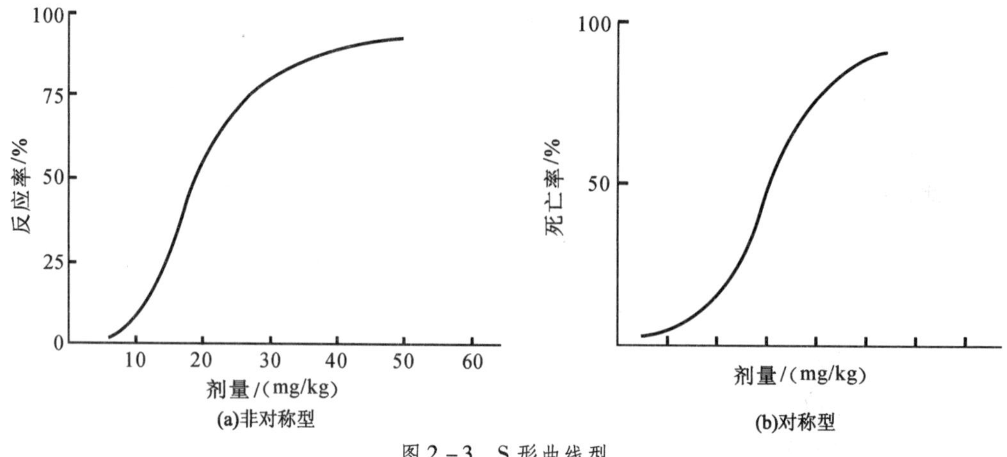

图2－3　S形曲线型

S形曲线型又分为对称型和非对称型两种（见图2－3）。当群体中的全部个体对某一化学物质的敏感性差异呈正态分布时，剂量与反应率之间的关系表现为对称S形曲线，对称S形曲线往往见于试验组数和每组动物数足够多时，在实际试验中少见。非对称S形曲线两端不对称，一端较长，另一端较短，它表示随着剂量增加，反应率的变化呈偏态分布，由于实际试验中使用的试验组数和动物数有限，动物群体中存在个体差异，即常存在一些耐受性高的个体或耐受性低的个体，故实际试验中此型曲线较为常见。

（二）曲线转换

为了建立剂量－反应关系的线性回归方程，以便于更加准确地计算 LD_{50}、计算任意一剂量所对应的反应率及曲线斜率等重要毒理学参数，需要将S形曲线转换为直线。

从图2－4可以看出，当把S形曲线纵坐标的反应率改为反应频率时，对称S形曲线即转换为高斯曲线。在该分布曲线下，如果把50%受试动物出现反应的剂量作为中位数（均数），以此中位数为基准点，在均数两侧1个标准差（$\pm 1s$）范围内包括了受试动物总体的68.3%，在 $\pm 2s$ 范围内包括了受试动物总体的95.5%，在 $\pm 3s$ 范围内包

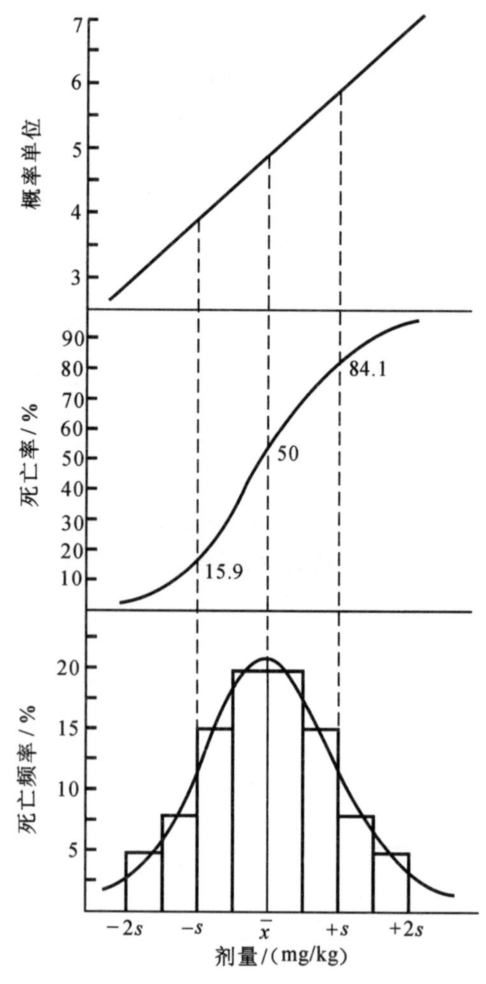

图2－4　S形曲线型与高斯线及直线的关系

括了受试动物总体的99.7%，将各标准差数值均加5，则 -3 ~ +3 变为2 ~8，后者即为对应反应率的概率单位。当纵坐标用概率单位表示时，对称S形曲线即转换为直线。

其他曲线转换成直线的方法见图2－5。将非对称S形曲线横坐标（剂量）对数化，则转化成为一对称S形曲线，再将反应率换成概率单位，即成一直线。对于抛物线型，只需将横坐标（剂量）对数化，抛物线即可成为一条直线。

曲线转换成直线的意义在于建立剂量－反应关系回归方程，利用回归方程计算有关重要毒理学参数。同时，直线斜率也可反映一些毒性特征。一般斜率较大时，说明相对小的剂量变化就可以引起较大的死亡率改变，即该物质的急性毒性危险性较大。反之，则相反。

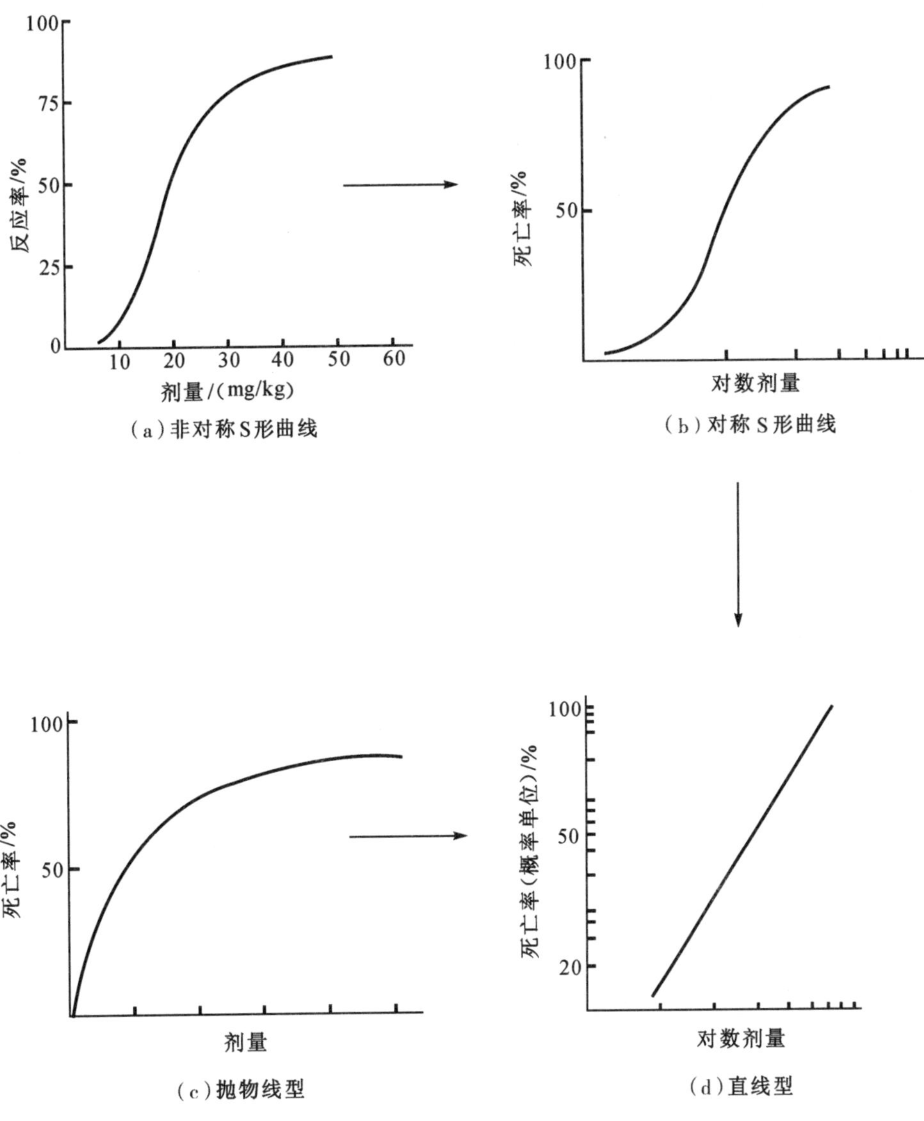

图2－5　曲线转换

第三节 毒性的表示方法

一、毒性指标

毒性大小是以引起某种损害作用的剂量来表示的,也就是说剂量是描述毒性大小的指标。根据引起损害作用的程度不同,常用以下概念表示。

1. 致死剂量(浓度)(LD, lethal dose 或 LC, lethal concentration)

指引起实验动物死亡的剂量或浓度。

这一概念并没有明确一组实验动物中死亡动物数,即不能反映死亡程度。因此,致死剂量又具有下列不同概念。

(1)绝对致死剂量(浓度)(LD_{100}, absolute lethal dose 或 LC_{100}, absolute lethal concentration)

指引起全组实验动物全部死亡的最小剂量或浓度。

(2)半数致死剂量(浓度)(LD_{50}, median lethal dose 或 LC_{50}, median lethal concentration)

指引起受试动物组中一半动物死亡的剂量或浓度,也称致死中量。LD_{50}的单位为mg/(kg 体重)。LD_{50}数值越小,表示化合物毒性越强;反之,LD_{50}数值越大,则表明该化合物毒性越低。

(3)最小致死剂量(浓度)(MLD, minimal lethal dose 或 MLC, minimal lethal concentration)

指引起实验动物组中个别动物死亡的剂量或浓度。

(4)最大耐受剂量(浓度)(MTD, maximal tolerance dose,或称 LD_0 或 LC_0)

指全组受试动物全部存活的最大剂量或浓度。

以上表示毒性大小的概念都是以某种剂量下动物的死或活来评定,对将死而又未死的动物,虽然其中毒严重,甚至已濒临死亡,但试验结束时并未死亡,统计结果时就不能计入死亡。这就说明,上述指标只能反映某种剂量下引起动物死亡的情况,并不能反映中毒的程度。因此,又提出了以下指标。

2. 最大无作用剂量(MNED 或 ED_0, maximal no - effect dose)

最大无作用剂量是指受试物在一定时间内,以一定的方式和途径与机体接触,根据目前的认识水平,用目前最灵敏的检测方法和观察指标,未检查出对动物造成血液性、化学性、临床或病理性改变等损害作用的最大剂量,即未能观察到对机体造成任何损害作用或使机体出现任何异常反应的最高剂量,也称为未观察到作用剂量(NOEL, no - observed effect level)或未观察到损害作用剂量(NOAEL, no observed adverse effect level)。由于受现有的观察和分析水平及检查方法所限,绝对意义上的最大无作用剂量是不可能获得的,而按现有水平可最大限度地获得未观察到损害作用剂量,因此,本概念使用未观察到损害作用剂量(NOAEL)较为准确。

NOAEL 的确定系根据亚慢性毒性或慢性毒性试验而得,是评定外源化合物对机体损害作用的重要依据。常以此为基础制定某种外源化合物在食品中的每日允许摄入量(ADI, acceptable daily intake)和最高容许残留限量(MRL, maximal residue limit)。

3. 最小有作用剂量(MED, minimal effect dose)

最小有作用剂量是指在一定时间内,一种外源化合物按一定方式或途径与机体接触,能使某项观察指标开始出现异常变化或使机体开始出现损害作用所需的最低剂量。也称最低观察到损害作用的剂量(LOAEL, lowest observed adverse effect level),或最低毒剂量(LTD, lowest toxicity dose),或阈剂量(threshold dose)。MED 分为急性毒性阈剂量(Lim_{ac}, acute threshold dose)和慢性毒性阈剂量(Lim_{ch}, chronic threshold dose)两种。Lim_{ac}为一次接触危害物产生急性毒作用的剂量阈值,Lim_{ch}为长期反复多次接触危害物产生慢性毒作用的剂量阈值。

理论上,最大无作用剂量和最小有作用剂量应该相差极微,因为任何微小、甚至无限小的剂量增加,对机体损害作用理论上也应该有相应的增加。但由于对损害作用的观察指标受此种指标观测方法灵敏度的限制,可能检不出细微的变化。只有两种剂量的差别达到一定的程度,才能明显地观察到损害作用程度的不同。所以最大无作用剂量与最小有作用剂量之间仍然有一定的差距。

当外源化合物与机体接触的时间、方式、途径和观察指标发生改变时,最大无作用剂量和最小有作用剂量也将随之改变。不同的试验方法和观察指标可能得出不同的阈剂量值。所以表示一种外源化合物的最大无作用剂量和最小有作用剂量时,必须说明实验动物的物种品系、接触方式或途径、接触持续时间和观察指标。例如,某种有机磷化合物在大鼠(wistar 品系)经给予 3 个月,全血胆碱酯酶活力降低 50% 的最大无作用剂量为 10mg/(kg 体重)。

二、毒性的敏感指标

在上述各指标中,LD 比较笼统,用它不能准确地说明一个化合物的毒性,故其不适合作为毒性敏感指标。MLD 和 LD_{100}由于受到动物群体中个体易感性的影响,个别个体耐受性可能很高,而个别个体耐受性又可能很低。所以 MLD 和 LD_{100}常随实验动物的数量增减而变化。动物数增多时,可能会有更为敏感的或更具有耐受性的动物,则 MLD 会进一步下降,而 LD_{100}会不断提高。所以用 MLD 和 LD_{100}表示毒性,变动范围太大,既不敏感,也不集中。因此,一般也不用 MLD 和 LD_{100}作为毒性敏感指标。

从剂量－反应关系的曲线(如图 2－4)可以看出,在曲线的中段,即反应率在 16% ~84% 之间最接近于直线,其中点为反应率 50% 点,即 LD_{50}附近,剂量的略微变动就可能引起动物死亡率(反应)的较大改变。也就是说,用 LD_{50}作为毒性指标最为敏感。因此,我们常以 LD_{50}值表示一个化合物的毒性大小,用于化学物质急性毒性的分级。

三、毒作用带

前面分析了 LD_{50}可作为化合物急性毒性大小的敏感指标,LD_{50}的确是一个化合物的重要毒理学参数,但它只是一个统计计算量,是实验动物群体反应的一个点估计,只反映了一半动物死亡、一半动物存活的剂量点的临界值,是一个质反应指标,所以,仅以 LD_{50}还不能全面反映受试物的毒性特征。为了对此加以补充,提出了另一个毒理学参数,即毒作用带(toxicity effect zone),用它来描述化合物毒性危险性的大小。

毒作用带又分为急性毒作用带和慢性毒作用带。

1. 急性毒作用带(Zac, acute effect zone)

Zac 一般是指化合物的毒性上限与毒性下限的比值,即引起半数以上实验动物的死亡剂量与最低毒作用剂量之间的范围宽窄。

毒性上限常以 LD_{50}代表,毒性下限 Lim_{ac}以急性毒性阈剂量代表。

$$Zac = \frac{LD_{50}}{Lim_{ac}}$$

Zac 值的大小反映急性毒性阈剂量至 LD_{50}之间范围的宽窄。Zac 值越大,表明化合物引起急性毒性死亡的危险性越小; Zac 值越小,表明化合物引起急性毒性死亡的危险性越大。

但是，同一化合物的毒性阈值常会因不同实验室的条件不同及不同观察者观察水平不同而有差异。即受主观因素影响较大，必然会引起 Zac 值的变动较大。

为此，有人主张使用 LD_{84} 和 LD_{16} 比值表示。因为 LD_{84} 和 LD_{16} 区间正好是剂量－反应关系曲线的直线部分，也正是 $LD_{50}\pm 1s$（一个标准差）值（见图 2－5）。

$$Zac=\frac{LD_{84}}{LD_{16}}$$

2. 慢性毒作用带（Zch, chronic toxicity effect zone）

急性毒性阈剂量与慢性阈剂量的比值，计算式为

$$Zch=\frac{Lim_{ac}}{Lim_{ch}}$$

慢性毒作用带的宽窄反映的是产生慢性毒性作用危险性的大小。

慢性毒作用带愈大，说明慢性中毒发展愈不易察觉，其危险性就越大；相反，慢性毒作用带愈小，说明慢性中毒的危险性就越小。

常根据急性毒作用带和慢性毒作用带对化合物的急性毒性和慢性毒性的危险性进行分级。分级标准见第六章表 6－11。

第四节　食品中残留物与残留限量

一、药物或化学物质残留

食品中的残留物主要是指在食品生产过程中为达到某种生产目的人为投放的一些化学物质。如植物性食物生产过程中投放的农药、化肥、植物生长调节剂等，畜牧及水产养殖过程中投放的兽药、饲料添加剂等。所以食品中的残留物常称药物或化学物质残留（drug or chemical residue）。是动植物在应用药物或化学药品后，药物或化学药品的原形及其代谢产物可蓄积或贮留于动植物的组织器官内，这些在动植物组织中的贮留物称为残留，残留又称残留物或残毒。

残留物的单位为 mg/kg 或 mg/L；μg/kg 或 μg/L；ng/kg 或 ng/L。

二、残留限量

食品中许多残留物是不可避免的，也就是说寻求获得绝对的、无任何残留物的食品是不现实的，但将其控制在一定的安全限量范围以内通过努力是可以实现的。所以，研究和制定合理的安全限量具有重要的现实意义。安全限量也称为安全限值，常有以下概念。

1. 每日允许摄入量（ADI，acceptable daily intake）

每日允许摄入量简称为日许量，指人终生每日摄入某种化学物质，对健康没有任何已知的各种急性、慢性毒害作用等不良影响的剂量。即对健康不引起任何可觉察有害作用的剂量。

ADI 的单位，常以 mg/（kg 体重・d）表示。

$$ADI=\frac{NOEL}{SC}$$

式中，SC（safety coefficient）为安全系数，也可写作 SF（safety factor）。对非致癌物 SC 一般取 100。

所制定的 ADI 若为初步结果，可在 ADI 前加"暂定"二字，一般只在一定时间内有效，可根据新的试验资料修正。

例 2-1 制定某食品添加剂的人体 ADI 值

试验测得某化合物对大白鼠经口进行急性毒性试验的饲料中最大无毒剂量为 100 mg/kg,试验用大鼠体重为 200 g, 大鼠平均摄食量为 15 g/d。

计算:

(1)计算出每只大白鼠每日对受试物的摄入量:0.015 kg/d × 100 = 1.5 mg/d;

(2)计算出大白鼠每日每千克体重的摄入量:1.5 mg ÷ 200 g = 7.5 mg/(kg 体重);

(3)该添加剂对大鼠的经口 NOEL:7.5 mg/(kg 体重 · d);

(4)外推到人:ADI = 0.075 mg/(kg 体重 · d)。

WHO 和 FAO 规定的一些常见农药残留的人体 ADI 值,见表 2-1。

表 2-1 WHO 和 FAO 规定的一些常见农药残留的人体 ADI 值 mg/(kg 体重 · d)

农药名称	人体 ADI	农药名称	人体 ADI
甲基 1605	0.001	六氯苯	0.0006
1059	0.0025	乐果	0.02
敌敌畏	0.004	代森类	0.025
滴滴涕	0.005	克菌丹	0.125
1605	0.005	艾氏剂	0.0001
西维因	0.01	狄氏剂	0.0001

2. 最高容许残留量(MRL, tolerance level or maximal residue limit)

最高容许残留量简称容许量,也称最高残留限量,常缩写为 MRL,是指允许在食物表面或内部残留药物或化学物质的最高含量(浓度),具体来说,是指在屠宰或收获以及加工、贮存和销售等特定时期内,直到被人体消费时,食物中药物或化学物质残留的最高容许量或浓度。

1976 年,WHO 决定将容许量(tolerance)改为最高残留限量(maximal residue limit,MRL),并规定用 mg/kg 表示,不再使用 ppm。

最高容许残留量是根据 ADI 计算的。

$$\text{MRL} = \frac{\text{ADI} \times \text{bw}}{\text{人每日食物摄入量} \times \text{食物系数}}$$

式中,食物系数是指待制定食物占食物总量的百分数;bw 是指人群平均体重。

例 2-2 食物中马拉硫磷最高容许残留量的制定

假定:经试验已确定马拉硫磷的人体 ADI = 0.05 mg/(kg 体重 · d);食物中马拉硫磷的人体吸收率为 80%,平均 60 kg 体重的人每日进食 1 000 g 各类食物;食物结构为粮食 450 g,蔬菜 350 g,其他食品 200 g。

计算:(1)仅粮食中有马拉硫磷残留

$$\text{则粮食中马拉硫磷的 MRL} = \frac{0.05\ \text{mg/(kg 体重} \cdot \text{d)} \times 60\ \text{kg}}{1\ \text{kg} \times \frac{450\ \text{g}}{1\ 000\ \text{g}} \times 80\%} \approx 8.33 \times 10^{-6}$$

(2)粮食和蔬菜中均有马拉硫磷残留

$$\text{则粮食和蔬菜中马拉硫磷的 MRL} = \frac{0.05\ \text{mg/(kg 体重} \cdot \text{d)} \times 60\ \text{kg}}{1\ \text{kg} \times \frac{450\ \text{g} + 350\ \text{g}}{1\ 000\ \text{g}} \times 80\%} \approx 4.69 \times 10^{-6}$$

同理，可制定多种食物中均含有此农药残留情况下的 MRL。

WHO 和 FAO 规定的一些常见农药在食物中的 MRL 如表 2－2。

表 2－2　WHO 和 FAO 规定的一些常见农药在食物中的 MRL

农药	食　物	MRL/(mg/kg)	农药	食　物	MRL/(mg/kg)
敌敌畏	原粮（稻谷、小麦、玉米）	2.00	滴滴涕	根茎类蔬菜	1.00
	大豆、花生石灰	2.00		其他蔬菜	7.00
	水果（苹果、梨、桃子）	0.1		苹果、杏、梨、桃	7.00
	蔬菜、番茄	0.5		肉	3.50
	牛、羊、猪、禽肉、蛋（去壳）	0.05		蛋（去壳）	0.50
	全奶	0.02		奶及奶制品	1.25
乐果	水果	2.00	六六六	原粮	0.50
	蔬菜	2.00		面粉	0.01
	番茄、辣椒	1.00		牛、羊、猪、禽肉	1.00
				蛋（去壳）	1.00
				奶及奶制品	0.50

3. 暂行容许量（temporary to tolerance）

暂行容许量是指在一定时期内有效的容许量，在掌握了新的资料以后再行修正。

美国食品药品监督管理局（FDA）、美国环境保护局（EPA）和美国农业部（USDA）常称“暂行容许量”为“行政容许量”或“临时容许量”。

在美国，FDA 和 EPA 负责确定动物饲料和人食物中各种残留危害物的 MRL。FDA 专管食品，EPA 主管杀虫剂、杀真菌剂、化学药品对环境的污染及其残留的 MRL。USDA 必须执行由 FDA 及 EPA 规定的有关食物中 MRL 标准。

4. 参考残留限量（guide－line level）

参考残留限量是指在 ADI 及 MRL 尚未确定之前，而“暂行容许量”又被取消之后，提出的一个参考性残留量标准，以供有关机构工作中参考。

5. 无关农药残留量（extraneous residue limits）

无关农药残留量也称无意残留（unintentional residue）或实际残留量（practical residue），是指在粮食及动物性食品生产过程中，并非由于消灭病虫害、控制疾病或改善生产性能而人为施加的某种药物或化学药品残留，而是一些无关因素，直接或间接地造成了食品中一些无法避免的化学物质残留，此残留的最高限量便称无关农药残留量。

无关因素主要包括一些偶然因素，或其他一些不确定因素。例如，在动物产品加工、包装、贮存过程中，无意带入饲料或食品中的一些外源化合物；环境污染所造成的污染物在农产品中的残留。这些都不是人为施药而引起的，所以称无关因素。该名词过去也称为实际残留量，如果在一定期限内有效，则加“暂定”二字。

6. 阈限值（TLV，threshold limit value）

阈限值是美国政府工业卫生学委员会（ACGIH）推荐的生产车间空气中有害物质的职业接触安全限值。其定义为绝大多数工人每天反复接触该类物质不致引起损害作用的浓度。

7. 参考剂量(RfD, reference dose)

参考剂量是由美国环境保护局(EPA)提出的用于非致癌物的危险度评价的一个指标,是环境介质(空气、水、土、食品)中,外源化合物的日平均接触剂量的估计值。人群在终生接触该剂量水平下,预期一生中发生非致癌或非致突变效应的危险度可降低至不能检出的程度。

RfD 是根据试验中可获得的 NOAEL 和 LOAEL 两个具体参数值计算而来。

$$RfD = NOAEL(或 LOAEL)/SF \times MF$$

SF(safety factor)为安全系数。根据毒理学试验所得的未观察到损害作用剂量(NOAEL)提出安全限值时,为解决由动物试验资料外推至人的不确定因素及人群毒性资料本身所包含的不确定因素而设置的转换系数。这些不确定因素是由实验动物和人的种间差异和人群间的个体差异所致。上述两方面的差异值来源于毒代动力学与毒效应动力学的资料。国际规章机构承认非致癌物的 100 倍安全系数。采用 100 倍安全系数的依据是,人对各种有毒有害物质的敏感性一般要比最敏感的动物还要敏感 10 倍,而实验动物种内个体差异又约 10 倍,所以,在非致癌物安全限值计算中就使用了 100 倍安全系数。为了确保安全,慎重起见,致癌、致畸物的安全系数制定得要大一些。根据不同情况有不同规定。

MF(modifying factor)为修正系数,是主要考虑研究的科学性以及各种未能包括的不确定因素。例如,有无作用机制方面的资料,受试物所致实验动物的损害作用是否与人类相似等。一般 $MF < 10$。当研究中的不确定因素可由 SF 予以充分估计时,MF 取值为 1。

8. 基准剂量法(BMD, benchmark dose)

依据动物试验取得的剂量 - 反应关系的结果,用一定的统计学模式求得的引起一定比例(通常为 1% ~10%)动物出现阳性反应剂量的 95% 可信区间的下限值。USEPA 提出,以 BMD 代替 NOAEL(或 LOAEL)来推导 RfD 会更好。因为 NOAEL 或 LOAEL 都是剂量 - 反应关系中的一个点值;而 BMD 是根据剂量 - 反应关系曲线计算而得,反映了试验中的所有数据的信息,不仅仅是依据一个点,所以可靠性与准确性都大大提高了。

此外,还有一些安全限值概念,包括:尽可能低的合理摄入量(ALARA, as low as reasonably achievable),评估最大日摄入量(EMDI, estimated maximum daily intake),污染物一般标准(GSC, general standard for contaminants),食品添加剂一般标准(GSFA, general standard for food additives),暂定每日最大耐受摄入量(PMTDI, provisional maximum tolerable daily intake),暂定每日耐受摄入量(PTDI, provisional tolerated daily intake),暂定每周耐受摄入量(PTWI, provisional tolerated weekly intake),每日推荐摄入量(RDI, recommended daily intake),理论每日最大摄入量(TMDI, theoretical maximum daily intake)。

三、休药期

休药期(withdrawal time)也称为宰前清除时间(preslaughter withdrawal time),或称廓清期(clearance period)或消除期(depletion period),是指一种药物从给动物用药开始一直到允许屠宰及其产品许可上市的时间。在此期间,药物经吸收、分布、代谢和排泄,在组织内的残留量降到最高残留限量或低于该限量,人食用这些动物产品以后对人体无害。

这一概念是针对动物性产品而言,当然也可考虑引申到农药在农作物上的使用规定。

宰前清除时间的长短常因药物种类、剂型、剂量和给药过程而异,也与动物种属差异有关。有些数小时,有些数日至数周,也有些达数月。美国 FDA 对各种动物使用各种药物的宰前清除时间都有明确规定。

常见造成动物性食品中不合格残留的因素如下：

① 在休药期前屠宰动物；

② 屠宰前用药物掩饰临床症状，以逃避宰前检查；

③ 用未经批准的药物添加剂饲喂动物；

④ 药物标签上的用法指示不当，造成不符合规定的残留；

⑤ 肉品中的抗生素残留，主要是滥用所致（不按应用限制规定，超剂量、长时期用药等）。

四、食品中“三致物”

“三致物”是指致癌物、致突变物、致畸物。

1. 致癌物（carcinogen）

致癌物是指能引起人体组织器官产生癌变的物质。食品中的致癌物常见来源是动植物在生长过程中人为使用了某种药物或化学物质，这些物质以原形或其代谢产物存在于食品中，具有潜在的致癌性和致癌作用。

致癌作用的病因和机理很复杂，这正是癌症难以征服的主要原因。Berenblum 和 Shubik 证明致癌物的致癌作用一般分为两个阶段，即启动（诱发）阶段和促进（促癌）阶段。

启动剂：经体内代谢活化，作用于 DNA，造成 DNA 损伤，若这种损伤未能修复，则成为癌变启动因子。致癌的启动作用具有不可逆性和持久性。

促癌剂：经启动剂作用已启动的细胞，再经促癌剂多次作用可转变成癌细胞。

有些物质既是启动剂，又是促癌剂。如 α - 氨基芴(2 - AAF)。

致癌物的诱发过程很长，有些需十几年，有些甚至长达几十年。启动剂与促癌剂的关系可见以下试验事例：

多环芳烃（PAH）→皮肤涂擦→不发皮肤癌

之后，同部位再涂擦大戟二萜醇→皮肤癌

（数月或一年后使用促癌剂仍可促癌）

鉴于致癌物质的潜伏期可能很长，一种物质在呈现致癌迹象前的若干时期，往往可能已被广泛应用，等发现有致癌作用以后，影响面已经很大，影响已很深远。因此，在人类食品中，不允许加入任何已知的或可疑致癌物。同样，有些曾用致癌物治疗或饲喂动物，在屠宰时不允许其在食用组织有任何残留量存在，要达到零允许量。

食品中常见的致癌物如下。

①多环芳烃类（多为 5 ~ 6 环物质）：苯并芘、3 - 甲基胆蒽、二苯蒽及二甲基苯蒽等。

②芳香胺类：β - 萘胺、联苯胺、4 - 硝基联苯胺等。

③亚硝胺类：二甲基亚硝胺、二乙基亚硝胺、乙基丁基亚硝胺、甲基苄基亚硝胺、甲基亚硝基脲、亚硝基吗啉、亚硝基吡咯烷等。

④一些霉菌毒素：黄曲霉毒素、赭曲霉毒素、杂色曲霉毒素、展青霉素、环氯素、黄天精等。

⑤一些重金属：Pb、Hg、As、Ni、Cd、Cr 等。

关于具有致癌作用的物质在使用时的利弊权衡，在不同情况下应有不同考虑。如果一食品添加剂有致癌可能性的资料，仅此一点就可以禁用。但在医疗上，如果它是拯救生命的药物，即使有证据证明有致癌性，在临床上仍允许使用（Franck. C. Lu，1987）。

2. 致突变物(mutagen)

致突变物是指对机体遗传物质具有致突变作用(mutagenesis)或称诱变作用的一些物质。致突变作用就是损害机体遗传物质(DNA)使之发生改变的一种现象。

DNA是染色体的主要组成成分,称为脱氧核糖核酸。染色体上排列有大量的基因,决定着生物的遗传。这种遗传现象既具有稳定性,又具有可变性(诱变性)。稳定性是绝对的,具有主导意义;而可变性是相对的,在诱变因素作用下才有可能表现出来。遗传物质发生变化引起遗传信息的改变,并产生新的表型效应称为突变(mutation)。突变可在自然条件下发生,称为自发突变(spontaneous mutation);也可人为地或受各种因素诱发产生,称为诱发突变(induced mutation)。自发突变的发生率很低,它提供了生物进化的基础。而人为诱发的突变可能有益,也可能有害,虽然人为地诱发突变也常用以培养和开发新种和良种,但是在毒理学中把突变作为一种损害作用。对于人类而言,诱变的结果表现在生物体的体细胞和性细胞都有可能发生突变。体细胞突变后,只影响到个体,而性细胞突变后,则具有遗传性,可影响到子代,更具有严重性,所以对人类决不允许人为诱变。因此,致突变物在食品中的含量应予以严格控制。

常见的致突变物有黄曲霉毒素、岛青霉毒素、多环芳香烃、亚硝胺类、卤代烃类、多氯联苯、丙烯腈、环氧化物、甲基磺酸酯类、铬盐、有机汞、氮氧化物、环磷酰胺、氨甲喋啶等。

3. 致畸物(teratogen)

致畸物是指能引起子代产生先天性畸形的一些物质。致畸作用(teratogenesis)是致畸物在妊娠的关键阶段(胚胎的器官分化阶段),通过母体作用于胚胎或胎儿,产生毒性作用,扰乱正常的分化,造成先天畸形。

20世纪50年代发生在欧洲的“反应停”(肽胺哌啶酮,thalidomide)事件及英国报道的“米他布尔”(methallibure)就是典型的药物致畸事件。

现已证实,与食品卫生有关的致畸物有醋酸苯汞、2,4-滴、2,4,5-涕、狄氏剂、滴滴涕(DDT)、氯丹、七氯及五氯硝基苯中的杂质六氯苯等,驱虫药、丁苯咪唑、氯羟吡啶等都具有致畸作用。

五、其他特殊毒性作用物质

1. 致敏物

致敏物是指某些作为半抗原的化学物质与机体接触以后,与机体内源性蛋白结合为抗原,并激发机体产生抗体,从而使机体致敏,当机体再次接触此种化学物质或结构类似的物质时,出现的种种特异反应,如休克、荨麻疹、支气管哮喘、皮疹等现象,这种作用称致敏作用(sensitization reaction),也称过敏反应(hypersensibility),或称变态反应(allergic reaction)。引起致敏作用的物质叫化学致敏原。

过敏反应一般不遵循剂量反应规律,而与个体素质有关。因此,一些极为敏感的个体会对即便极为微量的致敏原也可能产生严重的过敏反应。

食品中致敏物常与动物性食品生产过程中应用抗生素有关,如青霉素、磺胺、四环素及某些氨基糖甙类抗生素使用后在动物组织中的残留。有些过敏反应也常与接触一些异物有关,如香烟过敏、花粉过敏。有些个体甚至对食品中某些正常成分也敏感,如有些人对酒、鸡蛋、某些蔬菜等也产生过敏反应。

与食品有关的引起过敏反应的外源化合物还有抗氧化剂、氯胺T、二异氰酸酯、二氯酚、乙二胺、甲醛、金属(铂、镍、铍、汞)等。

2. 免疫抑制作用(immunosuppress effect)

指某些化学物质进入机体以后,可使体内免疫反应过程的某个或多个环节发生障碍,使免疫功能受到不同程度的抑制。

免疫功能有如图 2-6 所示的分类。

- 免疫功能
  - 天然免疫功能(natural immunity):如皮肤、黏膜屏障作用,上呼吸道清除机能,巨噬细胞吞噬功能及血清防御机能
  - 获得免疫(acquired immunity)
    - 细胞免疫(cellular immunity)
    - 体液免疫(humoral immunity)

图 2-6 免疫功能的分类

易造成食品污染的常见免疫抑制物质有硫化氢、苯、有机磷酸酯、氨基甲酸酯、氯苯、苯乙烯、二氧化氮、二氧化硫、铅等。

具有免疫抑制的外源化合物还有:①多卤代芳香族的多氯联苯(PCB)、多溴联苯、四氯二苯、对-二噁英、六氯苯等;②多环芳烃类的苯蒽、7,12-二甲基苯蒽、三甲基胆蒽、苯并[a]芘等;③有机氯和有机磷农药,如敌百虫、甲基对硫磷等;④金属类,如铅、镉、砷、汞、锌、铜等;⑤其他,如二氧化氮、二氧化硫、一氧化碳、臭氧、氯乙烯、苯、苯乙烯、甲基汞等。

可引起自身免疫的外源化合物有①各种药物:抗高血压剂、抗心律失常剂、抗惊厥剂、抗菌剂;②金属类:锂、金、汞、镉等;③化学物质:乙醇、氯乙烯、甲基胆蒽、苯尿噻唑等。

第五节 安全性评价及危险度评估

对外源化合物进行安全性评价是毒理学的一项重要任务。评价主要包括两部分内容:首先是在不同接触条件下,确定外源化合物对各种生物系统的毒性;其次是对人群在一定条件下接触该化学物质的安全性和危险度进行评估。

一、安全性评价

1. 安全性(safety)

安全性是指机体在建议使用剂量和接触方式的情况下,该化学物质不致引起损害作用的实际可靠性,即危险度达到可忽略的程度,称为具有安全性。对食品的安全性,WHO 的最新解释为"对食品按原定用途进行制作和食用时,不会使消费者受害的一种担保"。

安全性在理论上是指无危险,或危险度极低达到可以忽略的程度。但人们在实际生活和生产过程中,所从事的每一项活动都可能伴随一定的危险度,并不存在绝对的安全性,所以安全性只是相对的。外源化合物的毒理学安全性也是相对的。

2. 安全性评价(safety evaluation)

在进行安全性评价时,首先是采用毒理学的试验方法和手段,在不同生物系统和不同染毒条件下,对受试物的危害性进行系统的毒理学研究,然后对其安全性做出可以接受或是不可接受的鉴定。

需要说明的是,由于试验条件的限制和多种因素的影响,在安全性毒理学评定的实际工作中,不可能精确确定绝对安全的接触剂量。一般我们把一定接触方式下,低于一定水平的接触剂量时,外源化合物对机体不致引起损害或不能观察到明显损害作用的剂量视为安全剂量。为了

慎重起见，再应用安全系数外推(extrapolation)的方法，提出特定人群在一定条件下接触该外源化合物的安全剂量。

安全性评价过程一般要进行四个阶段的毒理学试验，要在两种或两种以上哺乳动物上进行，其中一种必须为非啮齿动物，测定其 NOEL，采用一定的安全系数将动物试验结果外推到人，确定安全限度(界限、限值)。

二、危险度评估

1. 危险度(risk)

危险度也称危险性，指按一定条件，在一定时期内接触有害因素和从事某种活动所引起的有害作用的发生概率。例如，疾病发生率、损伤发生率、死亡率等。

2. 危害鉴定(hazard identification)

危害鉴定是危险度评价的定性阶段，目的是确定接触外源化合物是否可能产生损害作用、损害作用性质及其强度、化学物质与损害效应之间有无因果关系。危害鉴定的依据主要包括：①待评化学物质的资料，如化学结构、理化特性等方面的基本资料，其中结构 - 活性关系(SAR, structure - activity relationship)对危害认定具有重要意义。②人群流行病学调查资料，这对于危害鉴定中确定因果关系具有决定性意义。③毒理学试验资料。毒理学试验是深入进行危害鉴定的主要依据。

3. 危险度评估(risk assessment)

基于毒理学试验资料、化学物质接触资料和人群流行病学资料等科学数据的分析，对某种化合物在某种接触条件下对机体造成损害可能性的一个定量估计。一般是根据化合物对机体造成损害的能力和化合物与机体可能接触的程度，以定量的概念进行估计，以预期频率来表示，这种评估称为危险度评估。

危险度评估的目的是确定可接受危险度水平和相应的实际安全剂量，为管理部门制定和修订卫生标准，制定相应法规，确定污染治理的先后次序，评价治理效果提供科学依据。

4. 可接受危险度(acceptable risk)

可接受危险度是指公众及社会在精神及心理学方面对某种损害可以承受的危险度水平，也称为可接受危险度水平。例如，对于致癌性，一般认为接触某化学物质终生所致癌的危险度在百万分之一(10^{-6})或以下就认为是可接受的。这个危险度的发生概率为 10^{-6}，就认为是可接受危险度水平。

5. 膳食暴露量评估(estimated toxic exposure)

膳食暴露量评估是指对于通过食品及其他有关途径进入人体的危害物的定性和定量评估。如，膳食农药残留暴露量评估是以分析检测所得的膳食中农药实际残留水平和通过膳食调查所得的膳食摄入结构为基础进行的定量评估。

6. 风险管理(risk management)

风险管理是指管理部门根据危险度评价结果，组织专家，综合技术、社会、经济及政治等因素，确定可接受危险度水平，制定允许限量标准和管理措施，并以此为依据对外源化合物进行管理和监控。如，制定有关化学物质的管理条例及化学物质的各类卫生标准，限制高危险度化学品的生产与使用，确定污染物的治理顺序及治理目标，提出治理方案，对治理效果进行评价等。

第三章 毒物的体内过程

毒物与机体接触后，一般都经过吸收、分布、代谢和排泄过程。毒物由与机体接触部位进入血液的过程为吸收；然后由血液分散到全身组织细胞中即为分布；在组织细胞内经酶类催化发生化学结构与性质变化的过程，称为生物转化或代谢转化；在代谢过程中可能形成新的衍生物以及分解产物，即为代谢物，最后毒物及其代谢物通过排泄过程离开机体，由体内消除。在吸收、分布和排泄过程中，以物理学过程为主，而且具有类似的机理，故统称为生物转运（biological transport），代谢过程称为生物转化（biological transformation）。掌握外源化合物在体内的生物转运和生物转化过程，有助于了解其生物学作用以及毒性作用。

第一节 生物膜与毒物转运

毒物无论经过哪种途径，都必须通过各种类型的生物膜，才能进入其作用部位；同样，毒物在体内的分布和排泄也需要通过多种生物膜。因此，首先应了解生物膜的基本构成和毒物通过生物膜的方式。

一、生物膜的结构与功能

外源化合物进入生物机体后是否会产生危害，或者危害的程度多大，不但取决于其固有毒性，而且取决于生物体对毒物的吸收、分布、转化、排泄及蓄积等代谢状况。上述过程都需要通过生物膜来完成。生物膜是将细胞或细胞器与周围环境分隔的一层半透薄膜。包围在细胞外的膜称为细胞膜，亦称质膜（plasma membrane）。除质膜外，细胞内的细胞核以及各种细胞器（organelle），例如，线粒体、溶酶体和内质网等都具有膜结构。细胞膜（质膜）和各种细胞器的膜结构统称为生物膜（biomembrane）。生物膜一般厚度约为 7 ~ 10 nm（70 ~ 100 Å），在膜上分布有很多直径为 0.2 ~ 0.4 nm（2 ~ 4 Å）的微孔。生物膜的结构如图 3－1 所示。

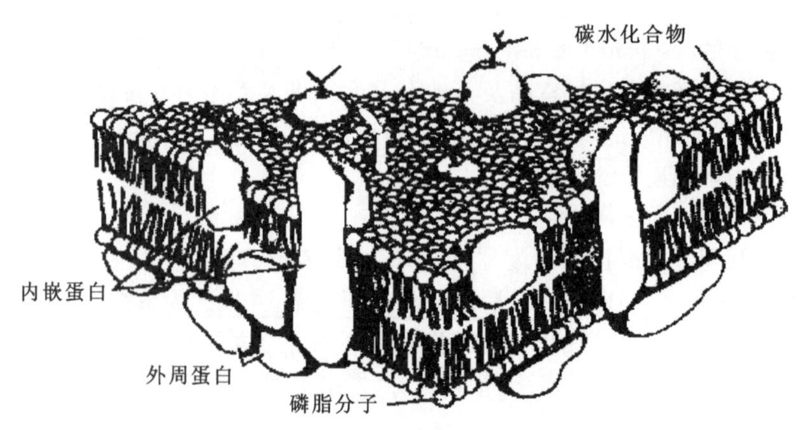

图 3－1 生物膜的结构

生物膜是由脂质双分子层和蛋白质组成，而且是在液态或流动的脂质双分子层中镶嵌着一些球形蛋白质分子。脂质双分子层是由两排各种脂质分子组成。其脂质主要成分为磷脂。每一脂质分子有一个“头部”和两个“尾部”。头部是由亲水的磷酸和碱基组成，所以头部具亲水（嗜水）性。尾部是由两条脂肪酸链组成，由于脂肪酸是疏水的，故呈疏水性。所有脂质分子的亲水端（头部）都向着膜两侧表面，疏水的尾部则向着膜的中心。由于组成脂质双分子层脂肪链大部分为不饱和脂肪酸，熔点低于正常体温，所以脂质双分子层呈液态或流动状态，但其脂质分子呈有规则的晶体排列，故应称为液晶状态。又由于球形的蛋白质分子镶嵌在脂质双分子层中，所以认为生物膜具有流动镶嵌模型或液晶镶嵌模型。镶嵌在脂质双分子层中的蛋白质分子多为球形，并利用疏水氨基酸与脂质分子中脂肪酸的烷基键（R—）相连接。蛋白质分子在脂质双分子层上的镶嵌可能有下列形式：①蛋白质分子穿透整个脂质双分子层，两端暴露在膜外；②半埋藏在脂质双分子层内，一端露在脂质双分子层膜外，另一端埋藏在膜内。此外，还有一些蛋白质分子，仅仅吸附在脂质双分子层表面，不是真正镶嵌。凡蛋白质分子露在膜外的一端或两端都是亲水的，埋藏在脂质双分子层内的部分则呈疏水性。总之，脂质双分子层是生物膜的基本骨架，生物膜的功能主要通过蛋白质进行。

生物膜可将细胞或细胞器与周围环境隔离，保持细胞或细胞器内部理化性质的稳定外，还可选择性地允许或不允许某些物质透过以便摄入或排出一些物质。

外源化合物在体内的生物转运过程是多次通过生物膜的过程，是跨膜的转运过程。生物膜保障有机体和外环境中物质的交换（摄入和排出），从而维持有机体的正常生命活动。在生物转化过程中，也需要生物膜上的酶类进行催化，例如混合功能氧化酶类。

有许多化学物质的毒性作用与生物膜有关，特别是大多数毒性较强和作用较为专一的毒物更是如此。例如，氰化钾主要作用于线粒体内膜细胞色素 C 氧化酶，有机磷化合物作用于半埋藏在生物膜外表面的乙酰胆碱酯酶上。还有许多毒物质在生物膜上都有专一的受体。受体是外源化合物作用的靶；由于受体存在，才使某些化学物质能够选择性地作用于一定的细胞（靶细胞或靶器官）。绝大多数受体与生物膜有关，现在证实受体本质就是镶嵌在生物膜脂质双分子层中的某些特殊蛋白质。

二、毒物的跨膜运转

毒物透过生物膜的方式依据其耗能与否分为被动扩散（passive diffusion）和主动运输（active transport）两种（见图 3－2）。外源化合物在体内的生物转运具体可分为以下几种方式。

1. 简单扩散（simple diffusion）

任何溶解的化学物质若浓集于溶液的某一部分，其分子必将逐渐向周围分散，直到分子均匀分布在整个溶液中，此过程即为扩散。在一般的扩散过程中，物质分子由浓度高的部位向低的部位分散。外源化合物在体内的扩散也是由生物膜的分子浓度较高的一侧向分子浓度较低的一侧扩散。生物膜两侧浓度的差别称为浓度梯度（concentration gradient）。简单扩散过程，不需要消耗能量，外源化合物与膜不发生化学反应，生物膜不具有主动性，只相当于物理学过程，故称简单扩散。简单扩散是外源化合物在体内生物转运的主要机制。在一般情况下，大部分外源化合物通过简单扩散进行生物转运。

生物膜两侧浓度梯度差可以影响简单扩散的速度，浓度梯度差越大，外源化合物越容易发生简单扩散，速度亦较快；反之亦然。另外，还有其他因素可对简单扩散过程发生影响。

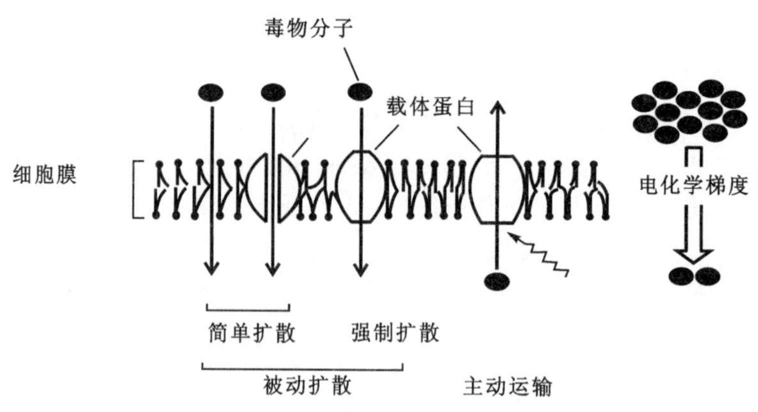

图 3-2 主动运输和被动扩散

(1)外源化合物在脂质中的溶解度

外源化合物在脂质中的溶解度以脂水分配系数来表示，即外源化合物在脂相内的浓度与在水中浓度的比值(脂相中的浓度/水相中的浓度)。脂水分配系数越大，越容易透过生物膜进行扩散。外源化合物在生物转运过程中，除通过脂相外，还要通过水相。生物膜的构造包括脂相和水相，所以一种外源化合物如在水中溶解度过低，即使脂水分配系数很大，也不容易通过生物膜进行扩散。只有既易溶于脂肪又易溶于水的化合物，才最容易透过生物膜进行扩散。例如，乙醇为脂溶性，但亦易溶于水，故易于透过生物膜而被吸收。

(2)外源化合物的电离(ionization)或离解(dissociation)状态

呈离子状态的外源化合物不易通过生物膜，反之，非离解状态的外源化合物则容易透过。外源化合物的离解程度决定于本身的解离常数(p*K*a)和所处介质中的酸碱度(pH)。例如，马钱子碱如处于呈碱性反应的肠液中，主要呈非离解状态，故容易透过小肠膜而被吸收，呈现明显毒性；而在强酸性的胃液中，大部分离解，则不易透过胃黏膜被吸收。

但除以上两种主要因素外，还有许多其他因素。例如，物质分子大小与构象(conformation)也可对简单扩散以及透过生物膜的过程发生影响，机体中实际情况较为复杂。凡易于进行简单扩散透过生物膜的外源化合物对机体的生物学作用亦较强。

2. 膜孔过滤(filtration)

膜孔过滤是外源化合物透过生物膜上的亲水性孔道的过程。生物膜上具有一些亲水性孔道或间隙，这种孔道是由嵌入脂质双分子层中的蛋白质结构中亲水性氨基酸构成；肠道上皮细胞和肥大细胞亲水孔道直径为0.4 nm(4 Å)，在肾小球上的直径约为7～10 nm(70～100 Å)。在渗透压梯度和液体静压作用下，大量的水可以通过这些孔道进入细胞。

通过此种亲水性孔道的物质，不仅溶于水，水还可作为载体，携带一些其他化学物质的分子通过此种孔道。凡溶于水但不溶于脂质，不能直接透过生物膜脂质双分子层进行简单扩散的物质，即可通过此种亲水性孔道，进行膜孔过滤，完成生物转运过程，但其分子直径必须小于亲水性孔道的直径。例如，水由肾小球滤过时，除蛋白质分子不能透过外，其余溶于血浆中的溶质都可被携带而透过肾小球的亲水孔道进入肾小管。

在简单扩散和膜孔过滤过程中，生物膜不具有主动性，仅为单纯物理学过程，都属于被动转运(passive transport)。

3. 主动转运(active transport)

外源化合物透过生物膜由低浓度处向高浓度处移动的过程。其主要特点是:①可逆浓度梯度转运,故消耗一定的代谢能量。②转运过程中需要有载体(或称运载系统)参加。载体往往是生物膜上的蛋白质,可与被转运的外源化合物形成复合物,然后将外源化合物携带入生物膜另一侧并将外源化合物释放。结合时载体构型发生改变,但组成成分不变;释放外源化合物后,又恢复原有构型,并继续进行第二次转运。③载体既然是生物膜组成成分,所以有一定的容量;当外源化合物浓度达到一定程度时,载体可以饱和,转运即达到极限。④主动转运系统有一定选择性。即外源化合物必须具有一定基本结构才能被转运;结构稍有改变,即可影响转运过程的进行。⑤如果两种外源化合物基本相似,在生物转运过程中又需要同一转运系统,则两种外源化合物之间可出现竞争性抑制。而且有少数外源化合物由于其化学结构或性质与体内经常存在的某些营养素或内源性化合物相似,就会假借后者的运载系统进行转运。例如,铅可利用钙的载体,铊可利用铁的载体,5-氟尿嘧啶通过嘧啶运载系统。

不易溶于脂质的化合物可通过主动转运透过生物膜。已知肾脏中有两种主动转运系统,肝脏中有三种,神经组织中有两种,分别负责一定外源化合物的主动转运。

4. 易化扩散(facilitate diffusion)

指不易溶于脂质的外源化合物,利用载体由高浓度处向低浓度处移动的过程。由于不能逆浓度梯度由低浓度处向高浓度处移动,所以不消耗代谢能量。由于利用载体,生物膜具有一定主动性或选择性,但又不能逆浓度梯度,故又属于扩散性质,也可称为载体扩散或促进扩散。水溶性的葡萄糖由胃肠道进入血液,由血浆进入红细胞,并由血液进入神经组织,都是通过载体扩散。

5. 胞饮(pinocytosis)**和吞噬**(phagocytosis)

液体或固体外源化合物被伸出的生物膜包围,然后将被包围的液滴或较大颗粒并入细胞内,达到转运的目的,前者称为胞饮,后者称为吞噬。机体内外源异物的消除都与此有关,例如,白细胞吞噬微生物,肝脏网状内皮细胞对有毒异物的消除。

主动转运、载体扩散以及吞噬和饱饮等过程都具有一定的主动性和选择性,故亦统称为特殊转运或专门转运(specialized transport)。

毒性物质进入有机体的方式主要是扩散而不是主动运输。大多数脂溶性物质主要通过在脂质双分子层中的简单扩散通过生物膜。水溶性较强的毒物主要通过细胞膜的水相膜孔进行扩散。水溶性较弱的毒物和重金属离子化合物也可通过主动运输的方式通过生物膜。生物膜的这种特性对脂溶性物质和水溶性物质的潜在毒性具有十分深远的影响。细胞膜对脂溶性物质的吸收几乎无任何选择性。因此,虽然大多数活的有机体可以有效阻止水溶性有毒物质的透过,但它们不能阻止其对绝大多数脂溶性有毒物质的吸收。生物膜对脂溶性毒物的无选择性吸收,导致其富集在活的生物体中,从而造成毒害。

第二节 毒物的吸收

吸收是外源化合物通过各种途径透过机体的生物膜转运到血液的过程。外源化合物在体内透过各种生物膜进入血液的过程与氧和营养素的吸收过程无本质差别。在一般情况下,外源化合物的吸收途径主要是经胃肠道、呼吸道和皮肤。但在毒理学试验中,有时也采用注射方法,如腹腔、肌肉和皮下注射,经注射部位组织吸收。

一、消化道吸收

某些有毒物质虽可经口腔黏膜吸收,但因在口腔内停留时间短暂,故经口腔吸收并不重要,毒物主要经胃肠道吸收。胃肠道是外源化合物最主要吸收途径。许多外源化合物可随同食物或饮水进入消化道,并在胃肠道中被吸收。一般外源化合物在胃肠道中的吸收过程,主要通过简单扩散,仅有极少种类外源化合物的吸收是通过吸收营养素和内源性外源化合物的专用主动转运系统。

外源化合物在胃内吸收主要通过简单扩散过程。由于胃液酸度极高(pH 1.0),弱有机酸类物质多以未解离形式存在,所以容易吸收;但弱有机碱类物质,在胃中离解度较高,一般不易吸收。

小肠内的吸收主要也是通过简单扩散。小肠内酸碱度相对趋向中性(pH 6.6),化合物离解情况与胃内不同。例如,弱有机碱类在小肠内主要呈非离解状态,因此易被吸收。弱有机酸与此相反,例如,苯甲酸在小肠中不易被吸收。但事实上由于小肠具有极大表面积,绒毛和微绒毛可使其表面积增加600倍左右,因此小肠也可吸收相当数量的苯甲酸。由于小肠黏膜细胞膜上的亲水性孔道直径为0.4nm(4Å)左右,所以还可通过膜孔过滤吸收相对分子质量为100~200的小分子。此外,胃肠道上皮细胞还可通过胞饮或吞噬吸收一些颗粒状物质,例如偶氮染料颗粒平均直径可达数十毫微米,但可被十二指肠黏膜所摄取。

胃肠道中外源化合物吸收过程,还受很多因素影响:①当胃肠蠕动降低时,吸收增加,而蠕动增强,则胃肠内容物通过加速吸收减少;②外源化合物的溶解度及分散度对吸收也有影响,分散度较大的细颗粒与胃肠上皮细胞接触较为密切,因此有利于吸收,例如分散度较大的三氧化二砷比粗粒粉状者容易吸收,因而毒性也较高;③关于胃肠道中酸碱度对吸收的影响,可参见本章简单扩散部分;④胃肠道内容物状况能促进或阻止毒物的吸收。如果胃内充满食物、蛋白质和黏液蛋白质等可减缓毒物的吸收。有些水溶性差的物质,遇油脂则易吸收。钙、镁、铝、磷酸盐或草酸盐等可与某些毒物结合,降低溶解度而影响吸收;重金属及其盐类可与蛋白质结合成不溶性沉淀物也能影响其吸收。但小肠内含有各种酶系统,能使与毒物结合的蛋白质分解,从而释放出游离的毒物而促进其吸收;加上肠绒毛的广大表面积,胆汁的存在和丰富的血液循环均有利于小肠吸收。结肠的吸收条件类似小肠,但结肠的表面积小,与小肠相比其吸收较少。

二、呼吸道吸收

肺是呼吸道中的主要吸收器官,肺泡上皮细胞层极薄而且血管丰富,所以气体、挥发性液体的蒸气和细小的气溶胶在肺部吸收迅速。吸收最快的是气体、小颗粒气溶胶(例如烟雾)和脂/水分配系数较高的物质。经肺吸收的外源化合物与经胃肠道吸收者不同,前者不随同门静脉血流进入肝脏,未经肝脏中的生物转化过程,即直接进入体循环并分布全身。气体、易挥发液体和气溶胶在呼吸道中的吸收主要通过简单扩散,并受很多因素影响,主要是在肺泡气与血浆中的浓度差。一种气体在肺泡气中的浓度,可以其在肺泡中的分压表示,一种气体的分压即为其在肺泡气总压力中所占的百分数。分压越高,机体接触的量越大,也越容易吸收。随着吸收过程的进行,血液中该气体的分压将逐渐增高,分压差则相应降低。该气体在血液中的分压将逐渐接近在肺泡气的分压,最后达到平衡,呈饱和状态。在饱和状态时,气体在血液中的质量浓度(mg/L)与在肺泡气中质量浓度(mg/L)之比,称为血气分配系数,即气体在血液中的质量浓度/气体在肺泡中的质量浓度。血气分配系数越大，溶解度越高，表示该气体越易被吸收。对一种气体来说，其血气分配系数为一常数，例如二硫化碳为5、苯6.85、乙醚15、甲醇1700。由此可见，乙醚、甲醇较二硫化碳易被吸收。

气体在呼吸道内的吸收速度与其溶解度和相对分子质量也有关。在一般情况下，吸收速度与溶解度成正比。非脂溶性的物质被吸收时通过亲水性孔道，其吸收速度主要受相对分子质量大小的影响。相对分子质量大的物质，相对吸收较慢，反之亦然。溶于生物膜脂质的物质，吸收速度与相对分子质量大小关系不大，而主要决定于其脂水分配系数。脂水分配系数大者吸收速度相对较高。

气体在肺中的吸收还与肺的通气量和血流量，特别是与两者比值有关。肺泡通气量与血流量的比值称为通气/血流比值。在一般情况下，当气温较高或体力劳动强度较大时，肺泡通气量增加，则通气/血流比值亦增大，气体相对易被吸收。气体溶解度的高低也与此有关。溶解度较高的气体或蒸气，例如三氯甲烷的脂水分配系数为15，每次呼吸时，肺泡中的三氯甲烷，几乎可被血液完全吸收，故增加通气量，即呼吸次数或深度增加，可使其吸收较多；而溶解度较小的气体或蒸气，例如乙烯的脂水分配系数为0.14，每次呼吸，肺泡中的乙烯仅有一小部分被吸收进入血液，故增加呼吸次数或深度，并不能增加吸收，必须增加血流量，即心脏搏出量增加，乙烯吸收才能增多。

被吸收的气体与一般外源化合物一样，进入血液后可被转运到靶细胞或靶组织；可溶于血浆脂质中，也可与血浆蛋白质结合或发生化学反应等。气体或其他外源化合物在血液中的量并不与其在血浆水中的量相符相等，取决于它们与血液中各种蛋白质的结合能力和在血浆脂质中的溶解度。从对机体损害作用的角度，血浆水中的外源化合物的浓度更为重要。

当粉状物质或气溶胶进入呼吸道时，可在气管、支气管和肺泡表面附着。凡直径大于5 μm的颗粒，一般附着于鼻咽部；小于2 μm者附着于气管支气管部位。前者很快被咽下，并经食管进入胃肠道；后者可被气管支气管黏膜纤毛细胞向上推送到喉部，而被清除。一般5 h内可被消除50%。

三、皮肤吸收

人类皮肤经常与许多外源化合物接触，皮肤并不具有高度通透性，而形成一相对较好的屏障，将机体与外界环境隔离。但确有不少外源化合物可通过皮肤被吸收，其数量足以引起全身毒性作用。例如，四氯化碳即可通过皮肤吸收而引起肝脏损害；还有不少农药，如某些有机磷农药，可经完整皮肤吸收，引起中毒以及死亡。

外源化合物经皮吸收有两条途径。毒物通过表皮脂质屏障是主要的吸收途径，即毒物通过角质层到透明层到颗粒层到生发层和基膜最后到达真皮层。在这一吸收过程，毒物需要通过许多细胞层，最后进入血液。另一途径是毒物通过汗腺、皮脂腺和毛囊等皮肤附属器，绕过表皮屏障直接进入真皮。外源化合物在皮肤的吸收主要通过表皮细胞，因为皮肤表面绝大部分由表皮细胞构成，而毛囊和汗腺等附属器的表面积仅占表皮面积的0.1% ~1%。故此途径不占主要地位，只能吸收少量外源化合物。有些电解质和某些金属能经此途径被少量吸收。

在外源化合物经皮肤吸收的主要途径中，其吸收过程一般可分为两个阶段。第一阶段是穿透阶段，即外源化合物透过皮肤表皮，即角质层的过程；第二阶段为吸收阶段，即由角质层进入乳头层和真皮，并被吸收进入血液。

经皮肤吸收主要机理是简单扩散，扩散速度与很多因素有关。在穿透阶段主要有关因素是外源化合物相对分子质量的大小、角质层厚度和外源化合物的脂溶性。脂溶性的非极性化合物通过表皮的速度与脂溶性高低，即脂/水分配系数大小成正比，脂溶性高者穿透速度快，但与相对分子质量成反比。水溶性的极性化合物可能是通过角蛋白纤维管吸收。在吸收阶段，外源化合物必须具有一定的水溶性才易被吸收，因为血浆水是一种水溶液。目前，认为脂/水分配系数接近于1，即同时具有一定的脂溶性和水溶性的化合物易被吸收进入血液。

此外，由于气温能影响皮肤的血流和间质液流动，所以在高温环境中外源化合物一般较易经皮肤吸收。在高湿、高温和无风环境内，因皮肤表面有大量汗液分泌，外源化合物易于溶解和黏附，从而延长其与皮肤接触时间，有利于吸收。

由于角质层对皮肤通透性有决定性作用，所以如角质层被擦破或将其去除，则可使皮肤对各种化学物质的通透性高度增加，无论其分子大小及溶解性如何。酸碱和芥子气等造成皮肤损伤的物质都可损伤表皮角质屏障细胞，而增加透过性。二甲基亚砜（DMSO，dimehylsulfoxide）等脂质溶剂可增加角质层的通透性，促进化学物质经皮肤吸收。此种机理尚未完全阐明，可能是因DMSO 能去除角质层的脂质部分，使细胞膜上出现孔洞或人工的通路。

除经胃肠道、呼吸道和皮肤吸收外，还有其他途径可供外源化合物的吸收，也具有一定的毒理学意义，如经胎盘吸收、经红细胞吸收和经各种注射途径的吸收。

第三节　毒物的分布

分布（distribution）是外源化合物通过吸收进入血液或其他体液后，随着血液或淋巴液的流动分散到全身各组织细胞的过程。外源化合物通过血液或其他体液的运输分布到全身各组织细胞内的数量，取决于该外源化合物通过每个器官的速率。由于机体内各组织细胞膜的结构和细胞内的成分不同，外源化合物在不同组织中的分布差异很大。毒物被吸收后在各组织器官中的分布是不均匀的。一般组织血流量大者，转移得较为迅速。因此，血流量大的器官就有可能含有较多的转移毒物。血液在肝脏、肾脏、肌肉、脑和皮肤等组织和器官中最多，一般来说，毒物在这些器官中分布就较多。但在其他组织如肾上腺和甲状腺，虽然血流总体积小，但对其相对组织重量而言，血流量较大，因而，这些器官也有较高的毒物浓度。图3－3显示出毒物在体内转移、分布和排泄的情况。

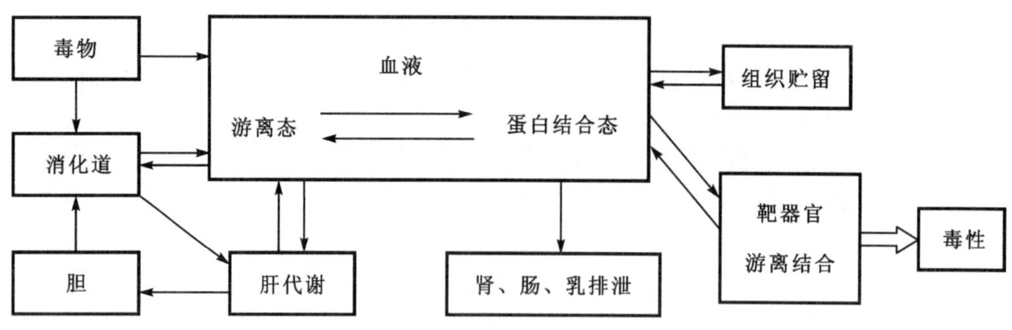

图3－3　毒物在体内分布的模式图

一、血液中的分布

毒物吸收进入血液后一般与血浆球蛋白结合。由于毒物和血浆球蛋白结合形成的分子较大,不易透出毛细血管而进入其他器官,因而也不显示毒性。但这种结合是可逆的和暂时的,并有一定的饱和度、选择性和竞争性。当血浆中游离态血浆球蛋白浓度高于结合型浓度时,该动态平衡主要向结合型方向移动;反之,当血浆中游离态浓度低于结合态时,结合型就会重新解离成游离态。这种毒物的贮库被称为"蛋白贮库"。

外源化合物与血浆蛋白质的结合在外源化合物分布过程中具有很重要的意义,特别是血浆白蛋白。一些外源化合物虽然具有高度水溶性,可溶于血浆水中进行分布,但大多数将与血浆白蛋白结合并进行转运。例如,有些被转运分布到肾脏的代谢物,虽然极易溶于水,但仍借助与血浆白蛋白结合进行分布。同时,分布也是外源化合物在体内贮存的一种形式。进入血液的外源化合物绝大部分可与血浆白蛋白结合,特别是某些药物,例如毛地黄类、水杨酸、巴比妥类、青霉素、四环素、链霉素和磺胺类等各种制剂以及对氨基水杨酸类药物。有许多具有重要生理活性的内源化合物在体内也与血浆白蛋白结合,如铁,铜,锌,维生素 A、D、E、K,甲状腺激素,胆红素,类固醇激素和胆固醇等。还有一些脂溶性外源化合物,主要与血浆脂蛋白结合进行分布。

一般认为农药等外源化合物和药物的蛋白质结合以及分布情况有一定的差异。大多数药物容易离解,水溶性也较高;而外源化合物,特别是毒物不易离解,易溶于脂质。再有,药物与血浆蛋白质结合的特点是亲和力较高,但结合容量较低;其他外源化合物,亲和力虽低,但结合容量较高。各种不同的药物由于理化性质不同,与血浆蛋白质的结合情况差异很大。例如,进入机体的 DDT 和林丹约有 1/3 与血浆蛋白质结合;同属有机氯杀虫剂的狄氏剂(dieldrin)与血浆白蛋白结合部分仅为 10% 左右;对硫磷等有机磷杀虫剂与血浆白蛋白和脂蛋白结合部分各占 50% 左右;氨基甲酸酯类杀虫剂进入血液后与血浆白蛋白结合者达 90% 以上,仅有 10% 以下与脂蛋白结合。各种外源化合物在体内的结合与分布情况值得分别深入研究。分布情况的不同对毒性作用会产生不同的影响。例如,有机氯杀虫剂开蓬(kepone, chlordecone)的分布、结合主要在肝脏中,而 DDT 主要贮存在脂肪组织。前者已明确在大鼠、小鼠可诱发肝脏肿瘤,而后者在动物试验中的致癌作用尚无明确结论。

外源化合物与血浆蛋白质的结合是一种可逆性结合,一定情况下可重新离解。在下列几种情况下,皆可发生离解并进行再分布。

(1) 一种结合状态的外源化合物与其游离状态者一般维持动态平衡。但当机体某一部位游离状态外源化合物浓度较低时,已结合外源化合物的一部分可重新成为游离状态,以维持平衡。

(2) 较为重要的另一种情况是,两种外源化合物的结合竞争现象可引起结合状态重新分解。例如,一种外源化合物已经与血浆蛋白质结合,但又有另一种外源化合物在血液中出现。如果后者与血浆蛋白质的亲和力较前者为高,就可能发生竞争,已与血浆蛋白质结合的第一种外源化合物将被置换,或者第二种外源化合物与血浆蛋白质的亲和力虽然不高,但在血液中浓度较高,也可引起第一种外源化合物与血浆蛋白质结合物重新分解,血浆蛋白质将与第二种外源化合物形成新的结合。

(3) 如果一种已与血浆蛋白质结合的外源化合物到达某种组织细胞,而且这种组织细胞与这种外源化合物的亲和力大于血浆蛋白质,则已与血浆蛋白质结合的外源化合物可发生分解,重新与组织细胞结合。

(4) 如果血浆蛋白质和某一组织细胞已与一种外源或内源化学物质结合,当血液中的血浆蛋白质结合物随同血液到达这一组织细胞,而且原来已与组织细胞结合的化学物质与血浆蛋白质的亲和力如果大于它与组织细胞的亲和力,则可与组织细胞脱离,并与血浆蛋白质结合。原来已与血浆蛋白质结合的另一种化合物将被置换,并有可能在血液中呈游离状态。游离状态的外源化合物对机体的损害作用将超过结合状态者。

血浆蛋白质结合物分解的后果如前所述,血浆蛋白质与外源化合物的结合物重新分离后,将有一定的外源化合物可能在血液中呈游离状态,游离状态的外源化合物具有较多的毒理学意义。

有些正常的代谢物,在正常生理情况下,已与血浆蛋白质结合,当其与某种外源化合物发生竞争,并被置换与血浆蛋白质重新脱离,在血液中呈游离状态,则将干扰机体的正常生理稳态。例如,DDT 的代谢物 DDE,可使已与血浆蛋白质结合的胆红素(bilirubin)通过置换重新分解,并在血液中以游离状态出现。此外,与金属硫蛋白(metallothionein)结合的各种金属间也可出现竞争。如果一种毒性较强的金属被置换,在血液中呈游离状态,将造成一定的损害作用。一般情况下,外源化合物在与血浆蛋白质结合状态下,由于相对分子质量较大,不易透过组织的毛细血管,无法到达某一组织器官,只能作为一种惰性物质在血液中游动,一般不具有毒性。但如果重新分解,外源化合物呈游离状态,且相对分子质量较小,则较易透过毛细血管,到达某一组织器官,造成损害。

二、组织器官中的分布

除血浆蛋白质外,各种外源化合物还可与许多其他组织成分结合,而且此种结合的亲和力远较与血浆白蛋白的亲和力强,并具有较强的专一性,所以毒物往往还聚集在其他组织,如肝脏、肾脏、脂肪和骨骼等组织中。

1. 在肝脏和肾脏中分布

机体各种组织器官中,肝脏和肾脏与外源化合物的亲和力较强,许多外源化合物往往可在肝肾中浓集。肝脏和肾脏还可通过主动转运并利用某种结合力特别强的组织成分,借助置换将已与血浆蛋白质结合的外源化合物转运至肝脏和肾脏组织。例如,肝脏细胞的连接蛋白质(ligandin)可与某些有机酸、偶氮色素以及皮质类固醇结合。肝脏还能合成一种能与皮质类固醇激素(corticosteroids)结合的蛋白质,即皮质类固醇结合球蛋白(corticosteroid - binding globulin)。此种蛋白质可进入血浆,并与皮质类固醇激素结合,结合的皮质类固醇激素是一种惰性物质,不能透过生物膜,不再具有激素活性,仅供贮存之用。在一定情况下,结合的皮质类固醇激素可脱离结合,重新成为具有激素活性的游离状态,借此可以调节并稳定血液中皮质类固醇的浓度。已经发现这些脏器中有某些具有特殊结合作用的蛋白质,如在肝脏和肾脏细胞内有一类含巯基氨基酸的蛋白能与锌、锡、汞、铅等重金属结合形成的复合物称金属硫蛋白。金属硫蛋白对体内的锌、镉、汞、铅具有调节或解毒作用,锌硫蛋白主要贮存在肝脏中;而镉、汞、铅硫蛋白主要贮存在近曲肾小管细胞内,当肾中硫蛋白有足够贮备量时,可与外源的这些重金属结合,从而可保护肾小管不至受损害。因此,肝脏和肾脏中这些毒物的浓度可远远超过血浆中的浓度 100 ~ 700 倍。这种强大的蓄积能力可能与主动转运及细胞内蛋白质有强大的结合能力有关。如给一定剂量的铅在 30 min 后,肝脏中铅的浓度可达到血浆中的 50 倍。在肝细胞中又有一种 y 蛋白,与很多有机酸具有高度亲和力,因此它对转运有机阳离子进入肝细胞起重要作用。有害金属结合后对机体的损害作用将有所降低或消失,对重金属中毒的预防治疗具有一定的意义。

外源化合物进入肝脏是通过血窦而不是毛细血管。血窦是一种高度多孔性的膜,几乎任何小于蛋白分子的离子或分子都能从血液循环进入肝细胞外液,而肝实质细胞的胞膜是一类脂质孔膜，虽然它的孔比血窦膜小，但其通透性大于其他组织的细胞膜，这一特点使得肝脏具有清除血液中大量毒物的能力。肾脏中肾小球膜也是多孔性膜，也有从血液中清除毒物的能力。

应该指出，一般外源化合物与肝脏、肾脏组织的高度亲和力可使其易于由血液中向肝脏、肾脏浓集，然后在肝脏中进行生物转化，并经肾脏排出体外，为肝脏、肾脏成为主要代谢和排泄器官创造条件，也有利于减少外源化合物对机体的损害作用。还应该强调说明，与组织细胞结合形成的外源化合物并非一律皆为惰性物质。例如，二氧化硫可与血红蛋白结合，使血红蛋白失去携带氧的功能，影响机体内氧的供应。

2. 在脂肪组织中贮存

在有机体中脂肪组织的总量很大。脂溶性毒物能大量贮存在脂肪中而不显示毒效应，故有机体内的脂肪组织也称为“脂肪贮库”。脂肪贮库的贮存量有一定限度，一旦达到饱和，那些脂溶性毒物就要分布于作用部位。

脂溶性较高的外源化合物皆可进入机体脂肪组织，特别是在储备脂肪中贮存。DDT、六六六以及林丹等农药和多氯联苯（polychlorinated biphenyl）都可在脂肪组织浓集蓄积，此种浓集蓄积可以减轻其他靶器官的负荷。在脂肪组织中蓄积的外源化合物并不呈现生物学活性，对机体具有一定的保护意义。但已经沉积或贮存的外源化合物可重新成为游离状态。例如，机体处于饥饿状态时，储备脂肪将被动使用而供给能量，其中贮存的外源化合物可重新成为游离状态，随同血液到达靶器官或毒作用部位，造成对机体的损害。脂肪酸与毒物（如 DDT）的结合可能也是这些化学物质在体内含脂肪的组织和细胞内存留的一种机制。

从某种意义上说，脂肪贮库是脂溶性物质对有机体产生毒害作用的一个缓冲区，这也是较肥胖的人脂溶性物质中毒后症状比较轻微的原因。肥胖者中性脂肪约占体重的 50%，消瘦者中性脂肪约占体重的 20%。肥胖者体脂多，贮存能力大，对某些脂溶性毒物的耐受性较高。但是，如果毒物的毒作用部位是含脂肪较多的组织，则容易中毒。如苯是脂溶性的，在骨髓脂肪中的浓度比在血中高 20 倍。肥胖者血苯浓度下降速度比瘦者慢，排泄也慢，且出现慢性苯中毒。某些毒物对性别的敏感性也有差异，可能与体脂含量的不同有关。由于饥饿或其他原因，体脂在短期内大量减少，有可能发生血浆毒物浓度突然增高而引起中毒。如给大鼠长期喂含 600 mg/kg DDT 的饲料，无明显毒性，当禁食后，体重下降，出现有机氯急性中毒特有的症状——震颤。

3. 在骨骼中沉积

骨骼也是外源化合物沉积贮存的场所，骨骼是活性相对低的组织。铅、钡、锶、镭、铍等金属，甚至四环素等有机药物都能贮存在骨骼中。体内 90% 的铅可沉积在骨骼内。这种贮存的机制是由于细胞间液中的毒物与骨组织中的无机盐羟磷灰盐结晶的互换吸附作用。由于其大小和电荷相同，F^-很容易取代 OH^-，而钙可被铅和锶所取代。这些贮存在骨中的物质，可通过离子交换和骨中结晶物的溶解而释放出来。它们从骨中释放的速度非常缓慢，铅的生物半减期约 10 年，而且不同部位不一样，骨小梁最快，骨密质部很慢，骨膜则几乎不再释出。

一般认为，贮存沉积在骨骼中的外源化合物，例如铅，对骨骼本身并无损害，但并非所有外源化合物都如此。骨骼中沉积的铅，虽为惰性状态，对骨骼并无直接损害，但在一定情况下，将重新成为游离状态，进入血液循环，呈现毒性作用。在生理状态下，体液反应趋向于弱碱性，骨骼中的铅主要以磷酸三铅［$Pb_3(PO_4)_2$］形式存在。但当体液反应趋向酸性时，此物质具有高度水溶性，可随同血液到达身体其他组织并造成损害。体液的酸碱反应可受很多因素的影响而变化，也可通过摄入成酸性食品或成碱性食品进行适当调节。蔬菜水果和奶类是成碱类食品，其最终代谢产物呈碱性；而粮食、豆类和含蛋白质丰富的鱼、肉等为成酸性食品。通过这些食品的调配可以适当控制调节体内的酸碱反应。借此可使机体的酸碱反应趋向于碱性,促进铅在骨骼中沉积;也可使其趋向酸性,增加铅的游离状态,易于由体内排出。镭在骨中可能以其放射性能影响近旁的骨骼或其他器官,锶可诱发骨肉瘤(osteosarcoma)。其他有毒金属在骨中不呈现毒性。被机体吸收的氟大部分将在骨骼及牙齿沉积,并可引起骨骼中钙磷代谢紊乱,造成骨骼氟损害。

4. 体内屏障

某些外源化合物向某些组织器官的分布过程,往往与外源化合物的理化性质不相符合,分布的特征也不能用分布的一般原则来解释,可能与体内存在一些屏障(barrier)有关。屏障虽然具有一定的形态学结构基础,但更重要的是应该用机体阻止或减缓某些外源化合物向一定组织器官分布的机理来解释。屏障的主要生理功能是阻止或减缓组织中不需要的物质或具有损害作用的外源化合物进入一定的组织;同时也保障组织需要的物质能够尽量进入,例如葡萄糖可通过主动转运出血液进入脑组织。此种阻止作用只能在一定程度上减少不需要的物质进入组织,并非绝对地阻止。较为重要的屏障有血脑屏障(blood - brain barrier)和胎盘屏障(placenta barrier)等。

(1)血脑屏障:形态学基础是毛细血管内皮细胞和包围毛细血管的星形胶质细胞以及软脑膜组成。只有未解离的脂溶性化合物和未与蛋白质结合的小分子化合物才有可能透过血脑屏障,并进入脑组织。未经解离的脂溶性化合物进入脑组织的速度与其脂水分配系数成正比。凡解离的极性化合物则不易通过血脑屏障。例如,按每日 0.1 mg/(kg 体重)剂量的汞隔日给大鼠注射不同汞化合物,注射硫酸汞时,2 周后大鼠脑组织中汞含量为 0.024 mg/kg,而注射甲基汞时,则为 0.755 mg/kg,差别显著。动物初出生时,血脑屏障尚未完全建立,所以有许多外源化合物对初生机体的毒性高于对成年的机体,例如吗啡和铅等。

(2)胎盘屏障:胎盘除在母体与胎儿之间进行营养素、氧、二氧化碳和代谢产物的交换外,还有阻止一些外源化合物由母体透过胎盘进入胚胎、保障胎儿正常生长发育的功能。胎盘屏障的解剖学基础是位于母体血液循环系统和胚胎之间的几层细胞。不同物种动物和同一物种的不同妊娠阶段胎盘细胞层数并不一样。例如,猪和马有 6 层,大鼠和豚鼠只有 1 层;家兔在妊娠初期有 6 层,到妊娠末期仅有 1 层。较薄的胎盘,即细胞层数较少者,外源化合物相对容易透过,例如大鼠胎盘较人类薄,外源化合物容易透过,故用受孕大鼠进行致畸试验可能更为敏感。

大部分外源化合物透过胎盘的机理是简单扩散,而胚胎发育所必需的营养物质,则通过主动转运进入胚胎。

其他脏器如眼和睾丸也有屏障作用。此外,红血细胞对某些毒物的分布有重要作用。例如,红血细胞的膜能防止无机汞化合物的穿透,但对烷基汞化合物却无此屏障作用。同时,红血细胞中无机汞化合物的浓度约是血浆中的一半;而红血细胞中的甲基汞却约为血浆中的 10 倍。

第四节　毒物的排泄

外源化合物被吸收进入机体并在全身组织细胞分布,经代谢转化后,将从机体消除。外源化合物由体内消除是排泄和代谢转化过程的综合结果,在此重点讨论排泄过程。

排泄是外源化合物及其代谢产物向机体外转运的过程,是机体物质代谢全过程中的最后一个环节。外源化合物的排泄过程包括对化学物质本身(母体化合物)和其代谢产物以及结合物的排泄。排泄的主要途径是通过肾脏随同尿液排出和经过肝脏随同胆汁并混入粪便中排出。此外,还可经过呼吸器官随同呼出气体、随同汗液通过皮肤以及随同唾液、乳汁、泪液和胃肠道分泌物等途径排出。肾脏是最主要的排泄器官,经肾脏随同尿液排泄的化学物质数量超过其他各种途径排泄的总和,但其他途径往往对一些特殊化学物质的排泄具有特殊意义。例如,由肺随同呼出气排出二氧化碳,由肝脏随同胆汁排泄 DDT 和铅等。

一、经肾排泄

肾脏排泄外源化合物的效率极高,也是最重要的排泄器官。其中,简单扩散和主动转运更为重要。

(1)肾小球滤过。肾小球具有直径 7~10 nm 左右的微孔,血浆携带着溶于其中或与某些物质结合的物质,包括外源化合物及其代谢物以及机体正常生理过程中需要的一些物质,流经肾小球毛细血管并被滤过。滤过是一种被动转运过程。凡分子直径小于上述微孔的外源化合物都可滤过,但与血浆白蛋白结合的外源化合物因相对分子质量过大(超过 60 000),不易透过上述微孔。经肾小球滤过进入肾小管的物质有两种出路,一部分在肾小管内重吸收,另一部分则最后随同尿液排出体外。

(2)肾小管重吸收。经肾小管滤过的滤液中,含有一些机体维持正常生理功能必需的物质,这些物质将被肾小管上皮细胞吸收。其中,氨基酸、葡萄糖、某些阴离子和有机酸类的吸收通过主动转运,水分和氯化物以及尿素则通过膜上亲水孔道。一部分外源化合物也可被重吸收,脂溶性化合物较极性化合物更易被重吸收。脂溶性外源化合物的主要吸收地点为肾近曲小管部分,所以许多被重吸收的外源化合物对肾脏的损害作用也容易在此出现。

(3)肾小管排泌,也可称为肾小管分泌。经过肾小管随同尿液排出体外的物质中,有些是来自血浆的肾小球滤液,还有一部分是肾小管上皮细胞的代谢产物。肾小管上皮细胞代谢产物的转运是通过近曲小管的两种主动转运系统,分别供有机酸类(包括外源化合物的葡萄糖醛酸与硫酸的结合物)和有机碱化合物转运之用。至于未经解离的脂溶性化合物在肾小管的转运则通过简单扩散。当一种外源化合物在血浆水中达到一定浓度时,由于主动转运系统已呈饱和状态,外源化合物在尿液中的浓度也不再随之增高。

初生幼年机体,肾脏排泌功能与肾脏其他功能一样,尚未发育完全,故某些外源化合物在幼年机体的消除速度相对较为缓慢,因此对机体可能造成的损害也较成人高。

二、经胆汁排泄

经过肝脏代谢转化,再随胆汁排出体外是外源化合物在体内消除的另一方式,也是次于肾脏的第二排泄途径。来自胃肠的血液携带着所吸收的外源化合物先通过门静脉进入肝脏,然后流经肝脏再进入全身循环。外源化合物在肝脏中先经过生物转化。生物转化过程中形成的一部分代谢产物,可被肝细胞直接排泄入胆汁,再混入粪便排出体外。

外源化合物随同胆汁进入小肠后,可能有两种去路。一部分易被吸收的外源化合物及其代谢产物,可在小肠中重新被吸收,再经门静脉系统返回肝脏,再随同胆汁排泄,即进行肝肠循环(enterohepatic circulation)。肝肠循环具有重要的生理学意义,可使一些机体需要的化合物被重新利用。例如,各种胆汁酸平均有 95% 被小肠壁重吸收,并被再利用。在毒理学方面则由于有些外源化合物再次吸收,使其在体内停留时间延长,毒性作用也将增强。再有一部分外源化合物在生物转化过程中形成结合物,并以结合物的形式出现在胆汁中。肠内存在的肠菌群以及葡萄糖苷酸酶可将一部分结合物水解,则外源化合物可重新被吸收并进入肠肝循环。

肝脏至少有三个转运系统,通过主动转运机理分别将有机酸类及胆红素、有机碱类和中性有机化合物由肝实质细胞转运入胆汁。此外,可能还有另一主动转运系统,负责金属转运排泄。

幼儿的肝脏排泄功能与肾脏排泄功能一样尚未发育成熟,对有毒物质的排泄能力也较低。

与血浆蛋白质结合的外源化合物,相对分子质量在300以上及具有阳离子或阴离子的外源化合物可通过主动转运逆浓度梯度进入胆汁。一般认为,相对分子质量小于一定范围的外源化合物以从肾脏随同尿液排泄为主。不同物种的动物,这一相对分子质量范围并不一致,大鼠为325,人类约为500~700。相对分子质量大于这一范围的外源化合物将随同胆汁排泄。但这一数值也非绝对,已知某些相对分子质量在1 000以上的高度水溶性化合物,也可随同尿液排泄。

三、经乳汁排泄

有许多外源化合物可通过简单扩散进入乳汁。随同乳汁排泄途径虽然在整个排泄过程中所占比例并不高,但有些却具有特殊的毒理学意义。

有机氯杀虫剂、乙醚、多氯联苯类、咖啡碱和某些金属都可随同乳汁排出。一般认为凡极性较强的化合物和在体内代谢转化迅速的亲脂性化合物极少随同乳汁排泄,特别是在母体一次接触的情况下。如果物质与母体长期反复多次接触,则容易在乳汁中浓集,重要的是对婴儿的损害作用。因为按单位体重计算,婴儿通过乳汁摄入的外源化合物往往大于一般人群。例如牛食用含黄曲霉毒素 B_1 的饲料,黄曲霉毒素 B_1 的代谢物黄曲霉毒素 M_1 可在牛奶中出现,此种含有黄曲霉毒素 M_1 的牛奶可直接被婴儿饮用,也可由乳母饮用。乳母如食用含有黄曲霉毒素 B_1 的食物,也会发生类似情况。黄曲霉毒素 M_1 虽然毒性低于黄曲霉毒素 B_1,但仍具有致癌作用。

四、其他途径排泄

许多气态外源化合物可经呼吸道排出体外。如一氧化碳、某些醇类和挥发性有机化合物都可经肺排泄。其经肺排泄的主要机理是简单扩散。排泄的速度主要取决于气体在血液中的溶解度、呼吸速度和流经肺部的血液速度。在血液中溶解度较低的气体,如一氧化二氮排泄较快;而血液中溶解度高的物质,如乙醇经肺排出较慢。呼吸速度的影响,对不同化合物略有不同。例如,乙醚在血液中溶解度高,过度通气时,经肺排出极为迅速。而有些不易溶于血液的气体(如六氟化硫)的排出几乎不受过度通气的影响。

溶解于呼吸道分泌液的外源化合物和巨噬细胞摄入的颗粒物质,将随同呼吸道表面的分泌液排出。

外源化合物还可经其他途径排出体外,例如随同汗液和唾液排泄、随同毛发排泄。

第五节 毒物的生物转化

外源化合物在体内经过一系列化学变化并形成其衍生物以及分解产物的过程称为生物转化,或称代谢转化,所形成的衍生物即代谢物。一般情况下,外源化合物经代谢转化后,极性增强,形成水溶性更强的化合物,使其易于由体内排泄。同时也形成一些毒性较低的代谢物,使毒性降低;但并非全部如此,有些外源化合物的代谢产物毒性反而增强,或水溶性降低。例如,有机磷杀虫剂对硫磷(parathion),中间代谢产物为对氧磷,毒性反而增强;磺胺类化合物在生物转化过程中与乙酰基结合,水溶性反而降低。还有些外源化合物本身并不直接致癌,经代谢转化后,其代谢产物具有致癌作用。

代谢转化过程由特定的酶类催化进行。外源化合物的代谢转化主要发生在肝脏,肝脏是外源化合物的最重要的代谢器官。此外,在肺、胃肠道、肾、胎盘、血液以及皮肤中,也有一些较弱的代谢过程,一般称为肝外代谢过程。

外源化合物生物转化过程主要包括四种反应,即氧化、还原、水解和结合。外源化合物在氧化、还原和水解反应中,往往分子上出现一个极性反应基团,可使其易溶于水,并可进行结合反应。大多数外源化合物,无论先经过氧化、还原或水解反应,最后必须经过结合反应,再排出体外。因此,氧化、还原和水解反应是生物转化第一阶段反应(第一相反应,phase I reaction);结合反应是第二阶段反应(第二相反应,pbase II reaction)。

一、氧化反应

氧化反应可分为由微粒体混合功能氧化酶催化和非微粒体混合功能氧化酶催化的两种氧化反应。

微粒体(microsome)是内质网在细胞匀浆过程中形成的碎片,并非独立的细胞器。内质网可分为粗面和滑面两种,因而所形成的微粒体也有粗面和滑面两种,但都含有混合功能氧化酶,后者活力更强。

1. 微粒体混合功能氧化酶(MFO,microsomal mixed function oxidase)**催化的反应**

此类反应由微粒体上的混合功能氧化酶催化。其特点是需要一个氧分子,其中一个氧原子被还原为 H_2O,另一个则参入底物,与其结合,即在被氧化的化合物分子上增加一个氧原子,故称为混合功能氧化酶或微粒体单加氧酶(microsomal monooxygenase),可简称为单加氧酶。在这一过程中还需要 NADPH 提供电子,使细胞色素 P-450 还原,并与原物形成复合物,才能完成这一反应过程。如图 3-4 所示。

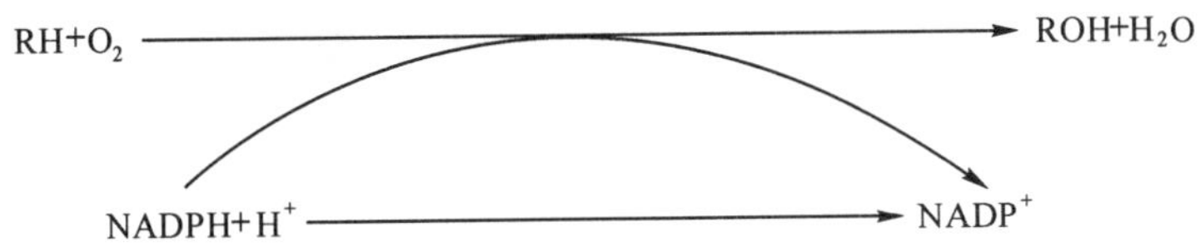

图 3-4 MFO 催化的反应

微粒体混合功能氧化酶是细胞内质网膜上的一个酶系,组成较为复杂。现在已经知道的主要有细胞色素 P-450 氧化酶(cytochrome P-450 oxidase),也称为细胞色素 P-450 依赖性单加氧酶(cytochrome P-450 dependent monooxygenase),还有还原型辅酶 II-细胞色素 P-450 还原酶(NADPH-cytochrome P-450 reductase)。此外,还含有微粒体 FAD-单加氧酶(microsomal FAD-containing monooxygenase),此酶特点是不含有细胞色素 P-450,而含有黄素腺嘌呤二核苷酸(FAD,flavin adenine dinucleotide),代替细胞色素 P-450 参与单加氧反应。在 FAD 单加氧酶催化的外源化合物氧化过程中,同样需要 NADPH 和氧分子。

许多外源化合物都可经微粒体混合功能氧化酶系催化,加氧形成各种羟化物。羟化物将进一步分解,形成各种产物,因此氧化反应可能有下列类型。

(1)脂肪族羟化:亦称脂肪族氧化,是脂肪族化合物侧链(R)末端倒数第一个或第二个碳原子上发生氧化,并形成羟基。

$$RCH_3 \xrightarrow{[O]} RCH_2OH$$

例如,有机磷杀虫剂八甲磷(OMPA,schradane)可以发生脂肪族羟化,最后形成羟甲基八甲磷，毒性增高。

（2）芳香族羟化：芳香环上的氢被羟化。例如，苯可形成苯酚；苯胺可形成对氨基酚或邻氨基酚，如图3－5。在微粒体混合功能氧化酶活力测定中，可利用这一反应，即以苯胺为底物经MFO羟化后，形成对氨基酚，测定其含量，用以表示苯胺羟化酶活力。羟化过程中，也可形成邻氨基酚。

$$C_6H_5R \xrightarrow{[O]} R—C_6H_4OH$$

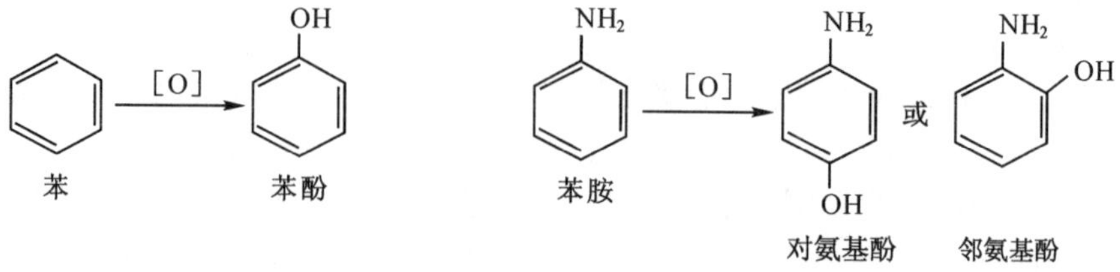

苯 →[O]→ 苯酚（OH）　　苯胺（NH_2）→[O]→ 对氨基酚（NH_2，OH）或 邻氨基酚（NH_2，OH）

图3－5　芳香族羟化的氧化反应

（3）环氧化反应：外源化合物的2个碳原子之间形成桥式结构，即环氧化物。一般环氧化物仅为中间产物，将继续分解。但在多环芳烃类化合物（如苯并芘）形成环氧化物后，可与细胞生物大分子发生共价结合诱发突变，以及癌肿形成。

$$R—CH_2CH_2R \xrightarrow{[O]} R—\overset{O}{CH—CH}—R$$

（4）N－脱烷基反应：胺类化合物氨基N上的烷基被氧化脱去一个烷基，形成醛类或酮类。氨基甲酸酯类（carbamate）杀虫剂皆可发生此种反应。例如，西维因（carbaryl）、致癌物偶氮色素奶油黄和二甲基亚硝胺，二甲基亚硝胺（dimethyl nitrosamine）在进行N－脱烷基后，形成自由甲基[CH_3^+]，可使细胞核内核酸分子上的鸟嘌呤甲基化（或称烷基化）诱发突变或致癌（见图3－6）。

（5）O－脱烷基反应和S－脱烷基反应：与N－脱烷基反应相似，但氧化后脱去与氧原子或硫原子相连的烷基（见图3－7）。

O－脱烷基可发生于对硝基茴香醚（p－nitroanisole），后者经微粒体混合功能氧化酶催化后，测定所形成对硝基酚含量，可代表微粒体混合功能氧化酶活力（见图3－8）。

（6）N－羟化反应：羟化在N原子上进行，例如苯胺（aniline）、致癌物2－乙酰氨基芴（2－acetylaminofluorene，AAF）都可发生。苯胺（$C_6H_5NH_2$）经N－羟化反应，形成N－羟基苯胺（C_6H_5NHOH），可使血红蛋白氧化成为高铁血红蛋白（见图3－9）。

（7）烷基金属脱烷基反应（metalloalkane dealkylation）：四乙基铅[$Pb(C_2H_5)_4$]可在混合功能氧化酶作用下，脱去一个烷基，形成三乙基铅[$PbH(C_2H_5)_3$]。借此，四乙基铅可在体内表现毒作用。

$$Pb(C_2H_5)_4 \longrightarrow PbH(C_2H_5)_3$$

（8）脱硫反应：在许多有机磷化合物经常发生。在这一反应中，P═S基变为P═O基。对硫磷（parathion）可转化为对氧磷（paraoxon），毒性增强见图3－10。

2. 非微粒体混合功能氧化酶催化的氧化反应

肝组织胞液（cytosol）、血浆和线粒体中，有一些专一性不太强的酶，可催化某些外源化合物的氧化与还原。例如，醇脱氢酶、醛脱氢酶、过氧化氢酶、黄嘌呤氧化酶等。醇类和醛类除可在微

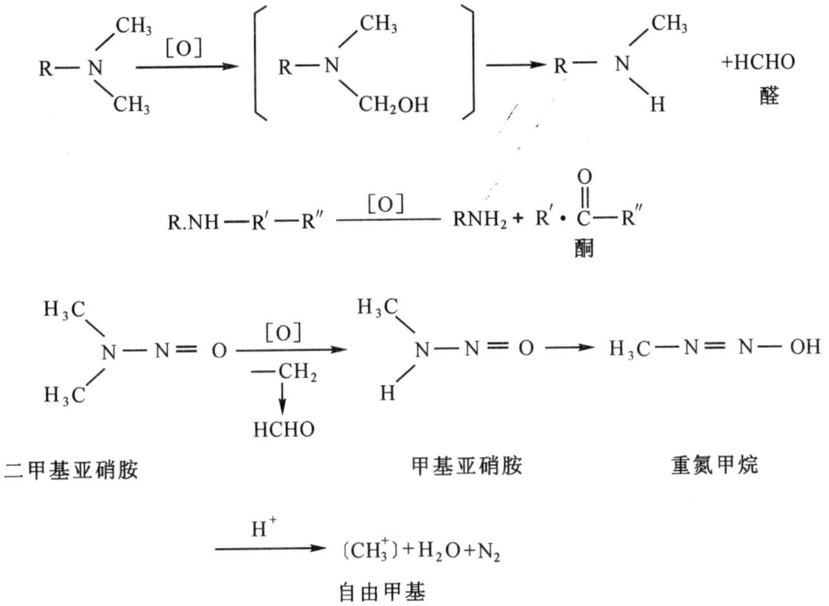

$$R-N(CH_3)_2 \xrightarrow{[O]} [R-N(CH_3)(CH_2OH)] \longrightarrow R-N(CH_3)H + HCHO$$

醛

$$R.NH-R'-R'' \xrightarrow{[O]} RNH_2 + R'\cdot C(=O)-R''$$

酮

$$(H_3C)_2N-N=O \xrightarrow[-CH_2 \to HCHO]{[O]} H_3C(H)N-N=O \longrightarrow H_3C-N=N-OH$$

二甲基亚硝胺　　甲基亚硝胺　　重氮甲烷

$$\xrightarrow{H^+} (CH_3^+)+H_2O+N_2$$

自由甲基

图 3－6　*N*－脱烷基反应

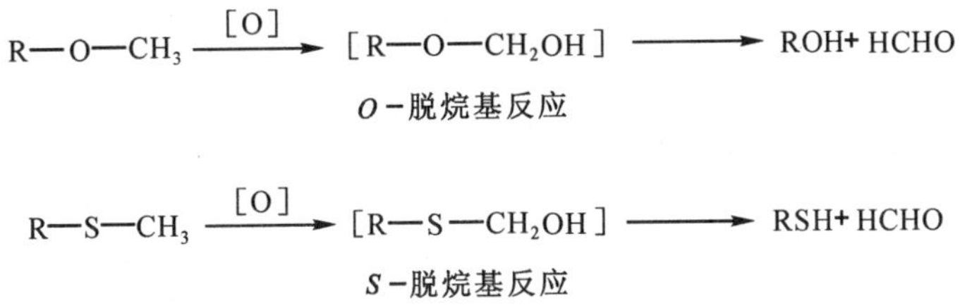

$$R-O-CH_3 \xrightarrow{[O]} [R-O-CH_2OH] \longrightarrow ROH+HCHO$$

O－脱烷基反应

$$R-S-CH_3 \xrightarrow{[O]} [R-S-CH_2OH] \longrightarrow RSH+HCHO$$

S－脱烷基反应

图 3－7　*O*－脱烷基反应和 *S*－脱烷基反应

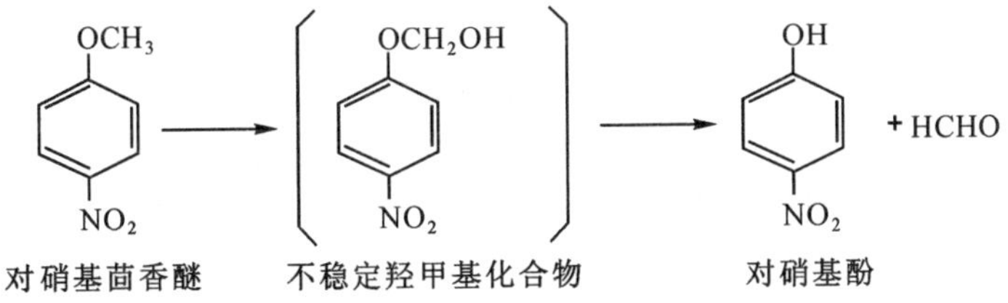

$$p\text{-}NO_2C_6H_4OCH_3 \longrightarrow [p\text{-}NO_2C_6H_4OCH_2OH] \longrightarrow p\text{-}NO_2C_6H_4OH + HCHO$$

对硝基茴香醚　　不稳定羟甲基化合物　　对硝基酚

图 3－8　对硝基茴香醚的 *O*－脱烷基反应

粒体混合功能氧化酶催化下，分别形成醛类和酸类外，还可被这些酶类氧化，醇类形成醛类，醛类形成酸类，最后产生 CO_2 和 H_2O。这是乙醇在体内的主要代谢过程。

肝细胞胞液中还含有单胺氧化酶和双胺氧化酶，可催化胺类氧化，形成酸类和氨（NH_3）。双

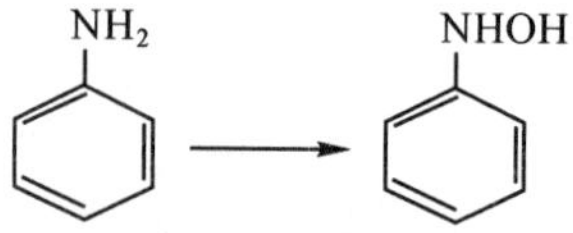

$$\text{苯胺 (C}_6\text{H}_5\text{NH}_2\text{)} \longrightarrow N\text{-羟基苯胺 (C}_6\text{H}_5\text{NHOH)}$$

图 3－9　*N*－羟化反应

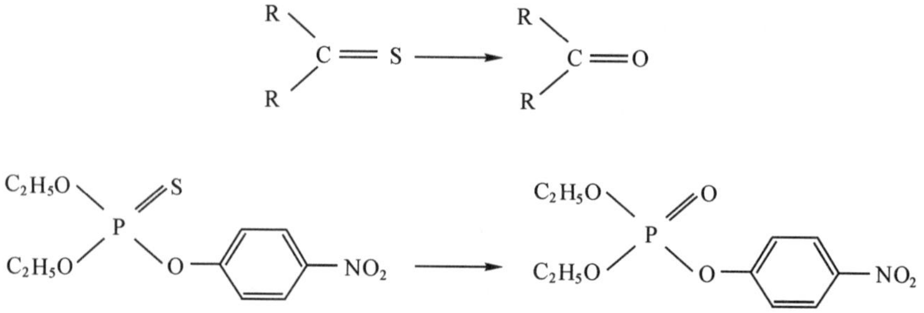

$$R_2C{=}S \longrightarrow R_2C{=}O$$

$$\underset{\text{对硫磷}}{(C_2H_5O)_2P(=S)\text{—}O\text{—}C_6H_4\text{—}NO_2} \longrightarrow \underset{\text{对氧磷}}{(C_2H_5O)_2P(=O)\text{—}O\text{—}C_6H_4\text{—}NO_2}$$

图 3－10　脱硫反应

胺氧化酶催化的氧化反应主要涉及体内生物胺类(biogenia amine)的形成，与外源化合物代谢转化关系较少。

3. 前列腺素生物合成过程中共氧化反应

在外源化合物的氧化反应中，除前述微粒体混合功能氧化酶和非微粒体混合功能氧化酶催化的氧化反应外，近年来又观察到一种氧化反应，是在前列腺素生物合成过程中有一些外源化合物可同时被氧化，称为共氧化反应(cooxidation)。

在前列腺生物合成过程中，一种多不饱和脂肪酸，即花生四烯酸(arachidonic acid)首先被氧化，并形成前列腺素 G_2(PGG_2)；PGG_2 又将进一步被氧化成为前列腺素 H_2(PGH_2)。在这两步反应过程中，皆由前列腺合成酶(prostaglandin synthase)催化。确切而言，在花生四烯酸氧化为 PGG_2 的反应，是由环加氧酶(cyclooxygenase)催化；而第二步反应，即 PCG_2 氧化为 PGH_2，则由一种过氧化物酶(peroxidase)催化。此种环加氧酶和过氧化物酶都属于前列腺素合成酶。在过氧化物酶催化的第二步反应过程中，有一些外源化合物可同时被氧化，即共氧化反应。例如，氨基比林(aminopyrine)的 *N*－脱甲基反应、对乙酰氨基酚(acetaminophen)的脱氢反应、苯并芘(benzo-pyrene)羟化反应和 7,8－二氢二醇苯并[a]芘[7,8－dihydrodiol benzo(a)pyrene]的环氧化反应等，都可在前列腺素合成酶中的过氧化物酶催化下，通过共氧化作用而完成。此种反应与其他过氧化物酶及微粒体单加氧酶所催化的反应类似或相同，在外源化合物的生物转化以及活化或解毒过程中具有同样重要性。

前列腺素合成酶亦位于内质网膜以及微粒体上。根据目前初步研究，认为在外源化合物生物转化过程中具有一定的重要性。特别是在某些组织中，微粒体细胞色素 P－450 氧化酶和 FAD－单加氧酶含量较少，但含有较多的前列腺素合成酶。精囊组织中前列腺素合成酶含量较高。

二、还原反应

含有硝基、偶氮基和羰基的外源化合物以及二硫化物、亚砜化合物，在体内可被还原，例如硝基苯和偶氮都可被还原形成苯胺。但对此种还原作用不易区别是由微粒体酶类催化或为非酶促反应。微粒体酶系中包括有 NADPH 细胞色素 P－450 还原酶，在哺乳动物肝脏中可检出硝基还原酶(nitroreductase)，能催化芳香族偶氮化合物，例如某些公认安全允许的食用色素等还原反应。但在哺乳动物机体内此种还原作用主要通过肠道细菌进行。微粒体混合功能氧化酶系所起的作用较小，可能是由于有机体中有氧条件下，细胞色素 P－450 主要以氧化型存在。

四氯化碳在体内可被 NADPH 细胞色素 P－450 还原酶催化还原，形成三氯甲烷自由基(CCl_3^{+})，以致破坏肝细胞膜脂质结构，引起肝脂肪变性以及坏死等。

$$CCl_4 + NADPH \xrightarrow[\text{P-450 还原酶}]{\text{NADPH 细胞色素}} CCl_3^{+} + NADP^{+} + HCl$$

五价砷化合物中的砷也可被还原成三价砷，三价砷化合物在水中溶解度较高，故毒性较五价砷化合物为强。

三、水解反应

许多外源化合物(如酯类、酰胺类和含有酯式键)的磷酸盐取代物极易水解。血浆、肝脏、肾脏、肠黏膜、肌肉和神经组织中有许多水解酶，微粒体中也存在。酯酶(esterase)是广泛存在的水解酶，酯酶和酰胺酶(amidase)可分别水解酯类和胺类。

$$RCONR'R'' + H_2O \xrightarrow[\text{酰胺酶}]{} RCOOH + R'R''NH$$

水解反应是许多有机磷杀虫剂在体内的主要代谢方式，例如对硫磷或对氧磷、乐果和马拉硫磷等在体内均以此种方式发生水解反应(见图 3－11)，水解后毒性降低或消失。有些昆虫对马拉硫磷有抗药性，即由于其体内羧酸酯酶活力较高，极易使马拉硫磷失去活性。此外，拟除虫菊酯类杀虫剂(亦称拟菊酯类杀虫剂)也通过水解酶催化降解而解毒。

四、结合反应

结合反应是进入机体的外源化合物在代谢过程中与某些其他内源性化合物或基团发生的生物合成反应。特别是外源有机化合物及其含有羟基、氨基、羰基(═CO)以及环氧基的代谢物最易发生。外源化合物及其代谢物与体内某些内源性化合物或基团结合所形成的产物称为结合物(conjugate)。在结合反应中需要有辅酶和转移酶，并消耗代谢能量。所谓内源性化合物或基团的来源是体内正常代谢过程中的产物，参加结合反应的必须为内源性化合物，直接由体外输入者不能进行。

外源化合物在代谢过程中可以直接发生结合反应，也可先经过上述氧化、还原或水解等第一阶段生物转化反应(第一相反应)，然后再进行结合反应(第二相反应)。外源化合物，无论是否经氧化、还原或水解等生物转化过程，最后大多数外源化合物将在体内与内源化合物或基团结合。在一般情况下，通过结合反应，一方面可使外源化合物分子上某些功能基团失去活性以及丧失毒性；另一方面，大多数外源化合物通过结合反应，可使其极性增强，脂溶性降低，加速由体内

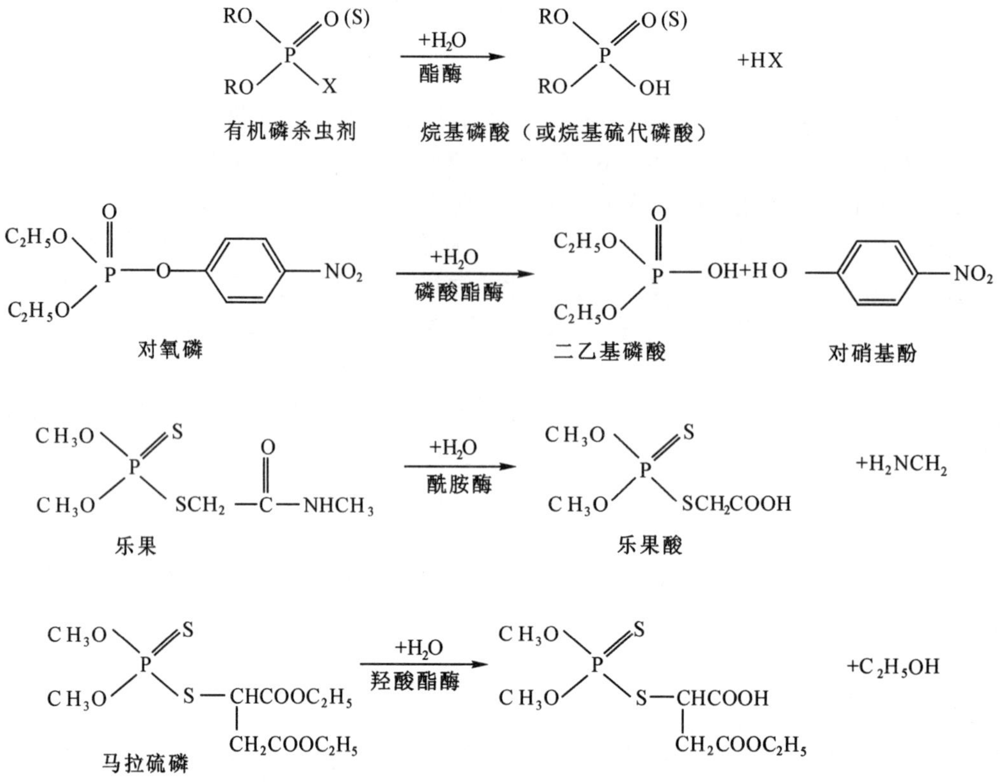

$$(RO)_2P(=O(S))X \xrightarrow[\text{酯酶}]{+H_2O} (RO)_2P(=O(S))OH + HX$$

有机磷杀虫剂　　烷基磷酸（或烷基硫代磷酸）

$$(C_2H_5O)_2P(=O)-O-C_6H_4-NO_2 \xrightarrow[\text{磷酸酯酶}]{+H_2O} (C_2H_5O)_2P(=O)-OH + HO-C_6H_4-NO_2$$

对氧磷　　二乙基磷酸　　对硝基酚

$$(CH_3O)_2P(=S)-SCH_2-C(=O)-NHCH_3 \xrightarrow[\text{酰胺酶}]{+H_2O} (CH_3O)_2P(=S)-SCH_2COOH + H_2NCH_3$$

乐果　　乐果酸

$$(CH_3O)_2P(=S)-S-CH(COOC_2H_5)CH_2COOC_2H_5 \xrightarrow[\text{羧酸酯酶}]{+H_2O} (CH_3O)_2P(=S)-S-CH(COOH)CH_2COOC_2H_5 + C_2H_5OH$$

马拉硫磷

图 3－11　水解反应

的排泄过程。

根据结合反应的机理，可将结合反应分成以下几种类型。

1. 葡萄糖醛酸结合

葡萄糖醛酸结合可能是最常见的结合反应，主要是外源化合物及其代谢物与葡萄糖醛酸(glucuronic acid)结合。葡萄糖醛酸的来源是在糖类代谢过程中生成的尿苷二磷酸葡萄糖(UDPG, uridine phosphate glucose)，UDPG 再被氧化生成尿苷二磷酸葡萄糖醛酸(UDPGA)。UDPGA 是葡萄糖醛酸的供体，在葡萄糖醛酸基转移酶(glucuronyl transferase)的作用下与外源化合物及其代谢物的羟基、氨基和羰基等基团结合，反应产物是 β－葡萄糖醛酸苷(β－glucuronide)见图 3－12。葡萄糖醛酸必须为内源性代谢产物，直接由体外输入者不能进行结合反应。

葡萄糖醛酸结合作用主要在肝微粒体中进行，此外肾、肠黏膜和皮肤中也可发生。外源化合物在肝脏中经结合反应后，随同胆汁排出。但有时一部分在肠道下段，可在肠菌群中的 β－葡萄糖苷酸酶作用下，发生水解，则此种外源化合物可重被吸收，进行肠肝循环，使其在体内停留时间延长。

2. 硫酸结合

外源化合物及其代谢物中的醇类、酚类或胺类化合物可与硫酸结合，形成硫酸酯。内源性硫酸的来源是含硫氨基酸的代谢产物，但必须先经三磷酸腺苷(ATP)活化，成为 3′－磷酸腺苷－5′－磷酰硫酸(PAPS)，再在磺基转移酶(sulfotransferase)的作用下与酚类、醇类或胺类结合

$$\text{UDPG+2NAD} \longrightarrow \text{UDPGA+2NADH}_2$$

辅酶Ⅰ　　还原辅酶Ⅰ

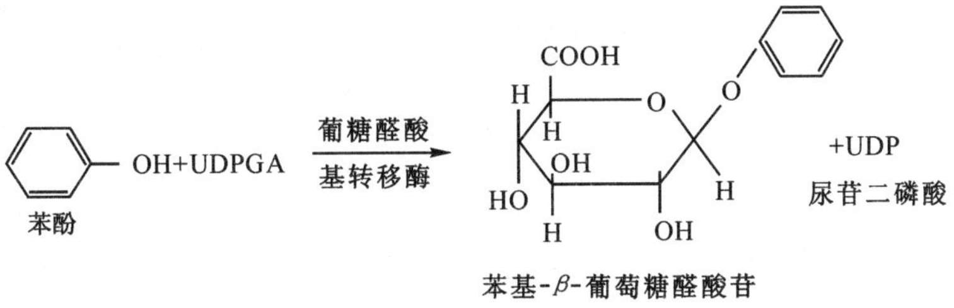

苯酚 OH+UDPGA —葡糖醛酸基转移酶→ 苯基-β-葡萄糖醛酸苷 +UDP 尿苷二磷酸

图 3－12　葡萄糖醛酸结合反应

为硫酸酯，见图 3－13。苯酚与硫酸结合较为常见。

硫酸结合反应多在肝脏、肾脏、胃肠等组织中进行。

SO_4^{2-}+ATP —硫酸化酶→ 5′－磷酰硫酸腺苷(APS)+焦磷酸(PPi)

APS+ATP —APS 激酶→ 3′－磷酸腺苷－5′－磷酰硫酸(PAPS)+ADP

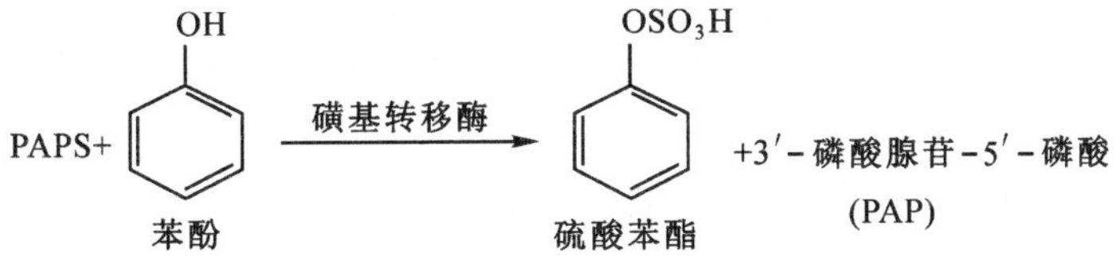

PAPS+苯酚 —磺基转移酶→ 硫酸苯酯（OSO_3H） +3′－磷酸腺苷－5′－磷酸(PAP)

图 3－13　硫酸结合反应

在一般情况下，通过硫酸结合反应可使外源化合物原有毒性降低或丧失。但有些外源化合物经硫酸结合反应后，其毒性反而较高。例如，属于芳香胺类的一种致癌物 2－乙酰氨基芴（简称 FAA 或 AAF）在体内经 *N*－羟化反应，形成 *N*－羟基－2－乙酰氨基芴（*N*－hydroxy－*N*－2－acetylaminofuorene）后，其羟基可与硫酸结合，形成硫酸酯。此种 AAF 硫酸酯具有强致癌性，较 AAF 本身致癌性强。在大鼠、小鼠和狗都有此种反应发生。但有些动物肝脏内缺乏硫酸转移酶，无法形成硫酸酯。

3. 谷胱甘肽结合

机体内有毒金属和环氧化物能与谷胱甘肽结合而被解毒。谷胱甘肽结合反应是由谷胱甘肽转移酶催化进行，见图 3－14。谷胱甘肽转移酶在肝脏、肾脏中都含有，肝细胞胞液中含量较多，近年来发现肝微粒体上亦有存在。微粒体的谷胱甘肽转移酶直接与外源化合物接触，可能在谷胱甘肽结合反应的意义更为重要。

谷胱甘肽与环氧化物结合反应非常重要。许多外源化合物，如许多致癌物和肝脏毒物，在体内可形成环氧化物。此种环氧化物大都对细胞具有较强的损害作用。例如，溴化苯经代谢转

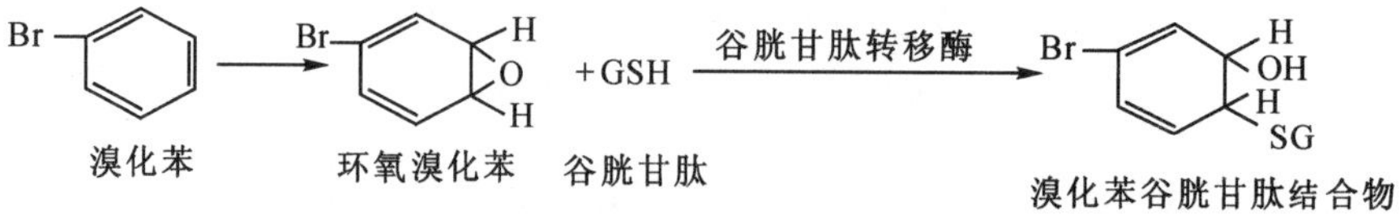

图 3－14　谷胱甘肽结合反应

化为环氧化物，溴苯环氧化物为一强肝脏毒物，可引起肝脏坏死，但与谷胱甘肽结合后，将被解毒并排出体外。谷胱甘肽在体内生成与储备有一定限度，如大量环氧化物在短时间内形成，可出现谷胱甘肽耗竭，仍可引起严重损害。

4. 甘氨酸结合

有些含有羧基(—COOH)的外源化合物，如有机酸，可与氨基酸结合。此种结合反应的本质是一种肽式结合，与甘氨酸结合最为常见。事实上，其他氨基酸也可进行这种结合。例如，甲苯在体内代谢，生成苯甲酸，苯甲酸可与甘氨酸结合，形成马尿酸而排出体外，见图 3－15。氰氢酸可经半胱氨酸结合，由唾液和尿液排泄。

$$C_6H_5COOH + NH_2CH_2COOH \longrightarrow C_6H_5CONHCH_2COOH + H_2O$$

苯甲酸　　　甘氨酸　　　　　　马尿酸

图 3－15　甘氨酸结合反应

5. 乙酰基结合

外源化合物中的芳香胺类(如苯胺)可通过其氨基与乙酰辅酶 A 反应，经乙酰转移酶催化使芳香胺类形成其乙酰衍生物。此外，脂族胺类药物也有类似反应。乙酰辅酶 A 的来源是糖、脂肪以及蛋白质的代谢产物。

6. 甲基结合(甲基化)

生物胺类在体内与甲基结合的反应，也称甲基化。甲基来自蛋氨酸，蛋氨酸的甲基经 ATP 活化，成为 *S*－腺苷蛋氨酸，再经甲基转移酶催化，使生物胺类与甲基结合而被解毒排泄。在外源化合物解毒中，甲基结合并不占重要地位。

外源化合物的代谢转化主要反应已如上述。在一般情况下，外源化合物的生物转化过程并不只限于一种反应，不同反应可先后进行。例如，先进行氧化、还原、水解反应，再进行结合。也可能在某种组织器官中发生一种反应，再在另一组织器官进行另一种反应。探讨外源化合物生物转化过程时，必须进行全面考虑。

第六节　影响生物转化的因素

外源化合物的生物转化过程受很多因素的影响。一种物质的毒性依赖于生物体的种类、性别、种系和年龄等遗传性因素。代谢速率的强弱及代谢系统的发育状况均影响毒物的毒性表现，但有机体的外部因素，如膳食情况等，也对物质的毒性有明显的影响。

一、毒物本身的影响

1. 毒物对代谢酶的抑制作用

一种外源化合物的生物转化可受到另一种化合物的抑制，此种抑制与催化生物转化的酶类有关。参与生物转化的酶系统一般并不具有较高的底物专一性，几种不同化合物都可作为同一酶系的底物，即几种外源化合物的生物转化过程都受同一酶系的催化。因此，当一种外源化合物在机体内出现或数量增多时，可影响某种酶对另一种外源化合物的催化作用，即两种化合物出现竞争性抑制(competitive inhibition)。例如，肝脏中氨基比林和乙基吗啡代谢过程可由于四氯化碳的出现而减弱；当乙醇在血液中浓度增高时，可使一些外源化合物的代谢过程受到抑制。还有一些外源化合物对某一种酶具有特异性抑制作用。例如，对氧磷能抑制羧酸酯酶(carboxylesterase)，以致马拉硫磷水解速度减慢，因马拉硫磷水解过程系由羧酸酯酶催化。因此，如将马拉硫磷混入对硫磷，后者代谢物对氧磷可通过对羧酸酯酶的抑制而加强马拉硫磷的生物学作用，对昆虫表现为杀虫效果增强，对人畜则为毒性增高。实验室中常用一种细胞色素 P－450 抑制剂，商品为 SKF－525A［化学名为 2(Diethylamino) ethyl－2－2－diphenylpenoate］，可与细胞色素 P－450 结合，使其活力降低。甲吡酮(metyrapone)也有同样作用。

2. 毒物对代谢酶的诱导作用

有些外源化合物可使某些代谢过程催化酶系活力增强或酶的含量增加，此种现象称为酶的诱导(induction)。凡具有诱导效应的化合物称为诱导物(inducter)。诱导的结果可促进其他外源化合物的生物转化过程，使其增强或加速。在微粒体混合功能氧化酶诱导过程中，还观察到滑面内质网增生、酶活力增强以及对其他化合物代谢转化的促进等均与此有关。

有许多化合物在机体内对微粒体混合功能氧化酶具有诱导作用，使其活力增强或含量增加。常见的有以苯巴比妥(PB, phenobarbital)为代表的巴比妥类化合物，以 3－甲基胆蒽(3MC, 3－methylcholanthrene)为代表的多环芳烃类和以 arochlor 1254(一种多氯联苯类混合物商品名，主要成分为六氯联苯)为代表的多氯联苯类等。此外，氯化羟类杀虫剂，例如 DDT 和氯丹等，也具有诱导作用。由于肝脏中微粒体混合功能氧化酶，特别是细胞色素 P－450 有多种不同类型，即有同工酶存在，而不同诱导物可对其中一种或几种具有诱导作用，所以经不同类型诱导物诱导产生的代谢酶对各种外源化合物代谢转化的活力并不一致。例如：①苯巴比妥诱导物，主要可使巴比妥类药物羟化代谢反应增强，此外还可诱导对－硝基茴香醚的 *O*－脱甲基反应、苄甲苯丙胺(benzphetamine，一种食欲抑制药)的 *N*－脱甲基反应和有机氯杀虫剂艾氏剂(aldrin)的环氧化反应，并可观察到滑面内质网增生和细胞色素 P－450 含量增加。②3－甲基胆蒽等多环芳烃类诱导物，可增强多环芳烃羟化酶的活力，催化苯并［a］芘等多环芳烃类化合物的羟化反应。在诱导过程中，细胞色素 P－450 含量增加，实际是细胞色素 P－450 的一种同工酶，即细胞色素 P－448(也称 P1－450)增加，但滑面内质网未见增生。③多氯联苯类诱导物(例如 Arochlor 1254)则具有上述两种诱导物的特点，可促进苯巴妥类药物代谢过程，也可促进多环芳烃类化合物的代谢过程。

诱导物既然可以促进或加速某些外源化合物的代谢转化过程，但一般不能利用一种诱导物来加速某种有毒外源化合物的代谢及排泄达到解毒的目的。一种化合物的酶诱导效应固然可以增强某种代谢酶活力，加速另一种化合物的代谢或解毒；但另一方面，还有些化合物，经代谢转化，其代谢物的毒性反而高于原来母体化合物。由于机体同时接触的外源化合物往往不止一种，所以通过诱导效应引起的肝微粒体代谢酶活力的增强，不能单纯强调其解毒一面，还要全面考虑，同时注意其增加某些化合物毒性的另外一面。

3. 毒物的代谢饱和状态

一种外源化合物在机体代谢的饱和状态对其代谢情况有相当的影响，并因此影响其毒性作用。例如，溴化苯在体内首先转化成为具有肝脏毒作用的溴化苯环氧化物，如果输入剂量较小，约有75%的溴化苯环氧化物可转变成为谷胱甘肽结合物，并以溴苯基硫醚氨酸（bromophenyl mercapturic acid）的形式排出；但如输入较大剂量，则仅有45%可按上述形式排泄。当剂量过大时，因谷胱甘肽的量不足，甚至出现谷胱甘肽耗竭，结合反应有所降低，因而未经结合的溴苯环氧化物与DNA或RNA以及蛋白质的反应增强，呈现毒性作用。

二、种属和个体差异的影响

同一外源化合物生物转化的速度在不同动物可以有很大的差异。例如，苯胺在小鼠体内的生物半减期为35 min，狗为167 min；安替比林在大鼠体内的生物半减期为140 min，人为600 min。

同一外源化合物在不同物种动物体内的代谢情况可以完全不同。如前所述，*N*-2-乙酰氨基芴（AAF）在大鼠、小鼠和狗体内可进行*N*-羟化，并再与硫酸结合成为硫酸酯，呈现强烈致癌作用；而在豚鼠体内一般不发生*N*-羟化，因此不能结合成为硫酸酯，也无致癌作用或致癌作用极弱。还有些动物肝脏中缺乏硫酸转移酶，AAF无法形成硫酸酯，因此也不致癌。而且动物肝脏中硫酸转移酶活力与*N*-2-乙酰氨基芴致癌性强弱呈一定的平行关系。

外源化合物在体内生物转化过程的个体差异还表现在某些参与代谢的酶类在各个体中的活力。例如，芳烃羟化酶（AHH，aryl hydrocarbon hydroxylase）可使芳香烃类化合物羟化，并产生致癌活性，其活力在个体之间存在明显的差异。在吸烟量相同的情况下，AHH活力较高的人，患肺癌的危险度比活力低的人高36倍；体内AHH具有中等活力的人，患肺癌的危险度比活力低者高16倍。但也有相反情况，有人发现乳腺癌患者细胞内16-α-羟化酶活力较低。因此，具有致癌作用的雌酮与雌二醇不能羟化成为不致癌的雌三醇。以上事实表明，与生物转化有关酶类的活力存在着个体差异。此种物种及个体差异的基础是遗传因素。

三、年龄及性别的影响

年龄对外源化合物代谢转化过程的影响，表现在肝微粒体酶功能在初生和未成年机体尚未发育成熟，老年后又开始衰退，其功能皆低于成年，对外源化合物的代谢以及解毒能力较弱。例如，大鼠出生后30 d，肝微粒体混合功能氧化酶才达到成年水平，250 d后又开始下降。葡萄糖醛酸结合反应在老年动物减弱，但大鼠的单胺氧化酶活力随年龄而增强。在一般情况下，幼年及老年机体对外源化合物代谢转化能力较成年弱，所以外源化合物的损害作用也较强。

动物发育的不同阶段，某些组织脏器、酶系等功能发育并不相同。新生动物中枢神经系统发育还不完全，因此对神经毒不敏感。大鼠葡萄糖醛酸基转移酶大约在出生后30 d才能达到成年水平。人出生后8周龄肝微粒体混合功能氧化酶才能达到成人活力水平。因此，凡需要在机体内转化后才能充分发挥毒性效应的化合物，在新生或幼年动物反映的毒性一般会比成年动物低；反之，凡在机体内可以较快地经过酶代谢降解失活的化合物，则对新生或幼年动物毒性可能较大。例如，八甲磷需在体内经过羟化后才具有毒性，以35 mg/kg给初生大鼠灌胃不引起死亡，但相同剂量给成年大鼠灌胃则100%死亡。而对硫磷在体内降解很快，所以对仔鼠毒性就大于成年大鼠。动物进入老年，其代谢功能逐渐衰退，对化合物的毒性反应也在变化。老年大鼠的肝脏、肾脏中葡萄糖-6-磷酸酶、线粒体细胞色素还原酶、红细胞膜Na^+、K^+-ATP酶等，也均随年龄增长而活性下降。

有些化合物毒性反应存在性别差异。在一般情况下，成年雌性动物比雄性动物对化合物毒性敏感。但也有例外，如雄性大鼠对马拉硫磷的毒性敏感性高于雌性。

化合物毒性在性别上的差异主要表现在成年动物，可能主要与性激素有关。据研究，雄性激素能促进细胞色素 P－450 的活力，因此外源化合物在雄性体内易于代谢和降解。例如，DDT 转化成 DDE 的能力，雄性大鼠高于雌性，雄性大鼠使化合物代谢转化后与葡萄糖醛酸结合的能力也较雌鼠高。

雌雄两性哺乳动物对外源化合物代谢转化能力的差别，在青春发育期即开始，并持续整个成年期。一般雄性成年大鼠对许多外源化合物的代谢转化能力高于雌性。例如，环己巴比妥（hexobarbital）羟化反应、氨基比林脱甲基化反应以及芳基化合物谷胱甘肽结合等。此种雌雄差异与性激素有关。

四、营养状况的影响

合理的营养对于维持机体健康、正常生理状况十分重要。营养不足或失调将影响化合物对动物的毒性。膳食中蛋白质的质与量的不足，将影响一系列酶的生物合成或活性，从而改变化合物在体内的代谢速率，或可出现异常的毒性反应。已知膳食中蛋白质不足致使细胞色素 P－450 与 NADPH/细胞色素 P－450 还原酶活性降低，此时苯并[a]芘、苯胺在体内氧化反应减弱，四氯化碳毒性下降，六六六、对硫磷毒性增强。

膳食中如缺乏维生素 A、维生素 C、维生素 B_1、磷脂等，一般也可使化合物毒性改变。因维生素 A 可影响内质网的结构，使混合功能氧化酶活性受损，维生素 C 可能参与细胞色素 P－450 的功能过程，维生素 B_2 是黄素酶的辅基，磷脂是生物膜的重要组成成分。

实验动物在营养素缺乏时容易罹患某些疾病，也必将影响毒理学研究结果。故进行毒理学试验时，实验动物的营养素供给要求完全、充足。

膳食对某种物质毒性的影响主要通过其对有机体代谢活力的影响来体现。从理论上讲，任何一种营养素的缺乏都可能导致有机体解毒系统活力的降低。实际上，有机体所摄入的营养素成分的变化也使毒性发生一些难以预测的变化。例如，对小鼠进行短期核黄素（维生素 B_2）缺乏处理，会导致小鼠细胞色素 P－450 活性的提高，并增加某些物质的氧化概率，而长期的核黄素缺乏却使小鼠细胞色素 P－450 活性持续下降。随后补充核黄素达 10～15 d 才可使小鼠细胞色素 P－450 的活性恢复到正常水平。但核黄素缺乏对 NADPH/细胞色素 P－450 还原酶的影响，很难与其他营养素对供试动物的影响分开。

维生素 E 和维生素 C 是另两种对 I 相氧化反应有明显直接影响的营养素。维生素 E 是细胞色素 P－450 的基本成分——血红素合成的调节因子。在大鼠试验中发现，维生素 E 缺乏降低某些 I 相反应的活性。维生素 C 缺乏降低了细胞色素 P－450 和 NADPH/细胞色素 P－450 还原酶的活性，从而使肝脏对许多毒物的代谢活性下降。虽然还不完全清楚这种作用的详细机制，但是维生素 C 缺乏似乎会降低生物体整个代谢系统的稳定性。

有关蛋白质缺乏对各种微粒体酶系统代谢活性特定影响的原因目前仍不清楚。蛋白质缺乏可影响许多物质的代谢。蛋白质缺乏导致生物体 NADPH/细胞色素 P－450 的还原酶活性的下降。在饲料中补充蛋白质可引起小鼠物质代谢率的恢复，但对另一些物质却不起作用。脂肪对各种微粒体酶系统的影响取决于脂肪的类型以及被代谢物的数量和性质。

改变某些矿物质的摄入也明显影响实验动物对几种物质的代谢情况。经动物试验发现，铁缺乏使许多物质在肝脏中的代谢速度加快，但铁缺乏对肝细胞色素 P－450 或细胞色素 P－450 还原酶活性的影响较小。大鼠小肠细胞色素 P－450 的水平对膳食中缺乏铁高度敏感，缺乏这种金属会引起几种 P－450 相关酶活性的快速下降。镁的缺乏导致肝细胞色素 P－450 及细胞色素 P－450 还原酶活性的下降，从而明显降低肝脏对异源化学物质的代谢。这可能是营养不良者的肝脏对异源化学物质的代谢量降低的原因之一。

第四章　毒物动力学

第一节　基本概念

研究药物在体内吸收、分布、排泄和代谢的过程中，药物浓度随时间变化规律的学科，称为药物代谢动力学，简称药代动力学，现在基本上都称为药物动力学(PK，pharmacokinetics)，简称药动学。由于毒理学并非限于对药物不良反应的研究，更要承担研究所有化学物质的有害效应，因此，对于外来活性物质的体内过程的研究称为毒物动力学(toxicokinetics)更合适。毒物动力学是应用药物动力学原理和方法，探讨化学物质毒性作用发生发展规律的一门新兴学科。在毒理学研究中，主要根据产生毒性作用的剂量，定性和定量地研究实验动物体内毒物的吸收、分布、代谢和排泄过程。毒物动力学研究的目的：①有助于毒理学研究的设计(如剂量和染毒途径的选择)；②通过对暴露、时间依赖性的靶器官剂量与毒性作用关系研究，解释毒性作用机制；③确定有关毒物的剂量、分布、代谢和消除的参数，用以进行对人的危险性评价。

下面简要介绍一下毒物动力学的基本概念。

一、房室模型

为了定量地分析毒物或药物在体内的动态变化规律，必须采用适当的模型和公式来描述这个过程。房室模型就是将机体看成一个系统，根据系统内部毒物的体内过程和分布速率差异，将机体分为若干“房室”或称“隔室”。把具有相同或相似速率过程的部分视作一个房室，从而可分为一室模型、二室模型和多室模型。这是便于数学分析的抽象概念，与机体的解剖位置和生理功能没有直接联系，但与组织器官的血流量、生物膜通透性、药物与组织的亲和力有一定关系。因为大多数药物或毒物进入机体后，又以原形或代谢产物的形式从体内排出，所以模型是开放的，又称开放模型。一室模型和二室模型在数学处理上较为简单，应用较广；多室模型的数学处理相当繁琐，因而应用受到一定限制。

(1) 一室模型(one compartment model)。毒物进入体内以后，均匀地分布到全身各组织器官和体液中，迅速达到动态平衡，即在瞬间形成“均一单元”；然后通过结构转化或排泄消除。此时，可以把整个机体看成毒物转运动态平衡的一个“房室”，这种模型称为一室模型。

(2)二室模型(two compartment model)。药物进入体内后，能很快进入机体的某些部位，但对另一些部位，需要一段时间才能完成。因而将机体划分为毒物分布均匀程度不同的两个房室，毒物以较快速率分布的称为中央室，以较慢速率分布的称为周边室。

虽然房室与机体组织器官没有直接的联系，但一般认为，血液以及血流丰富的器官，如心、肝脏、脾、肺、肾脏等属中央室；将血液供应较少、药物分布缓慢的组织器官，如骨骼、脂肪、肌肉等，可视为周边室或称“外室”。中央室和周边室并不是固定不变的，这与药物的理化性质有关，如大脑对脂溶性高的药物容易进入，属于中央室；但对于极性很高(水溶性大)的药物，由于血脑屏障作用的存在，药物不易进入大脑，则为周边室。

(3)多室模型(multicompartment model)。若在上述周边室中又有一部分组织、器官或细胞内药物的分布特别慢,还可以从周边室划分出第三隔室。分布稍快的称为“浅外室”,分布慢的称为“深外室”,由此形成多室模型。因此,所谓“房室”完全是从速率的观点,即从毒物分布的速度与完成分布所需要的时间来划分的,而不是从生理解剖部位来划分的,因而不具有解剖学的实体意义。在理论上,毒物动力学可处理多室系统,但从实用角度考虑,体内主要房室一般不多于三个。

二、速率过程

药(毒)物通过各种给药途径进入体内后,体内的药量或血药浓度随时间发生变化,即药(毒)物的转运、代谢和作用发生或持续时间都是受速率过程控制的。这个速率过程与药物浓度有关,根据药物转运速率与药量或浓度之间的关系,可将药物在体内转运的速率过程分为一级速率、零级速率和受酶活力限制的速率过程。

(1)一级速率过程(first order processes)。一级速率过程系指药(毒)物在体内的转运或消除速率与药量或血药浓度的一次方成正比,即单位时间内按恒定的比例转运或消除。

通常药(毒)物在常用剂量下,其体内的吸收、分布、代谢、排泄过程多具有或近似一级动力学过程。

$$\frac{\mathrm{d}c}{\mathrm{d}t} = -Kc$$

式中,c 为血药浓度;K 为速率常数。

一级动力学过程具有以下特点:①半衰期与剂量无关;②一次给药的血药浓度 - 时间曲线下面积与剂量成正比;③一次给药情况下,尿排泄量与剂量成正比。

(2)零级速率过程(zero order processes)。零级速率过程系指药(毒)物在体内的转运或消除速率与药量或血药浓度的零次方成正比。零级速率过程中药物的转运速率在任何时间都是恒定的。临床上恒速滴注的给药速率以及控释制剂中药物的释放速率均为零级速率过程,亦称零级动力学过程。

$$\frac{\mathrm{d}c}{\mathrm{d}t} = -K_0$$

式中,K_0 为零级速率常数。

消除过程具有零级动力学的药物,其生物半衰期随着剂量的增加而增加;药物在体内的消除速率取决于剂量的大小。

(3)受酶活力限制的速率过程(capacity limited process)。当药(毒)物浓度较高,出现酶活力饱和时的速率过程称之为受酶活力限制的速率过程,或称 Michaelis - Menten 型速率过程,亦称米氏动力学过程。

$$\frac{\mathrm{d}c}{\mathrm{d}t} = -\frac{V_m c}{K_m + c}$$

式中,V_m 为该速率过程最大速率;K_m 为米—曼氏常数。

实际上,当药(毒)物浓度较高时,其速率过程为零级速率过程,而在浓度较低时为一级速率过程。

某些药(毒)物生物转化,肾小管排泄和胆汁分泌均涉及酶和载体的影响。通常,当药物在高浓度时是一个零级速率过程。其原因主要有以下两个方面:其一是药物的代谢酶被饱和,其二是与主动转运有关的药物通过膜的载体被饱和。

受酶活力限制的速率过程具有以下特点:①体内浓度下降不是指数关系;②半衰期随剂量的增加而延长;③血药浓度－时间曲线下面积与药物吸收的量不成正比关系;④药物的排泄受剂量和剂型的影响;⑤可能存在着其他药物对受酶活力限制的速率过程的竞争性抑制。

三、*c-t* 曲线

药物在体内的吸收、分布、转化和排泄是一种连续变化的过程(如图 4－1)。在动力学研究过程中,给药(染毒)后不同时间采血,测定其血药浓度,常以时间为横坐标,以血药浓度为纵坐标,绘制出的曲线称为血浆药物浓度－时间曲线,简称药时曲线(*c-t* 曲线)。从药时曲线上可以定量地分析药物在体内的动态变化与药物效应的关系。

一般把非静脉注射给药分为 3 个时期:潜伏期、持续期和残留期。潜伏期(latent period)是指从给药后到开始出现药效的一段时间,快速静脉注射一般无潜伏期。持续期(persistent period)是指药物维持有效浓度的时间。残留期(residual period)是指体内药(毒)物浓度已下降到有效浓度以下,但尚未从体内完全消除。持续期和残留期的长短与药物的消除速率有关。残留期长反映毒物在体内有较多的储存,多次反复给药(染毒)易导致蓄积中毒。

c-t 曲线上的最高点叫峰浓度(peak concentration),达到峰浓度的时间叫达峰时间(peak time)。曲线的上升段表示药物的吸收和分布过程,曲线的峰值表示药物达到的最高血药浓度,曲线的下降段表示药物的消除。当然,药物吸收时消除已经开始,达峰时吸收也未完全停止,只是上升段时吸收大于消除,下降段时消除大于吸收,达到峰浓度时,吸收等于消除(图 4－1)。

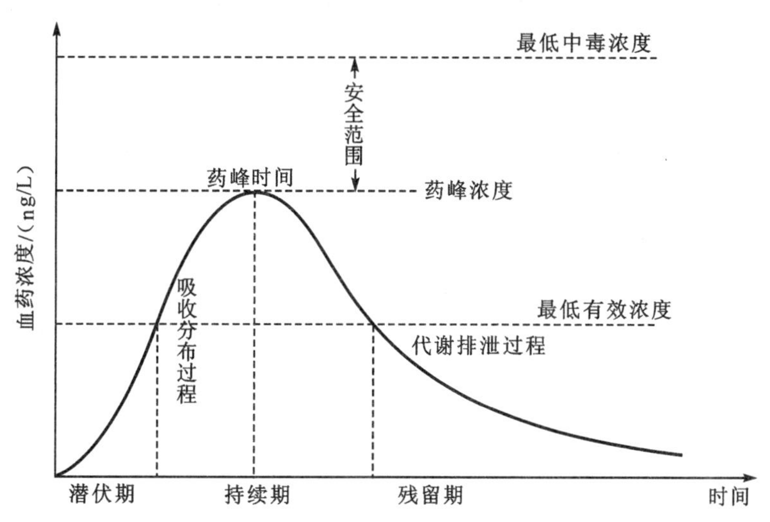

图 4－1　药时曲线意义示意图

四、毒物动力学参数

1. 速率常数

速率常数是描述速率过程的重要的动力学参数。速率常数的大小可以定量地比较毒物转运速度的快慢,速率常数越大,过程进行得也越快。速率常数用时间的倒数表示,单位为 h^{-1} 或 min^{-1}。

一定量的毒物，从一个部位转运到另一部位，转运速率与转运的药物量的关系可表示为

$$\frac{dx}{dt} = -Kx^n$$

式中，dx/dt 表示药物的转运速率；x 表示药物量；K 表示转运速率常数；n 为级数；负号表示药物浓度随着时间的延长而下降。

当 $n=1$ 时，K 为一级转运速率常数；当 $n=0$ 时，K 为零级转运速率常数。

在描述不同的速率过程时，K 表示该过程的不同速率常数。

常见的速率常数如下：

K：总消除速率常数；

K_a：吸收速率常数；

K_e：肾排泄速率常数；

K_{12}：二室模型中，从中央室向周边室转运的一级速率常数；

K_{21}：二室模型中，从周边室向中央室转运的一级速率常数；

K_{10}：二室模型中，从中央室消除的一级消除速率常数；

K_0：零级滴注（或输入）速率常数；

K_m：米氏常数。

此外，α，β 分别表示分布相和消除相的混杂参数，也是表示速率过程的重要参数。α 为分布速率常数，β 为消除速率常数。

需要说明的是，总消除速率常数反映体内的总消除情况，包括经肾排泄、胆汁排泄、生物转化以及从体内消除的一切其他可能的途径。因此，K 为各个个别过程的消除速率常数之和。

$$K = K_e + K_b + K_{bi} + K_{lu} + \cdots$$

式中，K_e 为肾排泄速率常数，K_b 为生物转化速率常数，K_{bi} 为胆汁排泄速率常数，K_{lu} 为肺消除速率常数。速率常数的加和性是其一个很重要的特性。

2. 半衰期（$t_{1/2}$）

又称生物半衰期（biological half－life），指某一毒物在体内的量或血浆浓度通过各种途径消除一半所需要的时间。生物半衰期是衡量一种药物从体内消除速度的指标。

一般来说，代谢快、排泄快的药物，其生物半衰期短；代谢慢，排泄慢的药物，其生物半衰期长。

在一级速率过程中，半衰期与剂量无关，也与染毒途径无关。毒物剂量增加一倍，其作用时间延长一个半衰期。毒物经过 4 个半衰期后，可以消除掉总量的 90% 以上，经过 7 个半衰期后，可以消除掉总量的 99% 以上。

根据半衰期的长短，可将药物分为：①超快速消除类，$t_{1/2} \leqslant 1$ h，如青霉素 G、乙酰水杨酸；②快速消除类，$t_{1/2}$ 为 1～4 h，如庆大霉素、利多卡因、红霉素等；③中速消除类，$t_{1/2}$ 为 4～8 h，如四环素类；④慢速消除类，$t_{1/2}$ 为 8～24 h，如丙硫咪唑；⑤超慢速消除类，$t_{1/2} \geqslant 24$ h，如阿维菌素类药物。

3. 表观分布容积（V）

表观分布容积（apparent volume of distribution）是指药（毒）物在体内分布达到平衡时，体内总药量按血药浓度分布所需的总容积，用 V 表示。故 V 是体内药量与血浆药物浓度的比例常数，它可以设想为体内的药物以等于血浆中的浓度存在时所需要体液的容积。

即

$$V = \frac{X}{C}$$

式中，X 为体内药物量；C 为血药浓度。表观分布容积的单位通常以 L 或 L/kg 表示。

表观分布容积不具有直接的生理意义，在多数情况下不涉及真正的容积。其数值的大小能够表示出该药物的特性。一般情况下，分布容积大，说明药物在体内分布广泛，大部分可分布于全身组织细胞外液和细胞内液；分布容积小，说明大部分药物分布到血液和细胞外液中。一种药物分布容积的大小取决于：①药物的脂溶性，②药物在各组织之间的分配系数，③药物与组织的亲和能力。药物与血浆蛋白质结合较牢固，血药浓度相应较高，因 V 与血药浓度 C 成反比，说明药物在组织内分布较少。

药物的最小分布容积约等于正常动物的血浆容积（约占体重的 4.3%）。因此，一个体重 70 kg的动物最小分布容积约为 3 L。如果计算得到一个 70 kg 动物的 $V=5$ L，说明药物主要分布在循环系统中；如果 $V=10\sim20$ L，则药物主要分布于细胞外液；如果 $V=100\sim200$ L，即约为体重的 1.5～3.0 倍，表示药物在“深部组织”大量蓄积。这种出现 V 大于机体的体积说明了药物的 V 并不代表真正生理意义上的体积，主要是药物在组织中分布的高度不一致性所致。例如，给予动物碘后，大部分蓄积于甲状腺中，在其他组织（包括血液）中的浓度极低。以血浆为样本时，血浆药物浓度极低，按公式 $V=x/c_0$ 计算，V 就会极大，一个 50 kg 体重的动物，碘的表观分布容积可达 120 L，而真正的生理体积一般不会有 120 L。

①表观分布容积小，血浆中药物浓度高，可推测大部分药物分布于血液和细胞外液中，小部分分布到细胞内液中。

②表观分布容积大［>1 L/（kg 体重）］，有两种可能性。一种是药物在体内分布非常广泛，有相当部分分布于细胞内液；另一种情况是药物在某一组织中浓度非常高，可能在某一特定部位有蓄积。研究表明氟喹诺酮类药物的 V 一般都在 1～5 L/（kg 体重），组织药物分析发现，该类药物易聚集在支气管上皮细胞中，浓度为血液浓度的 5～8 倍，提示这类药物对于治疗呼吸系统感染有良好的作用。一般情况下：

V 为 0.15～0.30 L/（kg 体重），药物分布到细胞外液；

V 为 0.30～0.80 L/（kg 体重），药物分布到细胞外液，部分分布到细胞内液；

V 为 0.80～1.0 L/（kg 体重），药物分布到细胞外液和细胞内液；

$V>1$ L/（kg 体重），在某一组织中蓄积。

4. 体清除率

体清除率（body clearance，CL_B）是指单位时间内从体内消除的药物表观分布容积数。体清除率简称清除率，表示机体从血液或血浆中清除药物的速率或效率，并不表示被清除的药物量。每分钟所清除的药物的量等于清除率与血浆浓度的乘积。清除率的单位为 mL/（min · kg）。

多数毒物是通过在肝脏的生物转化或肾脏排泄从体内消除，因而药物的体清除率等于肝脏消除率 CL_h 与肾脏清除率 CL_r 之和，即 $CL_B=CL_h+CL_r$。

第二节　动力学模型

一、一室模型

有些药（毒）物进入体内后，能够迅速地向全身各组织器官分布，在各组织器官中很快达到分布上的动态平衡。此时，可把整个机体视为一个房室，即一室模型。一室模型是各种模拟的隔室模型中最基本、最简单的一种，运用十分广泛。

1. 无吸收因素的一室模型

(1)模型的建立

在一室模型中,药(毒)物静脉注射给药后,能很快随血液分布到机体各组织器官中,药物体内过程基本上只有消除过程。其体内过程的动力学模型如图4-2所示。图4-2中,x_0为静脉注射的给药剂量;x为时间t时体内药物量。

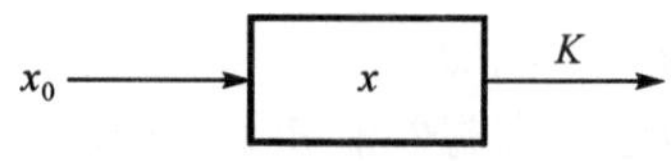

图4-2 一室模型静脉注射给药示意图

一室模型静脉注射给药后,药物的消除按下列一级速率进行。

$$\frac{dx}{dt} = -Kx \tag{4-1}$$

式中,dx/dt表示体内药物的消除速率;K为一级消除速率常数;负号表示体内药量x随时间t的推移不断减少。

(2)血药浓度与时间的关系

解式(4-1)微分方程,经拉氏变换得

$$S\bar{x} - x_0 = -K\bar{x} \tag{4-2}$$

$$\bar{x} = \frac{x_0}{S+K} \tag{4-3}$$

式中,S为拉氏运算子。应用拉氏变换表可得

$$x = x_0 \cdot e^{-Kt} \tag{4-4}$$

实际应用中,往往不能测定体内的药物量,只能测定血液中的药物浓度,根据表观分布容积的定义,式(4-4)两端除以V得

$$c = c_0 \cdot e^{-Kt} \tag{4-5}$$

其中

$$c = \frac{x}{V} \tag{4-6}$$

$$c_0 = \frac{x_0}{V} \tag{4-7}$$

式中,c表示血液药(毒)物浓度;c_0表示初始血液药(毒)物浓度;V表示表观分布容积。

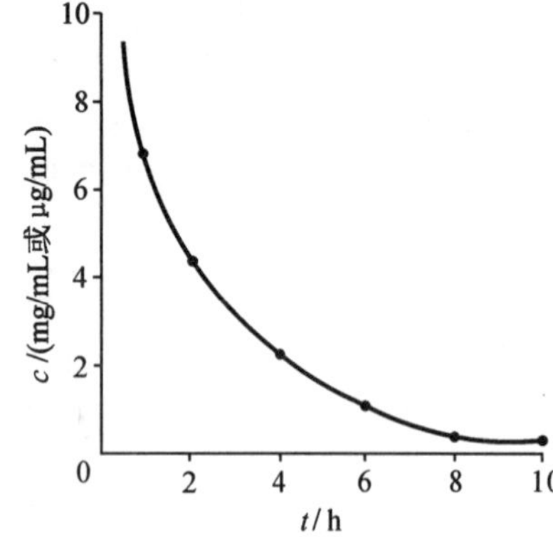

图4-3 一室模型静脉注射给药血药浓度-时间曲线

式(4-5)表示一室模型静脉注射给药后,体内药物浓度随时间变化的指数函数表达式,血药浓度-时间曲线如图4-3所示。

将式(4-5)两边取对数,得

$$\ln c = -Kt + \ln c_0 \tag{4-8}$$

或

$$\lg c = -\frac{K}{2.303}t + \lg c_0 \tag{4-9}$$

式(4-5)、式(4-8)、式(4-9)为一室模型静脉注射给药后,血药浓度经时过程的基本公式。

(3)基本参数的计算

不同药物在体内的消除速率不同,表观分布容积亦不同。由式(4-9)可知,药物在体内的转运规律完全取决于一

级速率消除常数 K 和初始浓度 c_0。因此,求算参数时,应首先求出 K 和 c_0。

当静脉注射给药以后,测得不同时间 t_i 的血药浓度为 $c_i(i=1,2,3,4,\cdots)$。根据式(4-9),以 $\lg c$ 对 t 作图,可得一条直线,如图 4-4 所示。用作图法根据直线斜率($-K/2.303$)和截距($\lg c_0$),求出 K 和 c_0。

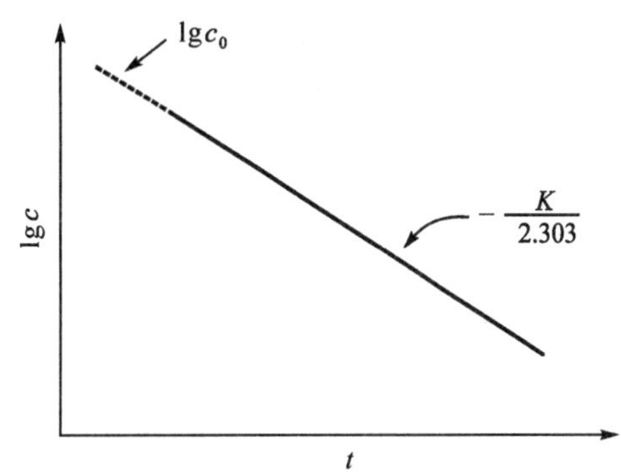

图 4-4　一室模型静脉注射给药血药浓度对时间的半对数图

由于作图法人为误差较大,在实际工作中,多采用最小二乘法做直线回归,即线性回归法,可求得截距 a 和斜率 b,根据斜率和截距从而得出 K 和 c_0。方法如下。

设 $y=\lg c$, $a=\lg c_0$, $b=-\dfrac{K}{2.303}$,则式(4-9)变为:

$$y=a+bt \tag{4-10}$$

式(4-10)为一直线方程,直线斜率为 b,截距为 a,其计算公式分别为

$$b=\frac{\sum_{i=1}^{n}t_iy_i-\frac{1}{n}\left(\sum_{i=1}^{n}t_i\right)\left(\sum_{i=1}^{n}y_i\right)}{\sum_{i=1}^{n}t_i^2-\frac{1}{n}\left(\sum_{i=1}^{n}t_i\right)^2} \tag{4-11}$$

$$a=\frac{1}{n}\left(\sum_{i=1}^{n}y_i-b\sum_{i=1}^{n}t_i\right) \tag{4-12}$$

式中,n 表示测定血药浓度的次数。

根据式(4-11)、式(4-12)求出 a 和 b 后,按下式即可求出 K 和 c_0

$$K=-2.303b \tag{4-13}$$

$$c_0=\lg^{-1}a \tag{4-14}$$

(4)其他参数的求算

①半衰期($t_{1/2}$)

$t_{1/2}$表示药物在体内通过各种途径消除一半所需要的时间。当 $t=t_{1/2}$时,$c=c_0/2$,代入式(4-9),得

$$\lg\frac{c_0}{2}=-\frac{K}{2.303}t_{1/2}+\lg c_0 \tag{4-15}$$

整理后,得

$$t_{1/2}=\frac{0.693}{K} \tag{4-16}$$

由式(4-16)可见,药物的半衰期与消除速率常数成反比。除药物本身的特性外,半衰期尚与机体的机能状态有关。生理及病理状况均能够影响药物的半衰期,肝脏、肾脏功能不全者,可使药物的半衰期延长。

②表观分布容积(V)

由式(4-7)得

$$V=\frac{x_0}{c_0} \tag{4-17}$$

式中，x_0 为静注剂量；c_0 为初始浓度。

可由式(4－9)回归直线方程的截距求得，代入式(4－17)即可求出 V。

③血药浓度－时间曲线下面积(AUC，area under curve)

对式(4－5)进行积分，得

$$AUC = \int_0^{\infty} c \mathrm{d}t \tag{4-18}$$

由于

$$c = c_0 \cdot \mathrm{e}^{-Kt}$$

则：

$$AUC = \int_0^{\infty} c_0 \cdot \mathrm{e}^{-Kt} \cdot \mathrm{d}t = c_0 \int_0^{\infty} \mathrm{e}^{-Kt} \cdot \mathrm{d}t$$

因此，

$$AUC = \frac{c_0}{K} \tag{4-19}$$

将式(4－7)代入式(4－19)，得：

$$AUC = \frac{x_0}{KV} \tag{4-20}$$

从式(4－19)、式(4－20)可以看出，AUC 与 K 和 V 成反比，当给药剂量 x_0、表观分布容积 V 和消除速率常数 K 已知时，利用式(4－20)即可求出 AUC。

④清除率(CL_B)

前已述及，清除率是指单位时间内从体内消除的药物表观分布容积数，表示机体从血液或血浆中清除药物的速率或效率。用数学式表示为：

$$CL_B = \frac{-\mathrm{d}x/\mathrm{d}t}{c} \tag{4-21}$$

将式(4－1)代入式(4－21)得：

$$CL_B = \frac{Kx}{c} \tag{4-22}$$

将式(4－6)代入式(4－22)得：

$$CL_B = KV \tag{4-23}$$

从式(4－23)可知，药物体内总清除率是消除速率常数与表观分布容积的乘积。式(4－23)是计算 CL_B 的重要公式。此外，根据式(4－20)，整理可得

$$KV = \frac{x_0}{AUC} \tag{4-24}$$

将式(4－24)代入式(4－23)，得

$$CL_B = \frac{x_0}{AUC} \tag{4-25}$$

因此，利用式(4－23)或式(4－25)，均可求出药物清除率 CL_B。

(5)应用举例

例 4－1　给患者静脉注射某药物，剂量为 1 050 mg，测得不同时间血药浓度数据如表 4－1。试求该药的 K，$t_{1/2}$，V，CL_B，AUC 以及 12 h 的血药浓度。

表 4-1

t/h	1.0	2.0	3.0	4.0	6.0	8.0	10.0
c/(mg/mL)	109.78	80.35	58.81	43.04	23.05	12.35	6.61

解：

①图解法

根据式(4-9)，$\lg c=-\dfrac{K}{2.303}t+\lg c_0$，以血药浓度的对数对时间作图，得直线（如图 4-5 所示）。

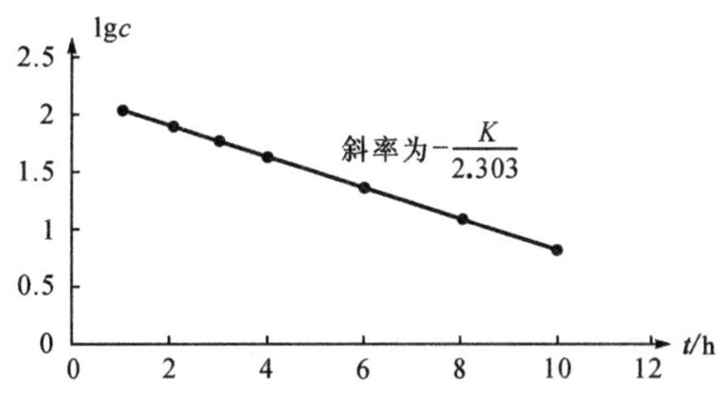

图 4-5　血药浓度的对数-时间曲线

在直线上找两点求斜率，得

$$斜率=\frac{\lg c_2-\lg c_1}{t_2-t_1}=\frac{\lg 12.35-\lg 58.81}{8-3}$$

$$=-0.135\ 5$$

当 $t=0$ 时，取直线的截距，得

$$\lg c_0=2.176$$

故

$$c_0=150(\mu g/mL)$$

因此

$$\lg c=2.176-0.135\ 5t$$

$$K=-2.303\times(-0.135\ 5)=0.312(h^{-1})$$

$$t_{1/2}=\frac{0.693}{K}=2.22(h)$$

$$V=\frac{x_0}{c_0}=\frac{1\ 050\times 1\ 000}{150}=7\ 000(mL)=7(L)$$

$$CL_B=KV=0.312\times 7=2.184(L/h)$$

$$AUC=\frac{c_0}{K}=\frac{150}{0.312}=480.7[\mu g/(mL\cdot h)]$$

求 12 h 的血药浓度，可将 $t=12$ 代入上述方程式，即

$$\lg c=2.176-0.135\ 5t=2.176-0.135\ 5\times 12=0.55$$

$c=2.548\ \mu g/mL$，此即为 12 h 的血药浓度。

②线性回归法

根据式(4-10)、式(4-11)、式(4-12)，先将有关数据计算列表，如表 4-2。

表 4-2

	t_i	t_i^2	y_i	t_iy_i
1	1	1	2.040 5	2.040 5
2	2	4	1.904 9	3.808 9
3	3	9	1.769 4	5.308 3
4	4	16	1.633 8	6.535 4

续表

	t_i	t_i^2	y_i	t_iy_i
5	6	36	1.362 6	8.176 0
6	8	64	1.091 6	8.733 3
7	10	100	0.822 0	8.202 0
合计	34	230	10.623 3	42.805 7

计算得

$$b = \frac{\sum_{i=1}^{n} t_iy_i - \frac{1}{n}(\sum_{i=1}^{n} t_i)(\sum_{i=1}^{n} y_i)}{\sum_{i=1}^{n} t_i^2 - \frac{1}{n}(\sum_{i=1}^{n} t_i)^2} = \frac{42.805\ 7 - \frac{1}{7} \times 34 \times 10.622\ 3}{230 - \frac{1}{7} \times 34^2} = -0.135\ 5$$

$$a = \frac{1}{n}(\sum_{i=1}^{n} y_i - b\sum_{i=1}^{n} t_i) = \frac{1}{7}[10.622\ 3 - (-0.135\ 5) \times 34] = 2.176$$

所以，回归方程为

$$\lg c = 2.176 - 0.135\ 5t$$

其他参数计算与图解法相同。

上述计算过程比较繁琐，目前普遍采用具有统计处理功能的计算器或电子计算机，方便快捷。在药物动力学的数据处理中，线性回归法已得到广泛采用。例如，可用计算器，利用式（4－8），浓度取自然对数（lnc），对时间 t 直接进行回归。举例如下。

例 4－2　以 70 mg/kg（SD）的剂量给山羊静脉注射磺胺嘧啶钠（SD－Na）注射液，分别于给药后 0.08，0.5，1，2，3，4，6，8，10 h 采血，测得血药浓度（SD）如表 4－3。

表 4－3

t/h	0.08	0.5	1	2	3	4	6	8	10
c/(mg/dL)	18.4	14.26	12.77	8.83	5.85	3.62	1.49	0.63	0.43

已知该药在山羊体内的处置呈无吸收因素的一室模型。试求药－时曲线方程以及主要药动学参数。

解：利用式（4－8）直接进行回归。

①对每组 t，lnc 依次利用计算器回归，求药－时曲线方程。

回归结果如下：

$$a = 2.906\ 4, b = -0.396\ 7,\ r = -0.996\ 3（r 为相关系数）$$

即

$$\ln c_0 = 2.906\ 4, c_0 = e^{2.906\ 4} = 18.291, K = b = -0.396\ 7$$

药－时曲线方程为：

$$c = c_0 \cdot e^{-Kt} = 18.291 \cdot e^{-0.396\ 7t}$$

②其他参数的计算

$$K = b = -0.396\ 7\ (h^{-1})$$

$$t_{1/2} = 0.693/K = 0.693 \div 0.396\ 7 = 1.747(h)$$

$$\mathrm{AUC} = c_0/K = 18.291 \div 0.3967 = 46.108(\mathrm{mg/dL \cdot h})$$
$$V = x_0/c_0 = 70 \div 18.291 = 3.827(\mathrm{dL/kg})$$

2. 有吸收因素的一室模型

(1)模型的建立

有吸收因素(血管外给药)的给药途径包括口服、肌内注射或皮下注射以及皮肤黏膜给药等。与上述血管内给药相比,有如下特点:血管外给药后,药物有一个吸收过程,药物逐渐进入血液循环,不像静脉给药时,药物几乎同时进入血液循环。

血管外给药后,药物的吸收和消除常用一级速率过程来描述,即药物以一级速率过程吸收进入体内,然后以一级速率过程从体内消除,这种模型称之为一级吸收模型,如图 4-6 所示。

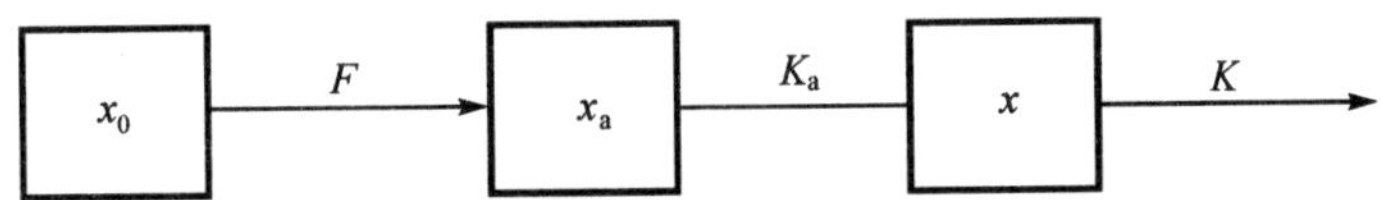

图 4-6　一室模型血管外给药示意图

图 4-6 中,x_0 是给药剂量;F 为生物利用度;x_a 为吸收部位可吸收的药量;K_a 为一级吸收速率常数;x 为体内药量;K 为一级消除速率常数。

(2)血药浓度与时间的关系

在血管外给药的一级吸收模型中,吸收部位药物的速率变化与吸收部位的药量成正比。用微分方程表示为

$$\frac{\mathrm{d}x_a}{\mathrm{d}t} = -K_a x_a \tag{4-26}$$

体内药物的变化速率 $\mathrm{d}x/\mathrm{d}t$ 应等于吸收速率与消除速率之差,即

$$\frac{\mathrm{d}x}{\mathrm{d}t} = -K_a x_a - Kx \tag{4-27}$$

式(4-26)经拉氏变换得

$$S\bar{x}_a - x_0 = -K_a\bar{x}_a \tag{4-28}$$

式(4-27)经拉氏变换得

$$S\bar{x} = K_a\bar{x}_a - K\bar{x} \tag{4-29}$$

由式(4-28)解出$\overline{x_a}$,代入式(4-29)中,再解出 $\bar{x}$,得

$$\bar{x} = \frac{K_a x_0}{(S+K)(S+K_a)} \tag{4-30}$$

式(4-30)应用拉氏变换表,得到体内药物与时间关系的双指数方程为

$$x = \frac{K_a x_0}{K_a - K}(\mathrm{e}^{-Kt} - \mathrm{e}^{-K_a t}) \tag{4-31}$$

式(4-31)表示一室模型血管外给药体内药量 x 与时间 t 的关系式。由于血管外给药,吸收不一定很完全,所以应在给药剂量 x_0 项前加上"吸收系数",即"生物利用度"F $(0 < F \leqslant 1)$,表示吸收的剂量占给药剂量的分数值,则式(4-31)变成

$$x = \frac{K_a F x_0}{K_a - K}(\mathrm{e}^{-Kt} - \mathrm{e}^{-K_a t}) \tag{4-32}$$

式(4－32)两边除以药物的表观分布容积 V，得

$$c=\frac{K_{a}Fx_{0}}{V(K_{a}-K)}(e^{-Kt}-e^{-K_{a}t}) \tag{4-33}$$

令：

$$M=\frac{K_{a}Fx_{0}}{V(K_{a}-K)}$$

得到一级吸收一室模型血药浓度与时间的关系式为

$$c=M(e^{-Kt}-e^{-K_{a}t}) \tag{4-34}$$

式中，参数 M、K、K_a 可从符合一级吸收一室模型的血药浓度与时间实验数据(t_i，c_i)，$i=1,2,3,\cdots,n$，应用回归分析求出。

(3)参数的计算

吸收相及消除相的生物半衰期分别为

$$t_{(1/2)K_{a}}=\frac{0.693}{K_{a}} \tag{4-35}$$

$$t_{(1/2)K}=\frac{0.693}{K} \tag{4-36}$$

药时曲线下面积 AUC，在区间(0，+∞)的积分为

$$\mathrm{AUC}=\int_{0}^{+\infty}M(e^{-Kt}-e^{-K_{a}t})\mathrm{d}t=M\left(\frac{1}{K}-\frac{1}{K_{a}}\right) \tag{4-37}$$

为了求出表观分布容积 V，将 M 值代入式(4－37)，得

$$\mathrm{AUC}=\frac{FK_{a}x_{0}}{V(K_{a}-K)}\left(\frac{1}{K}-\frac{1}{K_{a}}\right)=\frac{Fx_{0}}{VK}$$

解得表观分布容积为

$$V=\frac{Fx_{0}}{\mathrm{AUC}\cdot K} \tag{4-38}$$

机体清除率为

$$\mathrm{CL_{B}}=VK \tag{4-39}$$

由以上两式可以看出，在一级吸收速率条件下，必须先知道生物利用度，才能求得表观分布容积 V，进而求机体清除率 $\mathrm{CL_B}$。

采用一室模型肌注或内服给药，药物首先自给药部位吸收进入血液循环，均匀分布全身，最后排出或通过转化而消除，其药时曲线如图4－7所示。如药物在体内的动态过程符合一级吸收一室模型时，从试验数据(t_i，c_i，$i=1,2,3,\cdots,n$)，求出式(4－34)的参数 M、K 和 K_a，或用残数法(method of residual)求出血药浓度的计算值及有关参数。

一般来说，有效剂量给药的大多数药物，其吸收速率常数显然要大于消除速率常数，当给药后经一定时间，$e^{-K_{a}t}\to 0$ 时，式(4－34)可表示为

$$c=Me^{-Kt} \tag{4-40}$$

式(4－40)给出药时曲线上的吸收后相(吸收过程完成的状态)，若式(4－40)写成常用对数，则为

$$\lg c=\lg M-\frac{K}{2.303}t \tag{4-41}$$

以血药浓度取对数对时间作图，得到一条二项指数曲线后段部分的直线图形方程式(4－41)，

后段直线部分的斜率是$-\frac{K}{2.303}$,见图 4 - 8。

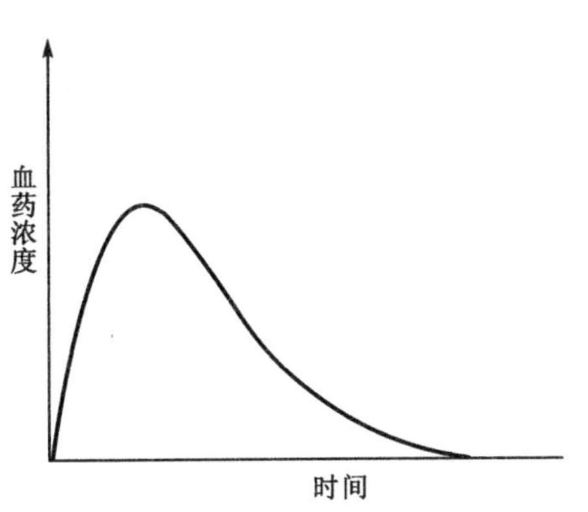

图 4 - 7　一级吸收一室模型药时曲线

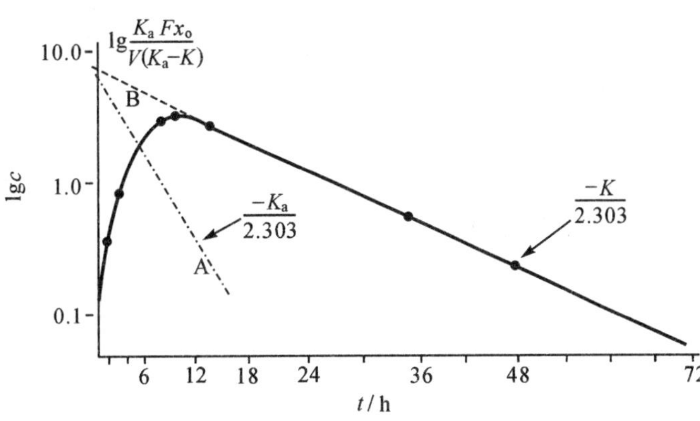

图 4 - 8　一级吸收一室模型半对数药时曲线

血药浓度——　残数浓度-·-·-·　外推浓度-----

(4)残数法求 K 和 K_a

一般情况下,大多数药物的 K_a 远远大于 K。这样,当时间 t 充分大时,e^{-K_at}远远小于 e^{-Kt},即当时间 t 充分大时,$c=M(e^{-Kt}-e^{-K_at})$[式中 $M=FK_ax_0/V(K_a-K)$]中的第二项 $e^{-K_at}\to 0$,可以忽略不计,即:

$$c \cong Me^{-Kt} \tag{4-42}$$

式(4 - 42)反映了药物浓度时间曲线的尾段,即取测定值中的最后几个实验点的血药浓度时间数据。其血药浓度 c 可表示如下:

$$\hat{c}=Me^{-Kt} \tag{4-43}$$

对式(4 - 43)两边取自然对数(取常用对数亦行,自然对数计算更方便),即:

$$\ln\hat{c}=\ln M-Kt$$

故对最后几个实验点的血药浓度(浓度值取自然对数)—时间数据进行回归,回归后就可以得出 a 和 b。那么:

$$K=b, M=e^{a}$$

或对式(4 - 43)两边取常用对数,即

$$\lg\hat{c}=\lg M-\frac{1}{2.303}\times Kt$$

令

$$\lg\hat{c}=y, \lg M=a$$

则

$$M=\lg^{-1}a$$

$$\frac{1}{2.303}\times K=b,\ K=2.303b$$

$\lg\hat{c}=\lg M-Kt/2.303$ 表示血药浓度 - 时间半对数图像的终末线段,其斜率为 $K/2.303$。M 值和 K 值可以通过最小二乘法回归分析得出。为了求出 K_a,将式(4 - 43)减去方程 $c=M(e^{-Kt}-e^{-K_at})$,得到仅含 e^{-K_at}的指数相的剩余血药浓度的函数方程,为

$$\hat{c}-c=Me^{-Kt}-M(e^{-Kt}-e^{-K_at})$$

$$\hat{c}-c=Me^{-K_a t}$$

令 $c_r=\hat{c}-c$,即

$$c_r=Me^{-K_a t}$$

通过后吸收相的药物浓度时间回归方程外推不同时间相应的血药浓度 $\hat{c}$,其浓度逐一与相应的实测浓度值 c 相减(即 $\hat{c}-c$),得剩余值,称之为剩余血药浓度,又称残数浓度(用 c_r 表示),残数法的名称由此而来。对 $\ln c_r-t$ 进行回归,就可以得到 K_a。这种相减的差值法,称之为残数法(method of residual),多用于计算多指数项的参数值。

在应用作图时,在"血药浓度-时间"半对数图上,也可以很方便地求出各个残数值,将血药浓度半对数曲线尾端的直线部分,外推至与纵轴相交,用外推线上血药浓度值减去吸收相中同一时间上的实测浓度,得到一系列残数浓度值,即 c_r 值。然后同一半对数坐标中,以 $\lg c_r-t$ 作图(或回归),就得到另一条直线,即残数线。从该直线的斜率即可求出 K_a 值。

(5)应用举例

例 4-3 口服某药 100 mg 的溶液剂后,测出各时间的血药浓度数据,如表 4-4。

假定该药在体内的表观分布容积为 30 L,试求该药的 K,K_a,$t_{1/2}$,$t_{1/2(a)}$ 及 F 值。

表 4-4

时间/h	0.2	0.4	0.6	0.8	1.0	1.5	2.5	4.0	5.0
血药浓度/(μg/mL)	1.65	2.33	2.55	2.51	2.40	2.00	1.27	0.66	0.39

解:各时间的血药浓度数据列表如表 4-5。

表 4-5

时间/h	血药浓度/(μg/mL)	尾端直线相外推线的浓度/(μg/mL)	残数浓度/(μg/mL)
0.2	1.65	3.36	1.71
0.4	2.33	3.30	0.97
0.6	2.55	3.00	0.45
0.8	2.51	2.74	0.23
1.0	2.40	2.50	0.10

在半对数坐标图上,以血药浓度对时间作图,尾端为一直线,斜率为 -0.2,所以

$$-\frac{K}{2.303}=-0.2, K=-0.2\times(2.303)=0.462(\mathrm{h}^{-1})$$

由此得到:

$$t_{1/2}=\frac{0.693}{K}=\frac{0.693}{0.462}=1.5(\mathrm{h})$$

然后,将尾段直线外推到与纵轴相交,从图中找出前一段时间(0.2,0.4,…,1.0 h)的外推线上的浓度,即上表 4-5 中第 3 列,将外推线上的浓度减去相应时间的血药浓度(即第 3 列减去第 2 列相应数字),得到残数浓度(即第 4 列数字)。在该半对数坐标图中,以残数浓度对时间作图,

即以 $\lg c_r - t$ 图得到另一条直线，即为残数线，残数线的斜率为 -1.505。所以

$$-\frac{K_a}{2.303} = -1.505$$

$$K_a = -1.505 \times (-2.303) = 3.465(h^{-1})$$

吸收半衰期
$$t_{1/2K_a} = \frac{0.693}{K_a} = \frac{0.693}{3.465} = 0.2(h)$$

从图中求出直线在对数坐标上的截距为 3.90，亦即

$$\frac{K_a F x_0}{V(K_a - K)} = 3.9$$

将已知的 V、x_0、K 及 K_a 值代入，得

$$F = \frac{3.90 \times V(K_a - K)}{K_a x_0}$$

$$F = \frac{3.90 \times 30\ 000 \times (3.465 - 0.462)}{3.465 \times 100\ 000} = 1$$

例 4-4 一体重为 40 kg 的动物，口服某药 500 mg 后在不同时点采取血浆样品，测得血药浓度-时间数据如表 4-6。

表 4-6

时间/h	0.25	0.5	1.0	2.0	4.0	6.0	9.0	12.0	18.0	24.0	36.0
浓度/(μg/mL)	5.12	9.48	17.20	25.10	30.05	25.98	20.10	13.50	6.20	2.74	0.55

已知该药物内服的生物利用度 F 为 0.4，试建立该药物在体内血浆药物浓度-时间曲线方程，并计算其吸收半衰期、消除半衰期以及表观分布容积。

解：(1)第一步：对表中浓度-时间在半对数纸上做 $\lg c$-t 图，见图 4-9。从 $\lg c$-t 曲线图可知，该药物内服后在体内呈现有吸收因素的一室动力学模型。其有两个相，一个是吸收相(包括分布相)，另一个是消除相。

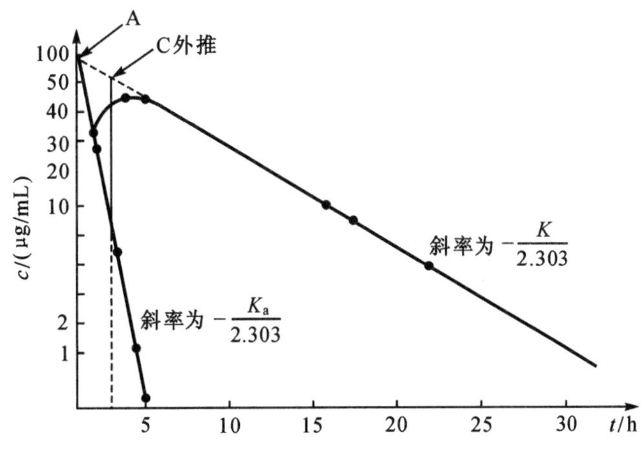

图 4-9 有吸收因素一室模型 $\lg c$-t 曲线

第四章 毒物动力学

其模型的数学表达式为

$$c=\frac{K_aFx_0}{V_0(K_a-K)}(e^{-Kt}-e^{-K_at})$$

式中,V_0 为表观分布容积。

(2)第二步:主要模型参数的计算(残数法)。

从 lg$c$-t 曲线图可知,血药浓度-时间曲线在 12 h 后呈直线关系。即时间为 12 h 时,函数 $c_1 \approx Me^{-Kt}(e^{-K_at}\to 0)$,取 12 h,18 h,24 h 和 36 h 的血药浓度和时间数据进行回归,这样可求得参数 M 和 K,回归方程为

$$\lg\hat{c}=1.831-0.058t(\lg\hat{c}=\lg M-0.4343Kt)$$

$$\lg M=1.831,\ M=67.76(\mu g/mL)$$

$$0.4343K=0.058, K=0.1336(h^{-1})$$

将 0.25~9 h 的各时间值代入 $\hat{c}=Me^{-Kt}$,分别计算出相应的外推浓度

$$\hat{c}=67.76e^{-0.1336t}$$

令

$$\hat{c}_r=\hat{c}-c=Me^{-Kt}-(Me^{-Kt}-Me^{-K_at})=Me^{-K_at}$$

将 lg$\hat{c}_r$ 对 t 进行直线回归分析,得出回归方程为

$$\lg\hat{c}_r=1.910-0.2517t, \hat{c}_r=Me^{-K_at}$$

$\hat{c}$ 和 $\hat{c}_r$ 的计算值见表 4-7。

表 4-7

t/h	c/(μg/mL)	$\hat{c}$(μg/mL)	$\hat{c}_r=c-\hat{c}$
0.25	5.12	65.56	60.44
0.5	9.48	63.40	53.92
1.0	17.20	59.31	42.11
2.0	25.10	51.89	26.79
4.0	30.05	39.73	9.68
6.0	25.98	30.42	4.44
9.0	20.10	20.38	0.28

$$K_a=0.2517\div 0.4343=0.58(h^{-1})$$

消除半衰期 $t_{(1/2)K}=0.693\div 0.1336=5.19(h)$

吸收半衰期 $t_{(1/2)K_a}=0.693\div 0.58=1.2(h)$

该药物在机体内血药浓度与时间的曲线方程为

$$c=67.76(e^{-0.1336t}-e^{-0.5796t})$$

其中

$$M=\frac{K_aFx_0}{V(K_a-K)}=67.76(\mu g/mL)$$

已知 $F=0.4$,因此

$$V=\frac{K_aFx_0}{67.76(K_a-K)}=\frac{0.58\times 0.4\times 500}{67.76(0.58-0.1336)}=3.84(L)$$

体重为 40 kg 时，则 $V=3.84\div 40\approx 0.1$(L/kg)

结果表明该药物在体内的表观分布容积较小，不可能大量地分布到全身机体的细胞内液之中。

$$\mathrm{AUC}=Fx_0/VK=\frac{0.4\times 500\ \mathrm{mg}}{3.84\times 0.1336}\approx 389.85(\mu\mathrm{g/mL}\cdot\mathrm{h})[见式(4-38)]$$

或 $$\mathrm{AUC}=M\left(\frac{1}{K}-\frac{1}{K_a}\right)=67.76\left(\frac{1}{0.1336}-\frac{1}{0.58}\right)\approx 390.35(\mu\mathrm{g/mL}\cdot\mathrm{h})[见式(4-37)]$$

(3)第三步：其他参数的计算

①口服给药后药峰时间和药峰浓度

ⓐ药峰时间 T_p(peak time)

峰时指药物在吸收过程中出现最大血药浓度的时间。该参数的计算相当于求下列函数的极值。

$$c=\frac{K_aFx_0}{V(K_a-K)}(e^{-Kt}-e^{-K_at})$$

将上式展开有

$$c=\frac{K_aFx_0}{V(K_a-K)}e^{-Kt}-\frac{K_aFx_0}{V(K_a-K)}e^{-K_at}$$

对上式中时间 t 微商(求导)

$$\frac{\mathrm{d}c}{\mathrm{d}t}=\frac{K_a^{\ 2}Fx_0}{V(K_a-K)}e^{-K_at}-\frac{KK_aFx_0}{V(K_a-K)}e^{-Kt}$$

令 $\frac{\mathrm{d}c}{\mathrm{d}t}=0$，得

$$\frac{K_a^{\ 2}Fx_0}{V(K_a-K)}e^{-K_aT_p}=\frac{KK_aFx_0}{V(K_a-K)}e^{-KT_p}$$

简化后有

$$K_a/K=\frac{e^{-KT_p}}{e^{-K_aT_p}}$$

取对数有

$$T_p=\frac{2.303}{K_a-K}\lg\frac{K_a}{K} \tag{4-44}$$

ⓑ药峰浓度 c_p(peak concentration)

将 T_p 值代入 $c=\frac{K_aFx_0}{V(K_a-K)}(e^{-Kt}-e^{-K_at})$ 中，得

$$c_p=\frac{K_aFx_0}{V(K_a-K)}(e^{-KT_p}-e^{-K_aT_p})$$

因为 $$\frac{K_a}{K}=\frac{e^{-KT_p}}{e^{-K_aT_p}},\ e^{-K_aT_p}=\frac{K}{K_a}e^{-KT_p}$$

将 $e^{-K_aT_p}=\frac{K}{K_a}e^{-KT_p}$ 代入 c_p 函数式中，得

$$c_p=\frac{K_aFx_0}{V(K_a-K)}\left(\frac{K_a-K}{K_a}\right)e^{-KT_p}$$

简化后有

$$c_p = \frac{Fx_0}{V} e^{-KT_p} \tag{4-45}$$

②有吸收一室模型表观分布容积 V 的确定

$$c = \frac{K_a F x_0}{V(K_a - K)} (e^{-Kt} - e^{-K_a t})$$

令

$$M = \frac{K_a F x_0}{V(K_a - K)}$$

则

$$V = \frac{K_a F x_0}{M(K_a - K)}$$

$$V = \frac{K_a}{K_a - K} \frac{Fx_0}{M}$$

$$\mathrm{AUC} = M\left(\frac{1}{K} - \frac{1}{K_a}\right) = \frac{K_a F x_0}{V(K_a - K)}\left(\frac{K_a - K}{K_a K}\right)$$

$$\mathrm{AUC} = \frac{Fx_0}{VK}$$

所以

$$V = \frac{Fx_0}{\mathrm{AUC} \cdot K}$$

实际上，不进行静脉注射，只完成一次有吸收模型动力学，是不能真正求出 V 的（因为不知道生物利用度），所求的应是 V/F 相对值。

残数法在药物动力学参数的计算中是非常重要的，凡是多项指数式中有关参数的计算均可用此法求出，为便于掌握，现将此法操作步骤总结如下。

①作 $\lg c$-t 图；

②用消除相（曲线尾段）几个点做直线，求 K；

③将直线外推得外推线，求吸收相各时间；$c_1, c_2, c_3, \cdots$ 在外推线相应处的外推浓度 $\hat{c}_1$，$\hat{c}_2, \hat{c}_3 \cdots$

④外推浓度 − 实测浓度 = 残数浓度（c_r）；

⑤作 $\lg c_r - t$ 图得残数线，从残数线的斜率求出 K_a。

若采用线性回归法，先作散点图，确定对哪些点进行回归处理，得出尾端直线的回归方程后，根据斜率求出 K 与 $t_{1/2}$，将吸收相各时间 $t_1, t_2, t_3, \cdots$ 代入回归方程，便能求出外推浓度。然后按上述同样方法求出残数浓度和 K_a。

需要注意的是，应用残数法，必须是在 $K_a \geqslant K$ 的情况下，这符合大多数药物。因为一般药物制剂的吸收半衰期［$t_{1/2}K_a$］总是短于消除半衰期（$t_{1/2}$），但缓释剂型除外。

此外，为保证残数线能够做出，必须在吸收相内多次取样，否则，残数值误差太大。一般以不少于 3 点为宜。在 $K_a \geqslant K$ 的前提下，取样时间 t 应充分大，这样才能使 $e^{-K_a t} \to 0$。

二、二室模型

1. 无吸收因素的二室模型

二室模型（two compartment model）是将机体划分为两部分，反映药物在机体内两个房室之间的转运速率以及出入机体的速率组合的规律性。

静脉注射一室模型是把机体看作一个均匀分布系统，即药物在体内分布过程瞬间达到平衡状态。然而大多数药物在体内的分布不是在瞬间完成的。药物进入血液后，可能在瞬间分布到肝脏、肾脏等血流灌注较丰富的组织，并达到平衡，可把这些组织看作是一个房室（中央室）；对于血液灌注不足的组织，如脂肪组织、骨组织以及皮毛等，药物在其中呈逐渐分布的过程，必须经过一定时间后才能达到平衡，可把这些组织归属为另一房室（周边室）。

（1）模型的建立

在二室模型中，药物静脉注射后，首先进入中央室，然后逐渐向周边室转运。在中央室与周边室之间，药物进行着可逆性的转运。药物在中央室按一级速率过程消除，其体内过程模型如图 4－10 所示。

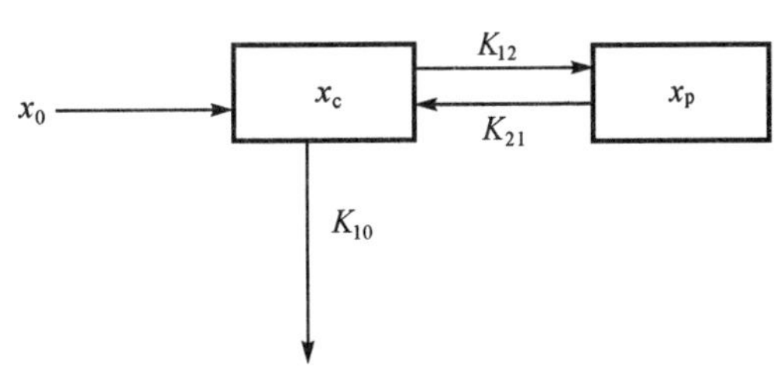

图 4－10 二室模型静脉注射给药示意图

图中，x_0 为静脉注射给药剂量；x_c 为中央室的药量；x_p 为周边室的药量；K_{12}为药物从中央室向周边室转运的一级速率常数；K_{21} 为药物从周边室向中央室转运的一级速率常数；K_{10}为药物从中央室消除的一级速率常数。

从图中可以看出，任一时刻中央室药物动态变化包括：①药物从中央室向周边室转运；②药物从中央室消除；③药物从周边室向中央室返回。周边室药物动态变化包括：①药物从中央室向周边室转运；②药物从周边室向中央室返回。

假如药物的转运过程均符合一级速率过程，即药物的转运速率与该室药物浓度（或药量）成正比，则各室药物的转运可用下列微分方程组来定量描述

$$\frac{dx_c}{dt}=K_{21}x_p-K_{12}x_c-K_{10}x_c \tag{4-46}$$

$$\frac{dx_p}{dt}=K_{21}x_c-K_{12}x_p \tag{4-47}$$

式中，dx_c/dt 为中央室药物的转运速率；dx_p/dt 为周边室药物的转运速率。

（2）血药浓度与时间的关系

对式（4－46）和式（4－47）两式微分方程组采用拉氏变换或解线性方程组等方法可求得

$$x_c=\frac{x_0(\alpha-K_{21})}{\alpha-\beta}e^{-\alpha t}+\frac{x_0(K_{21}-\beta)}{\alpha-\beta}e^{-\beta t} \tag{4-48}$$

$$x_p=\frac{K_{12}x_0}{\alpha-\beta}(e^{-\beta t}-e^{-\alpha t}) \tag{4-49}$$

式中，α 称为分布速率常数或快配置速率常数；β 称为消除速率常数或称为慢配置速率常数。α 和 β 分别代表着两个指数项即分布相和消除相的特征，由模型参数（K_{12}，K_{21}，K_{10}）构成，可表示为

$$\alpha=\frac{(K_{12}+K_{21}+K_{10})+\sqrt{(K_{12}+K_{21}+K_{10})^2-4K_{21}K_{10}}}{2} \tag{4-50}$$

$$\beta=\frac{(K_{12}+K_{21}+K_{10})-\sqrt{(K_{12}+K_{21}+K_{10})^2-4K_{21}K_{10}}}{2} \tag{4-51}$$

α 和 β 与模型参数之间有如下关系式成立

$$\alpha+\beta=K_{12}+K_{21}+K_{10} \tag{4-52}$$

$$\alpha\beta=K_{21}K_{10} \tag{4-53}$$

α 和 β 又称混杂参数(hybrid parameter)。

由于中央室内的药量与血药浓度之间存在如下关系：

$$x_c=V_c c \tag{4-54}$$

式中，V_c 为中央室的表观分布容积。

将式(4－54)代入式(4－48)，得到血药浓度的表达式如下：

$$c=\frac{x_0(\alpha-K_{21})}{V_c(\alpha-\beta)}e^{-\alpha t}+\frac{x_0(K_{21}-\beta)}{V_c(\alpha-\beta)}e^{-\beta t} \tag{4-55}$$

设

$$A=\frac{x_0(\alpha-K_{21})}{V_c(\alpha-\beta)} \tag{4-56}$$

$$B=\frac{x_0(K_{21}-\beta)}{V_c(\alpha-\beta)} \tag{4-57}$$

$$c=Ae^{-\alpha t}+Be^{-\beta t} \tag{4-58}$$

此式为无吸收因素二室模型的药时曲线方程。

(3)参数的计算

①基本参数的估算

要掌握药物在体内的变化规律，首先应了解中央室内药物的量变关系。由式(4－58)可知，只要确定 A,B,α,β 这四个基本参数值，就可以确定药物在中央室内的转运规律。

根据式(4－58)，若以血药浓度的对数时间作图，即做 lg$c$-t 图，将得到一条二项指数曲线，如图4－11所示。

对式(4－58)应用残数法进行分析，即可求出有关参数。

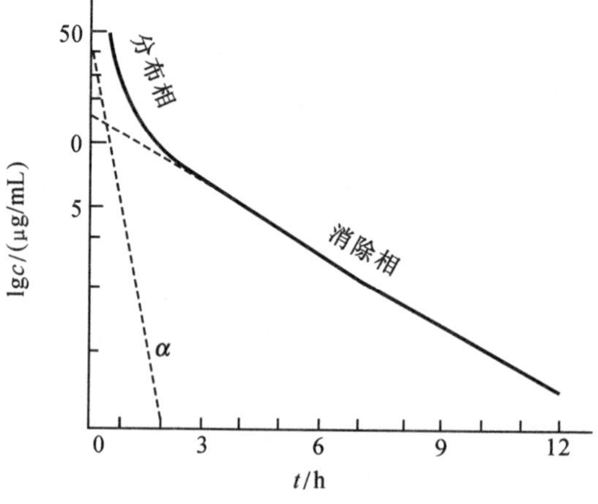

图4－11　二室模型静脉注射血药浓度－时间关系

因为在一般情况下，$\alpha \gg \beta$，当 t 充分大时，$Ae^{-\alpha t}$ 趋向于零，则式(4－58)可简化为

$$c=Be^{-\beta t} \tag{4-59}$$

两边取对数，得

$$\lg c=-\frac{\beta}{2.303}t+\lg B \tag{4-60}$$

以 lg$c$-t 作图为一直线，即图4－11中的尾端直线，直线的斜率为 $-\frac{\beta}{2.303}$，从斜率可求出 β 值。根据 β 值可求出消除相的半衰期为

$$t_{(1/2)\beta}=\frac{0.693}{\beta} \tag{4-61}$$

将此直线外推至与纵轴相交，得截距为 lg$B$，由其反对数值即可求出 B。

将式(4－58)进行整理，得

$$c - Be^{-\beta t} = Ae^{-\alpha t} \tag{4-62}$$

式中，c 为实测浓度；$Be^{-\beta t}$为外推浓度；$c - Be^{-\beta t}$为残数浓度，即 c_r；以 $\lg(c - Be^{-\beta t}) - t$ 作图，得到残数线，图 4-11 中的曲线部分。根据残数线的斜率$\left(-\frac{\alpha}{2.303}\right)$和截距($\lg A$)即可求出 α 和 A。其分布相的半衰期可按式(4-63)求出

$$t_{(1/2)\alpha} = \frac{0.693}{\alpha} \tag{4-63}$$

因此，根据实验数值，采用残数法可求出混杂参数 α、β、A 和 B。借助于电子计算机程序，直接对“血药浓度-时间”数据采用非线性最小二乘法回归分析，求出以上混杂参数或模型参数。

值得注意的是，在分布相时间内，取样太迟太少，可能看不到分布相而将二室模型当成一室模型处理，这一点，在实验设计时必须慎重考虑。

②模型参数的求法

根据式(4-58)，当 $t=0$ 时，$e^{-\alpha t}=1$，$e^{-\beta t}=1$，$c=c_0$，所以

$$c_0 = A + B \tag{4-64}$$

又因为

$$c_0 = \frac{x_0}{V_c} \tag{4-65}$$

则

$$V_c = \frac{x_0}{A+B} \tag{4-66}$$

式中，c_0 为 $t=0$ 的血药浓度；x_0 为静脉注射剂量；V_c 为中央室的分布容积。

式(4-66)也可写成 $A+B=\frac{x_0}{V_c}$，代入式(4-57)中，得：

$$B = \frac{(A+B)(K_{21}-\beta)}{\alpha-\beta} \tag{4-67}$$

由此得出：

$$K_{21} = \frac{A\beta + B\alpha}{A+B} \tag{4-68}$$

将求出的 K_{21}值代入式(4-53)中，可求出中央室的消除速率常数，即

$$K_{10} = \frac{\alpha\beta}{K_{21}} \tag{4-69}$$

将 K_{21}，K_{10}值代入式(4-52)中，进一步求出 K_{12}，即

$$K_{12} = \alpha + \beta - K_{21} - K_{10} \tag{4-70}$$

总体清除率，根据其定义(单位时间内机体清除的表观分布容积的份数)，有

$$CL_B = K_{10} \times V_c \tag{4-71}$$

式中，K_{10}表示药物从中央室消除的速率常数；V_c 表示中央室表观分布容积。据此可推知，药物在体内达到分布平衡时的分布容积为 V，分布平衡后的消除速率为 β。

即

$$CL_B = V_c \times \beta \tag{4-72}$$

由于

$$CL_B = K_{10} \times V_c = V\beta$$

$$V = \frac{K_{10}}{\beta}V_c \tag{4-73}$$

若总表观分布容积为 V,中央室分布容积 V_c,外周室分布容积为 V_p,则

$$V = V_c + V_p$$

曲线下面积 AUC 的计算为

$$AUC = \int_0^{+\infty} Ae^{-\alpha t}dt + \int_0^{+\infty} Be^{-\beta t}dt = \frac{A}{\alpha} + \frac{B}{\beta} \tag{4-74}$$

当 $V, V_c, K_{12}, K_{21}, K_{10}$这些药动学模型参数均求出后,则该药物在体内的药物动力学特征基本上为我们所掌握。利用式(4-58)可以了解单剂量静脉注射给药后任何时间的血药浓度。

(4)应用举例

例 4-5 某药物符合二室模型,静注 100 mg 后测得各时间的血药浓度结果如表 4-8,试求出 $\alpha, \beta, t_{(1/2)\alpha}, t_{(1/2)\beta}, A, B, V_c, K_{21}, K_{10}, K_{12}$。

表 4-8

t/h	0.165	0.5	1.0	1.5	3.0	5.0	7.5	10.0
c/(μg/mL)	65.03	28.69	10.04	4.93	2.29	1.36	0.71	0.38

解:①以浓度的对数(lg$c$)对时间(t)作图,见图 4-12。

②根据后 4 点构成的直线外推,得前 4 点各时间点对应的外推浓度 $\hat{c}$(见表 4-9),并推至纵轴交点,得截距 lg$B$=0.68,则 B=4.8 μg/mL。

表 4-9

t/h	0.165	0.5	1.0	1.5
$\hat{c}$/(μg/mL)	4.7	4.2	3.7	3.3

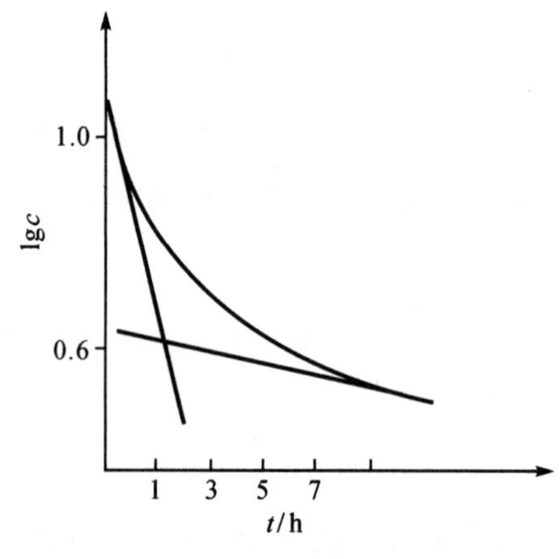

图 4-12 某药物 lg$c$-t 曲线图

③实测浓度减去外推浓度得残数浓度 c_r(如表 4-10 所示)。

表 4-10

t/h	0.165	0.5	1.0	1.5
c_r(μg/mL)	60.33	24.49	6.34	1.63

以 lgc_r→t 在图中做出残数线,并以残数线向上外推至纵轴交点,得截距 lg$A$=1.982,则 A=96 μg/mL。

④参数计算

$$\alpha = -2.303\left(\frac{\lg 1.63 - \lg 60.33}{1.5 - 0.165}\right) = 2.705(h^{-1})$$

$$\beta=-2.303\left(\frac{\lg 0.38-\lg 2.29}{10-3}\right)=0.275(h^{-1})$$

$$t_{(1/2)\alpha}=\frac{0.693}{\alpha}=\frac{0.693}{2.705}=0.256(h^{-1})$$

$$t_{(1/2)\beta}=\frac{0.693}{\beta}=\frac{0.693}{0.257}=2.696(h^{-1})$$

$$c_0=A+B=96+4.8=100.8(\mu g/mL)$$

$$V_c=\frac{x_0}{c_0}=\frac{100\times 1\ 000}{100.8}=9\ 921(mL)=9.921(L)$$

$$K_{21}=\frac{A\beta+B\alpha}{A+B}=\frac{96\times 0.257+4.8\times 2.705}{96+4.8}=0.375(h^{-1})$$

$$K_{10}=\frac{\alpha\beta}{K_{21}}=\frac{2.705\times 0.257}{0.375}=1.854(h^{-1})$$

$$K_{12}=\alpha+\beta-K_{21}-K_{10}=2.705+0.257-0.375-1.854=0.733(h^{-1})$$

药时曲线方程为

$$c=96e^{-2.705t}+4.8e^{-0.257t}$$

例 4-6 给动物(体重 36 kg)静脉推注药物 1 000 mg 后,取血样测得不同时间的血浆药物浓度-时间数据如表 4-11,试求药物动力学参数。

表 4-11

t/h	0.83	0.25	0.5	0.75	1.5	2.5	4.0	5.5	7.0
c/(μg/mL)	64.25	29.12	11.01	5.13	2.42	1.40	0.75	0.38	0.18

解:

①第一步:作 lg$c$-t 曲线图,图形显示该药物在体内呈现二室模型(如图 4-13)。

②第二步:消除相直线段数据,进行直线回归 $\lg\hat{c}=\lg B-\frac{\beta t}{2.302\ 6}$。

回归方程:$\lg\hat{c}=0.673\ 6-0.201\ 4t$,$B=4.72$ μg/mL,$\beta=0.46\ h^{-1}$。

表 4-12

t/h	1.5	2.5	4.0	5.5	7.0
$\hat{c}$/(μg/mL)	2.42	1.40	0.75	0.38	0.18

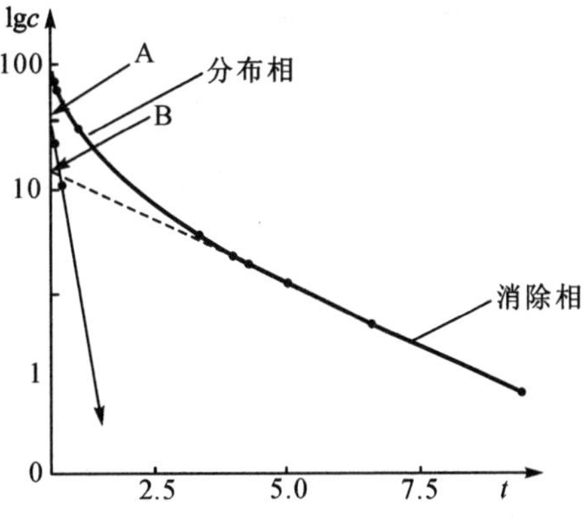

图 4-13 血药浓度-时间曲线

③第三步:外推浓度值计算,依据方程 $\lg\hat{c}=0.673\ 6-0.201\ 4t$,分别将 0.083, 0.25, 0.5, 0.75 代入 t,计算出相应的外推值 $\hat{c}$ 分别为 4.54 μg/mL, 4.20 μg/mL, 3.74 μg/mL, 3.33 μg/mL。

④第四步:残数值的计算

$$\hat{c}_r=c-\hat{c}=(Ae^{-\alpha t}+Be^{-\beta t})-Be^{\beta t}=Ae^{-\alpha t}$$

将0.083~0.75 h的实测值分别与其外推值相减得出相应的外推值,见表4-13。

表4-13

t/h	0.083	0.25	0.5	0.75
$\hat{c}_r$/(μg/mL)	59.71	24.92	7.27	1.80

其回归方程为 $\lg\hat{c}_r = 1.969 - 2.266t$, $\alpha = 5.219(h^{-1})$, $A = 93.13(\mu g/mL)$。
模型药时曲线方程为: $c = 93.13e^{-5.22t} + 4.72e^{-0.46t}$;
从外周边室向中央室转运的速率常数为: $K_{21} = (A\beta + \alpha B)/(A + B) = 0.69(h^{-1})$;
从中央室消除的速率常数为: $K_{10} = \alpha\beta/K_{21} = 3.48(h^{-1})$;
从中央室向周边室转运的速率常数为: $K_{12} = \alpha + \beta - K_{21} - K_{10} = 1.05(h^{-1})$;
分布半衰期为 $t_{(1/2)\alpha} = 0.693/\alpha = 0.13(h)$;
血浆消除半衰期为 $t_{(1/2)\beta} = 0.693/\beta = 1.51(h)$;
中央室表观分布容积为 $V_c = x_0/(A + B) \approx 10.22(L)$;
分布达到平衡时表观分布容积为 $V = V_c K_{10}/\beta \approx 77.32(L)$;
体重为36 kg时,则 $V = 77.32$ L/36 kg≈2.15 L/kg;
总体清除率为 $CL_B = V\beta = 2.15\ L \times 0.46\ h^{-1} = 0.99(L/kg \cdot h)$。

参数意义: $K_{12} > K_{21}$,说明药物进入到外周室的速率比从外周室回到中央室的速率大,表示药物一部分进入到组织中贮存,一部分随排泄器官排出体外。$t_{(1/2)\beta} = 1.51$ h,表明药物在血液中衰减速度较快。$V = 2.15$ L/kg,说明药物在体内分布广泛,有可能在某些特殊组织蓄积。

2. 有吸收因素的二室模型

(1)模型的建立

如果药物在动物体内的吸收服从一级动力学过程,并在体内按二室模型分布,则药物在中央室和周边室的转运示意图见图4-14。

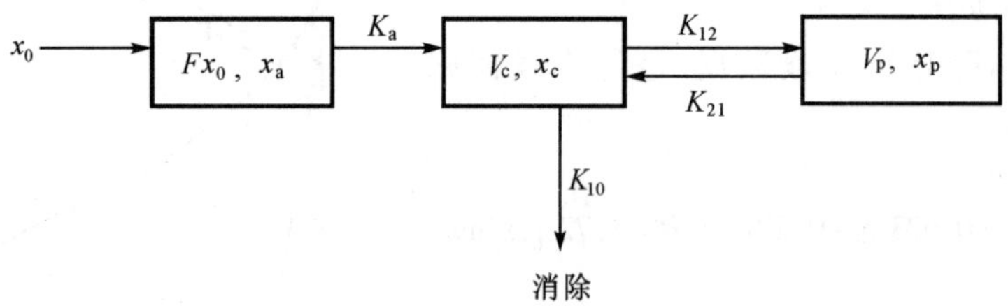

图4-14 有吸收二室模型示意图

根据图4-14,可建立如下微分方程组

$$\frac{dx_a}{dt} = -K_a x_a \quad (4-75)$$

$$\frac{dx_c}{dt} = K_a x_a + K_{21} x_p - (K_{12} + K_{10}) x_c \quad (4-76)$$

$$\frac{dx_p}{dt} = K_{12} x_c - K_{21} x_p \quad (4-77)$$

当 $t=0$ 时，$x_a=Fx_0$，$x_c=0$，$x_p=0$，对式(4－75)、式(4－76)、式(4－77)组成的方程组进行拉氏变换，得

$$S\bar{x}_a-F\bar{x}_0=-K_a\bar{x}_a \tag{4-78}$$

$$S\bar{x}_c-0=K_a\bar{x}_a+K_{21}\bar{x}_p-(K_{12}+K_{10})\bar{x}_c \tag{4-79}$$

$$S\bar{x}_p-0=K_{12}\bar{x}_c-K_{21}\bar{x}_p \tag{4-80}$$

整理后，得

$$\bar{x}_a=Fx_0/(S+K_a)$$

$$(S+K_{12}+K_{10})\bar{x}_c=K_{21}\bar{x}_p=K_aFx_0/(S+K_a)-K_{12}\bar{x}_c+(S+K_{21})\bar{x}_p=0$$

解方程，得

$$\bar{x}_c=\frac{K_aFx_0(S+K_{21})}{(S+K_a)[S^2+(K_{12}+K_{10}+K_{21})S+K_{10}K_{21}]}=\frac{K_aFx_0(S+K_{21})}{(S+K_a)(S+\alpha)(S+\beta)} \tag{4-81}$$

式(4－81)取拉氏逆变换得

$$\bar{x}_c=\frac{K_aFx_0(K_{21}-\alpha)}{(K_a-\alpha)(\beta-\alpha)}e^{-\alpha t}+\frac{K_aFx_0(K_{21}-\beta)}{(K_a-\alpha)(K_a-\beta)}e^{-\beta t}+\frac{K_aFx_0(K_{21}-K_a)}{(K_a-\alpha)(K_a-\beta)}e^{-K_at} \tag{4-82}$$

两边除以中央室表观分布容积(V_c)，得到中央室血药浓度与时间的变化函数

$$c=A'e^{-\alpha t}+B'e^{-\beta t}-C'e^{-K_at} \tag{4-83}$$

式中

$$A'=\frac{K_aFx_0(K_{21}-\alpha)}{V_c(K_a-\alpha)(\beta-\alpha)}$$

$$B'=\frac{K_aFx_0(K_{21}-\beta)}{V_c(K_a-\beta)(\alpha-\beta)}$$

$$C'=A'+B'$$

通过 c-t 数据可计算模型参数 K_a，α，β，A'，B'。然后，再按下列公式计算中间转运速率常数。

$$K_{21}=\frac{A'\beta(K_a-\alpha)+B'\alpha(K_a-\beta)}{A'(K_a-\alpha)+B'(K_a-\beta)} \tag{4-84}$$

$$K_{10}=\alpha\beta/K_{21} \tag{4-85}$$

$$K_{12}=\alpha+\beta-K_{21}-K_{10} \tag{4-86}$$

如果其吸收分数(生物利用度)已知，则中央室表观分布容积 V_c 的计算如下。

$$V_c=K_aFx_0(K_a-K_{21})/(A'+B')(K_a-\alpha)(K_a-\beta) \tag{4-87}$$

(2)模型参数的求解方法

例 4－7 某动物(体重 50 kg)口服 500 mg 药物后，完全吸收。测得不同时间的血药浓度数据如表 4－14。试建立血药浓度与时间的函数关系，并计算有关药物动力学参数。

表 4－14 不同时间的血药浓度

t/h	0.5	1.0	1.5	2.0	2.5	3.0	4.0	5.0	7.0	9.0	11	13
c/(μg/mL)	3.70	4.95	5.57	5.75	5.65	5.40	4.80	4.0	3.25	2.1	1.80	1.5

解：①A'，B'，α，β，K_a 以及 $t_{(1/2)\alpha}$，$t_{(1/2)\beta}$，$t_{(1/2)K_a}$ 的计算。

根据有吸收因素二室模型药时曲线方程 $c=A'e^{-\alpha t}+B'e^{-\beta t}-C'e^{-K_at}$

可知,当 t 充分大时,由于 $K_a \gg \alpha, \alpha \gg \beta$

因此,$e^{-K_a t} \to 0, e^{-\alpha t} \to 0$

得到 $$c = B' e^{-\beta t}$$

两边取对数 $$\lg c = \lg B' - 0.4343\beta t$$

通过血药浓度-时间数据做半对数坐标图,以曲线尾段的斜率求出消除相的消除率常数 β

$$\beta = -p \times 2.303 = 0.084(h^{-1})$$

其中,p 为斜率 $$p = -0.0365$$

$$t_{(1/2)\beta} = 0.693/\beta = 8.24(h)$$

根据直线的对数坐标 $\lg B' = 0.653$,得到

$$B' = 4.50\ \mu g/mL$$

为了计算快速分布速率常数 α,可将二室模型 $c = A'e^{-\alpha t} + B'e^{-\beta t} - C'e^{-K_a t}$ 调整为

$$c - B'e^{-\beta t} = A'e^{-\alpha t} - C'e^{-K_a t}$$

当 $K_a \gg \alpha$,和 t 充分大时,$e^{-K_a t} \to 0$,所以

$$c - B'e^{-\beta t} = A'e^{-\alpha t} \tag{4-88}$$

式(4-88)两边取对数后得

$$\lg c_{r1} = \lg(c - B'e^{-\beta t}) = \lg A' - 0.4343\alpha t \tag{4-89}$$

其中,c 为实测浓度;$B'e^{-\beta t}$ 为外推浓度;$c - B'e^{-\beta t}$ 为剩余浓度 c_{r1},则

$$\lg c_{r1} = \lg A' - 0.4343\alpha t$$

将求得的外推浓度与剩余浓度列表见表4-15。

表4-15 口服二室模型药物动力学参数求解计算表

t/h	c/(μg/mL)	$B'e^{-\beta t}$	c_{r1}	$A'e^{-\alpha t}$	c_{r2}
0.5	3.70	4.32	-0.62	3.35	3.97*
1.0	4.95	4.13	0.82	2.97	2.15*
1.5	5.57	3.97	1.60	2.64	1.04*
2.0	5.75	3.80	1.95	2.34	0.39*
2.5	5.65	3.65	2.0	2.08	
3.0	5.40	3.54	1.86	1.84	
4.0	4.80	3.22	1.58*		
5.0	4.0	2.96	1.04*		
7.0	3.25	2.50	0.75*		
9.0	2.10*				
11.0	1.80*				
13.0	1.50*				

注:有*号的为回归分析时所用的数据。

再以 $\lg c_{r1}$ 对 t 作图,以此曲线尾段直线相的斜率求出 α。

$$\alpha = -p \times 2.303 = 0.24(h^{-1}) \quad (p = -0.103)$$

$$\lg A' = 0.577, A' = 3.78(\mu g/mL)$$

$$t_{(1/2)\alpha} = 0.693/0.24 = 2.89(h)$$

根据有吸收因素二室模型对公式进行调整

$$c - B'e^{-\beta t} - A'e^{-\alpha t} = C'e^{-K_a t}$$

由于

$$c - B'e^{-\beta t} = c_{r1}$$

所以

$$c_{r1} - A'e^{-\alpha t} = C'e^{-K_a t} \text{或} A'e^{-\alpha t} - c_{r1} = -C'e^{-K_a t}$$

令 $A'e^{-\alpha t} - c_{r1} = c_{r2}$，即剩余浓度为 2，$A'e^{-\alpha t}$ 为剩余线上的外推浓度，所以

$$c_{r2} = -C'e^{-K_a t}$$

两边取对数得

$$\lg c_{r2} = -0.434\,3K_a t + \lg(-c)$$

其剩余浓度 c_{r2} 计算见表 4-15。

以 $\lg c_{r2}$ 对 t 作图，从直线斜率求得 K_a

$$K_a = -p \times 2.303 = 1.53(h^{-1}), p = -0.666, t_{(1/2)K_a} = 0.45(h)$$

因此，动物口服该药物的血药浓度－时间曲线方程为

$$c = 3.78e^{-0.24t} + 4.50e^{-0.084t} - 8.28e^{-1.53t}$$

（2）K_{21}，K_{10}，K_{12}，AUC，V，V_c 及 V_p 值的计算。

$$K_{21} = \frac{A'\beta(K_a - \alpha) + B'\alpha(K_a - \beta)}{A'(K_a - \alpha) + B'(K_a - \beta)}$$

$$= \frac{3.78 \times 0.084 \times (1.53 - 0.24) + 4.5 \times 0.24 \times (1.53 - 0.084)}{3.78(1.53 - 0.24) + 4.5(1.53 - 0.084)} = 0.17(h^{-1})$$

$$K_{10} = \alpha\beta/K_{21} = 0.24 \times 0.084/0.17 = 0.12(h^{-1})$$

$$K_{12} = \alpha + \beta - K_{21} - K_{10} = 0.24 + 0.084 - 0.17 - 0.12 = 0.034(h^{-1})$$

$$\text{AUC} = \int_0^{\infty}(A'e^{-\alpha t} + B'e^{-\beta t} - C'e^{-K_a t})dt$$

$$= A'/\alpha + B'/\beta - C'/K_a = 3.78/0.24 + 4.5/0.084 - 9.33/1.53 = 63.22(\mu g/mL \cdot h)$$

$$V = Fx_0/(\beta \cdot \text{AUC}) = 1 \times 10/0.084 \times 63.22 = 1.88(L/kg)$$

$$V_c = Fx_0K_{21}/(\alpha\beta\text{AUC}) = 10 \times 0.17/(0.24 \times 0.084 \times 63.22) = 1.33(L/kg)$$

$$V_p = V - V_c = 1.88 - 1.33 = 0.55(L/kg)$$

三、模型配置

在药(毒)物动力学研究中，对实验测得的血液药(毒)物浓度进行处理，计算各种动力学参数。此时遇到的首要问题是：该药用几室模型模拟？只有确定模型以后，才能对该药物的动力学特征作出正确评价。这就涉及房室模型的配置问题。

1. 模型判断

（1）作图法

确定房室模型数目常用散点图法进行初步判断。作 lg$c$-t 曲线图，连接各点。对于快速静脉注射，如果呈一条直线或基本上呈一条直线，说明是静脉注射一室模型；如果明显不呈一条直线，说明可能是二室或三室模型。如果是有吸收因素的动力学过程，同样作 lg$c$-t 曲线图，在最大毒

（药）物浓度之后曲线呈一条直线，说明可能是有吸收因素的一室模型；如果不呈一条直线，说明可能就是有吸收因素的二室或三室模型。究竟是二室模型还是三室模型，可采用以下方法进行进一步判断。

（2）用残差平方和判断

残差平方和一般记为SUM，其计算公式为

$$SUM = \sum_{i=1}^{n} (c_i - \hat{c}_i)^2 \tag{4-90}$$

式中，c_i 是实测血药浓度值；$\hat{c}$ 是按某一模型计算出来的理论血药浓度值。

SUM值愈小，说明理论值与实测值的差别愈小。如果按一、二、三室分别计算得到3个SUM，则应选择其中SUM最小的那个模型。

（3）用拟合度（r^2）判断

r^2 为确定系数，其计算公式为

$$r^2 = \frac{\sum_{i=1}^{n} {c_i}^2 - \sum_{i=1}^{n} (c_i - \hat{c}_i)^2}{\sum_{i=1}^{n} {c_i}^2} \tag{4-91}$$

比较不同模型 r^2 的大小，r^2 值愈大，说明所选择的模型与该药有较好的拟合度。

（4）用 F 检验判断

Mandel曾提出 F 检验法，在选择某种药（毒）物的动力学房室数目时，也可以用 F 检验进行。

$$F = \frac{S_1 - S_2}{S_2} \times \frac{df_2}{df_1 - df_2} \quad (df_1 > df_2) \tag{4-92}$$

式中，S_1 和 S_2 分别为第一种和第二种模型估算的残差平方和；自由度（df）为各自实验数据的点数（即采血次数）减去模型参数数目。例如，某实验共采7次血，测得7个实验数据，若按一室模型配置，因为一室模型为 $c = c_0 e^{-Kt}$，需要确定2个参数（c_0 和 K），$df_1 = 7 - 2 = 5$；按二室模型配置，因二室模型为 $c = Ae^{-\alpha t} + Be^{-\beta t}$，需要确定4个参数，$df_2 = 7 - 4 = 3$。

F 值的显著性检验可将按式（4－92）计算的 F 值与 F 值表中自由度为 $df_1 - df_2$ 及 df_2 的 F 界值进行比较。当计算出的 F 值大于表列 F_α 值时，则 F 检验表明两个模型配合差异显著，应选择残差平方和较小的模型；当 F 值小于表列 F_α 值时，则 F 检验表明两个模型配合差异不显著，则用选择比较简单的模型。

（5）应用举例

例4－8 给动物静脉注射某药后，测得血药浓度数据如表4－16，试判断该药在该动物体内的药动学模型属几室模型配置。

表4－16

t/h	0.033	0.25	0.5	1.0	1.5	2	3	4	6	12
c/（μg/mL）	7.10	5.80	5.40	4.00	3.40	2.95	2.75	2.2	1.9	1.56

解：①图解判断

以浓度的对数值对时间作图，不呈直线（如图4－15所示）。

因此，初步判断该药不宜用一室模型，可能为二室或三室模型。

②残差平方和判断

将上述数据按二室静注模型处理，其动力学方程为

$$c=4.64e^{-1.059t}+2.51e^{-0.0406t}$$

按式(4-90)计算残差平方和为

$$SUM_1=0.2428$$

按三室模型处理，得药时曲线方程为

$$c=2.11e^{-1.46t}+2.4e^{-0.549t}+2.51e^{-0.04t}$$

平方和为 $SUM_2=0.4196$

由于 $SUM_1 < SUM_2$，所以该药宜选择二室模型。

③用 r^2 判断

将上述数据按二室模型处理，按式(4-91)计算得 $r^2=0.998554$；如果按三室模型处理，$r^2=0.997501$。0.998 554 > 0.997 501，故该药宜选择二室模型。与上述结果一致。

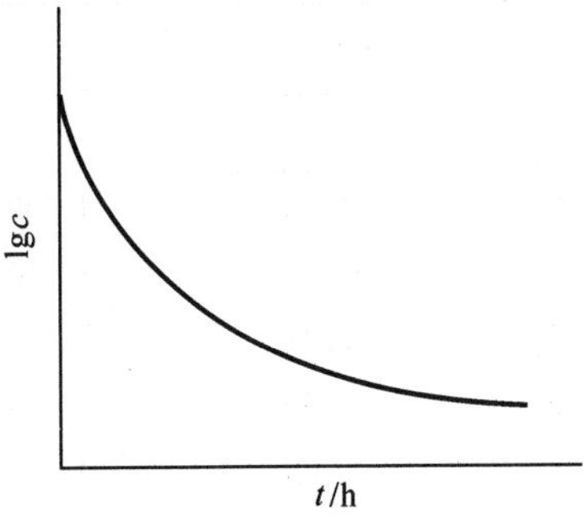

图 4-15 某药物血药浓度-时间半对数图

例 4-9 山羊快速静注 SMP-Na(磺胺甲氧嗪钠)注射液(剂量为 70 mg/kg SMP)后，不同时间测得血药浓度(mg/dL)如表 4-17，试判断该药在该动物体内的药动学模型属几室模型配置。

表 4-17 山羊快速静注 SMP-Na 后的血药浓度测定值

t/h	0.08	0.25	0.5	1	2	3	4	6	8	10	12	14	16	24
c/(mg/dL)	17.62	17.16	15.00	14.54	11.33	10.15	8.77	6.95	5.92	4.62	3.76	2.78	2.30	1.03

解：分别应用一室模型和二室模型配置，计算出理论值列入表 4-18，进行 F 检验。

表 4-18 模型选择 F 检验计算表

t_i	c_i	$\hat{c}_1=15.27e^{-0.117t}$		$\hat{c}_2=5.05e^{-1.7118t}+13.71e^{-10.7094t}$	
		$\hat{c}_1$	$(c_i-\hat{c}_1)^2$	$\hat{c}_2$	$(c_i-\hat{c}_2)^2$
0.08	17.62	15.127 7	6.214 4	17.99	0.140 0
0.25	17.16	14.829 8	5.429 7	16.63	0.278 9
0.5	15.00	14.402 3	0.357 2	15.13	0.015 9
1	14.54	13.584	0.914 0	13.20	1.793 1
2	11.33	12.084 1	0.568 6	11.18	0.022 4
3	10.15	10.749 8	0.359 8	9.90	0.044 6
4	8.77	9.562 9	0.628 7	8.86	0.007 4
6	6.95	7.567 7	0.381 6	7.11	0.026 2
8	5.92	5.988 8	0.004 7	5.71	0.042 4

续表

t_i	c_i	$\hat{c}_1=15.27e^{-0.117t}$		$\hat{c}_2=5.05e^{-1.7118t}+13.71e^{-10.7094t}$	
		$\hat{c}_1$	$(c_i-\hat{c}_1)^2$	$\hat{c}_2$	$(c_i-\hat{c}_2)^2$
10	4.62	4.739 3	0.014 2	4.59	0.000 8
12	3.76	3.750 5	0.000 1	3.69	0.005 0
14	2.78	2.968 0	0.035 3	2.96	0.033 8
16	2.30	2.348 8	0.002 4	2.38	0.000 3
24	1.03	0.921 2	0.011 8	0.99	0.001 4
		$S_1=14.889\ 5$		$S_2=2.412\ 2$	

$$\mathrm{df}_1=14-2=12,\mathrm{df}_2=14-4=10$$

$$F=\frac{S_1-S_2}{S_2}\times\frac{\mathrm{df}_2}{\mathrm{df}_1-\mathrm{df}_2}=\frac{14.889\ 5-2.412\ 2}{2.412\ 2}\times\frac{10}{12-10}=25.862\ 9$$

查 F 值表，$F_{0.01}=4.31$，$F>F_{0.01}$。故 F 检验结果表明，一室、二室模型之间差异极显著，且 $S_2<S_1$，故二室模型比较合适。

2. 药－时曲线契合程度的判定

（1）曲线拟合

将推算出的理论药－时曲线与实测的药－时曲线同时绘制在同一坐标中，比较二者的契合程度。曲线拟合都应根据方程式进行绘制，不得随手一画。

（2）χ^2 检验

曲线契合程度的判断常用 χ^2 检验（chi－square test）。

χ^2 是统计学中用来表示两个数值（实际观测值 A 与理论估算值 T）的相差（也叫离散）情况。两者相差大，则 χ^2 值大，反之则 χ^2 值小。χ^2 定义为

$$\chi^2=\sum\frac{(A-T)^2}{T}$$

$$\mathrm{df}=(C-1)(R-1) \tag{4-93}$$

式中，df 表示自由度；C 为列数；R 为行数。

分析上列公式，在血药浓度实测值与估算值相符程度检验中，$c_i=A$，$\hat{c}=T$，$(A-T)^2$ 即残差平方。

检验程序如下。

①列表计算 χ^2 值；②计算自由度，$\mathrm{df}=(C-1)(R-1)$，R 是采血次数，C 为列数（此处列数为 2，即实测值与估算理论值）；③按自由度和给出的概率水平，查 χ^2 值表；④比较 χ^2 与 χ^2 表上的 $\chi^2_{0.01}$ 或 $\chi^2_{0.05}$ 值，作出判断。

例 4－10 山羊快速静注 DS－36（磺胺间甲氧嘧啶）后，不同时间的血药浓度测定值平均与估计值见表 4－19。

表 4－19 山羊快速静注 DS－36 后的血药浓度测定值 mg/dL

t/min	5	30	60	120	180	360	480	720
c	22.33	19.44	15.85	10.34	6.44	1.36	0.48	0.013
$\hat{c}$	24.98	19.99	15.31	8.98	5.26	1.06	0.36	0.04

根据表 4－19 资料，用 χ^2 检验，判断理论值与实测值的符合程度。χ^2 值见表 4－20。

表 4－20　χ^2 检验表

c_i	$\hat{c}$	$\frac{(A-T)^2}{T}$
22.33	24.98	0.281 1
19.44	19.99	0.015 1
15.85	15.31	0.019 0
10.34	8.98	0.206 0
6.44	5.26	0.629 7
1.36	1.06	0.084 9
0.48	0.34	0.057 6
0.013	0.04	0.018 2
$\chi^2=\sum\frac{(A-T)^2}{T}$		1.311 6

列表计算自由度　　$df=(8-1)\times(2-1)=7$

$$\chi^2=1.3116$$

查 χ^2 表得，$\chi^2_{0.01}=20.09$，$\chi^2_{0.05}=15.51$

$$\chi^2<\chi^2_{0.05}<\chi^2_{0.01}$$

χ^2 检验结果表明，实测值与估计值差异不显著，可见两者极为符合。

第五章　化学物质的毒理机制

中毒是毒物与机体交互作用,导致机体的功能或结构产生不良改变,这些改变除与机体本身的属性有关外,主要取决于化学物质暴露的程度与途径。定性或定量地描述这些有害或有毒效应的特征,深入研究引起毒性表现的机制,即毒物是如何进入机体的、如何与靶分子交互作用、机体又是如何应对这些侵害的,对于评价特定化学物质的潜在危险性具有重要价值。

由于毒物数量庞多,可能被损害的生物学过程也十分复杂,因而中毒的表现多种多样,可能导致毒性的各种不同机制相应地存在着。有的毒物当转运到靶部位时即与靶分子反应,所引起的细胞功能失调本身就是其毒性。有时一种外源性化合物并不是与特定靶分子反应,而是对生物环境(微环境)产生有害的影响,引起分子、细胞器、细胞或器官等不同水平的功能失调,导致毒性效应。

更复杂的毒性反应涉及更多过程。首先,毒物转运到一个或多个靶部位,此后经毒物与内源靶分子交互作用,触发细胞结构和功能的紊乱;随后,启动分子、细胞或(和)组织水平的修复机制,当毒物引起的紊乱超过修复能力或修复能力低下时,毒性就会出现,如组织坏死、癌变和纤维化等。

化学物质的毒理机制是指毒物吸收以后在机体内引起的代谢功能和组织结构的毒变化。化学物质的中毒机制是目前毒理学研究的热点之一,具有重要的理论意义和实用价值。

第一节　化学物质的一般毒性作用机制

一、局部刺激和腐蚀作用

化学物质的局部刺激和腐蚀作用是毒物化学作用的直接损害。化学物质在未吸收以前,首先刺激接触部位引起局部炎症反应,如口膜炎、胃肠炎、鼻炎、咽喉炎、结膜炎等,并引起流涎、腹泻、羞明流泪、咳嗽、发痒等病理适应性反应和临床病理学变化。腐蚀性化学物质(如强酸、强碱)对接触部位有强烈的刺激、腐蚀作用而引起烧伤。

如硫化氢,是具有刺激性和窒息性的气体,是强烈的神经毒物,对黏膜有强烈的刺激作用。如果接触低浓度硫化氢,会造成呼吸道和眼部的刺激;接触高浓度硫化氢时,人体反应强烈,会出现中枢神经系统症状和窒息症状。硫化氢中毒症状主要表现为局部刺激症状,如流泪、眼部灼烧、疼痛、怕光、结膜充血、剧烈咳嗽、胸部胀闷、恶心呕吐、头晕头痛。中毒严重时,会出现呼吸困难、颜面青紫、狂躁不安等症状,甚至出现抽搐、意识模糊、昏迷、全身青紫的症状。

又如氯,是一种黄绿色具有强烈刺激性的气体,并有令人窒息的臭味,许多工业和农药生产上都离不开氯。氯对人体的危害主要表现在对上呼吸道黏膜的强烈刺激,可引起呼吸道烧伤、急性肺水肿等,从而引发肺和心脏功能急性衰竭。吸入高浓度的氯气,如空气中氯的含量超过 2 ~ 3 mg/L 时,即可出现严重症状:呼吸困难、紫绀、心力衰竭,病人很快因呼吸中枢麻痹而致死,往往仅数分钟至 1 h,称为“闪电样死亡”。较重度之中毒,病人首先出现明显的上呼吸道黏膜刺激症状:剧烈的咳嗽、吐痰、咽喉疼痛发辣、呼吸急促困难、颜面青紫、气喘。当出现支气管肺炎时,肺部听诊可闻及干、湿性啰音。中毒继续加重,造成肺泡水肿,引起急性肺水肿,全身情况也趋衰竭。

沥青一般分为天然沥青、石油沥青、页岩沥青和煤焦油沥青四种,以煤焦油沥青毒性最大。因直接接触受到阳光照射的沥青易产生过敏,接触到其粉尘或烟雾易造成中毒。沥青中毒局部皮损主要表现为皮炎、毛囊口角化、黑头粉刺及痤疮样损害、色素沉着、赘生物等,也可出现咳嗽、胸闷、恶心等全身症状,还可见流泪、畏光、异物感及鼻咽部灼热干燥、咽炎等症状。

二、扰乱正常代谢

有些化学物质虽在吸收部位不引起腐蚀,但吸收进入血液并分布全身后,可引起化学反应,导致机体生理生化功能紊乱。化学物质对各组织器官的毒害作用各不相同,主要是由于机体各组织细胞不仅具有形态学上的差异,在生理生化功能方面也具有不同的特点,因而化学物质对它们的毒性作用也各不相同。

1. 影响组织对氧的利用

有些化学物质可以引起机体缺氧,使组织的代谢机能发生障碍而出现中毒。例如,黑斑病甘薯毒素可引起急性肺水肿与间质性肺泡气肿,严重的呼吸困难及皮下气肿。亚硝酸盐可使血红蛋白(Hb)氧化为高铁血红蛋白(MHb)。MHb 便失去携带氧的能力,导致机体缺氧。氰化物(CN^-)可抑制组织内的生物氧化过程,阻止组织对氧的利用,导致机体缺氧。由于某些惰性气体的存在,可使空气氧的分压降低,引起窒息。光气、双光气的密度比空气大,吸入后可与许多酶结合,干扰细胞代谢,造成肺水肿,阻止气体交换,引起窒息。

2. 影响酶的活性

大部分化学物质可以通过不同途径影响酶的活性,主要有以下几种方式。

(1)与酶活性中心的金属离子结合

如氰离子(CN^-)能与氧化型细胞色素氧化酶中的铁离子(Fe^{3+})结合,使细胞色素氧化酶的活性被抑制而导致生物功能丧失,结果造成组织缺氧。

(2)与酶激活剂的作用

在体内的物质代谢过程中,许多酶需要特定的金属离子作为激活剂,才能发挥其催化功能。如镁离子(Mg^{2+})是肝脏合成糖原过程中磷酸葡萄糖变位酶的激活剂,在机体无机氟中毒时,氟离子(F^-)可与 Mg^{2+} 形成氟化物,结果使 Mg^{2+} 失去激活磷酸葡萄糖变位酶的作用。

(3)与酶的辅酶结合

许多酶的催化作用需要有辅酶(基)的存在。烟酰胺(在体内由烟酸转变而来,烟酸和烟酰胺通称为维生素 PP)是辅酶Ⅰ(CoⅠ)和辅酶Ⅱ(CoⅡ)的组成成分。铅中毒时可使体内的烟酸消耗大量增加,结果使辅酶Ⅰ和辅酶Ⅱ的合成减少,从而抑制了脱氢酶的活性,影响正常的氧化还原过程。

(4)与酶的底物发生竞争性抑制

毒物或其代谢产物的化学结构与体内酶的底物结构相似时,可对酶产生竞争性抑制(competitive inhibition)作用。如氟乙酰胺中毒时,其进入体内后在酰胺酶的作用下脱去氨基,生成氟乙酸。氟乙酸与辅酶 A 作用生成氟乙酰辅酶 A,后者再与草酰乙酸作用生成氟柠檬酸。氟柠檬酸与柠檬酸的结构相似,二者竞争顺乌头酸酶,使柠檬酸不能有效地转变为异柠檬酸,从而阻断三羧酸循环的顺利进行,使柠檬酸大量堆积起来,破坏细胞的正常功能,造成心脏及神经系统的广泛损害。

(5)抑制酶的活性

有些毒物进入体内后，能直接与酶结合，抑制或减弱酶的活性。根据作用特点，可分为特异性抑制和非特异性抑制。

①特异性抑制作用

毒物进入体内后，往往与酶活性中心上的必需基团结合，使酶失活。如有机磷农药敌百虫、敌敌畏、1059等，能特异性地与体内的胆碱酯酶(choline esterase)活性中心的丝氨酸残基的羟基结合，形成磷酰化胆碱酯酶，磷酰化胆碱酯酶则失去水解乙酰胆碱(acetylcholine，Ach)的活性，导致乙酰胆碱在体内不能及时分解而堆积，引起胆碱能神经支配的组织和器官发生一系列先兴奋后抑制的临床中毒表现。

②非特异性抑制作用

巯基是蛋白质(酶)的活性基团，不少毒物可以与巯基结合。这些抑制剂所结合的巯基不限于酶分子中的必需基团，所以此类抑制剂又称非专一性抑制剂。低浓度的金属离子(如Hg^{2+}、Ag^{+})以及As^{3+}可与酶分子中的巯基结合，使酶失活。化学毒气路易士气(Lewisite)是一种含砷的化合物，它能抑制体内的巯基酶而使人畜中毒。

三、损害机体的生理功能

化学物质对机体生理功能的损害是多方面的。

1. 化学物质对消化功能的影响

许多毒物中毒后，会对消化功能造成不同程度的损害，引起消化功能紊乱，如蓖麻、巴豆等有毒植物以及酸、碱、砷、汞、铅、磷等有强烈刺激或腐蚀性的化学物质等。人和动物误食后，就会对胃肠道产生刺激和腐蚀作用，引起腹痛、腹泻等急性胃肠炎症状。有机磷农药中毒后，由于其抑制了胆碱酯酶的活性，使体内乙酰胆碱浓度异常升高，造成腹痛、腹泻等症状。抗菌药物的滥用，可引起消化道菌群失调，造成二重感染，也会引起胃肠炎以及消化不良等消化道症状。

2. 化学物质对血液系统的毒性作用

毒物可影响血液的形成及其功能，称为血液毒性(hematotoxicity)。通常化学物质对血液毒性涉及血液两个方面的功能：①红细胞的携氧功能；②红细胞、白细胞以及血小板的生成功能。但由于血液生成以及发挥作用与其他许多系统密切相关，因此，化学物质对血液系统的毒性作用也必须考虑其对骨髓、脾脏、淋巴结和单核—吞噬细胞系统(各种器官网状组织中的巨噬细胞和某些窦内皮)，并在功能上也涉及血浆及心肺等系统。

铅是一种具有血液毒性的重金属。铅可引起血红蛋白合成障碍，导致贫血。①循环铅大部分载附于红细胞膜上，对红细胞膜及其酶有直接损害作用，使红细胞脆性增加，寿命缩短，导致成熟的红细胞溶血。铅还能与蛋白质上的巯基(—SH)结合，在血红素生物合成过程中能作用于各种巯基酶，特别是δ-氨基γ-酮戊酸合成酶(ALAS，delta-aminolevulinic acid synthetase)、δ-氨基γ-酮戊酸脱水酶(ALAD，delta-aminolevulinic acid dehydratase)和血红素合成酶(亚铁螯合酶)。ALAS和ALAD的活性受到抑制，导致δ-氨基γ-酮戊酸(ALA)合成胆色素原的过程受阻，致使血、尿中的ALA含量增多。②铅对血红素合成酶的抑制，影响到原卟啉与二价铁的结合，使血红素的合成发生障碍，结果使血清铁增加和原卟啉在红细胞中积聚，致使红细胞中游离原卟啉(FEP)增加，FEP与锌离子结合成锌原卟啉(ZPP)。③由于骨髓内铁的利用受阻，红细胞铁结合量减少，幼红细胞及红细胞内游离铁增加，因此，可见到铁粒幼红细胞和铁粒红细胞。④铅还影响珠蛋白的合成，致使合成珠蛋白的核糖体相对过多，并聚集成点彩颗粒。点彩颗粒是铅与线粒体中核糖体的结合物。由于上述抑制过程，最终导致贫血。

伯氨喹可引起缺乏葡萄糖-6-磷酸脱氢酶易感人群胎儿溶血性贫血。这类血液毒性仅出现在一定的遗传缺陷基础上，属于特异质者反应，因此，其代表性具有一定的局限性。

又如氯霉素可抑制骨髓的造血机能。随着用药时间的长短，其对骨髓造血功能的抑制呈可逆性或永久性。轻者可造成可逆性血细胞减少，重者可引起不可逆的再生障碍性贫血。

3. 化学物质对免疫系统的毒性作用

外源性的化学物质可以直接损伤免疫细胞的结构和功能，影响免疫分子的合成、释放和生物活性，或干扰神经内分泌网络等间接作用，使免疫系统对抗原产生不适当的应答，即过高或过低的应答，或对自身抗原的应答，都会导致免疫病理过程，发展为免疫性疾病。应答过低可导致免疫抑制（immunosuppression），使宿主对病原体或肿瘤的易感性增加，严重时表现为免疫缺陷；应答过高则表现为超敏反应（hypersensitivity）。如果自身抗原应答细胞被激活，则引起自身免疫（autoimmunity）。

值得注意的是，外源化合物对免疫系统的影响可能是十分复杂的，在以免疫系统作为毒作用靶器官的同时，对非免疫系统的毒作用也可能影响免疫功能；反过来，对免疫系统的损害也可能影响其他组织器官的功能，有时二者是很难区别的。有些化学物质既可直接作用于免疫系统，又可以通过其他组织器官的毒性而影响免疫功能。

有的外源性化学物质可以引起多种异常的免疫应答，如铅、汞等重金属，既可引起免疫抑制，又可引起超敏反应和自身免疫。

现将常见的免疫抑制因子、外源化合物引起超敏反应的类型与常见致敏因子以及引起人群自身免疫性疾病的外源化合物列入表5-1～表5-4。

表5-1 常见的免疫抑制因子

来源	种类
药物	肿瘤细胞减灭剂（化疗药等）、组织和器官移植药物、麻醉药、抗艾滋病药
工业化学物质	有机溶剂、多卤代芳烃、多氯联苯、多环芳烃、乙二醇醚类
环境污染物	重金属及其化合物、空气污染物、紫外线、粉尘（二氧化硅、石棉等）、农药、真菌霉素
嗜好品	乙醇、烟草（香烟）、大麻、鸦片、可卡因

表5-2 外源性化合物引起超敏反应的类型

反应类型		参与细胞和分子	反应机制	临床表现
Ⅰ型	速发型	IgE、肥大细胞、嗜碱性粒细胞	致敏细胞释放血管活性物质等，使毛细血管扩张、通透性改变，导致腺体分泌增加、平滑肌收缩	哮喘、鼻炎、特应性皮炎、胃肠变态反应、荨麻疹、过敏性休克等
Ⅱ型	细胞毒型或细胞溶解型	IgG或IgM、补体、MΦ、NK细胞	IgG或IgM与靶细胞结合、活化补体、MΦ吞噬、NK细胞ADCC杀伤作用	溶血型贫血、粒细胞减少、血小板减少性紫癜、输血反应等

续表

反应类型		参与细胞和分子	反应机制	临床表现
Ⅲ型	免疫复合物型或血管炎型	IgG、IgM 或 IgA、补体、嗜中性粒细胞、嗜碱性粒细胞	抗原抗体复合物在组织中沉淀,引起细胞浸润、释放水解酶等	慢性肾小球肾炎等自身免疫性疾病、超敏性肺炎等
Ⅳ型	迟发型	T_D 亚细胞群	致敏 T_D 释放淋巴因子吸引 MΦ,并发挥作用	接触性皮炎、湿疹、移植排斥反应等

表 5-3 常见致敏因子

来源	种 类
药物	青霉素类、磺胺类、新霉素、哌嗪、螺旋霉素、盐酸安普罗铵、抗生素粉尘、抗组胺药、奎尼丁、麻醉药、血浆替代品
食品	蓖麻子、生咖啡豆、木瓜蛋白酶、胰腺提取物、谷物和面粉、食品添加剂、真菌
化妆品	美容护肤品、香水、染发剂、脱毛剂、指甲油、除臭剂
工业化学物质	乙(撑)二胺、邻苯二甲酸酐、偏苯三酸酐、二异氰酸酯类(TMI、HDI、MDI、TDI)、重金属盐类、有机磷、染料(次苯基二胺等)、重金属(镍、汞、铬酸盐等)、抗氧化剂、增塑剂、鞣革制剂(甲醛等)
植物	毒常青藤、橡树、漆树、豚草、樱草、花粉等
混合有机体	棉尘、木尘、动物产品

表 5-4 引起人群自身免疫性疾病的外源化合物

自身免疫性疾病	外源化合物
系统性红斑狼疮/免疫复合物型肾小球肾炎	肼苯哒嗪、青霉胺、氯丙嗪、抗惊厥药、异烟肼、普鲁卡因酰胺、紫花苜蓿芽、重金属、有机溶剂
溶血性贫血	甲基多巴、青霉素、甲灭酸、苯妥英、α-干扰素、磺胺药
血小板减少症	乙酰唑胺、氯噻嗪、利福平、奎尼丁、氨基水杨酸、金盐
硬皮病类	氯乙烯、石英、*L*-色氨酸
天疱疮	青霉胺、吡啶硫胺素
甲状腺炎	多氯联苯、多溴联苯、碘、锂、IL-2

4. 化学物质对肝脏的毒性作用

肝脏毒理学(toxicology of the liver)是利用毒理学的基本方法和技术研究外源化学物质对肝脏损害作用的特点及其机制的学科。许多化学物质包括某些药物都可对肝脏造成程度不同的损害。肝脏损害的程度和类型不仅与化学物质的种类有关,而且与暴露化学物质的时间长短有关。

肝细胞内脂质蓄积(lipid accumulation)、肝细胞坏死(cellular necrosis)、肝胆功能障碍(hepatobiliary dysfunction)常见于急性接触化学毒物,肝硬化(cirrhosis)或瘤样改变(neoplastic change)常见于慢性接触化学毒物。肝细胞形态与功能的改变并非由单一的毒作用机制造成,不同的生化毒作用机制可以导致相同的肝毒性(hepatoxicity)终点。肝脏损伤有的是可逆的,有些则是不可逆的。肝脏损伤发生的频率与严重程度可因不同动物而存在很大的种属差异。在毒理学研究领域,为了区别于病毒性肝炎,将化学物质引起的各种进行性和慢性肝炎通称为化学性肝损害(chemically induced liver injury)。

人类环境中有许多化学毒物在一定条件下,可对肝脏造成损害。凡是能引起肝脏损害的化学物质通常称为肝毒物(hepatoxicant)。肝毒物的种类很多,根据肝毒物的毒性作用机制可将肝毒物分为体质依赖性肝毒物和真性肝毒物(表5-5)。体质依赖性肝毒物多见于药物,其肝脏损伤主要表现为肝细胞坏死与胆汁淤积。毒物常在具有特异质(idiosyncrasy)(如存在某种遗传特异性或处于某种特殊生理状态)的机体中发生毒性作用,潜伏期长短不一,其损害作用不易通过实验动物模型来复制,亦无剂量依赖性。真性肝毒物在接触人群中发生率较高,肝脏损伤程度一般有剂量-效应或剂量-反应关系,潜伏期比较短,造成的肝脏损害能在实验动物模型中复制,可分为直接肝毒物和间接肝毒物。直接肝毒物是指直接作用于肝细胞、细胞器膜或生物大分子的化学毒物,这类肝毒物导致膜脂质过氧化、膜蛋白质变性,使膜结构破坏,最后导致肝细胞死亡,如四氯化碳(CCl_4)、三氯甲烷($CHCl_3$)、四溴化碳、四氯乙烷、碘仿等。间接肝毒物是指进入肝细胞内具有干扰细胞酶活性从而导致细胞内物质代谢紊乱的化学毒物。例如,乙硫胺酸等肝毒物可以通过抑制脂蛋白酶合成,从而减少脂蛋白的合成,使甘油三酯不能从肝细胞排出,导致肝脏组织脂肪变性;乙醇可诱导甘油三酯合成酶的增加,使甘油三酯合成增多,从而导致肝组织脂肪变性;又如,黄曲霉毒素经生物转化后的代谢产物能与肝细胞内DNA发生共价结合,可诱发肝细胞癌变。另外,乙醛可与肝细胞蛋白质发生共价结合,形成一种乙醛-蛋白质结合物,后者可作为一种新抗原,引发肝细胞免疫毒性反应。大多数间接肝毒物都具有细胞毒性,但有的间接肝毒物如同化胆固醇、避孕药物等并不直接损害肝细胞,但可选择性地干扰胆汁的排出,引起胆汁淤积。

表5-5 肝毒物按作用机制分类

肝毒物类型		发生率	实验复制	剂量依赖性	组织学表现	毒物实例
体质依赖性肝毒物	过敏性反应	低	-	-	胆汁淤积、细胞坏死	磺胺类、氟烷
	代谢异常	低	-	-	胆汁淤积、细胞坏死	异烟碱、异丙嗪
真性肝毒物	直接肝毒物	高	+	+	细胞坏死、脂肪变性	CCl_4、$CHCl_3$
	间接肝毒物	高	+	+	脂肪变性、细胞坏死	乙硫氨酸、乙醇

注:"+"表示能在动物试验中复制出毒作用,或有剂量依赖性;"-"表示动物试验不能复制出,或没有剂量依赖性。

另外,还可根据肝毒物的化学性质分为无机肝细胞毒物和有机肝细胞毒物两大类。前者包括砷、铬、镉、汞、铅、铍、锰、铜、锑等;后者包括天然生物毒素,如黄曲霉毒素、葚孢菌素、细菌内毒素与外毒素、毒蕈毒素等,以及人工合成的医用化学药物和其他有机物,如氯丙嗪、保泰松、氟烷、卤代烷类、四氯化碳、硝基酚、偶氮化合物等。

5. 化学物质对肾脏的毒性作用

肾脏毒理学(toxicology of the kidney)是利用毒理学的基本方法和技术研究外源化学物质对

肾脏损害作用的特点及其机制的学科。

肾脏的结构和功能极其复杂，它的正常转运是保证机体内稳态的重要条件。肾脏在排泄废物、调节细胞外液容量、电解质和酸碱平衡等方面起着极其重要的作用。毒物不但直接影响肾功能，同时也间接影响机体全身的生理功能，因此，从毒理学角度上，肾脏也是毒物重要的靶器官之一。

引起肾毒性的化学物质很多，主要有以下几类。

(1)金属和类金属类：镉、铋、锂、汞、铊、金、镓、铟、铅、镍、铬、锑、硅、砷以及砷化氢等。

(2)有机溶剂：卤代烃类(溴二氯甲烷、四氯化碳、三氯甲烷、二溴氯丙烷、1,2-二溴乙烷、1,2-二氯乙烷、三氯乙烯、四氯乙烯、四氟乙烯)、芳香烃类(甲苯、二甲苯、三甲苯、乙苯、联苯)、脂肪烃类(汽油、煤油、柴油等)、脂环烃类(润滑油、松节油、环已烷)。

(3)农药：五氯苯酚、百草枯、敌草快、氯丹、甲醚菊酯、氟乙酰胺等。

(4)生物毒素：黄曲霉毒素 B_1、洁霉素、细菌内毒素、蛇毒等。

(5)药物：庆大霉素、万古霉素、头孢菌素类、甘露醇、丝裂霉素、非那西汀等。

(6)其他毒物：苯酚、乙烯、乙烯二乙二醇、二乙烯乙二醇、乙醛、环氧丙烷、腈化物、亚硝胺等。

肾脏的解剖生理学特点决定了它对毒物的易感性。虽然肾脏重量还不到人体体重的1%，但为了维持其功能活动，需要大量的氧和营养物质，20% ~25% 的心脏静息每搏输出量进入肾脏，1/3 的血浆经肾脏滤过。因此，肾脏尤其是肾小管对能造成细胞窒息的因素特别敏感，如血压降低(休克)、血容量下降(大出血)。皮质接受了流经肾脏总血流量的94%，大量的化学物质可随血流量到达肾皮质。化学物质重吸收后在肾小管中被浓缩，使某些在血浆里无毒的化学物质在肾小管内达到有毒的浓度水平；肾小球滤过的毒物在肾小管内不断浓缩，使一些相对不可溶的化学物质在肾小管的管腔内沉积而引起阻塞，进而产生急性肾衰竭；许多有机物能在皮质中活化和转运。髓质与皮质相比，经髓质的血流量要低得多，达到髓质的化学物质与代谢物相对也少。但是髓质中的逆流机制能使化学物质在髓质中浓缩，肾乳头中化学物质浓度可高出血浆中化学物质浓度几倍。化学物质在肾脏中浓缩后可直接或经过代谢作用于肾细胞。直接作用可干扰重要代谢过程，如抑制线粒体功能或抑制能量代谢酶的功能。在肾脏中化学物质(或是在其他脏器中代谢的代谢产物)可转化成活性基团，与蛋白质发生共价结合或启动脂质过氧化，造成细胞损伤。肾脏中外源化合物代谢酶(如 P-450，谷胱甘肽转硫酶)比肝脏中少。但由于肾细胞的异源性，使酶在肾脏不同节段中有很大差异，所以往往在一些节段中肾酶的作用有较强的活性。另外，化学物质通过不同节段时，可以进行不同的代谢过程。所以肾脏的损伤部位既代表了化学物质蓄积的部位，也代表了这些活化化学物质的酶的定位。

许多外源化合物通过各种途径进入机体，对肾脏产生直接或间接毒性。抗生素常作用于近曲小管，免疫复合物往往在肾小球，氟在髓袢和集合管，解热镇痛药在髓质和肾乳头。这种选择性的原因尚不是很清楚，可能与血流、毒物的理化性质、转运、蓄积以及靶部位结合力有关。近年来，许多学者研究认为，这种选择性与外源化合物对肾小球的损伤、肾细胞因子和生长激素的分泌、外源化合物在肾脏的生物转化和膜转运等因素有关。

6. 化学物质对心血管系统的毒性作用

心血管毒物是指具有心血管毒性，引发心血管的损伤和导致心血管疾病的物质的总称。心血管毒物的种类很多，根据其来源可分为环境心血管毒物、工业心血管毒物、药物以及具有心血管毒性的内源性物质和天然物质。

(1)心血管毒物对心脏的毒性作用

心血管毒物可引起心血管系统复杂的生物学效应,导致心律失常、传导阻滞、心肌肥大、心肌缺血、心肌及血管细胞凋亡、坏死和心力衰竭等一系列功能和器质性改变。

心血管毒物短时间作用引起心脏的早期反应是生化方面的改变,如心肌酶活性变化和能量代谢以及离子稳态改变,导致心律失常。一般心律失常是可以恢复的,并经常作为其他类型心功能紊乱的并发症出现。心肌轻度损伤可以修复,心肌细胞发生结构和功能上的适应性改变,严重的损伤则导致心肌细胞死亡。

心血管毒物的持续作用可以激活转录因子,引发心肌细胞的一系列细胞及分子调控事件。通过肥大基因激活和转录因子上调可以引发心肌肥大,非生理状态心肌肥大在初期属于心脏对心血管毒物作用产生的功能改变的代偿反应,这时心肌损伤是可逆性的;如果心血管毒物持续作用,心脏会出现生理、生化、形态及功能的一系列改变,导致以心肌细胞凋亡和坏死为形态学特征的心肌细胞死亡。

凋亡和坏死这两种细胞死亡形式可同时出现在心肌组织和培养细胞中,两种细胞死亡类型的激发事件可能是共同的,出现哪种死亡形式取决于毒物的作用强度和作用时间。凋亡是受基因调控的程序性死亡,如果凋亡程序在下游的某个调控点被终止或毒物作用强度很大,细胞死亡形式可能由凋亡转为坏死。细胞凋亡是一个能量依赖过程,ATP 浓度是决定凋亡和坏死转换的关键因素。心肌缺血可引起心肌细胞 ATP 的明显减少和最终的耗竭。心肌细胞中 ATP 的耗竭超过 ATP 总量的 70%,将引起凋亡转向坏死。

(2)心血管毒物对血管的毒性作用

环境和工业血管毒物包括烷基胺类、重金属类、硝基芳香胺类、多环芳香胺类、一氧化碳、二氧化硫、丁二烯、氮氧化物、臭氧等。具有血管毒性的药物包括拟交感神经胺类、精神药品、抗肿瘤药物、非甾体类镇痛抗炎药、口服避孕药、放射性药物、磷酸二酯酶抑制剂等。具有血管毒性的天然物质和内源性物质包括细菌内毒素、T-2 毒素、同型半胱氨酸、联氨安息香酸和维生素 D 等。

①环境及工业心血管毒物引起的血管毒性

动物试验证实,某些芳香族化合物是引起和(或)促进动脉粥样硬化过程的血管毒物。关于芳香族化合物毒性的研究多集中于多环芳烃,尤其是苯并[a]芘。苯并[a]芘和 7,12-二甲基苯丙[a]蒽可引起鸟类的动脉粥样硬化。致动脉粥样硬化作用涉及细胞色素 P-450 介导前体化合物转化为有毒代谢物中间产物,这些化合物的生物转化主要发生在主动脉平滑肌。动物试验发现 Ah-反应小鼠比 Ah-抗性小鼠动脉粥样硬化易感染性高,另外主动脉芳烃羟化酶与鸟类动脉粥样硬化易感性水平有关。近年研究表明,CYPIBI 是人类和啮齿类动物血管细胞中表达的主要细胞色素 P-450 的同工酶。

苯并[a]芘在动脉粥样硬化易感和抗性动物物种的主动脉平滑肌细胞中影响 PKC 信号传导。其他芳香族化合物,如 2,3,7,8-四氯二苯-*P*-二氧萘也能产生抑制蛋白激酶 C(PKC,protein kinase C)的作用,但机制有所不同。在培养的主动脉平滑肌细胞中,观察到姊妹染色体交换、基因突变和 DNA 的程序外合成,提示苯并[a]芘的血管毒性可能是由遗传损伤和细胞生长抑制造成的。苯并[a]芘还可能影响细胞周期调控、基因表达、抗氧化防御机制和基因组稳定性。总之,苯并[a]芘通过芳香烃受体介导的通路增强生长相关基因转录,与 PKC 相互作用及 PKC 失活,母体化合物转化为可与 DNA 共价结合形成 DNA 加合物的代谢产物等多种机制引起平滑肌细胞增殖。

心血管毒物可以通过损伤内皮细胞和(或)中层平滑肌细胞导致或加重动脉粥样硬化，有些化学物质已被证实为内皮毒物，如丙烯醛、丁二烯、环磷酰胺、重金属和半胱氨酸。大量动物试验证实，动脉内皮细胞损伤可加快动脉粥样硬化过程，人和动物的高胆固醇饮食可引起血浆脂蛋白增高，损伤内皮细胞，导致平滑肌细胞增殖。最近有证据表明 LDL(低密度脂蛋白)的氧化形式与血脂蛋白过多导致动脉粥样硬化有关。动脉粥样硬化也可以是中层平滑肌细胞受损的结果，丙烯胺、苯并[a]芘、二硝基甲苯和肼已被定为平滑肌细胞毒物。细胞增殖也许是一小部分细胞中的再生修复或基因交换的结果，毒物会使平滑肌细胞处于遗传改变状态，暴露于趋化因子和促生长因子而引起损伤；或者突变引起平滑肌细胞中生长因子改变，导致生长自分泌刺激。从人类粥样动脉硬化斑中分离的 DNA 可以使 NIH3T3 细胞恶变，使裸鼠产生肿瘤，提示动脉粥样硬化细胞有细胞转化潜力。

②药物引起的血管毒性

某些治疗药物如抗菌药和抗凝血药具有心血管毒性，可引起过敏反应和脉管炎，甚至通过损伤大血管引起出血。在某些急性中毒中，可以见到药物引起的毛细血管损伤导致斑点性出血。由药物引起的凝血机制的改变增加了出血发生的可能。药物可通过使血小板凝聚、黏附性增强、凝血因子增多或活性增强，导致动脉和静脉中血栓形成。可以通过影响抗凝血原Ⅲ(口服避孕类固醇)或抑制纤维蛋白分解(皮质甾类、含汞制剂)导致栓塞。静脉淤血可促进静脉栓塞发展。静脉注射兴奋剂可以产生内皮损伤和导致多部位的栓塞。部分血栓可能会脱落并随血液流动，在比最初血管直径小的部位可再度栓塞，严重栓塞可以导致死亡。

7. 化学物质对呼吸系统的毒性作用

外源性化合物不管是从哪种途径进入呼吸系统，最后均可引起呼吸系统的损伤，影响其呼吸功能。由于肺也存在代谢毒物的酶系统，因此，同样存在着毒物在肺的代谢活化过程。经代谢活化的活性产物，一方面，可以与肺细胞的生物大分子发生共价结合，导致急性、慢性损伤，如坏死、纤维化及肿瘤等；另一方面，肺毒物代谢可以产生自由基，自由基引发肺细胞膜的脂质过氧化，进而损伤细胞的结构和功能。

(1)急性损伤

①鼻及上呼吸道损伤

某些刺激性气体(如甲醛、氨、氯气等水溶性气体)极易被鼻、鼻窦以及气管、支气管黏膜中富含水分的黏液吸收，并与其中的蛋白质、多糖物质结合，破坏黏液-纤毛机制，表现出明显的局部刺激症状。轻者为鼻、咽喉的刺激症状，出现支气管痉挛、呛咳、黏膜充血和水肿；重者发生肺水肿，导致呼气困难。

②肺水肿

中毒性肺水肿是指肺损伤后的急性渗出，使呼吸膜(由肺泡上皮细胞、间质细胞、毛细血管内皮细胞和毛细血管基膜组成的气-血屏障)增厚，致使肺间质和实质过量水分潴留。肺水肿(pulmonary edema)改变了通气-血流关系，限制氧气和二氧化碳的交换。几乎所有的肺毒物对肺的急性损伤都可以引起肺水肿，因此肺水肿是肺急性损伤的标志。

中毒性肺水肿的后果不仅仅是导致肺结构和功能的急性改变，其水肿消除后的一些后果也不容忽视。肺水肿时，肺间质和肺细胞的渗出是通过纤维化来消除的，这对肺来说是利弊各半。

③坏死

机体吸入毒物后，尤其是吸入量大或吸入的毒物毒性强时，可以引起气管组织的坏死(necrosis)。其机制在于毒物本身或其代谢产物可与呼吸系统的大分子物质发生共价结合，导致气管组织坏死。

(2)变态反应

外源化合物[如某些粉尘、工业毒物(如甲苯二异氰酸酯、苯二胺)]可引起变态反应。一般认为这是外源化合物与血液或肺中的蛋白质结合形成完全抗原后,进而刺激机体产生抗体所致。抗原抗体发生免疫反应使支气管痉挛而引发过敏性哮喘。另外,吸入真菌产生的过敏性肺炎、吸入某些植物粉尘产生的类似的肺部疾病以及吸入金属铍产生的肺肉芽肿均属于变态反应。

(3)慢性损伤

①肺纤维化

肺纤维化(lung fibrosis)在临床上也称特发性肺纤维化(或病原不明的纤维肺泡炎),后期所见的是间质纤维化,其特点是肺泡间质染色的胶原纤维数量增多,其生化指标是胶原蛋白数量增加。

毒物引起的肺纤维化与慢性间质性纤维化相似,但与成人或婴儿呼吸窘迫综合征更相似。不仅在肺泡间隙中见有过量的胶原蛋白,而且在肺泡管和呼吸细支气管中也可见到。但为什么胶原蛋白会在肺泡管和呼吸细支气管中出现,机制尚不清楚。哺乳动物正常肺组织中至少有19种不同类型的胶原蛋白,但有2种胶原蛋白在肺组织中占有主要地位,那就是Ⅰ型胶原蛋白和Ⅱ型胶原蛋白。正常情况下,两种胶原蛋白的比例约为2∶1,毒物所致肺纤维化和呼吸窘迫综合征患者比例升高。

②肺气肿

肺气肿(emphysema)是指终末细支气管管腔异常增大,并伴有腔壁的破坏性改变而无明显纤维化的一种病理状态。吸烟和其他毒物均可引起人类的肺气肿,但主要因素是吸烟。毒物引起肺气肿的一个显著特征是反复发生的严重炎症,特别是涉及白细胞释放的蛋白水解酶参与的肺泡炎。毒物引起肺气肿的机制很复杂,一般认为与肺的中性粒细胞(或肺泡巨噬细胞)的弹性蛋白酶破坏肺的弹性蛋白有关。毒物引起炎性细胞的流入,使肺的中性粒细胞中弹性蛋白酶增加,进而是更多的弹性蛋白受到破坏;另外,某些外源化合物引起肺弹性蛋白合成障碍也是肺气肿形成的机制之一。

③哮喘

哮喘(asthma)是指摄入某种哮喘源或其他原因不明的因素所引起的大气道狭窄,临床表现为反复发作的气短。它与肺纤维化有相同的组织病理学变化。发病机制也与肺纤维化相同,尤其是在炎性细胞及其分泌的细胞因子和生长因子方面,不再赘述。

④肺癌

很多呼吸系统毒物都可引起肺癌(lung cancer)的发生。流行病学研究表明,肺癌与吸烟有关。据估计,肺癌约有80%~90%是由吸烟引起的。除吸烟外,现已确认,石棉纤维与某些金属如铍、镉、铬、镍、砷等能引起呼吸道癌症;氡是人类肺癌的确认致癌物;甲醛是人类呼吸道可能致癌物;硅、人造纤维和焊接烟尘是可疑致癌物,它们之间还存在着协同作用。至于臭氧、二氧化氮、二氧化硫以及电厂、柴油机、汽车的尾气,要接触多大剂量才可能引起一般人发生肺癌,尚需进一步讨论。关于化学毒物导致肺癌,目前研究得比较多的、比较明确的是多环芳烃类(PAHs, polycyclic aromatic hydrocarbons),以苯并芘[B(a)P, benzo(a)pyrene]为例,B(a)P在肺内微粒体乙醇氧化系统(MFOS, microsomal ethanol oxidizing system)的作用下,形成B(a)P-4,5环氧化物和B(a)P-7,8环氧化物,进一步在环氧化物水化酶的作用下,生成B(a)P-4,5-二羟二醇和

B(a)P-7,8-二羟二醇。后者在细胞色素 P-450 的作用下形成 B(a)P-7,8-二羟-9,10 环氧化物,此种环氧化物比其他环氧化物的致突变及致癌活性更强,可以与核酸中的鸟嘌呤和腺嘌呤结合,产生 DNA 的损伤而引起突变和癌变。

8. 化学物质对神经系统的毒性作用

神经系统是机体情感、思维、运动、神经-内分泌功能、免疫功能以及循环功能调节的中心。神经毒理学(neurotoxicology)是神经系统毒理学的简称,是研究外源化合物对神经系统各部分所产生的结构和功能损害作用的一门学科。神经毒物可泛指引起机体神经系统功能或结构损害的物理、化学或生物因素。外源性的化合物引起的神经毒性是损伤机体神经系统的主要原因。

神经系统对外源化合物的反应是外源化合物毒作用的结果。根据神经系统的不同反应,可粗略地把神经系统损害分为结构改变、功能改变和行为改变。

(1)结构改变

结构改变是指神经毒物作用后神经组织的细胞、轴索、髓鞘以及细胞内超微结构发生的病理性改变。可分为缺氧性损害和毒物特异性损害。

①缺氧性损害

中枢神经系统对缺氧最为敏感,很多毒物可通过引起缺氧而致大脑器质性损伤。单纯性的大脑缺氧可见于吸入高浓度的二氧化碳、氮气、甲烷等气体,骨骼肌松弛药引起的呼吸肌麻痹。一氧化碳、亚硝酸盐、苯的氨基和硝基化合物等亲血红蛋白毒物可使红细胞失去携带氧的能力等。细胞毒性缺氧是指供氧、供血充分,但细胞能量代谢过程被阻断。这类缺氧可见于氰化物、叠氮化物、二硝基苯酚、丙二腈等中毒。缺血性缺氧是由于供血不足导致的缺氧。能引起心脏骤停的毒物或急性中毒合并心力衰竭时均可发生缺血性缺氧,导致神经细胞损伤。

缺氧时神经细胞的损伤可分为两个阶段。第一阶段是细胞浆内容物的肿胀,先是溶酶体破裂,后是线粒体肿胀和高尔基破裂;第二阶段是胞浆皱缩,虎斑小体消失,核固缩和核仁模糊。中毒引起的缺氧若抢救及时,预后良好。如果缺氧时间太久,可引起中毒性脑病和其他后遗症。

②毒物特异性损害

毒物特异性损害可见中枢神经系统特异性损害、外周神经系统特异性损害和中枢外周混合型损害。铅中毒可引起智力低下、铅中毒性脑病;汞及其有机化合物可导致情绪不稳,易激动、思维紊乱、震颤、弱视、听力丧失、共济失调、瘫痪等;MPTP(1-甲基-4-苯基-1,2,3,6-四氢吡啶)是合成二醋吗啡的副产物,它可引起一种不可逆的类似帕金森病的症状;接触锰会产生类似帕金森病和运动障碍;孕妇使用可卡因,其婴儿神经系统对外界刺激的反应和其他认知能力均有所下降;孕妇大量饮酒,会使其子代产生颅面畸形和智力低下。兴奋性氨基酸等神经递质类毒物、铝、有机溶剂等均可引起中枢神经系统损害。

外周神经系统特异性损害的毒物有有机磷、丙烯酰胺、正己烷、氯丙烯、铅、砷、二硫化碳、磷酸三邻甲苯酯(TOCP)等。临床上表现均有不同程度的感觉和运动功能障碍,可出现四肢远端麻木、疼痛、烧灼感或其他感觉异常,继而显示四肢远端感觉减退或消失,呈典型的手套和袜套样分布。运动障碍表现为不同程度的下肢运动神经元瘫痪,肌力减退甚至完全瘫痪,运动障碍,肌肉萎缩(以四肢远端较为明显),深反射减弱或消失。有些有机磷化合物急性中毒一周后可出现周围神经损伤,又称迟发性神经毒性(OPIDN)。铊、砷、铅中毒与有机磷相似,是急性中毒损伤效应;正丁烷、二硫化碳等有机溶剂引起的外周神经损伤,多因长期反复接触,起病隐匿,神经变性呈渐进性效应。

二硫化碳除引起周围神经损伤外,还可引起中枢神经损伤,可出现精神失常和震颤。除二硫化碳外，能引起中枢外周混合型损伤的神经毒物还有铅和汞等。

(2)功能改变

功能改变是在神经毒物引起神经细胞结构和生化改变的基础上引起感觉、运动功能紊乱。感觉、运动功能紊乱可通过临床检查、肌电图、感觉和运动神经传导速度来确定。

(3)行为改变

行为改变是中枢神经系统的综合功能改变。神经毒物可引起脑的各种精神活动能力改变，如抽象思维、记忆与学习、情绪表现、觉醒状态、感觉的感受能力、注意力等的改变。由于这些精神活动能力的改变，从而出现各种精神障碍或行为缺陷。这些改变涉及大脑网状结构、基底核、边缘系统和大脑皮层等结构。由于这些结构受到一定程度的损害，导致意识丧失、学习记忆下降、兴奋或抑制、情绪性格等改变。

行为的改变多被认为是神经系统毒性作用的较敏感的指征。在神经系统器质性病变发生之前，中枢神经系统的综合功能就可发生改变，表现出众多的行为异常。

9. 化学物质对生殖系统的毒性作用

生殖毒理学(reproductive toxicology)是生殖医学与毒理学结合而形成的一门交叉学科，主要研究环境因素对生殖系统损害的原因、机制以及后果。这些损害作用包括对生殖器官、相关的内分泌系统或对妊娠结局的改变，表现为对性成熟、配子生成和转运、正常的性周期、性行为、生育能力、妊娠、分娩和哺乳的不良影响或依赖于生殖完整性的其他功能的改变。随着 20 世纪工业的迅猛发展，人们在日常生活中使用的化学物质有 6 万种之多，每年约有 600 多种新的化学物质投入市场。大量研究资料表明，许多生殖内分泌系统疾病与工业化学物质有关。

大量研究资料表明，许多生殖内分泌系统疾病与工业化学物质有关。在美国，男性工人职业性接触二溴氯丙烷(DBCP)可引起少精、无精以及生殖细胞发育不全而导致不育。保加利亚电池厂、美国密苏里州铅矿以及瑞典从事有机溶剂苯、甲苯和二甲苯行业的工人精子数下降、精子异常、呈现程度不同的不育症。己烯雌酚(DES)、铅、十氯酮、甲基汞以及许多抗癌药已显示出对男女生殖系统的毒性作用，并可能引起生殖细胞的遗传损伤。近年来，世界范围内有关人类精液量、精子密度和精子数量下降的报道一直存在争议。1992 年，丹麦学者报道，在过去的 50 年间，人类精液质量、数量均呈下降趋势。他们通过对来自全球20 个国家近 1.5 万人的精液资料综合分析发现，平均每次射精量由 3.40 mL 降至 2.75 mL，精子平均密度由 113×10^6 个/mL 降至 66×10^6个/mL。1999 年，我国张树成等人的研究也得到了相似的结果。他们通过对我国 39 个县、市(1981 年—1996 年)近万人的精液资料综合分析发现，平均每次射精量由 3.31 mL 降至 2.97 mL，精子平均密度由 103×10^6 个/mL 降至 84×10^6 个/mL，精子平均活力也由 75% 降至 67% 。Carlsen 等也报道了包括睾丸癌、隐睾和尿道下裂在内的泌尿生殖道异常发生率逐年增加。有人推测，人类男性生殖异常发病率的升高可能与雌激素样物质(DES、DDT)的暴露有关。据估计，美国和法国育龄夫妇不育的发生率分别为 8.4% 和 14.1% 。30% 以上的发生早期胚胎死亡，在确诊为妊娠的妇女中约有 15% 发生自然流产，自然流产样本中染色体异常的发生率高达 30% ~40% ；在活产儿中，约 3% 有发育缺陷，随着年龄的增长，这种发育缺陷会更加明显。我国活产儿中的畸形发生率为 1% ~3% 。据统计，我国每年约有近 100 万畸形儿和智力低下儿出生；早产儿发生率约为 7% ；足月出生儿中有 7% 为低出生体重儿(体重 =2 500 g)。总而言之，人们对许多生殖不良的结局的病因还知之甚少。

10. 化学物质对内分泌系统的毒性作用

随着工业化进程的加快，每天都有大量的内分泌干扰化学物质(EDCs, endocrine disrupting

chemicals）释放到环境中去，目前统称为环境内分泌干扰物（EEDs，environmental endocrine disruptors）。这是一大类在环境中天然存在或污染的具有天然激素样作用可干扰或抑制生物体的内分泌、神经和免疫功能，产生可逆或不可逆的生物学效应的化学物质。EEDs 主要来源于石油、电子、塑料、涂料、农药、医药等产品和某些食品中，在造纸、冶炼、化工、垃圾处理、汽车尾气排放、吸烟和制药等过程中均可产生。根据化学物质性质，EEDs 可大致分为难降解的有机卤素类、农药杀虫剂、除草剂和杀真菌剂、工业化学物质、人工合成的雌激素、植物雌激素、重金属和植物生长调节剂；根据生物学效应，EEDs 主要包括雌激素和抗雌激素、雄激素和抗雄激素、孕激素和抗孕激素、甲状腺素和抗甲状腺素以及芳烃受体（AhR）类化合物。对人类和哺乳动物造成严重危害的主要有存在于环境中的 12 种持久性有机污染物（POPs，persistent organic pollutant）。大量研究表明，鸟类和鱼类的甲状腺功能异常，鸟、鱼、贝类和哺乳动物的生育率下降，以及鱼、腹足类动物的雄性特征消失及雌性化，被认为与接触 EEDs 有关。在美国佛罗里达州，雄性幼年短吻鳄暴露于三氯杀螨醇（dicfol）和 DDT 后，可见血清睾酮（T）水平降低，发生睾丸组织结构损害以及小阴茎，野生雄豹的精子异常、精子密度下降和隐睾，这与接触汞、DDT 和多氯联苯（PCBs）有关。在加拿大，雄性白鲸暴露于河水中高浓度的植物类固醇后，可导致成熟年龄增大、性腺体积缩小、缺乏第二性征和血清睾酮水平下降。在英国，发现污水处理湖中有雌雄同体鱼；暴露于含壬基酚和辛基酚乙氧基化物降解产物的河水中的雄性虹鳟，其睾丸发育障碍，作为雌激素暴露生物标志物的血清卵黄素（VTG，vitellogenin）水平升高。在美国加利福尼亚州，发现雄鸥的雌性化与 DDT 污染有关，海豚血清 T 水平的下降与脂肪中 DDT 水平的升高有关。

第二节　化学物质毒作用的分子机制

一、细胞膜损伤与钙稳态失调

1. 细胞膜损伤

维持细胞膜的稳定性对机体内的物质转运、信息传递以及内环境的稳定是非常重要的。某些化学物质可引起细胞膜成分的改变，如四氯化碳可引起大鼠肝细胞膜磷脂和胆固醇含量下降，二氧化硅可与人红细胞的带Ⅲ蛋白结合，使红细胞膜蛋白 α - 螺旋减少。不少化学物质可以改变细胞膜脂流动性，影响膜的通透性和膜镶嵌蛋白质（即膜酶、膜抗原与膜受体）的活性。如 DDT、对硫磷可引起红细胞膜脂流动性降低，乙醇可引起肝细胞线粒体膜脂流动性增高。膜通透性的改变主要也是膜蛋白的改变，如铅、汞、镉等重金属可与膜蛋白的巯基、羰基、磷酸基、咪唑基和氨基等作用，改变其结构和稳定性，从而改变膜蛋白的通透性；锌、汞、镉、铝、锡等可与线粒体膜蛋白反应，改变其结构与功能；DDT 等高脂溶物也可与膜脂相溶改变膜的通透性。

2. 钙稳态失调

正常情况下，细胞内的钙浓度较低（$10^{-7} \sim 10^{-8}$ mol/L），细胞外钙浓度则较高（10^{-3} mol/L），内外浓度相差 $10^3 \sim 10^4$ 倍，平衡由细胞膜电动势内倾向和对 Ca^{2+} 的相对不通透性主动转运机制进行调节。钙作为细胞的第二信使，在调节细胞内功能方面起着关键性作用。

Ca^{2+} 与受体结合后，其可以通过激活磷脂酶催化的磷酸肌醇（IP3）水解作用引起的 Ca^{2+} 通道的形成。Ca^{2+} 通道的形成可提高细胞内 Ca^{2+} 浓度。当 Ca^{2+} 的浓度达到一定程度（0.1 ~ 10 μmol/L）时，一种 Ca^{2+} 依赖的钙调节蛋白可以逐渐与之结合，形成的钙调节蛋白与 Ca^{2+} 结合的复合物，再与一系列酶相互作用并使其激活。这些被激活的酶包括环 - 核苷磷酸脂酶（c - nucleotide－phosphodiesterase)、脑腺苷酶、细胞膜上的蛋白激酶、磷酸化激酶等,这些酶的激活及其所催化的反应都与钙调节蛋白和 Ca^{2+} 结合的复合物有关。细胞内 Ca^{2+} 浓度的增高在不同组织可有不同的生物效应,如肌肉收缩、腺体分泌、K^{+} 外流、糖原分解、炎症细胞外渗、细胞有丝分裂,甚至细胞或组织的坏死等。

钙稳态研究结果表明,细胞内游离钙水平的提高是许多细胞死亡之前或死亡时的常见现象。在一般生理状态下,细胞内的大多数钙离子不是呈游离状态,而是与线粒体、内质网或其他细胞组分的蛋白质结合在一起。当化学物质引起细胞膜的结构和功能发生改变时(如配体与受体的结合),可引起细胞质中 Ca^{2+} 浓度的升高。研究发现,在接触对氯汞苯基硫酸盐、放线菌素 C、碘乙酸和 2,4－二硝基酚等毒物的 Ehrlich 腹水瘤细胞中,Ca^{2+} 浓度与细胞死亡直接相关。

各种细胞毒物如硝基酚、醌过氧化物、醛类、二噁英、卤代链烷、链烯和 Cd^{2+}、Pb^{2+}、Hg^{2+} 等重金属离子均能干扰细胞内钙稳态。如非生理性增高细胞内 Ca^{2+} 浓度可以激活磷脂酶而促进膜磷脂分解,引起细胞损伤和死亡。增加细胞内的 Ca^{2+} 浓度,还可激活非溶酶体蛋白酶而作用于细胞骨架蛋白引起细胞损伤。使用 Ca^{2+} 激活蛋白酶的抑制剂可以延缓或消除细胞毒性作用。Ca^{2+} 也能激活某些可引起 DNA 链断裂和染色质浓缩的核酸内切酶,某些环境化学物质可能通过这一途径引起细胞损伤甚至死亡。

Ca^{2+} 对细胞膜磷脂酶活性和其他蛋白质的影响特别受到关注。细胞膜上的 Ca^{2+} 可激活磷酸酯酶的活性,膜上磷脂的变化导致膜通透性的改变,释放出的脂肪酸和可溶性硝酸盐可使膜结构进一步被破坏,致使 Ca^{2+} 和其他离子以及小分子物质的转运发生紊乱。Ca^{2+} 浓度的升高可引起一些蛋白质分子发生交联,微丝、微管结构改变,使细胞形态结构和功能受到严重影响,最终导致细胞死亡。

镉(Cd)是常见的环境和工业污染物。镉离子(Cd^{2+})可以引起细胞内 Ca^{2+} 动员。镉引起胞内 Ca^{2+} 浓度的短暂升高是由于磷酸肌醇(IP3)敏感性钙池释放引起的,而持续的胞浆 Ca^{2+} 浓度升高却是 Ca^{2+} 内流引起的。镉对 Ca^{2+} 代谢影响主要通过以下途径来实现。

①镉离子占据钙离子通道并通过钙离子通道进入细胞内。Cd^{2+} 与 Ca^{2+} 半径相近,而 Cd^{2+} 与钙通道内阴离子结合位点的亲和力比 Ca^{2+} 还要高,使得 Cd^{2+} 占据了钙通道。Cd^{2+} 进入胞内后,一方面与 Ca^{2+} 竞争 Ca^{2+}－ATPase 的结合位点,进而抑制 Ca^{2+}－ATPase 的活性,阻止了 Ca^{2+} 的外流,引起胞内 Ca^{2+} 浓度增加;另一方面可以替代 Ca^{2+} 与钙调蛋白(CaM)结合,激活 CaM 依赖型激酶或直接激活某些与钙相关的酶类,如蛋白激酶 C(PKC)、丝裂原激活蛋白激酶(MAPK)等,干扰细胞内与钙有关的信息传递系统。研究发现,在镉引起胞内钙稳态失调时,给予 PKC 抑制剂 calphostin(CC)可以抑制胞内 Ca^{2+} 浓度升高。提示镉经 PKC 途径干扰胞内 Ca^{2+} 代谢。Beyersmann 则推测镉可能取代锌作用于 PKC 调节区,使 PKC 的蛋白结合位点暴露而被激活。PKC 的激活可进一步加剧胞内 Ca^{2+} 超载。还有研究表明,PKC 激活可以促进神经元内钙积聚。

②Cd^{2+} 进入细胞前可以与细胞表面受体上的抗原决定簇胞外锌位点结合。后者通过蛋白与肌醇磷脂酶偶联而活化该酶,从而加速肌醇磷脂的水解,产生 IP3。IP3 进入细胞,刺激肌浆网上特异受体,引起胞内钙池 Ca^{2+} 释放,使胞内 Ca^{2+} 浓度增加。

二、自由基与氧化损伤

1. 自由基的产生和特点

自由基具有不成对的原子和分子。它们主要因为化合物的共价键的耗能均裂(homolytic cleavage)产生,也可以通过俘获电子产生。

$$CH_3:H \xrightarrow{\text{均裂}} CH_3\cdot + H\cdot$$

$$CCl_4 + e\cdot \xrightarrow{\text{电子俘获}} CCl_3\cdot + Cl^-$$

自由基的共同特点是顺磁性、生物化学反应性高，因而半衰期极短，一般仅能以 μs 计。但有些自由基即使在室温下也是稳定的，如三甲苯基和二苯苦味酰肼（DPPH）。自由基可以带正电荷，也可以带负电荷，也可以不带任何电荷而呈中性。自由基很容易与其他物质发生化学反应，结合成稳定的分子和产生新的自由基，后者被称为自由基的连锁反应（chain reaction）。已知自由基反应包括三个阶段，即引发、增长和终止阶段。总体来看，反应起始时反应体系中的新生自由基被引发（如光照）形成新的自由基作为启动子使反应物发生连锁反应，并不断持续下去，但自由基总数不变。反应进行到一定阶段后，反应体系中的反应物浓度逐渐降低，自由基本身互相结合的机会逐渐增多，于是终止阶段逐渐到来。在终止阶段中，自由基越来越少，最后反应终止。

高温、电离辐射、光照、过氧化物等均可以引发反应；相反，反应体系中如有自由基清除物质的存在，便很快捕捉自由基，使其不致产生有害的生物效应。许多抗氧化剂具有清除自由基的作用，甚至可以使连锁反应根本不能引发。

污染物在环境中可以通过燃烧热解（pyrolysis）、光解（photolysis）、氧化还原反应等形成自由基，并引发自由基的化学反应。进入生物体内的污染物，也可以在生物转化过程中形成各种自由基中间体。同时生物大分子在体内也会发生共价键断裂，从而产生自由基。例如，体内的水分子既可以分解为常见的离子化合物如 OH^- 和 H^+，也可以分解为自由基 OH· 和 H·。生物体内发生的正常生物化学反应可以将进入体内的污染物代谢转化。可经生物转化形成自由基的污染物有硝基胺基化合物、芳香族化合物、喹啉、CCl_4 等。参与自由基形成的酶系主要是肝微粒体混合功能氧化酶系统（MFOS）中的黄素蛋白类（电子供体），如还原性辅酶Ⅱ－细胞色素 P－450 还原酶（NADPH－450 reductase）和还原性辅酶Ⅰ－细胞色素 b5 还原酶（NADH－cytob5 reductase），均以还原性代谢为主。当采用各种 MFOS 诱导剂使机体肝脏的 MFOS 活性处于较高状态时，许多污染物产生自由基的数量及其对位点的攻击所造成的损伤将大大增加。这些污染物有三氯甲烷、1,2－二氯乙烷、氟烷等。例如，多氯联苯（PCBs）诱导 MFOS 转化活性以后，再用氯乙烯染毒，可使肝细胞的损伤较单用氯乙烯染毒大大增加，其损伤的特点均表现为自由基的毒性特征。不同诱导剂对 MFOS 活化产生的自由基的作用是不同的。例如，用 PCBs、3,4－苯并芘与 3－甲基胆蒽诱导，可使醋氨酚的自由基作用增强数十倍；而用乙醇诱导则无此作用。如果用自由基直接攻击 MFOS，则转化活性大大降低。

2. 活性氧系统

污染物或机体的内源性物质经正常生物转化反应可产生羟基自由基（OH·）、超氧化阴离子自由基（$O_2^{-\cdot}$）、氢过氧自由基（$HO_2^{-\cdot}$）等自由基物质，还可以产生单线态氧（$^1O_2$）、过氧化氢（H_2O_2）等有较强氧化性的中间代谢产物。由于这些活性产物均由氧分子衍生而来，故称为活性氧中间体（ROIs，reactive oxygen intermediates），也称氧自由基（OFRs，oxygen free radicals）。生物体消除自由基或其他 ROIs 的防卫系统主要包括过氧化物歧化酶（SOD）、过氧化氢酶（CAT）、谷胱甘肽过氧化物酶（GSH－Px），还原型谷胱甘肽（GSH）、尿酸等。在自然界还有许多天然和人工合成的自由基消除剂（free radical scavenger），如维生素 A、E、C，胡萝卜素，食品添加剂中的丁基羟基甲苯（BHT）、没食子丙酸或乙氧基喹啉（ethoxyquin）等抗氧化剂，药品中的许多带有 N 或 S 原子的杂环化合物如吩噻嗪基团（phenothiazinegroup）、去甲乌药碱等，中药中的五味子、芦丁、甘草等。当污染物攻击生物体自身 ROIs 的防卫系统，又无各种自然界存在的天然和人工合成的自由基清除物质来对抗环境和自身体内的自由基(特别是各种氧自由基)时,自由基便迅速攻击各生物靶点,进而导致各种中毒症状的出现。

3. 自由基与脂质过氧化(lipid peroxidation)

自由基攻击生物膜脂蛋白中较易被氧化的多不饱和脂肪酸(PUFA, polyunstarurated fatty acid)使其发生过氧化,导致膜的通透性和膜的流动性改变,而引起细胞损伤和死亡。

自由基与 ROIs 可以启动与增强细胞膜脂质过氧化链式反应。经代谢作用产生自由基的反应可以从内质网的微粒体膜开始,与 PUFA 上的亚甲基碳发生夺氢反应,生成脂质自由基(L·),再与 O_2 发生反应生成有机过氧自由基(LOO·),又称作过氧脂质自由基。自由基及脂质过氧化的某些降解产物(如羟基烃类、丙二醛、短链烃类)可进一步损害细胞膜的结构和功能。

(1)对多不饱和脂肪酸(PUFA)的攻击

代谢产生的自由基首先作用于 PUFA,这是因为 PUFA 双键减弱了邻近碳原子的氢键键能。这些邻近碳原子称为 α-亚甲基碳(α-methylene carbon),相应的氢命名为丙烯基氢(allylic hydrogen)。仅需要少量的能量即可以从 PUFA 的 α-亚甲基碳上夺走氢完成自由基的启动反应并生成活性极强的烷化自由基(L·)。由于 L·进一步发生共振与电子转移而出现双烯共轭(—C ═C ═C—,可在 233nm 处观察到吸收增加),随即很快与 O_2 结合形成不稳定的脂肪酸过氧化物基团(LOO·),LOO·再与另一个 PUFA 分子反应,生成又一个 LOO·和一个不饱和的羟基过氧化物(LOOH)。脂质过氧化物反应如此一个一个地持续下去,形成越来越多的过氧化脂肪酸产物。

在过氧化脂肪酸产物中,已发现以丙二醛(malanic dialdehyde)为代表的醛类具有重要的毒理学意义。研究还显示,以过氧化产物中的羟基烃类、乙烷和戊烷为代表的短链烃类,以及过氧化脂肪酸的其他降解产物都具有一定的毒性,它们可以对蛋白质和核酸等生物大分子产生不同的毒性。

(2)对蛋白质分子的攻击

①自由基的直接作用

自由基(如 ROIs 中的 OH·和 $O_2^{-\cdot}$)可以通过作用于蛋白质分子的氨基酸残基与巯基而使其发生交联和断解。对膜转运蛋白的攻击可以造成对细胞内离子稳态的极大影响,从而导致细胞的损伤和死亡。在缺氧条件下,OH·可导致蛋白质分子内或分子间交联形成高聚蛋白质,但不易发生断解;在特定条件下,蛋白质不仅发生交联同时也发生明显的断解。OH·可导致蛋白质分子结构的断解。断片的长短有一定的规律,断片的数目因不同蛋白质而异。胶原蛋白的断解片段较多,可能与其特殊的蛋白质结构有关。OH·可导致蛋白质或酶的断解包括氨基酸肽键的水解。这一反应首先发生在比较活泼的 α-碳原子上。OH·夺取 α-碳原子上的氢,使 α-碳原子氧化成过氧基,再与附近的活泼氢结合成水,使肽键转化成亚胺基肽的中间产物,在酸性条件下亚胺基肽键进一步水解而断解。

ROIs 可直接攻击半胱氨酸、蛋氨酸、酪氨酸、组氨酸、色氨酸、脯氨酸、苯丙氨酸等氨基酸残基中的巯基。氨基酸结构的改变可以导致蛋白质变性。有报道指出,自由基能与氨基酸靶位点发生共价键结合使蛋白质变性。被自由基损伤的变性蛋白质,由于聚合作用而使其相对分子质量增大数倍以上,有关氨基酸的含量下降,不能溶于水也不能溶于 HF(氢氟酸),但却较容易被蛋白水解酶水解。

硝基与亚硝基对血红蛋白(Hb)的作用是一个典型的自由基反应。以亚硝基的作用为例,Hb 与亚硝基在氢离子的参与下生成高铁血红蛋白(MHb)和亚硝基自由基。后者不断攻击氧合血红蛋白($O^{2-}Hb^{2+}$)OHb,直到$O^{2-}Hb^{2+}$含量下降,亚硝基自由基才逐渐与水复合,重新生成亚硝酸和硝酸。

自由基可以与酶的关键性氨基酸残基和巯基发生作用,使之氧化,从而使酶的结构发生改变,活性下降。但是,由于自由基也可以使某些酶的抑制因子灭活,从而间接使酶的活性得到充分发挥。例如,OH·能灭活α-蛋白酶的抑制因子,并同时引起蛋氨酸的氧化。

②脂质过氧化中间产物等作用

各种PUFA过氧化产物和磷脂混合物可使线粒体膜破裂,在内质网上形成斑点状病变,并逐步扩大和扩散到其他细胞器或质膜,可导致内质网破裂、崩解及有关膜上的酶失活,膜通透性改变,脂肪组织堆积,多核蛋白体消失,蛋白质合成能力降低或丧失,线粒体功能失调,质膜破裂,以致细胞发生坏死。

在脂质过氧化产物中,甲醛、乙醛等短链醛类对蛋白质的影响较大。高浓度时,这些短链的醛类可使蛋白质产生分子内和分子间的交联和多聚反应,产生惰性代谢产物,如脂褐质。其中,2-醛类和4-羟基醛类是高度活性物质,它们在低浓度的中性条件下即可与蛋白质反应,特别容易与带巯基的氨基酸或多肽结合,如还原性谷胱甘肽、半胱氨酸、辅酶A等。

许多脂质过氧化产物亦可直接影响酶的结构与活性。当细胞膜上的PUFA发生过氧化反应时,与其紧密结合或镶嵌在其内的酶活性也会受到影响。例如,四氯化碳对线粒体膜上酶活性的影响。巯基或氨基是许多酶的活性中心,丙二醛可与酶的巯基或氨基结合而使其活性受到抑制。例如,肝微粒体中的葡萄糖-6-磷酸酶的巯基和氨基因受到丙二醛的攻击而使该酶失活。

脂质过氧化物不仅可以导致蛋白质或酶的交联,还可引起结构上的断解。脂质过氧化物可在发生过氧化的脂质分子中蓄积,而后可与某些过渡金属(如Cu^{2+}和Fe^{2+})生成LO·和LOO·,某些自由基再引起附近的酶分子或结构蛋白的交联与断解。

自由基及其脂质过氧化物是导致变性蛋白产生的原因,酶分子结构的改变也可能导致一种催化错误反应过程的形成。

(3)对核酸和其他大分子的影响

自由基不仅可作用于脂质、蛋白质等生物大分子,而且还可作用于核酸和糖类(如脑脊液中多糖的裂解)等生物大分子,从而全面影响细胞的结构和功能。其中,以自由基对核酸的损伤最引人注目。

自由基引起的核酸氧化性损伤包括DNA主链的断解、单股DNA链的断解、交联碱基降解和氢键的断解等。所有核酸成分都可受到自由基的攻击,造成可逆或不可逆损伤。例如,当损伤发生在戊糖部位而引起DNA链断解时,DNA因不能修复损伤而导致突变。自由基攻击核酸的靶位点有腺嘌呤和鸟嘌呤的C-8,嘧啶的C-5和C-6双键等;诱发DNA突变的类型有碱基置换、脱嘌呤和DNA链断解等。8-羟基脱氧鸟嘌呤核苷(8-hydroxyde oxyugangosine, 8-oxo dG)已被证明是一种DNA损伤的生物标记物(biomarker)。

在电离辐射作用下可使水产生自由基(主要是OH·和O_2),这些自由基能够破坏脱氧鸟苷,攻击嘧啶碱基,损伤DNA模板,使细胞中DNA非周期性合成增强。非周期性合成即修复性合成,只有当DNA受到损伤后才发生,因此非周期性合成的出现就表明DNA已经受到损伤。研究结果还表明,凡能加强自由基积累的因素都能加剧DNA的损伤,凡能减少自由基积累的因素都能缓解或消除DNA的损伤。自由基及其脂质过氧化产物既能引起DNA交联,又能引起DNA单链断解。例如,在鼠伤寒沙门氏菌组氨基酸营养缺陷型菌株回复突变试验(Ames试验)、姊妹染色单体交换(SCE)试验等致突变试验中,均已证明自由基及其脂质过氧化产物具有致突变作用。

许多致癌物和促癌物也被发现与自由基及其脂质过氧化产物有关,例如致癌物苯并[a]芘经机体代谢后可产生多种自由基。

促癌作用强度与自由基产生强度之间存在着相关性。对许多促癌物质进行的试验研究证明:强度不同的促癌物,产生自由基的能力也不同,两者存在正相关性。例如,强促癌物佛波醇脂类(phorbol esters)的巴豆酯能促使多核白细胞产生 O_2,其原因可能是由于巴豆酯能抑制体内自由基的清除能力。

4. 污染物对机体自由基防卫系统的影响

在长期的进化过程中,生物体内形成了一整套抵御自由基损伤的防卫系统。其主要成员有SOD、CAT、GSH - Px 等酶分子,以及维生素 C、维生素 E、GSH、尿酸、组氨酸、半胱氨酸等非酶物质。一些污染物可损害有些自由基防卫系统,从而使自由基积累,氧化损伤作用加强。

(1)重金属

Pb^{2+} 对红细胞中的 CuZn - SOD 活性有明显的抑制作用。Cd^{2+} 可使心肌细胞 CuZn - SOD、GSH - Px 活性受到抑制,并且这种抑制作用与心肌细胞脂质过氧化的发生有密切关系。Cd^{2+} 还可引起巨噬细胞中 O_2 量的增加。一些研究提示,Cd^{2+} 可以通过抑制 SOD 活性,使机体自由基水平升高,诱发细胞的脂质过氧化,导致细胞损伤和有关系统的功能紊乱。Ni^{2+} 可以引起多种细胞的脂质过氧化,其机理也与其对机体的自由基清除系统如 SOD、CAT、GSH - Px 的抑制有关。许多重金属可与细胞内的 GSH 相互作用,根据其与 GSH 结合反应的不同,可将其分为以下两类。

①通过与 GSH 反应,将 GSH 氧化为 GSHG,并形成还原性金属,如 Cr^{6+}。

$$2[HCr_4]^- + 6GSH + nH^+ \rightleftharpoons 3GSHG + 2Cr^{3+} + nH_2O$$

②金属与 GSH 形成稳定的复合体,干扰 GSH 与 GSHG 之间的正常转化,从而影响细胞维持较高水平的 GSH。例如,Pb^{2+}、Cd^{2+}、Hg^{2+}、Ni^{2+}、Ag^{2+}、Cu^{2+}、Co^{2+} 等金属离子与 GSH 相互作用后,在 GSH 的巯基、氨基酸残基、羟基、γ - 谷氨酸中心或甘氨酸羟基等处形成金属 - 谷胱甘肽复合物。

(2)有机毒物

乙醇在肝脏中的代谢可伴随有 OH · 的产生,并进一步转换为乙醛。OH · 攻击乙醇可促使之生成乙醇自由基,后者可与肝脏内的 GSH 反应,使之氧化成 GSHG,进而引起细胞氧化性损伤。

还有许多有机毒物均可在体内代谢过程中产生自由基,引起细胞内 GSH 等自由基清除系统的大量消耗,甚至耗竭,从而引起细胞的氧化损伤。已经证实的这类化合物有多氯联苯、三氯甲烷、丙烯腈、苯乙烯、溴苯、硝基苯、四氯化碳、氯乙酰胺、三甲基胆蒽、三硝基甲苯、1,2 - 二溴乙烷和醋氨酚等。农药百草枯(paraquat)可在细胞微粒体 NADPH - 细胞色素 P - 450 还原酶的作用下生成 O_2 与百草枯自由基作用而产生毒性。

(3)有害气体与粉尘自由基

有害气体如 O_3、NO_x、SO_2、光气、香烟烟雾、汽车尾气、煤烟等所产生的肺毒作用也是由于形成高活性的自由基造成的氧气型肺损伤。O_3 可以通过 OH · 而引起生物膜的脂质氧化。NO_2 本身就是一种自由基。SiO_2 在体外遇水可生成 OH · 与 Si - O;在体内被肺巨噬细胞吞噬后可引起巨噬细胞内 H_2O_2、O_2 及 OH · 含量增高。其机理可能是通过以下反应而生成的。

$$Si-O + OH\cdot \longrightarrow SiOOH$$

$$SiOOH + H_2O \longrightarrow SiOOH + H_2O_2$$

$$Fe^{2+} + H_2O_2 \longrightarrow Fe^{3+} + OH^- + OH\cdot$$

$$Si + H_2O_2 \longrightarrow SiOH + OH \cdot$$

在上述反应中产生的自由基可与 SOD 等细胞内自由防卫系统作用,影响其活性,达到一定程度后便可导致肺泡细胞膜脂质过氧化物形成和细胞死亡。

三、DNA 损伤与基因突变

1. DNA 损伤与修复机制

毒性作用的机制还涉及细胞修复功能的失调,许多毒物都能导致生物大分子结构的改变。如果这些损伤不能得到及时修复,就会对生物体造成损害。哺乳动物细胞的巨大基因组很容易受到内源性和环境中 DNA 损伤因子的攻击。这就需要通过 DNA 修复途径切除和替换损伤的核苷酸,以对抗潜在的突变形成和细胞毒性事件。

(1)DNA 损伤

①碱基损伤

ⓐ碱基错配　烷化剂(alkylating agent)是对 DNA 和蛋白质都有强烈烷化作用的物质。烷化作用是指烷化剂提供甲基或乙基等烷基与 DNA 共价结合的过程。常见的烷化剂有烷基硫酸酯、*N*-亚硝基化合物、氮芥和硫芥等环状烷化剂和卤代亚硝基脲等。

烷化剂所致的甲基损伤表现为碱基错配。例如,乙基亚硝基脲(ENU, ethylnitrosourea)上的乙基可以与 DNA 共价结合。烷化的碱基可表现出同样的配对特性,像正常碱基一样;或者是不同的配对特性,主要取决于烷化的位置。通常在鸟嘌呤 7 位 N(N-7)上的烷化有正常配对特性,而在鸟嘌呤 6 位氧(O-6)上的烷化很容易与胸苷错配,引起 G:C-A:T 转换。

碱基错配不是烷化剂引起突变的唯一机制,有些烷化碱基可引起 DNA 二级结构的改变。例如,在 N-7 烷化鸟嘌呤上的烷基,它是由许多烷化剂形成的主要加成物,造成碱基与脱氧核糖连接的键不稳定,致使碱基丧失,使 DNA 留下了一个无嘌呤或无嘧啶的位点,通常称 AP 位点(apurinic or apyrimidinic site)。如果不正确的碱基插入 AP 位点,可引起突变,且大部分是颠换。

ⓑ平面大分子嵌入 DNA 链　化学致突变的关键是致突变物与 DNA 发生共价结合反应。然而有些化合物,如 9-氨基吖啶(9-aminoacridine)的致突变作用,其机制是插入 DNA 的碱基对中。在 DNA 复制时,由于吖啶分子是较为扁平的分子,能结合到 DNA 的分子上,掺入邻近的碱基对,使它们分开,造成 DNA 链歪斜,引起排列参差,产生两个重组子,一个碱基对增多,一个碱基对减少,即造成碱基对的缺失或额外碱基对的插入。故 9-氨基吖啶是一种译码突变物。

ⓒ碱基类似取代物　有些化学物质的结构与碱基非常相似,称为碱基类似物。它们在细胞周期的 DNA 合成期(S 期)中,能与正常的碱基竞争,取代其位置。取代后碱基类似物常造成错误配对,即发生碱基置换。常见的例子是 5-溴脱氧尿嘧啶核苷(5-bromodeoxyuridine, BrdU)取代胸腺嘧啶,2-氨基嘌呤(2-AP)取代鸟嘌呤。

ⓓ碱基化学结构的改变或破坏　有些化学物质可对碱基产生氧化作用,从而改变或破坏碱基的化学结构,有时还引起链的断裂。它们主要改变核酸中核苷酸的化学组成,其作用与 DNA 复制无关。例如,亚硝酸盐能使腺嘌呤和胞嘧啶氧化脱氨,相应生成次黄嘌呤和尿嘧啶;羟基能使胞嘧啶 C-6 位上的氨基变为羟氨基。上述改变将造成碱基置换。破坏碱基化学结构还有另一机制,如甲醛,可在机体内形成有机过氧化物或自由基来破坏腺嘌呤碱,最终导致 DNA 链断裂。

②DNA 链损伤

ⓐ二聚体的形成　细胞或机体受到紫外线刺激,会使 DNA 发生化学变化,其主要产生环丁烷嘧啶二聚体和光产物(4-6-photoproduct)。这些损伤可阻止 DNA 的复制,引起细胞死亡。

紫外线和许多化学物质致突变作用表明致突变作用作为细胞过程的复杂性,不仅涉及已改变碱基的配对特异性,而且还涉及与复制和修复有关的细胞作用机制。例如,辐射的致突变作用有:使连接 A—T、C—G 之间的氢键断裂;DNA 分子的一个或两个键中的糖-磷酸基之间断裂;DNA 同一条链上,相邻的嘧啶形成二聚体;水的电离,可产生自由基,也可引起突变。此外,辐射可造成 DNA 双链断裂或单链断裂,从而引起缺失、倒位、易位,甚至碱基破坏,情况比较复杂。

ⓑDNA 加合物形成　DNA 加合物的形成是活性化学物质与细胞大分子之间通过共价键形成的稳定复合物,通常很难用一般的化学或生物学的方法使其分离。例如,烷化的 DNA 加合物,O-6-甲基脱氧鸟苷,可引起碱基置换,*N*-乙酰基-*N*-α 乙酰氨基芴的 C-8-鸟嘌呤加合物可引起移码突变。

此外,DNA 加合物的形成可活化癌基因,影响调节基因和抑癌基因的表达。

ⓒDNA-蛋白质交联物(DPC, DNA-protein crosslinks)的形成　DNA-蛋白质交联物是致突变物对生物大分子的一种重要的遗传损坏,也是一种稳定的共价键结合物。已知许多外源化合物,如烷化剂、苯并[a]芘、砷化合物、醛类化合物如甲醛及一些重金属如镍、铬等,均可引起 DNA-蛋白质交联,虽然不同的化学物质引起的 DNA-蛋白质交联物的交联有所不同,但 DPC 一旦形成,必将对 DNA 的构象与功能产生严重的影响。其原因是核蛋白与 DNA 交联,核蛋白作为维持 DNA 构象稳定的重要成分,并参与 DNA 的复制与转录的调控,故 DPC 的出现将造成突变的发生。

(2)DNA 的修复

DNA 损伤对细胞的危害是不言而喻的。但细胞有一系列 DNA 修复(DNA repairing)机制。它们构成对 DNA 损伤危害的防卫机制,这些机制的获得性或遗传性缺陷使细胞基因突变和恶化转化率升高。各种类型的 DNA 修复系统在细菌至人类细胞都存在,其机制在很大程度上都是相同的。DNA 的损伤和修复是 DNA 复制过程中同时存在的两个过程。尽管细胞核容易与亲电子自由基发生反应,但 DNA 是相对稳定的。其原因是 DNA 是有多种修复损伤的功能。DNA 修复是针对已发生缺陷的 DNA 实施的补救机制,主要有光修复(light repairing)、切除修复(excission repairing)、重组修复(recombination repairing)和 SOS 修复(SOS repairing)等。

①光修复

光修复是通过光修复酶(photolyase)催化完成的,仅需 300~600nm 波长的辐射即可活化,普遍存在于各种生物,人体细胞中也有发现。通过此酶作用可使嘧啶二聚体分解为原来的分离状态,使 DNA 完全恢复正常(见图 5-1)。

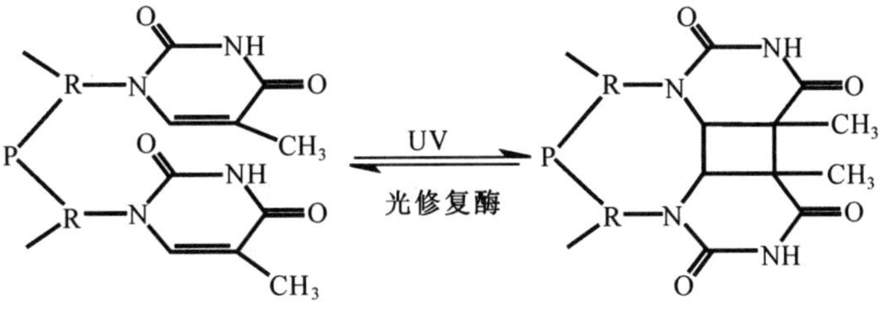

UV
光修复酶

图 5-1　嘧啶二聚体的形成与解聚

②切除修复

切除修复是细胞内最重要的修复机制,主要由 DNA 聚合酶Ⅰ和连接酶进行修复。至于 DNA

损伤部位是如何去除的,原核生物和真核生物需要不同的酶系统。原核生物 DNA 损伤的研究,早期以紫外线照射来建立损伤模型,并因此发现了与紫外线损伤及修复有关的一些基因,称为 *uvr A*、*uvr B* 和 *uvr C*。现已清楚其产物。uvr A、uvr B 是辨认及结合 DNA 损伤部位的蛋白质;uvr C 有切除作用,可能还需要有解旋酶的协助,才能把损伤部位切除。

在人类,早就发现一种称作"着色性干皮病"(XP, xeroderma pigmentosis)的遗传性疾病,其发病机制与 DNA 损伤修复后存在缺陷有关。现也发现一套与 XP 病有关的基因,分别命名为 *xpA*、*xpB*、*xpC*、*xpF*、*xpG* 等。这些基因表达的产物分别具有结合损伤 DNA、解旋酶、核酸酶的活性。从这些蛋白质氨基酸序列分析来看,与原核生物的 uvr 类蛋白有相当多的同源序列。目前认为,XP 类蛋白在切除修复过程中共同参与,起辨认和切除损伤 DNA 部位的作用。切除后留下的空隙,则由 DNA－pol δ(DNA 聚合酶 δ)及 DNA－pol ε(DNA 聚合酶 ε)加以修复。XP 病人正是因为 *xp* 类基因有缺陷,在接触紫外线后,由于 DNA 损伤修复过程的缺陷而致病,这类病人发生皮肤癌的机会要比正常人高得多。

③重组修复

当 DNA 损伤面积较大,还来不及修复完善就进行复制时,损伤部位因无模板引导,复制出来的新子链就会出现缺口,这时就靠重组蛋白 recA 的核酸酶活性将另一股健康的母链与缺口部分进行交换,以填补缺口。*recA* 是 E. *coli* 中与重组有关的一系列基因之一。重组基因除 *recA* 外,还有 *recB*、*recC* 等。所谓健康母链,是指同一细胞内已完成复制的链,或可来自亲代的一股 DNA 链。损伤链移到已完成复制的链上,如果损伤又只发生在双链 DNA 的一股单链上,则下一轮的复制损伤就只占到 DNA 的 1/4,不断复制后,其比例就越来越低,称为把损伤链"稀释"掉。

④SOS 修复

细胞采取 SOS 这一修复方式是由于 DNA 损伤广泛以致难以继续复制,由此诱发一系列复杂反应。参与这一反应的除了前述的切除修复基因 *uvr* 类、重组修复基因 *rec* 类的产物外,还有调控蛋白 lexA 等。如,E. *coli* 的 DNA 聚合酶Ⅱ就是参加这一修复反应的。所有这些基因,组成一个称为调节子(regulon)的网络式调控系统。这一网络引致的反应特异性低,对碱基识别、选择能力差。通过 SOS 修复,复制如能继续进行,细胞是可以存活的。然而,DNA 保留的错误会较多,引起较广泛、长期的突变。SOS 修复网络辖下的基因,一般情况下都是不活跃、不表达的,只有在紧急情况下才被整体地动员。用细菌研究还证实,不少能诱发 SOS 修复机制的化学药物,都是哺乳动物的致癌剂。对 SOS 修复与突变、癌症的关系,是肿瘤学上研究的热点课题之一。

现将 DNA 修复机制总结如下(见表 5－6)。

表 5－6　四种 DNA 修复机制总结

光　修　复	切除修复	重组修复	SOS 修复
针对紫外线诱导产生的嘧啶二聚体的特异性的修复系统,在可见光的存在下,由酶的活动打开二聚体变成单体	损伤 DNA 被切除,裂隙处重新合成新序列	仅仅发生于 DNA 复制时,涉及酶合成	目前仅存在于原核生物,如细菌,与人类 DNA 修复无关

续表

光 修 复	切除修复	重组修复	SOS 修复
普遍存在于各种生物，人体细胞中也有发现	修复中有许多酶参与，包括损伤部位识别外切酶、内切酶、连接酶等	与人类 DNA 修复有关	在正常条件不存在
与化学损伤没有关系	与人类 DNA 修复有关；涉及各种 DNA 损伤，如碱基改变、大损伤及 DNA 交联	修复时涉及损伤造成复制裂隙，如碱基改变或大型单链损伤，可能与重组有关	当 DNA 损伤不能被正常切除修复或重组修复时诱导出来，常引起受累细胞错误修复

2. 基因突变机制

基因是遗传信息的储藏、传递与实现单位。基因的主要信息内容包含在其核苷酸碱基的线性序列中，由于核苷酸的增加或缺失，或在 DNA 复制或修复过程中一种核苷酸和另一种核苷酸的替换，都可导致 DNA 序列的改变，任何一种引起单个基因功能改变的上述分子变化称为基因突变。简言之，基因突变是指基因在结构上发生了碱基对组成和排列顺序的改变。这种改变可发生于生殖细胞或体细胞。发生在生殖细胞的突变可以遗传给下一代，发生于体细胞的突变可以遗传给该细胞有丝分裂而产生的子代细胞。

携带突变的生物个体或群体（或株系）称为突变体（mutant）。正是由于突变体中 DNA 碱基序列的变化，因而产生了突变体的表型。突变点可能在基因内，该基因就称为突变基因（mutant gene）。没有发生突变的基因称为野生型基因（wild type gene）。基因突变有以下几种类型。

（1）单点突变和多点突变

按照 DNA 碱基序列改变的多少可分为：单点突变（single - point mutation or point mutation）即只有一个碱基对发生突变；多点突变（multiple point mutation or multiple mutation），即两个或两个以上的碱基对发生改变。点突变可以是碱基替代（base substitution）、碱基插入（base insertion）或碱基缺失（base deletion）。单点突变通常称为点突变（point mutation）。但值得注意的是，点突变这个术语在分子遗传学中常常指碱基替代。碱基替代可以分为两类：一类叫转换（transition），即嘌呤到嘌呤或嘧啶到嘧啶的变化；另一类叫颠换（transvertion），即嘌呤到嘧啶或嘧啶到嘌呤的变化。点突变的重要特征之一是它具有很高的回复突变率。

（2）移码突变

移码突变（frameshift mutation）是指 DNA 分子中插入或缺失一个或两个碱基后引起其后整个阅读框架的改变。扁平的碱基染料分子的嵌合也常引起移码突变。移码突变不但改变了产物等的氨基酸组成，而且可能使氨基酸的合成过早地终止。如果移码突变发生在必需氨基酸上，则发生此类突变的细胞或早期发育阶段的生物个体常常是致死性的。如果插入或缺失三个碱基，则阅读框架不变，其产物常常有活性或部分有活性。近年来在人体中发现了一类新的 DNA 序列改变，称为三核苷酸重复（trinucleotide repeats）或三联体重复（triplet repeats），即一特定的三联核苷酸（如 CTG/CTG/CTG/CTG）重复数目超过正常数目。目前已知 10 余种遗传疾病有三联体重复，如强直性肌营养不良症、亨廷顿（Huntington's）病、脆性 X 综合征等。如 CCG 三联体核苷酸，在正常 *FMR* - 1 基因中重复 6 ~ 54 次，而在有脆性 X 综合征的人体中可扩展到 50 ~ 1 500 个拷贝。这类不稳定的 DNA 序列的基本突变方式是重复序列拷贝数的改变。重复序列的拷贝数越

多，其子代发生进一步突变的危险性就越大。

（3）大段损伤

大段损伤也称 DNA 重排（DNA rearrangements），是指 DNA 序列上有较长的一段序列重排，包括大段（一个碱基以至数千个碱基）的插入、缺失、取代、放大、复制和倒位。这种损伤有时会波及两个甚至数个基因。按严格定义，基因突变是一个基因范围内的损伤导致的改变。当损伤足够大时，例如超过 10^4 碱基对以上时，就介于基因突变与染色体突变之间的不明确的过渡范围。目前，发现引起遗传后的 DNA 重排，以缺失为最常见。因缺失的片段远远小于光学显微镜所见的染色体缺失，故又称小缺失（small deletion）。它往往是 DNA 链断裂后重接的结果，有时在减数分裂过程中发生错误联会和不等交换也可造成小缺失。

（4）同义、错义与无义突变

从对遗传信息的改变或从突变发生的效应来看，点突变中碱基替代可以进一步分为同义突变（synonymous mutation）、错义突变（missense mutation）与无义突变（nonsense mutation）。同义突变是指没有改变基因产物氨基酸序列的突变，显然这与密码子的简并性有关。错义突变是指碱基序列的改变引起了基因产物氨基酸序列的改变。有些错义突变严重影响到蛋白质的活性甚至使其完全失活，从而影响了表型。如果该基因是必需基因，则该突变为致死突变（lethal mutation）。也有不少错义突变的产物仍有部分活性，使表型介于完全的突变型和野生型之间的某种中间类型，这样的突变又称为渗漏突变（leaky mutation）。有一些错义突变不影响或基本不影响蛋白质的活性，不表现出明显的性状变化，这种突变常被称为中性突变（neutral mutation）。中性突变与同义突变常被统称为无声突变或沉默突变（silent mutation）。无义突变是指某个碱基的改变使代表某个氨基酸的密码子变为蛋白质合成的终止密码子，导致多肽链在成熟之前须终止合成的一类突变，如琥珀突变（anber mutation）中赖氨酸的密码子 AAG 突变为终止密码子 TAG（即 UAG）。无义突变还可以由其他各种突变产生，如移码突变、插入突变和缺失突变都能造成无义突变。无义突变使肽链合成过早终止，因此也称为链终止突变（chain terminal mutation），其蛋白产物一般是没有活性的。但是，由点突变中的碱基替代突变产生的无义突变，如果发生在靠近 3′末端处，它所产生的多肽链常有一定的活性。这样用野生型基因产物的抗体作免疫学反应就可以鉴定这些不完全多肽链的存在，这种方法在无表型性状可利用时显得更为重要。如果终止密码子因突变而变为氨基酸编码时，结果会产生肽链过长的现象，称为延长突变（elongation mutation）。

（5）正向突变和回复突变

从突变的效应看是背离还是返回到野生型，可以分为正向突变（forward mutation）和回复突变（back mutation 或 reverse mutation）。正向突变是指改变了野生型性状的突变。突变体所失去的野生型性状可以通过第二次突变恢复，这种第二次突变就叫回复突变。真正的原位恢复突变很少（也就是恢复到野生型的 DNA 序列），而大多数是第二点的突变。原来的突变基因座仍然存在，而它的表型效应被基因组第二位点的突变所抑制，因而又称为抑制突变（suppressor mutation）。抑制突变可以发生在正向突变的基因（即同一基因的不同部位）之中，称为基因内抑制突变（intragenic suppressor mutation）；也可发生在其他基因（即两次突变发生在不同的基因）之中，称为基因间抑制突变（intergenic suppressor mutation）。根据野生表型恢复作用的性质还可以分为直接抑制突变（direct suppressor mutation）和间接抑制突变（indirect suppressor mutation）。直接抑制突变是指通过恢复或部分恢复突变体原来的突变基因（即野生型基因）蛋白质产物的功能而使表型恢复到野生型状态。所有基因内抑制突变的作用都是直接的，一些改变翻译性质的基因间抑制突变的作用也是直接的。间接抑制突变不恢复正向突变基因蛋白的功能,而是通过其他蛋白质的性状或表达水平来补偿原来造成的缺陷,从而使野生表型得以恢复。

(6)不以 DNA 为靶的间接突变

化学物质的间接致突变可能是通过对纺锤体作用或干扰与 DNA 合成和修复有关的酶系统。

①纺锤体抑制。一些化学物质能作用于纺锤体、中心粒或其他核内细胞器,从而干扰有丝分裂过程。诱发这种作用的物质称为有丝分裂毒物,又称干扰剂。无论纺锤体是部分或完全受抑制,都称为有丝分裂效应。完全抑制时细胞分裂完全抑制,细胞停滞于分裂中期。秋水仙碱是典型的引起细胞分裂完全抑制的物质,因此这种效应又称秋水仙碱效应或 C－有丝分裂。有些干扰剂仅使细胞群体的有丝分裂数减少,被称为抗有丝分裂剂。

②对酶促过程的作用。对 DNA 合成和复制有关的酶系统作用也可间接影响遗传物质。例如,一些氨基酸类似物可使与 DNA 合成有关的酶系统遭受破坏从而诱发突变,脱氧核糖核苷三磷酸在 DNA 合成时的不平衡也可诱发突变。再有,铍和锰除可直接与 DNA 相互作用外,还可与酶促防错修复系统相作用而产生突变。

四、致癌的分子机制

多数致癌物具有遗传毒性,它们有一共同的特点,即皆为亲电子剂,即分子结构中有正碳原子等亲电子基团的一类化合物。而细胞中的大分子化合物都具有亲核基团,即富含电子的部位,易与细胞大分子的亲核中心共价结合。DNA、RNA 和蛋白质等大分子化合物的亲核基团就是致癌物的结合位置。除外源化合物外,其他致癌的因素也有许多,有物理因素,如辐射、创伤等;生物因素,如病毒等。目前,已证实有许多环境有害因素与肿瘤有关。

1. DNA 加合物的形成与致癌

化学致癌机制可以分为两大类:一是造成 DNA 损伤而引发肿瘤的遗传毒理机制,另一是对 DNA 以外的靶分子作用的非遗传毒理机制。遗传毒性致癌机制主要是与 DAN 发生作用,其结果是 DNA 加合物的形成。当然,DNA 加合物的形成并不一定导致肿瘤,其后果取决于加合物在 DNA 链上的位置和加合物的性质。例如,化学致癌物在生物转化酶系统的作用下,经代谢活化,产生有致癌活性的终致癌物,即含有亲电子结构基团的化合物,它能与细胞靶分子——生物大分子,如 DNA、RNA 以及蛋白质的亲核基团,DNA 中的 N－7－,C－8－鸟嘌呤,N－3－,N－1－,N－7－腺嘌呤,O－2－,O－4－,N－3－胸腺嘧啶,发生共价结合,形成的加合物使这些生物大分子烷基化,导致 DNA 突变。突变的结局有多种,其中部分可向恶性转化,即产生肿瘤。因此,可以确定 DNA 损伤与肿瘤的发生是密切相关的,但并不是有 DNA 损伤即一定产生肿瘤。也就是说,形成突变仅是化学致癌作用机制的一部分。

一般认为,化学致癌物诱导生成 DNA 加合物的数量与致癌性密切相关,故 DNA 加合物可以作为人类接触环境致癌物的标志。例如,在人体接触环境致癌物黄曲霉毒素 B_1、多环芳烃以及 *N*－亚硝胺化合物等时,在细胞和体液中可检测出致癌物或其代谢产物与 DNA 或蛋白质共价结合的加合物。

2. DNA 修复与化学致癌

化学致癌物对机体内 DNA 损伤的方式是多种多样的。同时机体对 DNA 损伤相应也建立了多种形式的修复机制,即有多种酶持续地监视着基因组的完整性,并十分有效和精确地修复各类损伤。修复的目的是将受损的部分去掉,再补上被除去部分的空缺。DNA 修复有两种后果:一种是正确修复,使机体内受损的 DNA 完全恢复原有的结构和功能;另一种是错误修复,指经修复后的 DNA 部分仍可能在结构和功能上有缺陷。通常，经错误修复的细胞，尽管能够生存并保留了部分功能，但其代价是出现突变。

化学致癌机制与致突变有关。突变的出现不只是损伤—突变的模式，而是损伤—修复—突变模式，即 DNA 损伤能够修复，突变就不会发生；如果修复错误或未经修复，DNA 复制后，即可出现突变。所以，化学致癌作用在一定程度上与 DNA 修复有关。

3. 癌基因、原癌基因与抑癌基因

随着现代分子生物技术的发展，研究人员发现了癌基因。这是肿瘤研究领域的一次革命。因为癌基因与抑癌基因的发现为阐明肿瘤的发生机制、肿瘤的治疗以及抗肿瘤药物的研发提供了科学依据。

（1）癌基因与原癌基因

癌基因（oncogene）是指一类在自然或实验条件下具有诱发恶性转化的潜在基因，它们是化学致癌物的主要靶分子，在细胞癌变过程中起着关键作用。癌基因实际上是一类被激活的基因，所指导合成的蛋白质能够促成细胞恶性表现型的形成。原癌基因（proto - oncogene）是指体内正常细胞所具有的能致癌的遗传信息。正常情况下它呈静止状态，对细胞无害，却有着重要的生物学功能。原癌基因在进化过程中高度保守，它们在细胞中行使正常的生物学功能，对细胞增殖、分化和信息传递的调控起着重要作用。当发生突变、缺失、病毒整合、染色体易位、基因扩增或促长剂插入时，原癌基因发生改变，失去正常的调控细胞生长和分化功能，使细胞发生恶性转化。发生恶性转化的原癌基因即是癌基因。只有化学、物理或生物等致癌因素作用于细胞后，引起原癌基因突变使之激活，转变成癌基因后才会导致细胞癌变。

（2）抑癌基因

抑癌基因（anti - oncogene）是正常细胞分裂生长的负性调节因子，其编码的蛋白质能够降低或抑制细胞分裂活性，又称为肿瘤抑制基因（tumor suppressor gene）、肿瘤易感基因（tumor susceptibility gene）。这类基因对细胞生长、增殖和分化起负调节作用，即抑癌作用。它的发现是肿瘤分子生物学及癌变机制的又一重大进展。

癌基因是一大类基因族，通常以原癌基因的形式普遍存在于正常机体基因内。原癌基因在生物进化过程中高度稳定。原癌基因编码的蛋白质多是对正常细胞生长很重要的生长因子和生长因子受体、重要的信号传递蛋白及调节蛋白等，因此它们的存在不仅对细胞无害，而且在控制细胞生长和分化过程中起重要作用。

只有在受到化学致癌物作用或其他致癌因素作用后，发生点突变、DNA 重排、外源或内源启动子顺序插入、基因扩增，原癌基因被激活为 β 活性形式的癌基因时，才引起细胞发生癌变。癌基因的激活表达是许多肿瘤细胞发生发展的重要步骤。而抑癌基因，正常时可抑制肿瘤细胞的肿瘤性状的表达。只有当它自身不能表达或其基因产物去活化才允许肿瘤性状的表达。所以，正常细胞转化为肿瘤细胞最少涉及两类基因的遗传学改变，即原癌基因和抑癌基因的改变。

4. 基因表达调控异常与肿瘤发生

癌细胞染色体的数量与质量的变化是其特征之一，癌基因与抑癌基因的研究为癌症发生与遗传物质的密切关系充实了证据。随着研究的深入，必然涉及基因调控问题。基因表达调控是包括基因组、转录、转录后、翻译及翻译后等在内的一个复杂的调控过程。肿瘤发病机制学说中有两大学派：一是基因说，即癌变是由于基因的改变；二是基因外学说，即基因表达调控失常，基因本身不一定改变。随着研究的广泛和深入，两大学派已在癌基因发病的理论中走向了统一，癌症的发生由多层次上的异常所致，仅从单一方面去认识与解释将是局限的。

5. 非遗传毒性致癌机制

传统上将致癌过程中致癌因素对于 DNA 所引起的一系列启动作用列为遗传机制，而对于 DNA 外靶分子所起的作用称为非遗传毒性致癌机制，或称非突变学说。非遗传毒性致癌机制的证据是一部分致癌物质用目前已有的致突变试剂不能检验出其致突变性，常见的非遗传毒性致癌物有石棉、激素、多氯联苯以及 TCDD（四氯二苯对二噁英）等。关于非遗传毒性致癌机制涉及的因素很多，目前研究得比较充分的主要有：细胞间隙连接通讯（GJIC，gap junction intracellular communication）、信号转导系统、纺锤丝系统、DNA 修复系统以及基因表达调控系统等。它们在不同方面程度不同地参与了多阶段的致癌过程。虽然对于非遗传毒性致癌机制的了解远不如遗传毒性致癌机制，但是对于某些致癌因素，这些非遗传毒性致癌机制对于它们所诱导的致癌过程所起的关键作用是不容忽视的。

第三节　化学物质的结构与毒性的关系

各种化学物质的毒性与其结构密切相关，同一类化合物，由于结构包括取代基不同，其毒性差异很大。化学物质的理化性质，如溶解度、旋光度、电子密度分布等也影响着其毒性。

一、官能团与毒性的关系

1. 烃类化合物及其烃基

烃类化合物大部分溶于脂肪而难溶于水。一种化合物中凡含有烃基结构者均可增高其脂溶性，因而渗透力增高，毒性也相应的增强。烃基结构可增加毒物分子的空间阻位，从而影响其性质。如乙酰胆碱（Ach）在体内容易被水解，作用时间较短，但乙酰甲（基）胆碱水解较慢，作用时间也较长。

$$\underset{\text{（乙酰胆碱）}}{CH_3COOCH_2CH_2—N^+(CH_3)_3OH^-} \longrightarrow \underset{\text{（乙酰甲胆碱）}}{CH_3COOCH(CH_3)—CH_2—N^+(CH_3)_3OH^-}$$

烃基的改变，可能导致有拮抗作用的化合物产生。如蛋氨酸（甲硫氨酸）变成乙硫氨酸时，就成为蛋氨酸的拮抗物。

$$\underset{\text{（甲硫氨酸）}}{CH_3—SCH_2CH_2CH(NH_2)COOH} \longrightarrow \underset{\text{（乙硫氨酸）}}{C_2H_5—SCH_2CH_2CH(NH_2)COOH}$$

2. 卤素

卤素元素具有强烈的吸电子效应，结构中增加卤素就会使分子的极化程度增加，更易与酶系统结合，使毒性升高。如卤化烃的麻醉作用，按其作用强弱，依次为 CH_4、CH_3Cl、CH_2Cl_2、$CHCl_3$。

3. 羟基

芳香族化合物中引入羟基后极性增高而毒性也随之增加。如苯环中引入一个羟基就成为苯酚，苯酚具有酸性，易与蛋白质中的碱性基团作用。因此，苯酚与蛋白质之间有着较强的亲和力，使毒性增高。多羟基芳香族化合物的毒性更高。

4. 巯基

巯基的特点：①硫的电负性为 2.5，低于氧（3.5），氢键具有较弱的极性，故硫醇化合物的水溶性较相应的醇化合物低，脂溶性增高，因而比醇化合物更易渗入组织；②易与多种金属离子生成硫醇盐；③易与带双键的化合物进行加成反应，故化学活性很高；④易氧化生成二硫化合物，可干扰蛋白质中半胱氨酸与胱氨酸之间的氧化还原作用。

5. 醚键

醚的通式为 R—O—R′，氧的未共用电子对（$R—\ddot{\underset{..}{O}}—R'$）有吸引氢离子的倾向，所以具有亲水性。醚中的烃基是拒水而亲脂的，故醚介于水油二相之间。醚具有定向排列的性质，氧有亲水性而烃基有亲油脂性，易渗入到组织中去。

6. 酸基与酯基

酸基一般指羧基（—COOH）及磺酸基（$—SO_3H$），当引入化合物后，可使其理化性质发生很大的变化。水溶性及离解度增加，而脂溶性降低，难以在体内渗入到组织中去，从而使毒性降低。如苯甲酸的毒性较苯低，人工合成的染料中引入磺酸基也可以降低其毒性。

酸经酯化后，可使其离解度降低，脂溶性增高，吸收率较相应的酸高，毒性也增大。

7. 酰胺

蛋白质的肽键为酰胺结构。凡具有酰胺结构的化学物质，易与蛋白质的酰胺键生成氢键，容易与靶分子结合。酰胺在体内受酶的作用，可水解为相应的酸和胺。因此，也具有这些水解产物的毒性作用。酰胺水解缓慢，故作用也较缓和。

8. 醛和酮

醛和酮的化学性质很活泼，易与体内多种化学结构的物质产生反应，如可与氨基化合物缩合，与巯基化合物加成等。醛的活性一般大于酮，由于正诱导效应的降低及位阻的增加，其生物活性随碳原子数的增加而递减。如甲醛对大鼠口服的 LD_{50} 为 500 mg/kg，而丙醛则为 1 410 mg/kg。甲醛可使蛋白变性，毒性很大。α、β-不饱和酮易产生加成反应，所以毒性更大。醛可以在体内还原为醇，同时表现出相应醇的毒理作用，如水合氯醛及其代谢产物三氯乙醇都有中枢抑制作用。酮和羧酸都带有羰基，所以性质相近。

9. 胺

胺很容易与体内的酶作用，因胺具有碱性，故易与核酸或蛋白质的酸性基团反应。胺在体内可形成 NH^{4+}，对组织中带负电荷的部位产生强吸引力。氮原子上的未共用电子对又能产生氢键作用，所以胺能强烈地干扰体内代谢。按毒性大小依次为：伯胺、仲胺和叔胺。

二、电负性基团与毒性的关系

带有负电荷的基团，如硝基（$—NO_2$）、砜基（$—SO_2R$）、氰基（—CN）、酯基（—COOR）、酰胺基（$—CONR_2$）、酮基（—COR）、醛基（—CHO）、三氟甲基（$—CF_3$）、三氯甲基（$—CCl_3$）、乙烯基（$—CH═CH_2$）、乙炔基（—C≡CH）、苯基（$—C_6H_5$）等，均可与机体中带正电荷的基团相互吸引，使其毒性增加。因为一个原子如果连接多个电负性基团，由于受电子吸引的影响，会使电子云的密度显著降低，在分子中形成“正电中心”（又称生物活性中心），该中心与组织中带负电荷的部位相互吸引，并与其负电荷部位牢固地结合而产生毒性作用。故可根据“正电中心”的电性强度，推测该化合物与带负电荷部位结合的稳定度及其毒性大小。

三、亲电物及亲核物与毒性的关系

亲电物是指含有一个缺电子原子（带部分或全部正电荷）的分子，这使其能够通过与亲核物中的富电子原子共享电子对而发生反应。亲电物的形成涉及许多化学物质的增毒作用，这样的反应物常常通过插入一个氧原子而产生，该氧原子从其附着的原子中抽取一个电子，使其具有亲电性。醛、酮、环氧化物、芳烃氧化物、亚砜类、亚硝基化合物、磷酸盐和酰基卤类的形成就是如此。另一种情况是共轭双键的形成，它通过氧的去电子作用而被极化，使得双键之一发生电子缺失（即为亲电子的），这种情况发生于α,β－不饱和醛或酮以及醌和醌亚胺（quinoneimines）形成时，许多这些亲电子物的形成是由P－450催化的；而阳离子亲电物的形成是键异裂的结果。例如，甲基替代的芳香族化合物如7,12－二甲基苯蒽以及芳香胺（酰胺）如2－乙酰氨基芴分别被羟化为苄基醇和N－羟基芳胺（酰胺）。这些物质一般被磺基转移酶所酯化。这些酯类的C—O键或N—O键的异裂分别导致硫氰酸盐阴离子以及苄基碳鎓离子和芳基氮鎓离子的共同形成。由无机化学物质形成亲电毒物的实例有：金属汞氧化为Hg^{2+}、CrO_4^{2-}还原为Cr^{3+}以及$AsO_4{}^{3-}$还原为AsO_3^{2-}/As^{3+}。

亲核物的形成是毒物活化作用较少见的一种机制。例如，苦杏仁经肠道细菌β－糖苷酶的催化形成氰化物；丙烯腈环氧化随后和谷胱甘肽结合后形成氰化物；以及硝普钠（sodium mitroprusside）经巯基诱导降解后形成氰化物；CO是二卤甲烷经过氧化脱卤的有毒代谢产物；一种强亲核物和还原剂硒化氢是由亚硒酸钠与谷胱甘肽或其他巯基反应形成的。

四、旋光异构与毒性的关系

化学物质的理化性质相同，而其旋光异构体之间的活性（毒性）往往差别很大。体内的酶对于旋光异构体有高度的特异性。当化学物质有旋光异构体时，酶只能作用于一种光学异构体。因为酶与毒物作用时，至少必须通过3个点结合，才能形成稳定的结合。所以化学物质的光学异构体可表现出明显的毒性差异。

两个不同的旋光异构体与体内其他光学活性化合物结合时，生成两个非对映异构体。它们渗透细胞膜的程度、在组织内的分布及代谢速度均不相同。

一般说来，左旋异构体对机体的作用较强，如左旋吗啡有强烈的生理活性，而右旋体则往往没有作用。但也有例外情况，如右旋和左旋尼古丁对大鼠的毒性相等；右旋尼古丁对豚鼠的毒性较左旋体大2.5倍。

五、多环结构与毒性的关系

多环结构与毒性的关系主要表现在其致癌性方面。

1. 稠环芳烃中的苯环数与致癌性的关系

苯无致癌性，具有2个苯稠环（萘）和3个苯稠环（蒽、菲）的芳烃无致癌性，具有4个苯环的稠环芳烃中，苯并菲和苯并蒽具有弱的致癌性；具有5个苯环的稠环芳烃中，其中5个具有致癌性，苯并[a]芘为强致癌物；具有6个苯环的稠环芳烃中，在9个二苯芘的异构体中，有的有致癌性，有的结构未见有致癌性；具有7个或更多的苯环的稠环芳烃中，目前研究得还不多，且为阴性。一般认为，稠环芳烃致癌物的结构上的K（krebs，肿瘤）区可与细胞的敏感部分（蛋白质、核酸）结合，L区也可与敏感部分结合，而非致癌物仅L区可以同细胞的敏感成分结合。研究证明，K区的p电子云密度与稠环芳烃的致癌性有关，但也有例外。如图5－2所示。

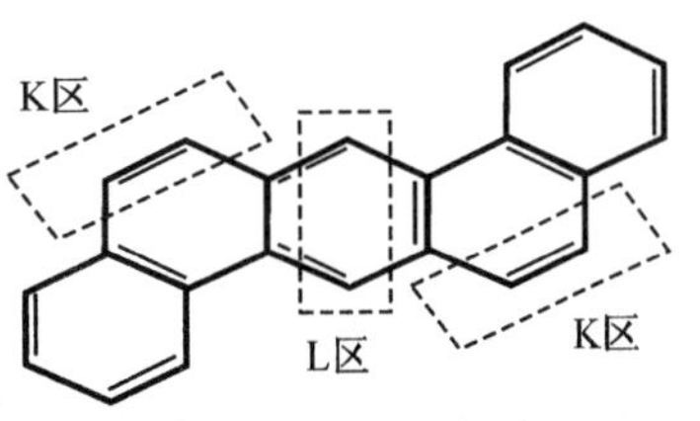

图5－2 稠环芳烃的K区和L区

（1）三环以下的芳烃如苯、奈、蒽等无致癌作用。如图5－3所示。

（2）四环化合物中，3,4－苯并菲有致癌作用，1,2－苯并蒽的致癌性较弱。其他的如苯并萘、芘与1,2,3,4－二苯并萘均无致癌作用。如图5－4所示。

第五章 化学物质的毒理机制

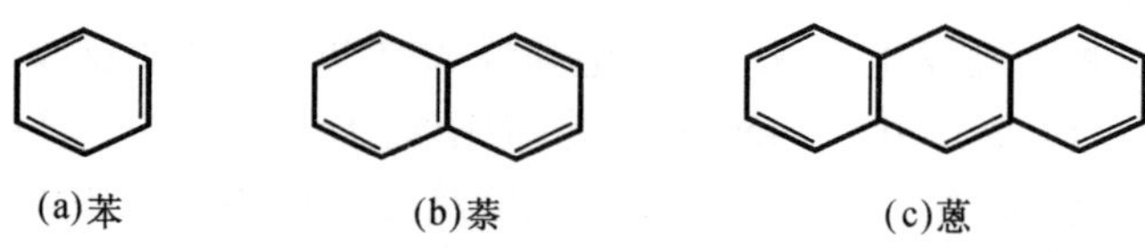

图 5-3 苯、萘、蒽的结构式

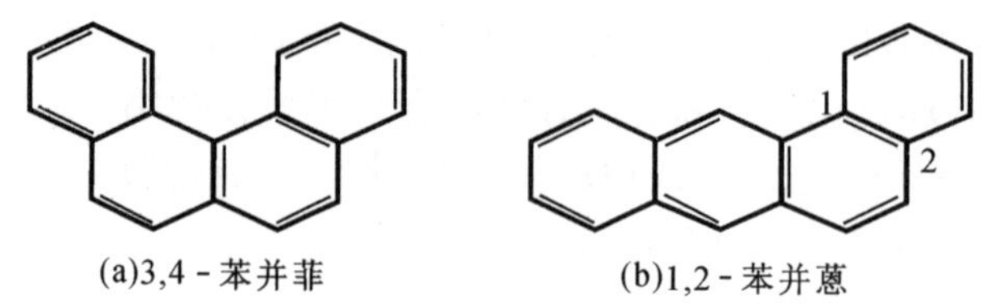

图 5-4 苯并菲、苯并蒽的结构式

(3)五环化合物中,3,4-苯并芘有显著的致癌作用,1,2,5,6-二苯并蒽的致癌作用较强,3,4,9,10-二苯并菲、1,2,3,4-二苯并菲及1,2,7,8-二苯并蒽均有致癌作用。如图5-5所示。

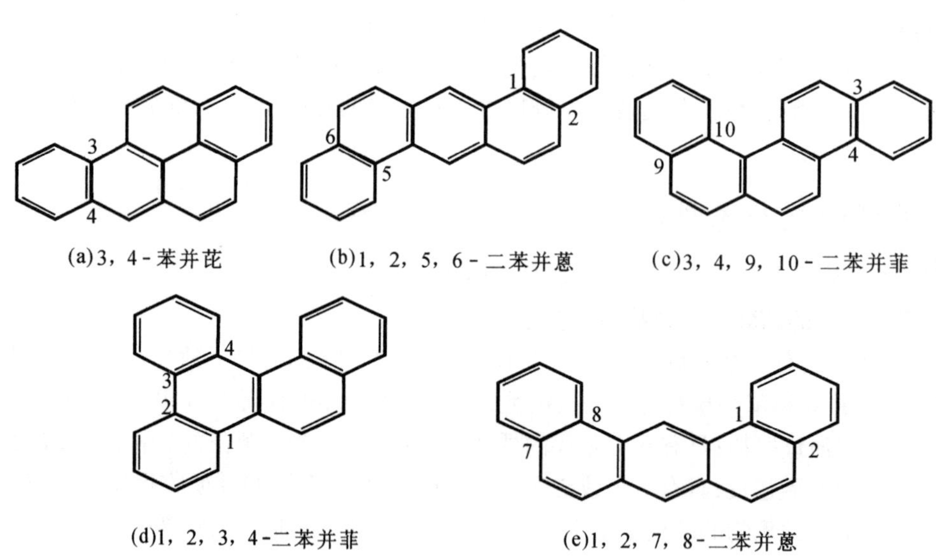

图 5-5 五环化合物的结构式

(4)六环化合物中,1,2,3,4-二苯并芘与3,4,8,9-二苯并芘均有明显的致癌作用,其余均无致癌作用或仅有轻微的致癌作用。如图5-6所示。

2. 致癌芳烃的电子结构与稠环芳烃致癌性的关系——K区学说

菲本身无致癌作用,但有致癌活性的稠环芳烃均有菲的结构,可以视为菲的衍生物。它们的

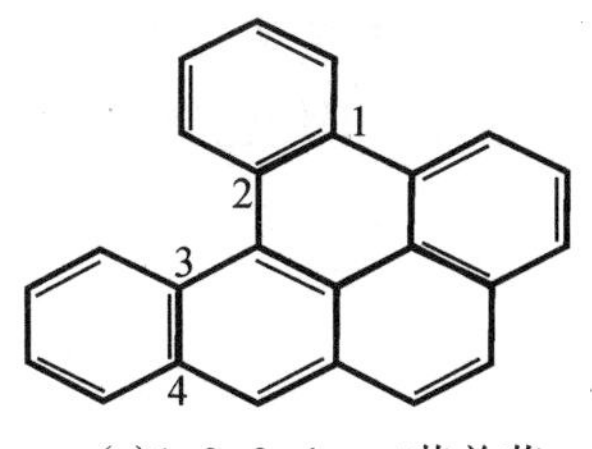

(a)1, 2, 3, 4 - 二苯并芘

(b) 3, 4, 8, 9 - 二苯并芘

图 5 - 6　六环化合物的结构式

显著特性在于菲环双键，即 K 区。K 区具有丰富的电子云密度，如图 5 - 7 结构中的 * 处即有致癌作用。萘并萘和 1,2,3,4 - 二苯并萘没有 K 区，故无致癌作用；在 9,10 - 二甲基 - 1,2,7,8 - 二苯并蒽中具有两个菲环双键，故具有显著的致癌活性。

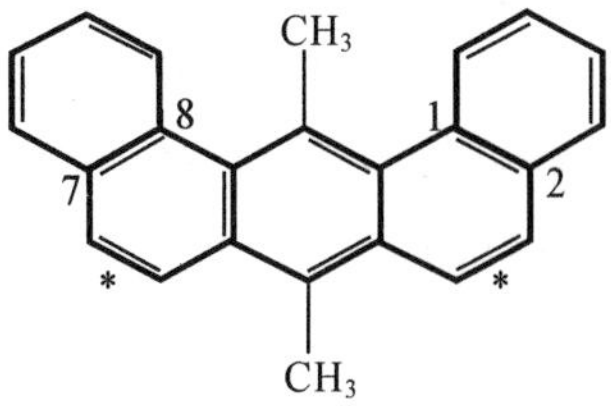

图 5 - 7　9,10 - 二甲基 - 1,2,7,8 - 二苯并蒽的结构

在上述结构中，一个苯环移至 3,4 位后，即为 9,10 - 二甲基 - 1,2,3,4 - 二苯并蒽，其致癌作用也随之消失。菲环的稠环芳烃，其致癌性往往较蒽环的稠环芳烃强，这是因为菲环上有 K 区和 L 区。K 区的电荷分布丰富，有明显的双键性质，所以致癌活性很高。测定 K 区活性的方法很多，一般可用量子力学的方法或化学方法测定。如用四氧化锇（OsO_4）来测定 K 区的活性，用顺丁烯二酐来测定 L 区的活性。

根据上述反应的结果，其 K 区活性依次为：3,4 - 苯并芘、1,2,5,6 - 二苯并蒽、1,2 - 苯并蒽、芘和菲。L 区的活性依次为：蒽、1,2 - 苯并蒽、1,2,5,6 - 二苯并蒽、3,4 - 苯并芘。

3. 致癌稠环芳烃的代谢途径及作用机制

（1）代谢途径

致癌芳烃与机体组织结合后，迅速参与代谢。在实验动物的尿中可发现一般无致癌作用的稠环酚基化合物的代谢产物，在这一代谢过程中，可造成细胞的变异。

（2）与机体靶组织细胞结合

通过萃取、透析及电泳等处理证明，致癌稠环芳烃与蛋白质的结合相当牢固，这种结合发生在蛋白质的巯基和二硫键部位，使二硫键断裂，降低巯基含量，可使控制细胞生长的酶和激素结构中的蛋白质变异或丢失，从而使细胞失去其控制生长的能力。此外，烃化物还可与核酸结合。

（3）致癌稠环芳烃对酶活力的影响

稠环芳烃在致癌过程中，可使肝微粒体中某些酶的活力升高。肿瘤实质细胞中的琥珀酸脱氢酶、酸性磷酸酶、β - 酯酶、氨基肽酶以及 β - 葡萄糖醛酸酶等的活力下降。20 - 甲基胆蒽可以提高乳酸脱氢酶的活力，使谷氨酸脱氢酶和谷草转氨酶的活力显著下降。3,4 - 苯并芘可以与乳酸脱氢酶形成复合物，影响细胞呼吸作用。

六、偶氮结构与毒性的关系

氨基偶氮类主要存在于纺织、食品的染料中，如猩红、奶油黄等，可诱发肝癌。过去国外曾长期使用一种偶氮化合物色素“奶油黄”（化学名称为 4 - 二甲基氨基偶氮苯），用来给黄油及人造黄油上色。当发现这种化合物及其衍生物是活性很强的致肝癌剂后，各国均已禁用，其结构式如图 5 - 8 所示。

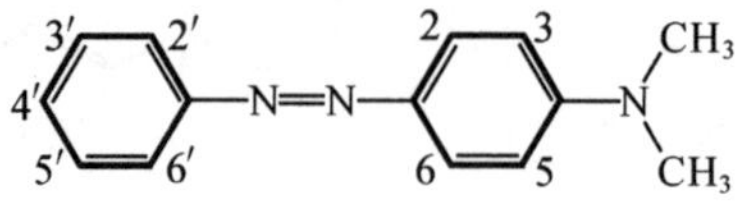

图 5 - 8　4 - 二甲基氨基偶氮苯（奶油黄）的结构式

有些偶氮萘（图 5 - 9）和偶氮萘酚（图 5 - 10）等致癌偶氮染料的结构极其多样化，似乎说明它们未必以共同的化学反应引起机体病变。一般认为，含有磺酸基的偶氮染料本身不易被肠道吸收，故不易致癌。但有实验发现，它们在肠道内可为细菌所分解，其分解产物仍能在肠道吸收，故应引起注意。

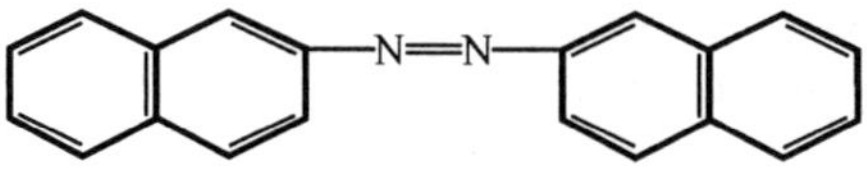

图 5 - 9　偶氮萘

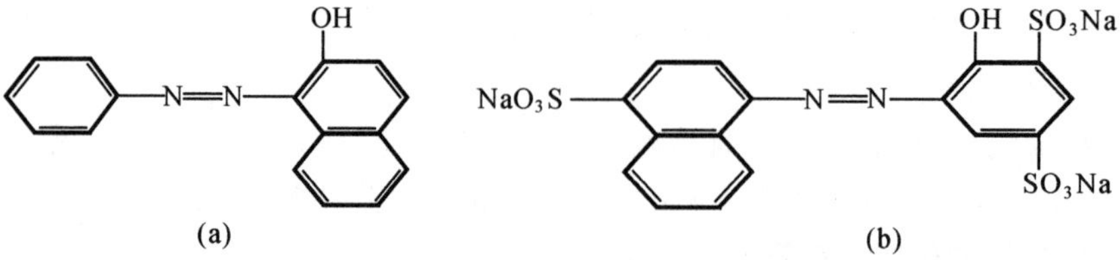

(a)　(b)

图 5 - 10　偶氮萘酚

氨基偶氮苯仅有极微弱的致癌作用，引入甲基后致癌作用增强（实验性肝癌），如邻氨基偶氮甲苯和邻氨基偶氮苯的致癌作用即很高。

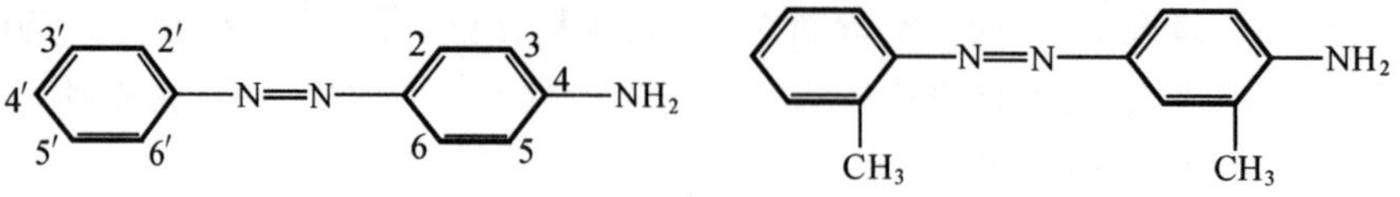

(a)邻氨基偶氮苯　(b)邻氨基偶氮甲苯

图 5 - 11　邻氨基偶氮苯和邻氨基偶氮甲苯的结构式

1. 氨基取代的影响

氨基上有甲基，则致癌作用明显，如为其他基团取代，则致癌作用消失。如 4 - 二乙氨基偶氮苯、4 - 二丙氨基偶氮苯、4 - 二丁氨基偶氮苯等均无致癌活性。

2. 苯环上取代的情况

苯环上取代的情况比较复杂。一般来说，3′－位上有甲基（—CH_3）、甲氧基（—OCH_3）、硝基（—ON_2）、氟、氯等基团时，致癌作用增强；2′－位被取代后则保留致癌活性；4′－位上被乙基（—C_2H_5）、丙基（—C_3H_7）以及异丙基、氟、甲氧基（—OCH_3）取代后，则致癌性增强，若为甲基（—CH_3）、丁基（—C_4H_9）、苯基（—C_6H_5）取代后，则致癌活性降低或消失。

3. 偶氮基的影响

偶氮基是氨基偶氮苯类化合物致癌作用的基本基团，如它被亚胺基（—C ═N—）、酰胺类（—CONH—）以及肼撑（—NH—NH—）置换后，则致癌作用消失；如果以乙烯基（—CH ═CH—）置换，在形成氨基芪类，则致癌作用更加明显。

4. 偶氮化合物的电子结构

偶氮致癌物的分子结构中具有不饱和键，两个氮原子上各有一个孤电子对，如同稠环芳烃中菲环双键的 K 区，是偶氮染料的致癌活性中心。

5. 氨基偶氮化合物在体内的代谢

偶氮化合物进入机体后可以进行去甲基、还原、裂解以及烃化等代谢变化。如氨基偶氮苯染料在肝微粒体还原偶氮酶的作用下，可使偶氮键还原裂解成为苯胺的衍生物。

6. 偶氮化合物与机体靶组织细胞的结合

偶氮化合物在体内很容易与肝脏的蛋白质以化学键的形式结合，故偶氮化合物诱发的肿瘤多见于肝脏。其结合过程为如图 5－12。

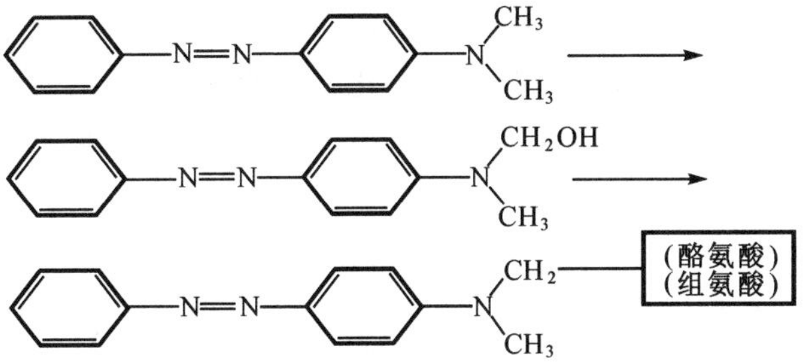

图 5－12　偶氮化合物与机体靶组织细胞结合示意图

7. 氨基偶氮化合物对酶活力的影响

动物摄入奶油黄后，可引起肝色氨酸过氧化物酶和犬尿氨酸酶活力下降，并可使 5－羟色胺脱羧酶、黄嘌呤氧化酶、琥珀酸脱羧酶、*D*－氨基酸氧化酶的活性明显下降。葡萄糖－6－磷酸脱氢酶、谷胱甘肽还原酶、甘氨酰甘氨酸酶、葡萄糖醛酸转移酶、尿嘧啶核苷二磷酸葡萄糖酸脱氢酶等都与细胞的分裂和生长有关，其活力可因偶氮致癌物的存在而增强，而鸟氨酸转氨甲酰酶的活力却因此而降低。

七、理化特性与毒性的关系

化学物质的理化性质对于其进入机体的机会和在体内的代谢转化过程都有重要影响。

1. 溶解性与毒性

化学物质的脂水分配系数是表明其在油和水中溶解度大小的指标。化学物质的脂水分配系数大，表明脂溶性高，易以简单的扩散方式通过脂质双分子层，易在脂肪组织中蓄积，易侵害神经系统。但是，脂溶性极大的化合物不利于经水相转运。化学物质的脂水分配系数小，即水溶性高。含有离子化基团的化合物极性强，水溶性高，不易通过生物膜重吸收，较易随尿液或胆汁排出体外。

化学物质水溶性越大，毒性也越大。如砒霜（As_2O_3）在水中的溶解度是雄黄（As_2S_3）的 3 万倍，其毒性也远远大于雄黄。铅化物在体液中的溶解度为：一氧化铅 > 金属铅 > 硫酸铅 > 碳酸铅，其毒性大小也如此。气态化学物质的水溶性可影响其在呼吸道吸收的部位，如氟化氢（HF）、氨（NH_3）等易溶于水的刺激性气体，主要溶解于呼吸道表皮上覆盖的水性黏液中，并引起局部刺激和损害作用；而不易溶解的二氧化氮（NO_2）则可深入到肺泡，引起肺水肿。到达肺泡的气态物质的血/气分配系数越大，则越容易通过简单扩散跨膜（呼吸膜）吸收入血。

2. 相对分子质量的大小与毒性

相对分子质量较小（ <200）的亲水性分子，如乙醇或尿素，能经膜孔（直径为 0.4 nm）以滤过方式通过膜孔进行转运。然而离子型化合物，甚至是小离子，如钠离子，则不能通过膜孔，因为在水性环境中钠离子事实上会成为水合物，其直径大于正常膜孔。化合物微粒的大小与其分散度呈负相关。分散度越大离子越小，其比表面积越大，表面活性能也越大。有些金属如铟的表面活性大，可与呼吸道上皮细胞或细菌蛋白作用，引起发热（金属热）。而微粒较大的金属粉尘却不能引起金属热。分散度的大小还可影响其进入呼吸道的深度和溶解度，从而影响其毒性。

3. 挥发性与毒性

在常温下挥发性较大的液态化学物质易形成较大的蒸气压，易于经呼吸道吸入。例如，苯与苯乙烯的 LC_{50} 均为 45 mg/L 左右，但苯的挥发性较苯乙烯大 11 倍，故经呼吸道吸入的危害性远较苯乙烯大。但对污染皮肤并经皮肤吸收的液态化学物质，挥发性大的较挥发性小且黏稠不易除去的危害性要小，因其接触时间较短。拌料染毒时应注意，挥发性的化学物质加入饲料后可因挥发而减少接触剂量。

4. 相对密度与毒性

在密闭、长期空气不流通的空间，如沼气池、竖井、地窖、地沟和废矿井中，有毒气体可能因相对密度不同而分层分布，不乏贸然进入导致中毒事故的报道。化学性火灾时的有毒烟雾相对密度较小，应匍匐逃生。

5. 电离度、荷电性与毒性

化学物质主要以简单扩散的方式进行跨生物膜转运。化学物质的离解度与环境的 pH 将对扩散产生明显的影响。因为只有非离解型、具有脂溶性的化学物质才容易通过生物膜；而离解型（离子化）的具极性、脂溶性低，不容易通过生物膜。许多化学物质是弱有机酸或有机碱，在溶液中以离解或非离解两种形式存在，其离解度决定于化学物质的 p*K*a 和体液的 pH。p*K*a 不同的化学物质在 pH 不同的局部环境中电离度不同，影响其跨膜转运。在酸性条件下，弱酸性化学物质主要以非离子形式存在，容易通过生物膜扩散；而弱碱性化学物质主要以离子形式存在，不易通过生物膜扩散。反之，在碱性条件下，弱碱性化学物质主要以非离子形式存在，容易通过生物膜扩散；而弱酸性化学物质主要以离子形式存在，不易通过生物膜扩散。空气中的化学物质微粒的荷电性影响其在空气中获得沉降和呼吸道的阻留率。

6. 不纯化学物质的毒性

评价化合物的毒性应尽可能采用其纯品。但在实际工作中，常常需要评价工业品和商品的毒性。受检样品中常含有不纯物，包括原料、杂质、副产品、溶剂、赋形剂、稳定剂和着色剂等。这些不纯物可能影响受检化学物质的毒性，甚至比受检物的毒性还高，可影响对受检物毒性的正确评价。例如，早期对除草剂 2,4,5－T 进行研究时，由于样本中含有相当量（30 mg/kg）的剧毒物质二噁英（TCDD），其对（雌性）大鼠口服的急性毒性 LD_{50} 仅为 2,4,5－T 的万分之一，对（雌性）大鼠致胚胎毒性的剂量相当于 2,4,5－T 口服的急性毒性 LD_{50} 的 400 万分之一。因此，得到的 2,4,5－T 的毒性结果实际上都是 TCDD 的。即使 2,4,5－T 中杂质含量低于 0.5 mg/kg，仍然影响其毒性。因此，在进行毒物分析时，要尽可能弄清受检化学物质的组成、成分及其比例，包括同分异构体的组成和比例。

7. 稳定性与毒性

化学物质的不稳定性也可能影响毒性。如有机磷酸酯杀虫剂库马福司在储存过程中形成的分解产物会对牛的毒性增加。故在进行毒理学试验研究之前，应获得其在使用情况下的稳定性资料。

第六章　一般毒性作用及其试验与评价方法

一般毒性作用(general toxicity effect)是指毒物对动物机体产生的综合毒性效应,也称基本毒性作用(basic toxicity effect)。根据接触毒物的时间长短可将产生的毒性作用分为急性毒性、亚慢性毒性和慢性毒性。相应的,按实验动物接触受试物的时间长短所安排进行的毒作用观察和毒理学评价试验即为急性毒性试验、亚慢性毒性试验和慢性毒性试验,通常也包括蓄积性毒性试验。一般毒性试验是认识和评价化合物毒理学基本特征的开端和进一步全面评价化合物毒性的必经阶段,是毒理学最基本的工作内容,对化合物毒理学安全性评价、危险度评定、制定安全限量标准以及管理毒理学的决策等方面,都具有十分重要的意义。

第一节　急性毒性作用及其试验与评价方法

急性毒性试验(acute toxicity test)是研究和认识化学物质毒性的第一步工作,通过急性毒性试验可了解动物机体一次较大剂量接触受试化学物质所产生的毒性特征和毒性强度,获得受试物最基本的毒理学参数,为进一步的毒性试验和毒理学研究奠定基础。

急性毒性试验应用很广,是食品、药品、农药、化妆品及工业毒物等毒理学安全性评价的必做和首做试验,其结果对评价急性毒性和是否继续进行其他毒性试验起决定性的作用。

一、急性毒性试验的概念

急性毒性试验(acute toxicitytests)是指动物机体一次或24 h内多次接触受试物后在短期内所产生的毒性效应及反应。

急性毒性试验观察内容一般包括行为变化、外观改变以及致死效应。观察时间一般为7 d,观察范围可为7 ~28 d。

急性毒性试验概念中“一次”接触受试物的含义,因接触途径不同而有所不同。凡经口或经注射给毒,“一次”的含义是指瞬间将受试物输入实验动物体内;若经呼吸或皮肤给毒,“一次”则指在一个特定的时间内,使实验动物持续接受受试物的过程。“24 h内多次接触受试物”的概念是指当受试物毒性很低,一次接触还不能达到充分了解该受试物的毒性作用,或一次不能导入设计剂量的受试物时,需在24 h内分次染毒。

虽然急性毒性试验为“一次”染毒或“24 h内多次”染毒,但是由于有些化学物质在接触后几分钟内可产生效应并表现出来,而有些化学物质则在接触后几天、甚至十几天后才表现出毒性症状或出现死亡,即呈现迟发毒性效应。因此,急性毒性试验观察时间一般至少为7 d,观察范围可为7 ~28 d。

二、急性毒性试验的目的

(1)测定和计算出受试物的致死剂量及其他急性毒性参数,主要获得受试物对某种实验动物以某种接触途径的LD_{50}值;

(2)了解受试物对动物机体的急性毒性特征,靶器官和剂量－反应关系;

(3)研究受试物在动物体内的动力学变化规律;

(4)为下一步的亚慢性、慢性毒性试验及其他毒理学试验的剂量设计和观察指标选择提供依据。

三、急性毒性试验方法

1. 实验动物的选择和要求

(1)品种、品系的选择

实验动物选择的原则是以哺乳动物为主,选择两种或两种以上的动物,包括啮齿类(rodent species)和非啮齿类(nonrodent species),其中至少有一种非啮齿类动物。啮齿类多选用小鼠和大鼠,非啮齿类常选用犬或猴。由于小白鼠和大白鼠易于繁殖和饲养,常作为急性毒性试验的首选动物。在做皮肤毒性试验时,常选择实验动物级的家兔或猪;研究环境毒物时也可选择某些昆虫;研究水体污染可选水生生物等。此外,根据具体情况也可选择使用豚鼠、犬、猴和其它实验动物。

小白鼠和大白鼠是急性毒性试验应用最多的实验动物,大白鼠的应用几乎占全世界所报道的研究化学物质急性毒性所用实验动物的一半;其次是小白鼠。最常用的大白鼠品系为 SD(sprague－dawley)和 Wistar 大鼠;小鼠则以昆明种、NIH 和 ICR 最为常用。

(2)性别和年龄或体重的要求

对于实验动物的性别一般要求雌雄(♀♂)各半。如受试物对实验动物毒性效应有明显的性别差异时,则应分别计算受试物对雌雄动物的 LD_{50}值。如果试验仅为某些特殊试验研究目标,也可选用单一性别。如致畸试验可仅选雌性动物,对精子毒性试验可仅选雄性动物。

对于实验动物的体重或年龄,除特殊要求外,急性毒性试验通常要求刚成年的动物。一般按体重选购,通常要求小鼠 18～25 g、大鼠 180～240 g、豚鼠 200～250 g、家兔 2～2.5 kg、猫 1.5～2 kg、犬 4～6 kg(犬一般为 1 岁左右)。同次试验小鼠体重相差不超过 4 g、大鼠体重相差不超过 10 g。一般来说,同一批次实验动物体重变异范围不应超过其平均体重的 20%。

(3)实验动物数量与分组

急性毒性试验一般要求设 5～7 组,每组的实验动物数依实验动物种类而定。一般大、小鼠每组不少于 10 只,家兔每组不少于 8 只,犬等大动物每组不少于 6 只。分组时应严格按照随机化的原则。

(4)检疫和适应

实验动物应在有资质的实验动物中心购买,以保证严格的质量控制(包括品种、品系、遗传和微生物背景)。购回的实验动物在试验前应有 1～2 周的检疫观察和适应期。检疫期内雌雄动物必须分笼饲养,犬、猴等大动物应做健康检查及接种疫苗和驱虫。检疫期内出现临床异常表现者,小动物直接处死弃去,大动物可做适当治疗,痊愈后可用于试验。

2. 染毒方法

染毒方法有多种,选择的原则是尽量使受试物与人的实际接触途径相一致。最常用的染毒途径有经口、呼吸道、皮肤及注射等途径。食品毒理学染毒一般采用经口。不同染毒途径对受试物吸收速率和吸收量差异很大,因而对急性毒性大小影响很大。不同途径的吸收速率一般为:静脉注射＞吸入＞肌肉注射＞腹腔注射＞皮下注射＞经口＞皮内注射＞经皮。同一受试物不同染毒途径 LD_{50}的大小通常也符合此规律。

(1)经口染毒

一般来说,经口染毒是化学物质毒性试验均应采取的方式,通常化学物质急性毒性大小就是以经口 LD_{50} 值来比较的。经口染毒常可采用灌胃、饲喂、吞咽胶囊等方式。各经口染毒方式各有优缺点,应视具体情况选用。

①灌胃法:将受试物配成一定浓度的溶液或混悬液,经胃管或灌胃针一次导入胃内。

灌胃容量视实验动物大小而定。小鼠,一次 0.2 ~1.0 mL/只,或 0.1 ~0.5 mL/10 g 体重;大鼠,一次不超过 5 mL/只,或 0.5 ~1.0 mL/100 g 体重;家兔,不超过 10 mL/2 kg 体重;狗,不超过 50 mL/10 kg 体重。

染毒剂量、溶液浓度和灌胃体积之间可采取两种方式。一种方式为采用等体积不等浓度灌胃,另一种方式为采用等浓度不等体积灌胃。其关系可表示如下。

等体积不等浓度灌胃:随各组剂量增加,溶液浓度加大,灌胃体积不变。

等浓度不等体积灌胃:随各组剂量增加,溶液浓度不变,灌胃体积加大。

由于灌胃体积受实验动物体重的制约,同时考虑到体积因素对试验结果的影响,急性毒性试验最好采用等体积灌胃。即将受试物按各组不同剂量配制成不同浓度溶液,灌胃时实验动物单位体重的灌胃体积相同。

灌胃法的优点是染毒剂量准确;缺点是工作量大,操作要求谨慎,一旦灌胃误入气管,即可人为导致动物死亡。

②饲喂法:将受试物拌入饲料或饮水中,让其自由摄入。需单笼饲养动物,每天结算摄食量或饮水量,来折算摄入受试物的剂量。

饲喂法的优点是简单易行,符合人类接触受试物的实际情况。但也有许多缺点,一方面是动物对受试物的摄入量不够准确,与设计剂量之间的误差较大;另一方面是动物可能拒食有异味或适口性差的受试物,使摄入量减少,这样,染毒量就达不到设计剂量,同时影响动物的正常摄食和生长发育。此外,易挥发物、易水解、易氧化等受试物会因挥发或变质而损失。

③吞咽胶囊法:将受试物装入胶囊内,强行放于动物舌后咽部,迫使动物咽下。此法常用于兔、猫、犬、猴等较大动物的染毒。

吞咽胶囊法的优点是剂量准确,尤其适用于易挥发、易水解、易氧化、有异味的受试物;缺点是经口投放胶囊时动物有咬伤人的危险。

需要注意的是:经口染毒前,实验动物应禁食一段时间。家兔、猫、犬、猴可在每日上午喂食前给予受试物,即空腹给药。大、小鼠一般采用染毒前隔夜禁食,给予受试物后应继续禁食3 ~4 h。

(2)经呼吸道染毒

经呼吸道染毒主要用于评价以气体、蒸气、粉尘、烟雾等形式存在的有毒有害物质。呼吸道染毒方式分为吸入和气管内注入两种方式。吸入又分为静式和动式两种方式。

静式吸入染毒一般是采用一定体积的密闭容器,加入一定量的易挥发的液态化合物或一定体积的气态化合物,使受试化合物在容器内达到设计浓度,使动物在容器内吸入一定时间。受试物浓度以 mg/m^3 表示。按实验动物的最低需气量,小鼠为 3.45 L/h,大鼠为 30.5 L/h 计算,一般 50 L 染毒柜可放入小鼠 6 ~10 只,或大鼠 1 只,染毒 2 h。染毒柜体积、放置动物种类和数量及放置时间相互关系见表 6 –1。

静式吸入染毒的优点是简单、方便,消耗受试化合物较少,适合于大、小鼠接触易挥发的液态或气态化合物的急性毒性试验。缺点是动物在接触毒物期间,由于呼吸会使染毒柜内氧分压下降，CO_2浓度增高，受试物浓度降低等。

动式吸入染毒是将实验动物处于有空气流动的染毒装置内，配气系统可动态保持正常气体组成和受试物气体浓度。动式染毒对设备要求很高，受试物消耗量大，操作复杂，目前很少使用。

表 6－1　实验动物最低需气量及不同体积染毒柜应放置动物数关系

动物种属	呼吸通气量 L/h	最低需气量 L/h	不同容积染毒柜放置动物数/只			
			25 L	50 L	100 L	300 L
小　鼠	1.45	3.45	3～5	6～10	12～15	36～40
大　鼠	10.18	30.5		1	1～2	5～6

（3）经皮染毒

用于评价经皮肤接触的外源化合物，如化妆品、农药、外用药物、环境污染物及职业接触的一些工业毒物。由于家兔、豚鼠和小型猪的皮肤组织结构和生理特点与人类较为近似，常用作经皮染毒的实验动物。染毒面积则依据选用动物及受试物的剂量和剂型而定。一般在动物背部脊柱两侧选定体表 10% 的面积，或家兔可取 5 cm×6 cm，豚鼠取 3 cm×4 cm，大鼠取 1.5～2.0 cm、小鼠取 1.0～1.5 cm 直径的面积。试验前详细检查去毛部位皮肤有无擦伤、红肿、皮疹等异常现象，剔除不合格动物。选定部位去毛，涂敷受试物，以玻璃纸覆盖固定一定时间进行经皮染毒。染毒时按单位体重确定给予所需毒剂的容量，故要求配制成相应浓度的受试物。接触时间应与人实际接触该物质的时间相仿。但在做功能食品和药物的毒理学评价实验时，一般要求受试物接触时间适当延长，保证对人体不受危害。经皮吸收染毒也可采用大鼠、小鼠浸尾染毒。

（4）经注射途径染毒

主要用于比较毒性研究，以及化合物的体内代谢、毒物动力学等研究。同时，注射途径也是对许多化学物质进行急性毒性试验的常用染毒途径。注射染毒途径有静脉注射（iv）、肌肉注射（im）、皮下注射（sc）、皮内注射（id）和腹腔注射（ip）等。几种动物不同注射途径染毒量参考见表 6－2。

表 6－2　几种动物不同注射途径注射量范围　　mL

注射途径	小鼠	大鼠	豚鼠	兔	狗
静脉	0.2～0.5	1.0～2.0	1.0～5.0	3.0～10	5.0～15.0
肌肉	0.1～0.2	0.2～0.5	0.2～0.5	0.5～1.0	2.0～5.0
皮下	0.1～0.5	0.5～1.0	0.5～1.0	1.0～3.0	3.0～10.0
腹腔	0.2～1.0	1.0～3.0	2.0～5.0	5.0～10.0	—

3. 剂量设计与分组

剂量设计是关系到急性毒性试验成败和取得准确 LD_{50}值的关键。为了保证试验的成功，在正式试验前应先作预试验。预试验剂量设计前，首先要查询受试物的有关资料，如化合物的化学结构、理化特性、产品纯度、杂质成分及含量等。同时查阅文献，了解与该受试物化学结构和特性相近或相似物质的毒理学资料。一般来说，化学结构和性质近似的毒物，毒性也近似，有些特殊结构往往具有特异毒性。通过以上资料查询从而对受试物毒力作出估计,以预期毒性剂量范围设计预试方案。

(1)预试验的剂量设计

①等比剂量设计

一般设5~7组,各组间采用一定的公比设计剂量。预试验的各组剂量组距可拉大一些,如可用4倍公比。

即公比 $r=4$,则组距 $i=\lg4=0.6$。

举例:经对资料查询和分析,待评化合物预期 LD_{50} 为40 mg/kg,以此为中间剂量组,以4倍公比或0.6组距向上、向下各推两个剂量组。预试验剂量设计见表6-3。

表6-3 某化合物的急性毒性预试验剂量设计

组别	剂量/(mg/kg)	对数值
1	2.5	1.602 1-0.6×2
2	10.0	1.602 1-0.6
3	40.0	1.602 1
4	160.0	1.602 1+0.6
5	640.0	1.602 1+0.6×2

预试的目的是要得到死亡率在10%~90%之间的致死剂量范围,即受试物对实验动物以某种接触途径的10%~90%致死剂量范围。再根据后面介绍的正式试验剂量设计方法,计算正式试验组距(i)或正式试验公比(r),进行正式试验剂量分组。

关于预试验,对于无资料可参考的受试物,为节省试验动物用量,可用下述"多、快、好、省"的预试验方法。

②3×3法

取9只动物,分为3组,每组3只,以3种不同剂量处理。组距可以拉大一些,一般 $r=10$,如10 mg/kg、100 mg/kg、1 000 mg/kg。

结果与分析:

ⓐ3组动物均无死亡,说明剂量偏低,剂量可上移增大;

ⓑ3组动物全部死亡,说明剂量偏高,剂量可下移减少;

ⓒ如果第一组未死,第二、三组死亡,则大致致死剂量在1~2组之间,即10~100 mg/kg;如果第一、二组未死,第三组死亡,则大致致死剂量在2~3组之间,即100~1 000 mg/kg。

③序贯法(上下法)

该法适于快速反应试验,简便,节约动物。

方法是设计一系列等比系列剂量,将动物一只一只序贯进行。先选择一个接近50%反应的剂量,当第一只动物不死时,则用高一级剂量给予下一只动物;反之,第一只动物死亡,则用低一级剂量给予下一只动物。如此进行下去,可确定致死剂量范围。

(2)正式试验的剂量设计

①计算组距或公比

根据预试验结果,以下式计算正式试验组距(i)或正式试验的公比(r)。

ⓐ正式试验组距 $i=\frac{\lg LD_{90}-\lg LD_{10}}{n-1}$或$i=\frac{\lg LD_{100}-\lg LD_{0}}{n-1}$

ⓑ正式试验的公比 $r=\lg^{-1}\left(\frac{\lg b-\lg a}{n-1}\right)$或$r=\sqrt[n-1]{\frac{b}{a}}$

式中，b 为最高组剂量；a 为最低组剂量；n 为实验动物组数。

②正式试验剂量分组

正式试验剂量的公比 r 或组距 i 确定后，则可进行正式试验分组。分组结果见表 6－4。正式试验一般分 5～7 组，每组动物数小鼠不少于 10 只，大鼠 6～8 只，家兔 4～6 只，雄雌（♀♂）各半。

表 6－4 正式试验分组

组 别	第一组	第二组	第三组	第四组	第五组
剂量	a	ar	ar^2	ar^3	ar^4

4. 试验设计与 LD_{50} 计算

试验的设计和 LD_{50} 计算的方法有多种，重点介绍最常用的四种方法，即改良寇氏法、霍恩氏法、威尔氏法和概率单位法。同时，简要介绍 3～5 个剂量组的 LD_{50} 计算公式。

（1）改良寇氏法（Karber）

①试验设计要求

ⓐ各组动物随机分组，组内动物数相同；

ⓑ组间剂量要求按等比级数设计；

ⓒ受试动物的反应（死亡率）要求符合正态分布；

ⓓ最低剂量组死亡率＜20%，最大剂量组死亡率＞80%（最好有 0% 及 100% 反应组）。

②LD_{50} 值计算

统计各组实验动物死亡数，按下式计算 LD_{50}。

$$\lg LD_{50}=X_m-i\left(\sum p-0.5\right)$$

式中：X_m——最高剂量组对数；

i——组距，或公比的对数值；

$\sum p$——各组死亡率总和（化成小数）。

③求 $\lg LD_{50}$ 标准误 $S_{\lg LD_{50}}$

$$S_{\lg LD_{50}}=i\times\sqrt{\sum\frac{pq}{n}}$$

式中：p——各组实验动物死亡率；

q——各组实验动物存活率（$1-p$）；

i——组距；

n——实验动物数。

④求 $\lg LD_{50}$ 95% 可信限

$$LD_{50}95\%\text{可信限}=\lg^{-1}(\lg LD_{50}\pm1.96\times S_{\lg LD_{50}})$$

例 6－1 小白鼠腹腔注射敌百虫的急性毒性试验及 LD_{50} 计算（改良寇氏法）。

经预试已得出小白鼠腹腔注射敌百虫的致死率在0% ~100% 的剂量范围为300 ~600 mg/kg。

据此求正式试验公比：

$$r=\sqrt[5-1]{\frac{600}{300}}=\sqrt[4]{2}\approx 1.2$$

确定正式试验各组剂量如下。

第一组：$a=300$ mg/kg

第二组：$ar=300\times 1.2=360$ mg/kg

第三组：$ar^2=300\times 1.2^2=432$ mg/kg

第四组：$ar^3=300\times 1.2^3=518$ mg/kg

第五组：$ar^4=300\times 1.2^4=622$ mg/kg

各组剂量设计及试验结果见表6－5。

表6－5　小白鼠腹腔注射敌百虫急性毒性试验各组剂量及试验结果

组　别	剂量/(mg/kg)	动物数/只	死亡数/只	死亡率 p	存活率 q
1	300	10	0	0	1.0
2	360	10	2	0.2	0.8
3	432	10	5	0.5	0.5
4	518	10	7	0.7	0.3
5	622	10	10	1.0	0

解：

(1)按照公式 $\lg LD_{50}=Xm-i(\sum p-0.5)$ 计算敌百虫 LD_{50}。

式中

$$Xm=\lg 622=2.7933$$

$$i=\lg 1.2=0.0792$$

$$\sum p=2.4$$

代入公式得

$$\lg LD_{50}=2.7933-0.0792\times(2.4-0.5)=2.6433$$

$$LD_{50}=\lg^{-1}2.6433=439.87\ \text{mg/kg}$$

(2)求 $\lg LD_{50}$标准误。

$$S_{\lg LD_{50}}=i\times\sqrt{\sum\frac{pq}{n}}$$

$$=0.0792\times\sqrt{\frac{0\times 1.0}{10}+\frac{0.2\times 0.8}{10}+\frac{0.5\times 0.5}{10}+\frac{0.7\times 0.3}{10}+\frac{1.0\times 0}{10}}$$

$$=0.0197$$

(3) LD_{50}95% 可信限 $=\lg^{-1}(\lg LD_{50}\pm 1.96\times S_{\lg LD_{50}})$

$$=\lg(2.6433\pm 1.96\times 0.0197)$$

$$=402.44\sim 480.73\ \text{mg/kg}$$

⑤试验结果的校正

采用改良寇氏法一般要求试验结果最好应有反应率为0% 及100% 的组，但实际结果往往不一定理想。如果试验结果最高剂量组死亡率在80% ~100% 之间，最低剂量组死亡率在0% ~

20% 之间(<20%),也符合要求,但不理想,可以按下式校正。

校正值:

$$\lg LD_{50} = X_m - d\left(\sum p - \frac{3 - p_m - p_n}{4}\right)$$

式中:p_m——最高死亡率;

p_n——最低死亡率;

d——公比的对数。

(2)霍恩氏法(Horn)

此方法较为简便,使用动物少,但是 LD_{50}95% 可信限范围较大。

①剂量设计

霍恩氏法推荐使用 4 个染毒剂量,每组动物数相等,可用 4 只或 5 只。

Horn 法提出两个剂量系列,分别为:

ⓐ 2.15 倍组距剂量系列:$\cdots 1\times10^t, 2.15\times10^t, 4.64\times10^t\cdots$

ⓑ 3.16 倍组距剂量系列:$\cdots 1\times10^t, 3.16\times10^t, 10.0\times10^t\cdots$

式中,t 可等于 0, ±1, ±2,…

②LD_{50}计算

根据所采取的剂量系列、每组动物数及各组动物死亡数,查 Horn 氏表(见附表 2-1 ~ 附表 2-4),即得该化合物的 LD_{50} 及 LD_{50}95% 可信限。

(3)威尔氏法(Weil)

此法更为简便,在试验设计上也较为自由。本法要求 4 个剂量组($K=3$),不需要上述剂量系列,公比自定,每组动物数可为 2 ~6 只(n)。

由下列公式计算 LD_{50} 及 LD_{50}95% 可信限。

$$\lg LD_{50} \cong \lg D_0 + \lg r \cdot (f+1)$$

$$S_{\lg LD_{50}} \cong \lg r \cdot \delta f$$

式中:D_0——最小染毒剂量;

r——公比。

f 及 δf 为经验系数,查 Weil 氏表可得(见附表 2-5)。Weil 氏表中 r—values 为试验结果,即各组动物死亡率。

例 6-2 某化合物经口灌胃急性毒性试验。

试验设计及结果见表 6-6。

表 6-6 某化合物经口灌胃急性毒性试验各组剂量及试验结果

组 别	剂 量		动物数/只	死亡数/只
	mg/kg	剂量对数		
1	18.0	1.256 1	5	1
2	21.7	1.336 1	5	2
3	26.1	1.416 1	5	4
4	31.3	1.496 1	5	5

注:$r=1.2$,$i=0.08$。

解:查 Weil 氏表得 $f=0.1250$,$\Delta f=0.4518$,

代入公式得 $\lg LD_{50}=1.2561+0.08\times(0.1250+1)=1.3461$,

查反对数即得该化合物 LD_{50},

计算标准误:$S_{\lg LD_{50}}=0.08\times0.4518=0.0361$,

计算可信限:LD_{50}95% 可信限 $=\lg^{-1}(1.3461\pm1.96\times0.0361)$

$=18.79\sim26.20$ mg/kg

(4)概率单位法

①概念

将反应率(死亡率)转换成概率单位(查附表 2-6)与剂量的对数作图,则剂量-反应关系曲线就转化成一直线,在直线上找出概率单位等于 5.0 的点(即 50% 死亡率),其对应横坐标的剂量的对数就是 $\lg LD_{50}$值,查反对数即得 LD_{50}。

此方法中,各染毒剂量组动物数不要求相等,染毒剂量组间距也不要求成等比级数。

②方法和步骤

ⓐ描点、绘图

以各组剂量的对数值与概率单位作图。

要求作图时,在使直线通过概率单位 5.0 的原则下,力求使所绘直线通过各点中间(即使各点尽可能靠近直线)。

关于反应率 0% 和 100% 的校正:由于剂量对数与反应率之间存在正态分布曲线关系,而正态分布曲线是一个渐近线,因此,死亡率 0% 与 100% 在理论上是不存在的,所以,需要对 0% 及 100% 的试验结果进行校正。

$$0\%\text{ 可校正为:}\frac{0.25\times100}{N}\%\text{;}100\%\text{ 可校正为:}\frac{(N-0.25)\times100}{N}\%$$

式中,N 为该组动物数。

或者,本法要求试验设计尽可能不出现 0% 及 100% 死亡率,对于出现的 0% 及 100% 死亡率的值,可不列入计算及绘图。

ⓑ求 LD_{50}

从直线上查得 $\lg LD_{50}$,查反对数即得 LD_{50},见图 6-1。

ⓒ求标准误(SE)

$$SE=\frac{2S}{\sqrt{2N}}$$

式中:$2S$——相邻两概率单位的相应剂量对数之差;

N——概率单位在 3.5~6.5(或死亡率在 6.7%~93.7%)范围内各组动物总数。

ⓓ求 LD_{50}95% 可信限

$$LD_{50}95\%\text{ 可信限}=\lg^{-1}(\lg LD_{50}\pm1.96\times SE)$$

ⓔ建立剂量-反应关系回归方程

选两个距离较近的概率单位点 y_1 和 y_2,从直线上查得横坐标上相应的 x_1 及 x_2 值(见图 6-1),求回归系数 b。图中纵坐标为概率单位(P),横坐标为剂量对数($\lg D$)。

$$b=\frac{y_2-y_1}{x_2-x_1}$$

代入回归方程

$$\hat{y}=\bar{y}+b(x-\bar{x})$$

式中：$\hat{y}$——任一反应率的对应概率单位；

$\bar{y}$——概率单位5.0；

b——直线斜率；

x——概率单位 $\hat{y}$ 的剂量对数值；

$\bar{x}$——概率单位5.0的剂量对数值。

建立回归方程的意义在于可以从回归方程计算出任一死亡率所对应的致死剂量，如可计算 LD_1，LD_{10}，LD_{16}，LD_{84}，LD_{90}……

例6－3 对某化合物急性毒性试验结果按概率单位法做图，从图中查得纵坐标概率单位5.0对应的横坐标上的值为，即 $lgLD_{50}=2.79$，查反对数即得 LD_{50}。

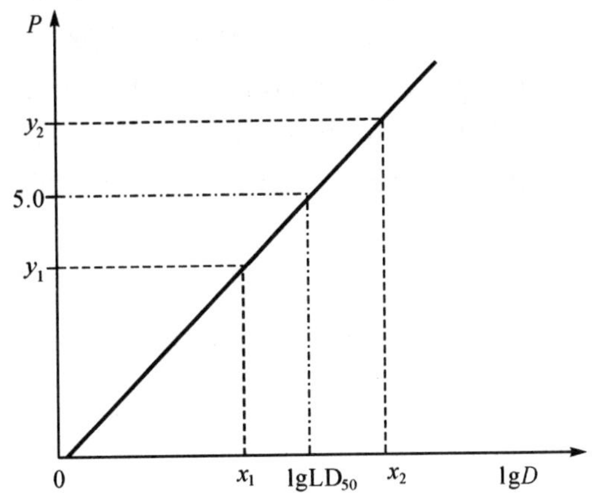

图6－1 概率单位法图解

按本方法步骤，任取 y 值上相邻两点 y_1、y_2，一般取5.0的相邻两点 $y_1=4.0$，$y_2=6.0$，查得与 y_1、y_2 相对应的 x_1、x_2 值。

假设本例中查得的 $x_1=2.43$、$x_2=3.15$，

则 $$b=(6-4)\div(3.15-2.43)=2.78$$

代入方程 $$\hat{y}=5+2.78(x-2.79)=2.78x-2.76$$

建立回归方程后，可计算出任一反应率所对应的剂量值。

例如：求本例中该化合物的 LD_{95} 值

先查得 LD_{95} 的概率单位为6.64，代入方程

$$6.64=2.78x-2.76$$

求得 $$x=3.3812$$

所以 $$LD_{95}=lg^{-1}3.3812=2405.5\ mg/kg$$

同样，可以求得 LD_{10}、LD_{84}…

(5)关于 LD_{50} 的其他计算方法

本法是根据剂量对数值与概率单位呈直线关系而设计，计算方便，可求出 LD_{50}、LD_{50}95%可信限，以及 LD_5、LD_{95} 等。考虑到试验中的各种实际情况，兹介绍3～5个剂量组的计算公式，可求出 LD_k、LD_k95%可信限。

①3个剂量组

$$LD_k=lg^{-1}[2i(y_k-\bar{y})/(y_3-y_1)+x_2]$$

$$S_{xk}=[2i/(y_3-y_1)^2]\sqrt{[6(y_k-\bar{y})^2+(y_3+y_1)^2]/\sum W}$$

②4个剂量组

$$LD_k=lg^{-1}\{[10i(y_k-\bar{y})]/[3(y_4-y_1)+(y_3-y_2)]+i/2+x_2\}$$

$$S_{xk}=\{10i/[3(y_4-y_1)+(y_3-y_2)]^2\}\sqrt{\{80(y_k-\bar{y})2+[3(y_4-y_2)]^2\}/\sum W}$$

③5个剂量组

$$LD_k=lg^{-1}\{10i(y_k-\bar{y})/[2(y_5-y_1)+(y_4-y_2)]+x_3\}$$

$$S_{xk}=\{10i/2[(y_5-y_1)+(y_4-y_2)]^2\}\sqrt{\{50(y_k-\bar{y})^2+[2(y_5-y_1)+(y_4-y_2)]^2\}/\sum W}$$

④ 3 ~5 个剂量组 LD_k95% 可信限

$$LD_k 95\% \text{ 可信限} = \lg^{-1}(\lg LD_k \pm 1.96 \times S_{xk})$$

上述计算式中 i 为公比的对数,LD_k 为任意一反应率的 LD 值,y_k 为欲求剂量的反应率的概率单位;如欲求 LD_{50},则 y_k 为 50% 反应率的概率单位,依次类推;S_{xk} 为 LD_k 的标准误。式中其他各符号含义见表 6 -7。上述公式也适用于改良寇氏法设计的计算。

表 6 -7　3 ~5 个剂量组 LD_{50} 计算式中各符号含义

组别 N	动物数 n/只	剂量(D) mg/kg	lg$D$ x	死亡率 %	概率单位 y	权重系数 W_c	权重 W
1	10	D_1	x_1	p_1	y_1	W_{c1}	W_1
2	10	D_2	x_2	p_2	y_2	W_{c2}	W_2
3	10	D_3	x_3	p_3	y_3	W_{c3}	W_3
4	10	D_4	x_4	p_4	y_4	W_{c4}	W_4
5	10	D_5	x_5	p_5	y_5	W_{c5}	W_5

注:权重系数 W_c 可由表查得(见附表 2 -7 ~ 附表 2 -8),权重 $W = W_c \times n$(n 为各组动物数)。

本法要求各组动物数相等,各组公比(r)最好在 0.7 ~ 0.8 之间,半数组的反应率应在 10% ~50% 之间,另半数组在 50% ~90% 之间,呈现正态分布。

5. 急性毒性试验的观察内容

(1)中毒出现的时间和症状

染毒后 4h 内最密切注意观察,当天进行多次观察,以后每天注意观察。记录染毒后动物的异常表现和出现时间,对症状进行描述,总结受试物对实验动物的毒性特征。

(2)死亡时间及死亡数

观察记录各组动物死亡数和死亡时间。

(3)剖检、生化及病理学检查

对死亡动物及时解剖,观察记录受试物对实质脏器的损害,必要时采取标本做病理组织学检查,初步确定靶器官,为进一步的靶器官确定和毒作用机制分析提供方向。有些急性毒性试验也要设计一些生化检测指标。

(4)毒代动力学分析

这是专门的毒代动力学研究而进行的工作。按毒代动力学的给毒、采样、分析、建模及参数计算设计试验和分析。具体原理和方法见本书第四章。

总之,急性毒性试验的观察内容以具体试验目的而定。一般若只测定 LD_{50},观察内容较为单纯,只做死亡记录和毒性特征观察即可。若同时要为下一步的毒理机制研究鉴定基础,就需进行剖检、生化及病理学检查。例如,专门研究某化合物在动物体内代谢的动力学参数和特征,则按毒代动力学试验的方法和要求专门设计试验。

四、急性毒性的分级与评价

1. 急性毒性分级

由于 LD_{50} 标志着一个化合物毒性的大小,所以常用作急性毒性分级(acute toxicity classification)。毒性大小与 LD_{50} 值成反比,LD_{50} 越小,毒性越大,反之,毒性越小。

对于不同类型毒物分级标准稍有差异。农药使用四级分级标准,工业毒物常用五级分级标准。我国食品毒理学则采用国际六级分级标准。各类毒物急性毒性分级标准见表 6-8 ~ 表 6-11。毒性危险性分级见表 6-12。

表 6-8 我国农药急性毒性分级标准

毒性分级	经口 LD_{50} mg/kg	经皮 LD_{50} mg/kg, 4 h	吸入 LC_{50} mg/m^3, 2 h
剧 毒	<5	<20	<20
高 毒	5~50	20~200	20~200
中等毒	50~500	200~2 000	200~2 000
低 毒	>500	>2 000	>2 000

表 6-9 我国工业毒物急性毒性分级标准

毒性分级	小鼠经口 LD_{50} mg/kg	小鼠吸入 LC_{50} mg/m^3, 2 h	兔经皮 LD_{50} mg/kg
剧 毒	<10	<50	<10
高 毒	11~100	51~500	11~50
中等毒	101~1 000	501~5 000	51~500
低 毒	1 001~10 000	5 001~50 000	501~5 000
微 毒	>10 000	>50 000	>5 000

表 6-10 WHO 外源化合物急性毒性分级

毒性分级	大鼠一次经口 LD_{50}/(mg/kg)	6 只大鼠吸入 4h,死亡 2~4 只的浓度/(mg/kg)	兔经皮 LD_{50}/(mg/kg)	对人可能致死的估计量	
				g/kg	g/60 kg
剧 毒	<1	<10	<5	<0.05	0.1
高 毒	1~	10~	5~	0.05~	3
中等毒	50~	100~	44~	0.5~	30
低 毒	500~	1 000~	350~	5~	250
微 毒	5 000~	10 000~	2 180~	>15	>1 000

注:世界卫生组织推荐了一个 5 级标准。

表 6-11 食品毒理学经口急性毒性分级标准

毒性分级	小鼠一次经口 LD_{50}/(mg/kg)	相当于人的致死剂量		大约相当体重 70 kg 人的致死剂量
		mg/kg	g/人	
6 级,极毒	<1	稍尝	0.05	稍尝,<7 滴
5 级,剧毒	1~50	500~400	0.5	7 滴~1 茶匙
4 级,中等毒	51~500	4 000~30 000	5	1 茶匙~35 g
3 级,低毒	501~5 000	30 000~250 000	50	35~350 g
2 级,实际无毒	5 001~15 000	250 000~500 000	500	350~1 050 g
1 级,无毒	>15 000	>500 000	2 500	>1 050 g

表 6-12　毒性危险性分级

指　　标	极度危险	高度危险	中度危险	轻度危险
Zac(急性毒作用带)	<6	6~18	18~50	>50
Zch(慢性毒作用带)	>10	10~5	4.9~2.5	<2.5

2. 急性毒性评价

在食品安全性毒理学评价过程中,首先进行急性毒性试验,一般采用改良寇氏法、霍恩氏法或概率单位法测定经口 LD_{50}。如果剂量达 10 g/(kg 体重)以上,仍不引起死亡者,可认为该受试物急性毒性试验是安全的,不必测定其 LD_{50};如果急性毒性 LD_{50}或 7 d 在喂养试验的最小有作用剂量小于人的可能摄入量的 10 倍者,则表明该化合物急性毒性较大,应予以放弃,不再继续试验;如急性毒性 LD_{50}大于人可能摄入量的 10 倍者,该物质有可被使用的希望,为了了解是否有其他毒性作用,可进入毒理学评价的下一阶段试验;对于急性毒性试验的 LD_{50}值在人可能摄入量的 10 倍左右时,为了慎重起见,应进行重复试验,或用另一种方法进行验证。

应当指出的是,LD_{50}虽然是评价急性毒性的最重要指标,但仅凭 LD_{50}进行急性毒性评价是不完善的。因为仅仅 LD_{50}一个指标只能反映急性毒性的大小,并不能反映毒性的其他特征。因此,在评价和报告化学物质急性毒性时,除 LD_{50}外,还应报告 LD_{50}95% 可信限范围、急性毒作用带等指标,并尽可能详尽描述中毒特征、症状表现、出现时间、死亡前兆、毒性作用的发生、发展、恢复经过,以及体重、剖检和病理学变化等,从而较全面地对急性毒性作出评价。

第二节　亚慢性毒性作用及其试验与评价方法

一、亚慢性毒性试验的概念

亚慢性毒性试验(subchronic toxicity tests)是指实验动物连续多日接触较大剂量外源化合物所引起的毒性作用。

亚慢性毒性试验的试验期较急性毒性试验期长,而较慢性毒性试验期短,介于二者之间,故称亚慢性毒性试验。试验期通常为 3~6 个月,或一般为实验动物生命期的 1/10~1/30。如用小鼠,试验期通常为 3 个月,大鼠 3~6 个月,狗 4~12 个月。

二、亚慢性毒性试验的目的

亚慢性毒性试验是对实验动物较长期连续接触受试物所致生物学效应的深入研究,是化学物质安全性毒理学评价的必做试验,可获得更多的毒理学信息和重要的毒理学参数。其主要目的可以概括如下:

(1)进一步探索受试物的毒作用特点和靶器官;

(2)了解受试物有无蓄积作用,是否产生耐受性;

(3)分析受试物的剂量-效应关系;

(4)初步估计出不出现毒性作用的最大耐受量(即最大无作用剂量 NOEL,或称未观察到损害作用剂量 NOAEL)和出现毒性的最小有作用剂量(即 MED,也称最低观察到损害作用的剂量 LOAEL);

(5)为慢性毒性试验的剂量设计和观察指标提供依据;

(6)为受试物的毒理机制研究提供基础资料。

三、亚慢性毒性试验方法

1. 试验动物的选择和要求

(1)品种、品系的选择

一般要求选择两种以上的实验动物,包括啮齿类和非啮齿类动物。常用动物有小白鼠、大白鼠、犬、猫,也有家兔。对于重要的受试物甚至可选用灵长类动物猴。

小白鼠品系常选用昆明种、NIH 或 ICR;大白鼠品系常选用 Wistar 和 SD;犬的品系常选用 Beagle 犬。

(2)性别和年龄的要求

对试验动物的性别要求一般为雌雄各半。为了某种特殊试验目的可选用单一性别。

年龄选择的一般原则是离乳不久的动物。一般以体重为标准,小鼠为 15 ~18 g,大白鼠 50 ~ 100 g(6 ~8 周龄),猫 1 ~2 kg。同组实验动物体重相差不应超过平均体重的 10%,组间平均体重相差不超过 5%。

(3)实验动物数量

实验动物数量,小动物每组一般不少于 20 只;较大动物每组一般为 6 ~10 只,不少于 6 只,如犬、猴每组不少于 6 只。若试验过程需处死动物,则每组动物数要相应增加。

(4)检疫和适应

检疫和适应要求基本同急性毒性试验对实验动物的要求。由于亚慢性毒性试验期较长,实验动物的质量和试验环境更应严格要求,应符合国家标准和试验规范。目前,我国对亚慢性毒性试验已要求使用清洁级及其以上等级的大、小鼠,并应在屏障环境内进行试验。对实验动物的分级和饲养环境控制,请参考有关实验动物方面的书籍。

2. 染毒方法

亚慢性毒性试验染毒方法选择的原则是:尽量选择和人类接触途径相似的方式。食品毒理学试验一般以经口染毒为主,多采用饲喂法,每日染毒,连续给予。试验期间,每日定时定量染毒,称量当日给食量和次日结余量,结算每日摄入量,自由饮水。采用饲喂法时,保证受试物在饲料中混匀,并应有在饲料中稳定性的资料和相应措施。对于有异味、易挥发、易水解、易氧化等受试物,可采用灌胃或胶囊吞咽法。

3. 剂量设计与分组

(1)试验设组

亚慢性毒性试验一般至少应设 4 个组,分别为高剂量、中剂量、低剂量 3 个剂量组和 1 个空白对照组(阴性对照)。

(2)剂量设计

亚慢性毒性试验剂量设计至关重要,直接关系到试验的成败。

①剂量设计的原则

剂量设计的原则是高剂量组尽量控制为受试动物在整个试验期内既不发生死亡,又能引起明显的毒性反应,或仅有个别动物死亡,但死亡率不超过 10%;低剂量组应无中毒反应,相当于未观察到损害作用剂量(NOAEL);中剂量组较理想的设计应相当于观察到最小损害作用剂量(LOAEL)。

②剂量设计的依据

高剂量组:通常以急性毒性试验的阈剂量作为亚慢性毒性试验的最高剂量,或以该受试物 LD_{50} 的 1/20~1/5 为最高剂量。但应注意 LD_{50} 的参考值来自于同一动物品系和相同染毒途径。

中、低剂量组:高剂量确定之后,一般以 3~10 倍公比等比设计 3 组剂量。

一般适宜设计范围在该化合物 LD_{50} 的 1/10~1/80 之间做等比设计。

也可参考临床人拟用量的 10、30 和 100 倍设计剂量(大鼠),非啮齿类可用临床人拟用量的 5 倍、15 倍和 50 倍设计剂量。

4. 观察指标

亚慢性毒性试验的观察指标较为广泛,其目的是通过一切可能的指标,尽可能从多方面、多角度、系统、全面、深入地研究受试物对实验动物产生的毒性效应。选择的指标包括一般毒性指标、生理生化指标、病理解剖学指标和病理组织学指标等。

(1)一般性指标

包括每日采食量、体重变化(定期称重)、外观体征(包括被毛光泽、精神状态、呼吸动作、分泌物、排泄物、饮食、活动、行为等)、异常表现和中毒症状等。

采食量和体重变化可用于进一步分析食物利用率。食物利用率是指实验动物每摄入 100 g 饲料所增长的体重克数。食物利用率的分析有助于了解产生体重变化的原因。例如,如果受试物通过影响食欲而导致进食量减少,体重增长会受影响,但食物利用率不一定降低;如果受试物并非影响食欲而体重增长受影响,则可能是受试物干扰了食物的吸收或代谢,使食物利用率发生了改变。

(2)生理生化指标

包括血、尿常规和相关生化指标,如血常规指标包括红细胞数(RBC)、白细胞数(WBC)、血红蛋白量(Hb)、红细胞压积容量(PCV)、白细胞分类数(DC)、血凝时间等。血液生化指标包括血清总蛋白(TP)、白蛋白(ALB)、血糖(GLU)、血清尿素氮(BUN)、总胆红素(T-BIL)、肌酐(Crea)、总胆固醇(T-CHO)、总甘油三酯(TG)、低密度脂蛋白(LDL)、极低密度脂蛋白(VLDL)、高密度脂蛋白(HDL)、碱性磷酸酶(ALP)、酸性磷酸酶(AKP)、天门冬氨酸氨基转移酶(AST)、丙氨酸氨基转移酶(ALT)等。血清酶类指标的检测对肝毒性作用较敏感。尿液检查指标包括外观、pH 值、尿蛋白、尿糖、尿潜血、尿沉渣等。

对血液生化指标变化的毒理学意义分析与判断,需要一定的医学、生物学和毒理学知识。生理生化指标分析对于毒作用靶器官、毒物体内代谢、毒理机制的认识和进一步研究都有重要意义。

(3)分子生物学和免疫学指标

分子生物学和分子免疫学的快速发展,相继发现了许多具有毒理学意义的指标。例如,很多环境有害因素可导致活性氧增加,造成细胞膜、蛋白质(包括酶)和核酸的损伤,其中有些或为非遗传性损伤、或为致死性损伤、或发生细胞凋亡、或引起免疫功能异常。选择相关指标进行测定,有利于深入探讨有害作用的机理和对安全性的评价,也有利于提出有效的防护措施。

(4)分析剂量-效应关系

生物体产生的某种效应只有与其接触的化学物质剂量之间呈现相关关系,才能确定此种效应是该接触物引起,否则,此种效应的出现就与接触物无关,可能另有原因。所以,剂量—效应关系的分析对于排除某种效应或确定某种效应产生的原因具有重要意义,对于进一步的毒理学试验观察指标的选择和毒理机制的研究具有一定的指导意义。

(5)病理解剖学和病理组织学检查

试验结束时将实验动物全部处死，进行剖检，详细检查和记录各脏器的眼观变化，测定脏器重量，分析脏器系数，并采取组织样本待做病理组织学检查及电镜超微结构分析。

脏器系数亦称脏体比，是指脏器的湿重与活体重的比值。通常分析实质脏器的脏器系数，如心、肝脏、脾、肺、肾脏、肾上腺、卵巢、睾丸等。脏器系数的增大或减少反映了脏器的肿大或萎缩，如增生、充血、水肿、萎缩等，从而为进一步研究毒作用的靶器官提供线索和方向。

病理组织学检查则可从组织和细胞水平深入研究毒物损害作用的性质和程度，毒作用的靶器官和靶细胞。如果结合电镜超微结构分析及免疫组织化学和酶组织化学分析，可从亚细胞水平，甚至分子水平揭示毒效应的本质，为进一步的毒理机制研究提供依据。

(6)其他指标检查

其他指标检查包括血压、血流、动脉管壁弹性、血液电解质的变化、心电图、神经反射、记忆、氧化损伤等。选择哪些指标这要根据受试物的毒性资料，前期毒性试验的观察和分析提示，选取需进一步检查分析的项目。

总之，为了充分了解受试物的毒性特征，就需要选取尽可能多的观测指标，从多方面多角度仔细观察受试物产生的毒效应，综合分析才有可能揭示毒作用的本质，全面认识一个化合物的毒性特征。当然，如有特异性指标更好，但确定特异性指标的难度很大，这常常是在系统、全面研究的基础上筛选出来的。

5. 各国对亚慢性毒性试验测试指标的比较

目前国际上对亚慢性毒性试验、慢性毒性试验测试标准并未完全统一，都有自己的测试标准(见表6－13)，但大体上比较一致。在选用动物数方面，FDA和中国每组为20只，其余为10只。除EPA外，一般均在实验结束时做血液和临床生化分析。一般不做尿液分析，组织器官病理检查大致相同。中国的测试标准与美国FDA的测试标准较为接近。

表6－13　大鼠经口亚慢性毒性试验测试指标比较

项　目	EPA	OECD	FDA	英国	日本	中国
试验动物与分组						
动物年龄/周	<6	<8	<6	<6	成年	6~8
最短实验时间/d	90	90	90	90	30~90	<90
最少试验组数/个	3	3	3	3	3	3
每组动物数(不包括中期杀死)/只	10	10	20	10	10	20
空白对照	Y	Y	Y	Y	Y	Y
赋形剂对照	Y	Y	Y	Y	Y	Y
给药途径						
喂饲	Y	Y	Y	Y	Y	NS
灌胃	Y	Y	Y	Y	Y	Y
胶囊吞咽	Y	Y	Y	Y	Y	NS
饮水	Y	Y	Y	Y	Y	NS

续表

项　　目	EPA	OECD	FDA	英国	日本	中国
试验记录						
每周记录体重	Y	Y	Y	Y	Y	Y
每周食物消耗	Y	Y	Y	Y	Y	Y
高剂量允许死亡率	<10%	NS	NS	NS	NS	NS
血液和临床生化						
试验前	Y	N	N	N	N	N
每月	Y	N	N	N	N	N
试验中期	Y	N	N	N	N	N
试验结束	Y	Y	Y	Y	Y	Y
采血最少动物数	NS	NS	10	NS	NS	15
尿液分析	N	N	N	N	Y(末期)	N
器官称重(终期)						
肝脏	Y	Y	Y	Y	Y	Y
肾脏	Y	Y	Y	Y	Y	Y
心	N	N	N	N	Y	Y
性腺	Y	Y	Y	Y	Y	Y
脑	Y	N	N	N	Y	Y
肾上腺	N	Y	Y	Y	Y	Y
大体尸检						
所有物组织	Y	Y	Y	Y	Y	Y
组织学检查						
肝脏	Y	N	Y	Y	Y	Y
肾脏	Y	N	Y	Y	Y	Y
心	Y	N	Y	N	Y	Y
较大病灶	Y	Y	Y	Y	Y	Y
靶器官	Y	Y	NS	Y	Y	Y
肺	Y	Y	NS	Y	Y	Y

注:NS 为不一定,Y 为必要,N 为不必要。

EPA 为美国环境保护局,OECD 为经济合作发展组织,FDA 为美国食品与药品管理局。

第三节　蓄积性毒性作用及其试验与评价方法

一、蓄积性毒性作用的概念

对实验动物多次间隔给予小剂量受试物,当给予受试物的时间间隔和剂量超过机体的解毒和排泄能力时,导致受试物在体内蓄积,并由此而引起的毒性作用,称为蓄积性毒性作用(accumulation toxicity effect)。进行化学物质在动物体内蓄积性评价的试验叫蓄积性毒性试验(accumulate toxicity tests)。

1. 蓄积性毒性作用的分类

蓄积性毒性作用一般包括物质蓄积和功能蓄积两种情况,这两种蓄积作用可能同时存在,兼而有之。

(1)物质蓄积(material accumulation)是指机体少量反复多次接触毒物后,该毒物在机体内逐渐积累。可以用一定的分析方法检测出体内该物质或其代谢产物在体内的增加过程,这种积累随着时间延长而含量增加,当达到中毒阈值时产生毒性作用。

(2)功能蓄积(functional accumulation)是指机体少量反复多次接触化学毒物或其他形式的危害物,每次引起的轻微功能损害逐渐积累,当积累到一定程度时出现毒性效应,而这时用检测手段却查不出体内毒物的存在或增加。

2. 蓄积毒性作用产生的因素

蓄积毒性作用的产生主要与以下因素有关。

(1)与接触剂量大小和时间间隔有关

如果动物接触毒物的剂量大、间隔时间短,则易出现蓄积性;相反,如剂量小、间隔时间长,则不易出现蓄积性。

(2)与毒物本身的性质有关

有些物质进入体内后不易排泄,易造成蓄积。例如,一般脂溶性的物质进入体内后不易排泄而易在体内蓄积,而一般水溶性的物质则易排泄而不易蓄积。另外,一些毒物在体内有易于结合的内源性物质,可在这些组织部位形成储存库(depot),如血浆蛋白、脂肪组织、肝脏、肾脏、骨骼等就是某些毒物的常见储存库。

(3)与动物种属的代谢特点有关

即便相同的毒物在不同种类动物体内代谢特点和代谢速率往往有较大的差异。某些毒物在某种动物体内代谢较快,易于排泄,就不易产生蓄积;而在另一种动物体内可能代谢较慢,不易排泄,就易产生蓄积。这主要与动物种属的代谢差异有关。同一兽药在不同动物上制定有不同的休药期,其原因就在于此。

二、蓄积性毒性试验的目的

外源化合物的蓄积性毒性作用是产生慢性毒性作用的基础,是食品中外来化学物质安全性评价的重要依据之一。进行蓄积性毒性试验的主要目的有以下几个方面。

(1)了解受试验是否具有蓄积作用,以及蓄积性如何。

(2)根据受试验物有无蓄积作用,评定该化合物是否可能引起潜在的慢性毒性危害。

(3)为制定有毒物质在食品中的卫生限量标准时,为安全系数的选择提供参考。

(4)确定该受试物可否用于食品,供人类长期食用。

三、蓄积性毒性试验方法和蓄积性评价

蓄积性毒性试验的方法有多种,常用的方法有蓄积系数法、生物半减期法和蓄积率测定法。

1. 蓄积系数法

(1)概念

在一定期限内,以低于一定的致死剂量(小于 LD_{50} 剂量),每日给实验动物染毒,计算多次染毒

使半数动物出现毒性效应（或死亡）的总累积剂量[$\sum LD_{50(n)}$]与一次染毒该化合产生相同效应（或死亡）的剂量[$\sum LD_{50(1)}$]之比值，此比值称为蓄积系数(accumulation coefficient)，常用K表示。

$$K = \frac{\sum LD_{50(n)}}{LD_{50(1)}}$$

蓄积性的大小常根据蓄积系数K值来分级。K值越小，表明蓄积性越大；反之，K值越大，表明蓄积性越小。如果$K=1$，说明该化合物每次染毒后在体内全部蓄积，其蓄积毒性就很大。通常认为$K=5$，表明蓄积性很小。蓄积性分级标准见表6－14。

表6－14　蓄积性毒性分级标准

蓄积指数(K)	蓄积性分级
$K<1$	高度蓄积
$1\leqslant K<3$	明显蓄积
$3\leqslant K<5$	中等蓄积
$K\geqslant 5$	轻度蓄积

(2)试验设计与方法

常用的蓄积性毒性试验方法有固定剂量法、递增剂量法和20d法。

①固定剂量法

试验方法：以某一固定剂量对实验动物连续染毒，直至试验组动物发生半数死亡，即可终止试验，计算K值，进行评价。

实验动物：常选用大白鼠和小白鼠。

染毒途径：多采用经口灌胃或腹腔注射染毒。

分组：取40只小鼠或大鼠，雌雄各半，随机分为2组，每组至少20只，一组为染毒剂量组，一组为对照组。

剂量：在LD_{50}的1/5～1/20的范围内选定剂量。

结果与评价：试验结束时计算K值，按表6－14蓄积性毒性分级标准进行评价。若试验中连续染毒剂量累计已达到5个LD_{50}以上，仍不出现半数死亡，也可终止试验，因为此时K值已大于5，已可做出评价结论。

②递增剂量法

试验方法：用一组实验动物，一般采用大鼠或小鼠30只，以LD_{50}的1/10为起始剂量，每天染毒，4 d为一期，每期递增1.5倍，连续染毒20～28 d。

试验设计：一般采用经口灌胃染毒，剂量设计见表6－15。

表6－15　递增剂量法染毒剂量表

染毒日期/d	1～4	5～8	9～12	13～16	17～20	21～14	25～28
每日染毒剂量	0.1	0.15	0.22	0.34	0.5	0.75	1.12
每期染毒剂量	0.4	0.6	0.9	1.4	2.0	3.0	4.5
累计染毒剂量	0.4	1.0	1.9	3.3	5.3	8.3	12.8

结果与评价：试验期间，当实验动物累计死亡一半时即可终止试验，计算 K 值进行评价。一般来说，20 d 即可结束试验，因为此时 K 值已达 5.3LD_{50}，即 $K>5$，已能做出评价。但一般要求实验至 28 d，此时，$K>12.8$，可认为基本无蓄积性。

③ 20 d 法

试验方法：设计 4 个剂量组和 1 个阴性对照组，一般采取经口灌胃染毒，连续染毒 20 d，各组累计剂量分别可达 1 LD_{50}、2 LD_{50}、4 LD_{50}和 10LD_{50}。停止染毒后继续观察 7 d。

剂量与分组：以 LD_{50}的 1/20、1/10、1/5、1/2 作为 4 个剂量组，并设 1 个阴性对照组（溶剂对照）。每组 10 只，雌雄各半。

结果与评价：试验结束时根据以下结果进行蓄积性评价。

ⓐ1/20LD_{50}组有死亡，且各组呈剂量—反应关系，则为强蓄积性；

ⓑ1/20LD_{50}组无死亡，但各组呈剂量—反应关系，则为中等蓄积性；

ⓒ1/20LD_{50}组无死亡，各组也不呈剂量—反应关系，则为无明显蓄积性；

ⓓ如仅 1/2LD_{50}组有死亡，其他组均无死亡，则为弱蓄积性。

2. 生物半减期法

（1）概念

生物半减（衰）期（biological half－life，$t_{1/2}$）是指化学物质吸收入体内以后，在体内每减少 50%（一半）所需的时间。对同一化合物在同一种动物体内，这一时间是恒定的。

化学物质在体内生物半减期的长短，直接影响着该化合物在体内的蓄积性。蓄积的速率和量与机体单位时间内吸收该物质的速率及清除速率有关。如果吸收速率大于清除速率，则该物质在体内蓄积的量会不断增加；反之，如果清除速率大于吸收速率，则该物质在体内的量会不断减少。一般来说，在一定剂量范围内，即便是化合物以等时间间隔恒速吸收入体内，其在体内的蓄积量也并不是呈无限地增加，而是有一个极限。这是因为物质以小剂量等间隔恒速吸收入体内的同时，也存在着清除过程，当吸收与清除过程达到动态平衡时，蓄积量就不再增加，即达到蓄积的极限值。

化学物质在体内蓄积与消除的过程可用代谢动力学的原理和方法来描述（参见第四章）。生物半减期（$t_{1/2}$）就是物质在体内代谢动力学的一个参数。掌握这一代谢动力学参数，即可根据化学物质每次吸收进入体内的量和时间间隔，对该物质在体内的蓄积情况作出定量估计。

（2）蓄积性规律

物质吸收入体内达到极限值的量及达到极限值所需的时间，取决于该化合物在特定动物体的 $t_{1/2}$。一般来说，$t_{1/2}$较短的化学物质，达到蓄积极限值所需的时间就短；$t_{1/2}$较长者，达到蓄积极限值所需的时间也较长。一般经过 6 个 $t_{1/2}$，即可达蓄积极限（L）。化学物质 $t_{1/2}$与体内蓄积过程曲线关系见图 6－2。

第 1 个 $t_{1/2}$末蓄积量 $=L\times50\%$

第 2 个 $t_{1/2}$末蓄积量 $=L\times75\%$

第 3 个 $t_{1/2}$末蓄积量 $=\mathrm{L}\times87.5\%$

第 4 个 $t_{1/2}$末蓄积量 $=L\times93.75\%$

第 5 个 $t_{1/2}$末蓄积量 $=L\times96.88\%$

第 6 个 $t_{1/2}$末蓄积量 $=L\times98.44\%$

可见在第 6 个 $t_{1/2}$时，物质在体内蓄积量就已达蓄积极限值的 98.44%，基本达到蓄积的极限值。

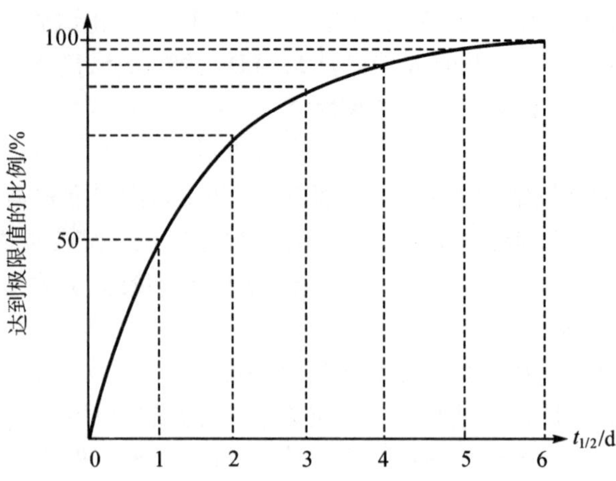

图 6－2　化学物质体内蓄积性规律

（3）蓄积的极限值

化学物质在体内消除按一室模型一级速率过程，其公式为

$$dc/dt = -K_e c$$

式中，dc/dt 为化合物浓度随时间变化速率；K_e 为速率常数；c 为体内化合物浓度。

积分得 $$c = c_0 e^{-K_e t}$$

式中，c 为 t 时体内浓度；c_0为 $t=0$ 时体内浓度。

上式取对数得 $$\ln c = \ln c_0 - K_e t$$

移项得 $$-K_e t = \ln c/c_0$$

当 $t = t_{1/2}$时 $$c = 1/2c_0$$

所以 $$-K_e t_{1/2} = \ln 1/2$$

即 $$t_{1/2} = \ln 0.5/-K_e = 0.693/K_e$$

亦即 $$K_e = 0.693/t_{1/2}$$

将 $c = c_0 e^{-K_e t}$式积分得 $$c = c_0(1 - e^{-K_e t})/K_e$$

若以每日吸收量是 a 代替 c_0，以经 t 日后体内物质总蓄积量 A 代替 c，则上式可写成

$$A = a(1 - e^{-K_e t})/K_e$$

当 $t \to \infty$ 时 $$A_\infty = a/K_e$$

将 $K_e = 0.693/t_{1/2}$代入上式得

$$A_\infty = \frac{a}{0.693/t_{1/2}} = \frac{at_{1/2}}{0.693}$$

展开上式得 $$A_\infty = a \times t_{1/2} \times 1.44$$

即化合物在体内蓄积的极限值的计算公式为

$$A_\infty = 1.44at_{1/2}$$

式中：A_∞——蓄积极限值（mg）；

a——单位时间内毒物的吸收量（mg/d）；

$t_{1/2}$——生物半减期（d）。

(4)蓄积性评估

待评估化合物在食品中的含量是可以测得的，根据人对该食物的每日摄食量，可以计算出人对该化合物的每日摄入量，再根据该化合物的人体 $t_{1/2}$ 值，代入蓄积极限值计算公式，可计算出该化合物在人体内蓄积的极限值，再根据蓄积性规律，可进一步推算出某一时间段内该物质的蓄积量及达到蓄积极限值所需的时间，从而可对待评有害物质蓄积性毒性作出评价，进而为制定安全限量和管理措施提供依据。

3. 蓄积率测定法

蓄积率(cumulative percent)测定法，常用的动物为小鼠或大鼠。首先将受试动物分成蓄积试验组和对照组两大组，每组动物数 60 ~ 70 只。蓄积试验组动物每次以一定剂量(低于最小致死量)按同一染毒途径预先给受试物，经过一定时间之后，按常规方法测定蓄积试验组和对照组的 LD_{50}，并按下式计算蓄积率。

$$蓄积率 = \frac{对照组\ LD_{50} - 蓄积试验组\ LD_{50}}{蓄积组给予受试物的总剂量} \times 100\%$$

蓄积率应标明预先给受试物的时间及剂量。在相同时间及剂量条件下，蓄积率越大则表示该物质在体内的蓄积作用越强；反之，蓄积性则越弱。

第四节　慢性毒性作用及其试验与评价方法

一、慢性毒性试验的概念

慢性毒性试验(chronic toxicity test)是指实验动物长期小剂量反复接触受试物所引起的毒性效应，亦称长期毒性试验(long term toxicity test)。

慢性毒性试验期很长，对啮齿类动物几乎占去生命期的绝大部分或终生。如小白鼠试验期一般为 18 个月，大白鼠为 24 个月，相当于终生染毒；其他动物染毒期一般为 2 年，对于犬相当于其生命期的 20%，对于灵长类动物相当于其生命期的 13%。对于有些远期毒性评价，试验期要求长达 7 ~ 10 年，甚至在有些动物上要包括若干代试验。

二、慢性毒性试验的目的

慢性毒性试验是对化学物质一般毒性评价的最后阶段，主要目的如下。

(1)确定实验动物长期接触受试物的毒性下限，即造成损害作用的最低剂量(LOAEL)，或慢性毒性的阈剂量和最大无作用剂量(NOEL)，即未观察到造成损害作用的最大剂量(NOAEL)。

(2)为制定外来化学物质在食品中的安全限量，如人体 ADI 值，以及为危险度评价与管理提供毒理学依据。

(3)进一步研究慢性毒作用特点、毒作用靶器官及毒理机制，为将动物试验结果外推到人的安全系数选择提供参考。

三、慢性毒性试验方法

1. 实验动物选择和要求

实验动物的选择基本同亚慢性毒性试验。一般多用小白鼠、大白鼠、犬和猴。年龄要求一般为初断乳，如小白鼠出生后 3 周(体重约 10 ~ 15 g)，大白鼠出生后 3 ~ 4 周(体重约 50 ~ 70 g)，犬一般选用4~6月龄。性别要求雌雄各半。动物数量要求比亚慢性毒性试验多,试验中途如需处死动物,则需相应增加动物数量。一般要求试验结束时每个剂量组每一性别啮齿类动物数不少于10只,非啮齿类动物数不少于4只。检疫和适应要求同急性和亚慢性毒性试验。

2. 染毒方法

染毒方法和途径尽量选择和人类接触途径相似的方式。由于试验期长,一般采用经口染毒,多采用饲喂法。

3. 剂量设计与分组

(1)试验设组

一般设高、中、低3个剂量组和1个对照组,共4组。

(2)剂量设计

慢性毒性试验剂量设计的原则是,高剂量组不能出现明显中毒,但要有轻微毒性反应;中剂量组应为慢性毒性作用的阈值剂量;低剂量组应为慢性毒性的最大无作用剂量组。具体确定依据如下。

①以该受试物的亚慢性毒性作用阈剂量或LOAEL为参考依据设计。

高剂量组:以亚慢性毒性作用的阈剂量,或其1/5~1/2的剂量。

中剂量组:以亚慢性毒性作用阈剂量的1/50~1/10剂量。

低剂量组:以亚慢性毒性作用阈剂量的1/100剂量。

②以该受试物LD_{50}为参考依据设计。

高剂量组:以LD_{50}的1/10为高剂量。

中剂量组:以LD_{50}的1/100为中剂量。

低剂量组:以LD_{50}的1/1 000为低剂量。

4. 观察指标

慢性毒性试验与亚慢性毒性观察指标相似,观察指标选择应更多更全面。同时,注意重点观察在亚慢性毒性试验中出现的阳性指标,并优先选择亚慢性毒性试验筛选出来的敏感性指标和特异性指标。

四、短期毒性试验结果对长期毒性的推测

由于长期毒性试验评价过程太长,消耗较大的人力、物力和财力,难以适应大量的化学物质毒理学评价需求,简化试验方法、缩短试验时间自然成为毒理学家所关心的问题。同时,即便是要进行长期毒性试验,短期毒性试验(short term toxicity test)对长期毒性试验(long term toxicity test)的预测也是很有必要的。

1. 90 d毒性试验推测2年毒性

有人进行了90 d毒性试验结果与2年毒性试验结果的比较,在大量资料分析的基础上得出两者之间有以下关系。

(1)有51%的受试物90 d最小有作用剂量($LOAEL_{90d}$)与2年最小有作用剂量($LOAEL_{2a}$)关系为$LOAEL_{90d}/LOAEL_{2a} \leqslant 2$,所以得出$LOAEL_{2a} \leqslant 1/2\ LOAEL_{90d}$,此结论相当于50%的可信限。

(2)有95.5%的受试物90 d最小有作用剂量($LOAEL_{90d}$)与2年最小有作用剂量($LOAEL_{2a}$)关系为$LOAEL_{90d}/LOAEL_{2a} \leqslant 6$,所以得出$LOAEL_{2a} \leqslant 1/6 LOAEL_{90d}$,此结论相当于95%的可信限。

(3)有97%的受试物90 d最大无作用剂量($NOAEL_{90d}$)与2年最大无作用剂量($NOAEL_{2a}$)关系为$NOAEL_{90d}/ NOAEL_{2a} \leqslant 9$,所以得出$NOAEL_{2a} \leqslant 1/9\ NOAEL_{90d}$,此结论相当于97%的可

信限。

举例：如果某受试物 90 d LOAEL 为 18 mg/kg，90 d NOAEL 为 9 mg/kg，由此，我们可以对该受试物 2 年长期毒性进行以下推测(按 95% 信度)：

2 年长期毒性的 LOAEL 即为 $LOAEL_{2a} \leqslant 1/6LOAEL_{90d} \leqslant 18/6 \leqslant 3$ mg/kg；

2 年长期毒性的 NOAEL 即为 $NOAEL_{2a} \leqslant 1/9\ NOAEL_{90d} \leqslant 9/9 \leqslant 1$ mg/kg。

2. 7 d 毒性试验推测 90 d 毒性

7 d 毒性试验的方法是，用断乳大鼠 3 ~4 组，每组 10 只，雌雄各半，进行毒性试验，观察死亡率、体重、肝体比、肾体比和进食量变化等，测定受试物 7 d 喂养试验的 LOAEL。经与 90 d 毒性试验取得的 LOAEL 比较，有如下关系：

①有 50% 的受试物 $LOAEL_{7d}/LOAEL_{90d} \leqslant 2$；

②有 90% 的受试物 $LOAEL_{7d}/LOAEL_{90d} \leqslant 5$；

③100% 的受试物 $LOAEL_{7d}/LOAEL_{90d} \leqslant 8$。

经统计学处理后，相当于 95% 可信限的关系为：

$LOAEL_{7d}/LOAEL_{90d} \leqslant 6.2$；

$LOAEL_{90d}/LOAEL_{2a} \leqslant 5.7$。

所以，可得：

$LOAEL_{90d} = 1/6.2LOAEL_{7d}$；

$LOAEL_{2a} = LOAEL_{90d}/5.7 = LOAEL_{7d}/6.2/5.7 = LOAEL_{7d}/35.3$。

由于短期毒性试验结果和长期毒性试验结果之间确有一定的关系，可用于应急情况下由短期毒性试验结果预测长期慢性毒性，以作应急权宜判断。另外，在长期毒性试验的剂量设计时，由短期毒性试验预测长期毒性也不失为一种剂量设计时的参考。

当然，这种推测还很不完善，需要进一步地研究改进，特别是短期毒性试验结合某些体外试验(离体器官、体外培养细胞试验等)，综合作出预测，可能会更加准确一些。应当指出的是，由短期毒性试验推测长期毒性，并不意味着这种推断能代替长期毒性试验，在安全性毒理学评价中，长期毒性试验仍是必不可少的。

五、慢性毒性与致癌性结合试验

由于化学物质致癌过程的长期性和致癌作用的复杂性，致癌性评价一般需要长期试验，试验的期限必须包括受试动物正常生命期的大部分时间。为了节省人力物力，可以将慢性毒性与致癌试验结合进行。在该动物的大部分或整个生命期间及死后检查肿瘤出现的数量、类型、发生部位及发生时间，与对照动物相比，以阐明此化学物质有无致癌性。

对慢性毒性与致癌性结合试验，一般均采用大鼠或小鼠。所选用的品系应对该类受试物的致癌作用敏感。试验动物的年龄段常使用刚断奶的年幼动物，性别为雌雄各半。每一个剂量组和相应的对照组至少应有 50 只雄性和 50 只雌性的动物，不包括提前剖杀的动物数。如需观察肿瘤以外的病理变化可设附加剂量组，两种性别各 20 只动物，其相应的对照组两种性别各 10 只动物。

致癌性评价试验至少要设 3 个剂量组及 1 个相应的对照组。高剂量组可以出现某些较轻的毒性反应，但不能明显缩短动物寿命。这些毒性反应可能表现在血清酶水平的改变，或体重增加受到轻度抑制(低于 10%)。低剂量不能引起任何毒性反应，不影响动物的正常生长、发育和寿命。一般不应低于高剂量的 10%。中剂量应界于高剂量和低剂量之间，可根据化学物质的毒代动力学性质来确定。

如果受试物是通过胃肠道吸收，则最好选用口服途径。将受试物混入饲料中或溶于饮水中，连续给予动物。混入饲料中的受试物最高浓度不应超过5%。

每天详细记录动物的症状，包括神经系统和眼睛的改变、可疑肿瘤的出现时间和变化，以及死亡情况和病理剖检。在试验的前13周内，每周称量体重1次，以后每4周称量1次。在试验的前13周内，每周检查1次动物的食物摄取情况，以后如动物健康状况或体重无异常改变，则每3个月检查1次。

血液检查包括血红蛋白含量、血球压积、红血球计数、白血球计数、血小板或其他血凝试验，应在3个月、6个月及以后每隔6个月和实验结束时进行。最高剂量组和对照组大鼠应在同样的时间间隔内进行白血球分类计数，如两组间有很大差异时，应对较低剂量组的动物进行血球分类计数。在试验期间，如果大体观察表明动物健康恶化，应对有关动物进行血球分类计数检查。

尿液检查包括外观、每个动物的尿量和相对密度、尿蛋白、尿糖、尿中酮体、尿潜血（半定量）及尿沉渣检查。收集各组每性别10只动物尿样进行分析，最好是在做血液检查的同时，并取自同一动物。尿样可单个进行分析，也可每组相同性别的尿标本混在一起测定。

血液生化检查包括总蛋白和白蛋白，肝功能试验包括碱性磷酸酶、谷丙转氨酶、谷草转氨酶、γ谷氨酰转肽酶、鸟氨酸脱羧酶，糖代谢主要检查糖耐量，肾功能检查血尿素氮等。

病理检查包括肉眼剖检和组织学检查。在试验过程中死亡或因处于濒死状态被处死的，及试验结束时全部处死的动物都应进行肉眼检查。所有动物被处死前，应收集血样品，进行血球分类计数及有关生化分析。保存所有肉眼可见的肿瘤或可疑肿瘤组织。镜检一般包括下列器官和组织：脑、垂体、甲状腺（包括甲状旁腺）、胸腺、肺（包括气管）、心脏、唾液腺、肝脏、脾、肾脏、肾上腺、食管、胃、十二指肠、空肠、回肠、盲肠、结肠、直肠、膀胱、淋巴结、胰腺、性腺、生殖附属器官、乳腺、皮肤、肌肉、外周神经、脊髓（颈，胸，腰）、胸骨或股骨（包括关节）和眼。剖检发现的所有肉眼可见的肿瘤和其他病变都应重点进行病理检查。

关于慢性毒性与致癌性结合试验中致癌的评价指标详见第七章第三节。

第五节　联合毒性作用的评价

食品中外源化合物的污染种类繁多，多种有毒有害物质常常会同时存在于食品，对机体可能会产生十分复杂的交互作用（interaction），即产生联合毒性作用（joint action, combined action, joint toxicity effects）。关于联合毒性作用的概念和联合毒性作用的形式已在第一章述及。本节仅介绍联合毒性作用的评价方法。

一、联合作用系数法

联合作用系数法（K值法）是先求出各化学物质各自的LD_{50}，从多种化学物质的联合作用为相加作用的假设出发，计算出混合化合物的预期LD_{50}值（PLD_{50M}）。

$$\frac{1}{PLD_{50M}}=\frac{f_A}{LD_{50A}}+\frac{f_B}{LD_{50B}}+\cdots+\frac{f_N}{LD_{50N}}$$

式中，A，B，…，N代表参加联合毒性作用的n个化合物，其各自的LD_{50}表示为LD_{50A}，LD_{50B}，…，LD_{50N}；f_A，f_B，…，f_N为n个化合物在混合物中所占的重量的比例，所以，$f_A+f_B+\cdots+f_N=1$。

根据试验实际测得的混合物LD_{50}，即实测LD_{50M}（OLD_{50M}）求联合作用系数

$$K = PLD_{50M}/OLD_{50M}$$

根据联合作用系数 K 值可进行毒性联合作用评价。如果各化学物质是相加作用,则理论 K 值应等于1,但由于测定 LD_{50} 本身会有一定波动,所以 K 值也会有一定波动。一般认为 K 值在0.4~2.5之间表示相加作用;小于0.4表示拮抗作用;大于2.5表示协同作用。两种方法的评价标准见表6-16。

表6-16 毒性联合作用评价(K 值法)

	拮抗作用	相加作用	协同作用
Smyth 法	<0.40	0.40~2.70	>2.70
Keplinger 法	<0.57	0.57~1.75	>1.75

二、等效应线图解法

这种方法只能评定两个化学物质的联合作用,具体步骤如下。

(1)在同种实验动物和相同接触途径条件下,分别算出两种化学物质(A 和 B)的 LD_{50} 及其95%可信限。以纵坐标表示化学物质 A 的剂量范围,以横坐标表示化学物质 B 的剂量范围,分别将两种化学物质在纵坐标与横坐标上的 LD_{50} 值及95%可信限的上下限值相连,即两化合物的 LD_{50} 值相连,95%可信限的上限值相连,下限值相连,成三条直线,此即为等效应线。

(2)以等效应剂量求出两个化学物质混合后的 LD_{50} 值。

(3)根据混合 LD_{50},求出两个化学物质各含的实际剂量,分别在相应的坐标线上找到各自的剂量位置,并由相应剂量点做垂直线,视其交点所落的位置进行评定。

(4)如交点正好落在两个化学物质95%可信限的上下两条线之间,表示为相加作用(如图6-3中 a)。如交点落到95%可信限下限以下,则表示为协同作用(如图6-3中 s)。如交点在95%可信限上限直线以上,则表示拮抗作用(如图6-3中 at)。

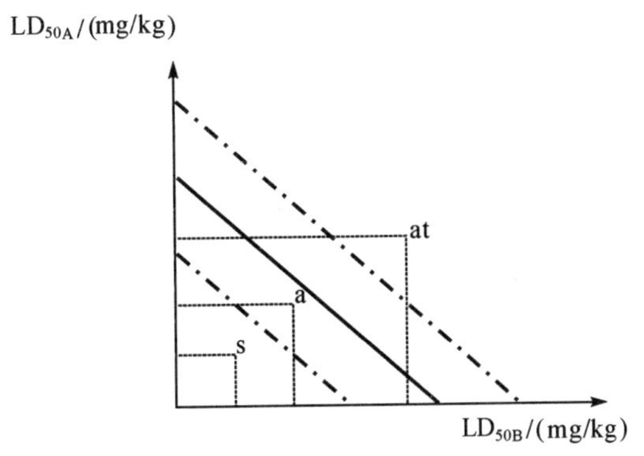

图6-3 联合作用等效应线

三、Bliss 法

Bliss 提出根据剂量对数与死亡概率直线回归方程，以及化学物质之间联合作用模式，确定基本模型表达式为：

$$Y_{\mathrm{m}} = a + b\lg(q_1 + kq_2 + Kkq_1q_2)X_{\mathrm{m}}$$

式中：Y_{m}——混合物的死亡概率；

k——两种化学物质的毒性比值；

q_1，q_2——两种化学物质的百分比；

X_{m}——混合物的剂量；

K——共毒系数；

a，b——方程的截距和斜率。

本法的结果以相加联合作用时的死亡概率为标准（理论值），与实测值比较计算共毒系数 K。$K>0$，表示协同作用；$K<0$，为拮抗作用；$K=0$，为相加作用。该法考虑了混合物毒作用机制的差别，能较好地对外源化合物的联合作用进行定量评价，然而计算太复杂，不便推广。

四、方差分析法

近年来，许多毒理学科研人员在研究中采用析因设计的方差分析法来判断外源化合物联合作用特征。将单因素的剂量—效应曲线和联合作用的剂量—效应曲线进行重复设计的方差分析，以确定各因素之间有无交互作用。如 2×2 析因试验是用于两个因素（两个受试物或两种处理方法），每个因素有两个水平（用与不用或剂量的不同）的情况。如交互作用不显著，两条量效曲线互相平行，则说明两因素之间具有相加作用；如交互作用显著，两曲线随剂量增大而远离，两因素之间具有协同作用，反之，如两曲线随剂量增大而靠近或交叉，两因素之间具有拮抗作用。该方法是一种比较经典的统计方法，它可以直接利用连续的测定结果进行计算，从而充分利用了实验数据中所含的信息。

多种化合物对机体的联合作用机理十分复杂，目前对其了解尚少，对联合毒性作用评价方法还有待于深入研究和探讨。

第七章　特殊毒性作用及其试验与评价方法

第一节　生殖发育毒性及其试验与评价方法

一、生殖发育毒性的概念

生殖是使种族延续的各种生理过程的总称。生殖发育是哺乳动物繁衍种族的生理过程，其中包括生殖细胞（或称配子，即精子和卵细胞）发生、卵细胞受精、着床、胚胎形成、胚胎发育、器官发生、胎仔发育、分娩和哺乳过程。生殖发育也可称为繁殖过程。环境有害因素造成对亲代的生殖功能及对子代发育过程的有害影响的作用分别称为生殖毒性和发育毒性。

外源化合物对生殖过程的损害作用，即生殖毒性（reproductive toxicity），主要包括对生殖细胞的发生、卵细胞受精、胚胎形成、妊娠、分娩和哺乳过程的损害作用。毒物可通过作用于男女生殖系统而影响生殖功能。男性精子的形成、发育、储存和传送可受到不利影响，而女性卵巢对一些毒物易感。此外，受精卵的植入及孕体的成长和发育均可受到影响。一些毒素作用可通过激素或神经系统介导。生殖毒性既可发生于妊娠期，也可发生于妊娠前期和哺乳期。

外源化合物对发育过程的损害作用，即发育毒性（developmental toxicity），主要包括对胚胎发育、胎仔发育及出生幼仔发育的损害作用。

外源化合物对生殖发育的影响以及损害作用具有一定的特点。一方面，生殖发育过程较为敏感。一定剂量的外源化合物对机体其他系统或功能尚未造成损害作用，但生殖发育过程的某些环节可能已经出现障碍。另一方面，外源化合物对生殖发育过程影响的范围较为广泛和深远。一般毒性作用仅表现在直接接触某种外源化合物的个体并造成损害，而外源化合物对生殖发育过程的损害，不仅直接涉及雌雄两性个体，同时还可对其第二代个体也可造成损害，而且此种损害作用甚至在第二代以后世代的个体中还有所表现。

二、生殖毒性试验与评定

生殖毒性试验主要研究外源化合物对生殖细胞发生、卵细胞受精、胚胎形成、妊娠、分娩和哺乳过程的损害作用及其评定。生殖毒性试验的主要目的是检验受试物或其代谢产物对成年哺乳动物的生殖功能和生育力的影响。

1. 生殖毒性表现

外源化合物对生殖过程的损害作用可以表现为性淡漠、性无能或各种形式的性功能减退。雌性可出现排卵规律改变、月经失调或闭经、卵巢萎缩、受孕减少、胚胎死亡、生殖力降低、不孕或不育等。雄性可表现为睾丸萎缩或坏死、精子数目减少等。

2. 生殖毒性作用的评定

外源化合物对生殖过程作用的评定主要通过生殖毒性试验来进行，过去也称为繁殖试验。生殖毒性试验可以全面反映外源化合物对性腺功能、发情周期、交配行为、受孕、妊娠过程、分娩、授乳以及幼仔断奶后生长发育可能发生的影响。评定的主要依据是交配后母体受孕情况(受孕率)、妊娠过程情况(正常妊娠率)、子代动物分娩出生情况(出生存活率)、授乳哺育情况(哺育成活率)以及断奶后发育情况等。此外,还可同时观察出生幼仔是否有畸形出现,但畸形观察主要在发育毒性评定中进行。

(1)试验方法原则

生殖毒性试验多用性成熟大鼠,也可用小鼠或家兔。大鼠自然受孕率较小鼠高,较为理想。设3个剂量组和1个对照组,每组至少应有20只雌性和10只雄性动物。剂量的选择应使最高剂量组的剂量超过预期人类实际接触水平,使最高剂量组产生轻微毒性症状,但其死亡率不大于10%,也不能完全丧失生育能力。而低剂量组则应不产生任何可观察到的损害效应。另设中间剂量组应仅能出现极为轻微的中毒症状。中间剂量与高剂量和低剂量应呈等比级数。

最高剂量组轻度中毒的概念是进食量显著减少,体重明显下降。要求最高剂量组出现轻度中毒的目的是表明在已能引起中毒剂量下,如仍不致影响正常生殖过程,则表示该受试物确实不具有生殖毒性作用。反之,如剂量过低,则难于确定受试物是否确实不具有生殖毒性,有可能因剂量不足,未达到最小有作用剂量。

剂量的确定可用少数动物进行预试,如已进行过亚慢性和急性毒性试验,则最高剂量也可略高于亚慢性毒性试验中最大无作用剂量,或相当于LD_{50}的1/10左右。最低剂量可相当于最高剂量的1/30。如经多次试验确实证实1 000 mg/(kg体重)剂量对生育力无损害作用,或最高剂量可引起亲代动物表现一般毒性作用,但对生育力无不利影响,则可不进行其他剂量试验。

交配前动物应染毒10周。因配子成熟所需的时间不同,按照某些建议,雄性动物应染毒70 d(即精子形成的时间),雌性动物则需14 d(即卵子生长发育的时间)。在雌性动物怀孕期和哺乳期应继续对其染毒。染毒途径应尽可能与人接触的情况相似。一般可混入饲料或饮水中,由动物摄取;也可采用灌胃或胶囊法。试验期间每周应根据动物体重并参照进食量(大鼠可按每日15~20 g,小鼠每日5~10 g计算)和要求的摄入剂量[mg/(kg体重·d)]调整饲料中应混入受试物的数量,应始终保持达到动物应摄入的剂量。利用大鼠或小鼠进行试验时,每组雌雄各16~20只,或雌性16~20只,雄性8~10只。

(2)试验方法

以大鼠为例,介绍三代两窝生殖试验法和两代两窝、一代一窝生殖试验法。

①三代两窝生殖试验

大鼠断奶或出生8周后,开始喂受试物或以其他方式与受试物接触,共进行8~12周,即直到性发育成熟,相当出生后4个月左右。每周至少称体重一次,记录进食量并观察有无中毒症状或死亡。将雌雄亲代动物(F_0)同笼交配,雌雄比例为1∶1或2∶1,直到受孕或进行3周为止。雌鼠受孕后即单笼饲养,继续接触受试物。交配3周后,如仍未受孕,则停止交配,并进行生殖器官病理学检查。

确定是否受孕的方法是每日清晨进行雌性动物阴道涂片,检查有无精子;亦可检查阴道有无阴栓出现,以确定受精日期。小鼠阴栓可在阴道口存留较长时间,但在大鼠极易脱落,次晨检查时往往在笼下粪便盘中检出。发现阴栓或检出精子,即为受孕0日,也有作为受孕第1日。

亲代动物(F_0)所生仔鼠为第一代(F_1)。出生后应检查每窝幼仔数、死亡数以及肉眼可见幼仔畸形。出生后第4天和第21天逐个称取重量,仔鼠断奶后,母鼠休息10 d,再与雄鼠交配一次,并生出第二窝仔鼠。亲代共生出仔鼠两窝,分别为F_{1a}和F_{1b}。F_{1b}出生后,将雄性亲鼠淘汰,雌性亲鼠继续喂受试物,直至F_{1b}出生后21d断奶为止。F_{1a}断奶后观察其发育情况,不再喂受试物。

F_{1b}断奶后，继续接触受试物 8 ~ 12 周，直到性发育成熟，选出雌雄各 16 ~ 20 只，按前法进行交配。F_{1b}所产第一窝幼仔为 F_{2a}。F_{2a}断奶后，其母鼠 F_{1b}休息 10 d，再次交配，所生幼仔为 F_{2b}。F_{2b}断奶后，将 F_{1b}淘汰。F_{2b}交配处理方法与 F_{1b}相同。但 F_{2b}也可只交配 1 次，所产仔鼠为 F_{3a}，不再进行第二次交配，试验结束(如图 7 - 1)。

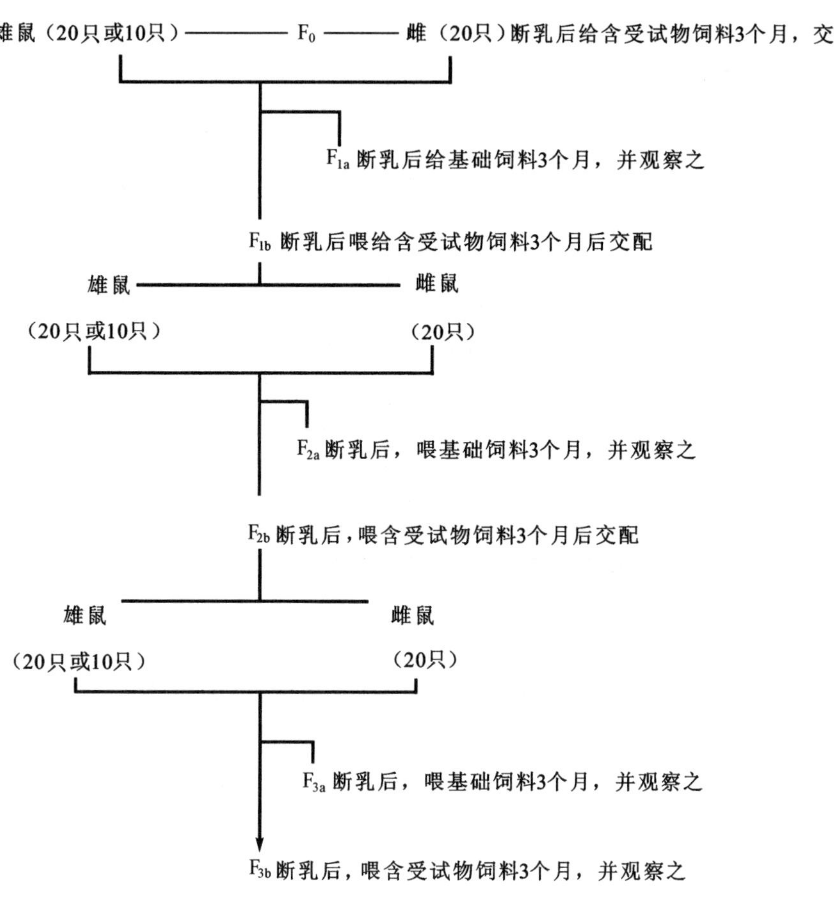

图 7 - 1　三代生殖试验示意图

②两代两窝和一代一窝生殖试验

两代两窝生殖试验法基本程序与三代两窝试验法相同，但只进行到第二代 F_2，每代只交配一窝(见图 7 - 2 和图 7 - 3)。

(3)观察指标

在上述各种生殖毒性试验中，根据哺乳动物全部生育繁殖过程，可观察下列 4 个指标。

①受孕率：反映雌性动物生育能力以及雌性动物受孕情况。

$$受孕率 = \frac{妊娠雌性动物数}{交配雌性动物数} \times 100\%$$

②正常分娩率：反映雌性动物妊娠过程是否受到影响。

$$正常分娩率 = \frac{正常分娩雌性动物数}{妊娠动物数} \times 100\%$$

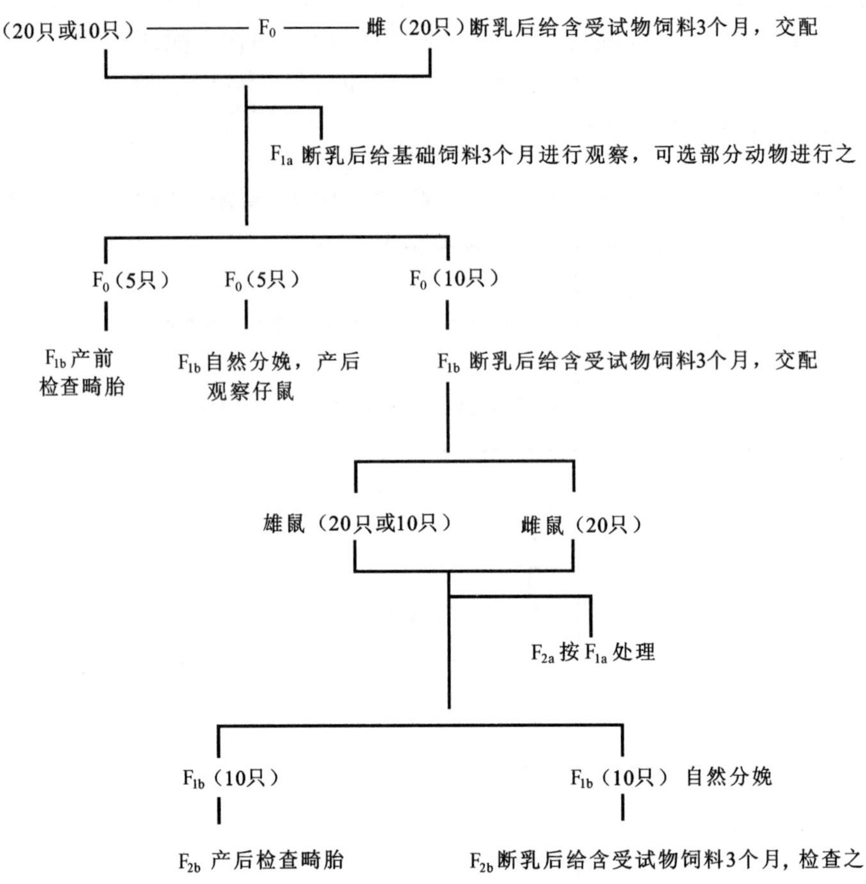

图7－2　两代生殖试验示意图

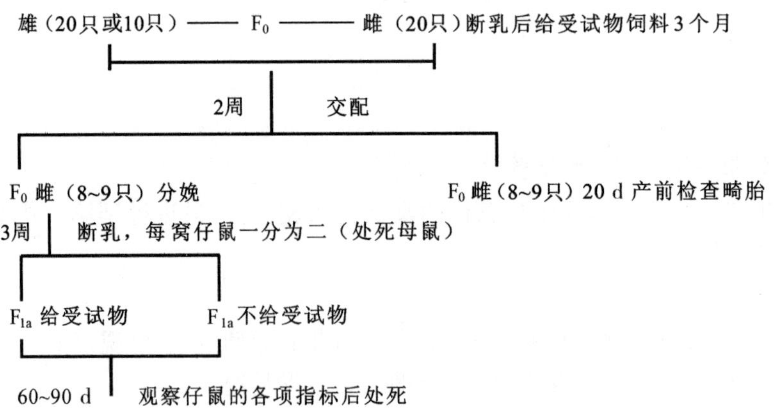

图7－3　一代繁殖法示意图

③幼仔出生存活率：反映雌性动物分娩过程是否正常，如分娩过程受到影响，则幼仔往往在

出生4 d内死亡。

$$幼子出生存活率=\frac{出生后4\ d存活幼子数}{分娩时出生幼子数}\times100\%$$

④幼仔哺乳成活率:反映雌性动物授乳哺育幼仔的能力。

$$幼子哺乳成活率=\frac{21\ d断乳幼子存活数}{出生后4\ d幼子存活数}\times100\%$$

由于人类可能终生接触食物中的多种化学物质,所以通常需要进行多代生殖毒性研究,在这种研究中,亲代(P)及其子代(F_1代和F_2代等)将连续不断地服用受试物。试验一般选用单一种属,偶尔也用小鼠,实验至少连续两代,每代一窝。

一代以上的生殖毒性研究不仅能检测受试物对成年动物生殖毒性的影响,而且还能检测其对子代生育力的影响,因为子代动物在胚胎期和出生后早期已经接触了受试物。众所周知,出生前和出生后早期是生殖器官发育的关键时期,此期的发育可影响成年后的生育力。发育紊乱可使子代发育力的损伤更加严重,或者与亲代相比引起的损害的剂量更低。

多代生殖毒性研究被认为是研究化学物质生殖毒性的一种综合而有效的方法。若多代生殖毒性研究显示毒性作用范围和/或严重程度呈逐渐递增的现象,则提示受试物可能具有生物蓄积作用,这种重要的作用可能与通过食物链暴露有关。但重要的是要辨别这种现象是由于生物蓄积作用,还是由于出生前/出生后内分泌紊乱所引起的。

多代生殖毒性研究应该能够提供下列信息:受试物对雄性和雌性动物性欲、性功能和生育力的影响,对雌性动物维持妊娠能力和哺育幼仔能力的影响,对子代出生前和出生后的存活率、生长发育和生育力的影响。而且,通过对亲代和子代组织的组织学检查也可以发现主要的毒作用靶器官(特别是生殖器官)。

现行的多代生殖毒性试验的最大缺点是其复杂性。这种研究很难控制,常常由于在试验结束时出现动物数不足和/或对照组动物各种生殖功能的变异而出现无法解释的结果。进行多代生殖毒性试验要求选用生育力高的动物,具备高标准的动物饲养和管理条件,能够追踪全部子代的情况,并且应避免子代间的交配。这种研究需要耗费大量的时间、空间和人力。多代生殖毒性试验结果常为非特异性(如不孕),特别是在使用不寻常的染毒途径时,如吸入、眼睛或鼻子局部敷药和非肠道给药。过度处理也可干扰正常的生殖功能。

三、发育毒性试验与评定

发育毒性试验主要研究外源化合物对胚胎发育、胎仔发育以及出生幼仔发育的影响及其评定,主要为致畸试验。

1. 发育毒性的有关概念

发育毒性(development toxicity)指出生前经父体和(或)母体接触外源性理化因素引起的在子代到达成体之前内出现的有害作用,包括结构畸形、生长迟缓、功能障碍及死亡。能造成发育毒性的物质称为发育毒物(developmental toxicant)。发育毒物应是在未诱发母性毒性的剂量下产生发育毒性的物质。

发育毒理学(developmental toxicology)是在畸胎学基础上发展起来的毒理学分支学科,研究发育生物体在受精卵、妊娠期、出生后、直到性成熟的发育过程中,由于出生前接触导致异常发育的理化因素或环境条件后的发病机制和结果。

畸形(malformation)指出生前因素引起发育生物体的严重的解剖学上形态结构的缺陷。对发育、生长、形态、生理功能、生育力和（或）寿命可产生有害影响，可以存活也可能不能存活。

致畸性（teratogenicity）和致畸作用（teratogenic effect）均指在妊娠期（出生前）接触外源性理化因素引起后代结构畸形的特性或作用。在妊娠期接触能引起子代畸形的理化因素称为致畸物（teratogen）。如果诱发的畸形是在无明显母体毒性剂量下出现的，那么该物质就是一种真正的或选择性致畸物。

变异（variation）是由遗传和遗传外因素控制的外观变化，或由于分化改变而引起的中途歧异（deviation）。表现为同一种属的子代与亲代之间或子代的个体之间，有时出现不完全相同的现象，是小的或次要的结构改变。例如，肋骨或椎骨数目多于或少于正常，甚至某些内脏易位也属于变异。一般认为变异不影响正常生理功能，更不危及生命。但在动物致畸试验中，如果某种变异出现较多，并呈一定剂量—效应关系，应该引起注意。

2. 发育毒性的表现

某些外源化合物可干扰胚胎以及胎儿的发育过程，影响正常发育。具体表现可分为如下几种。

①生长迟缓。即胚胎与胎仔的发育过程在外源化合物影响下，较正常的发育过程缓慢。

②致畸作用。由于外源化合物干扰，活产胎仔胎儿出生时，某种器官表现形态结构异常。致畸作用所表现的形态结构异常，在出生后立即可被发现。

③功能不全或异常。即胎仔的生化、生理、代谢、免疫、神经活动及行为的缺陷或异常。功能不全或异常往往在出生后一定时间才被发现，因为正常情况下，有些功能在出生后一定时间才发育完全。

④胚胎或胎仔致死作用。某些外源化合物在一定剂量范围内，可在胚胎或胎仔发育期间对胚胎或胎仔具有损害作用，并使其死亡。具体表现为天然流产或死产、死胎率增加。

在一般情况下，引起胚胎或胎仔死亡的剂量较致畸作用的剂量高，而造成发育迟缓的剂量往往低于胚胎毒性作用剂量，但高于致畸作用的剂量。

不同的化学毒物作用于不同发育阶段，过早或过迟接触都可能不产生效应。每个发育阶段可再细分，如着床前期又分为受精、卵裂、囊胚形成。而不同系统和器官的形成与发育是不完全同步的，有不同速度，有先有后，日期不同。在胎儿期，器官长大和功能成熟，但神经系统和生殖系统等功能的完全成熟延伸至出生后的儿童期、少年期、青春期。所以，应该从更长时间来评价发育毒性。

发育毒性研究的目的是通过计数胚胎或胎仔吸收或死亡数，测量胎仔的重量和性别比，检查外观、内脏和骨骼的形态，来识别受试物有无对胚胎或胎仔的致死、致畸或其他毒性作用。发育毒性试验一般选用两种动物进行，一种为啮齿类动物，如大鼠或小鼠，另一种为非啮齿类动物，如家兔。因为家兔和啮齿类动物不仅在胎盘形成和妊娠生理上有些差别，而且在以往的研究中，家兔显示出反应停止引起的短肢畸形，而大鼠却不能。

最佳方案是对成年动物进行染毒并包括子代从受精卵到性成熟所有生长发育阶段；观察期应贯穿一个完整的生命周期，以检测近、远期效应。最常用选用的方案为三阶段试验。

①Ⅰ阶段试验：雌雄性交配前—受孕—雌性受精—雌性着床期间染毒。研究对成年雌雄性的生殖功能、配子的发生及成熟、交配行为、受精、着床前的发育和着床的影响。

②Ⅱ阶段试验：从着床到硬腭闭合期间染毒。研究对成年雌性生殖功能、胚胎发育、器官形成期的发育毒性。

③Ⅲ阶段试验：从着床到幼仔断乳期间对孕母（及乳母）染毒。研究包括从着床到子代性成

熟的母体生殖毒性(成年雌性生殖功能:妊娠、分娩和哺乳)和子代的发育毒性(胚胎、胎儿生长发育,新生幼仔宫外生活的适应性,断乳前后的生长发育,独立生活能力和性功能成熟)。

一般认为现行的研究方法对于发育毒性的监测是比较灵敏的。实际上,根据对有限的非人类致畸物的比较,动物研究的灵敏度可能太高,因此导致的假阳性率很高。足月时胎仔体重减轻是检测发育毒性的一个非常重要的指标,而体重减轻可不伴随其他毒性表现,或者可能在低于胚胎致死或/和致畸剂量时发生。发育毒性研究能够揭示不良妊娠结局的种种表现,有利于可疑结果的解释。

在实际操作中,由于受到时间和物力的限制,发育毒性研究通常选用多胎和孕期短的动物进行实验,而没有将其他种属动物应用于识别人类发育毒性物质的实验中进行系统的探讨,尤其是对非人灵长类动物。由于可获得性、伦理学限制、单胎或双胎妊娠、自然流产率高以及孕期较长等因素,这类非人灵长类动物在研究中使用的数量很少,这也是用灵长类动物检测已知的人类致畸物时所得到的实验结果一致性较差的原因。从理论上来说,最好的动物模型应在受试物代谢方面与人类非常相似。

3. 发育毒性作用评价

发育毒性作用主要表现为致畸作用,所以发育毒性作用评价主要是评价受试物的致畸作用。致畸作用是外源化合物作用于妊娠母体,干扰胚胎及胎儿的正常发育过程,使胎儿出现形态结构及功能异常。有些文献将致畸作用称为发育毒性,可以理解为发育毒性的狭义概念。在致畸试验中除可观察到出生幼仔畸形外,也可同时发现生长发育迟缓和胚胎致死。传统常规致畸试验是评定外源化合物是否具有致畸作用的标准方法,多年来很多国家和机构都采用和推荐这一方法。

(1)动物选择

致畸试验的动物选择,除参照毒性试验中选择动物的一般原则(即食性和对受试物代谢过程与人类接近、体型小、驯服、容易饲养和繁殖及价廉)外,还应特别注意妊娠过程较短、每窝产仔数较多和胎盘构造及厚度与人类接近等特点。

根据上述原则综合考虑,致畸试验可选用两种哺乳动物,一般首先考虑大鼠,此外可采用小鼠或家兔。大鼠受孕率高,每窝产仔 8 ~ 10 只,易于得到足够标本数;而且经验证明,大鼠对大多数外源化合物的代谢过程,基本与人类近似,故可首先考虑。但大鼠对一般外源化合物的代谢速度往往高于小鼠和家兔,以致对化学致畸物耐受性强、易感性低,有时出现假阴性。大鼠在器官发生期初期,其胎盘具有卵黄囊,称为卵黄囊胎盘;在器官发生期后期,将转变为绒膜尿囊胎盘。有些外源化合物,例如锥虫蓝可以通过干扰卵黄囊胎盘对胚胎的正常营养过程,并因此致畸,出现阳性结果。而人类胎盘不具有卵黄囊胎盘阶段,不存在同样问题,所以有时此种结果对人类为假阳性。

小鼠自然畸形发生率较大鼠高,但低于家兔,对形成腭裂的致畸物更为敏感。家兔为草食动物,与人类代谢功能差异较大,妊娠期不够恒定,有时延长至 36 d,自然畸形发生率也较高。

(2)剂量分组

由于致畸作用的剂量—效应(反应)关系曲线较为陡峭,斜率较大,最大无作用剂量与引起胚胎大量死亡以及母体中毒死亡的剂量极为接近。因此在确定剂量时,一方面要求找出最大无作用剂量以及致畸阈剂量;同时还要保持母体生育能力,不致大批流产和过多胚胎死亡;较多母体死亡也应避免。一般应先进行预试,预试的目的是找出引起母体中毒的剂量。

根据预试结果可以确定正式试验剂量。应最少设 3 个剂量组,另设对照组。原则上最高剂量组，可以引起母体轻度中毒，即进食量减少、体重减轻、死亡不超过10%；最低剂量组不应观察到任何中毒症状；中间剂量组可以允许母体出现某些极轻微中毒症状。其剂量与高剂量和低剂量成等比级数关系。

一般最高剂量不超过LD_{50}的1/5～1/3，低剂量可为LD_{50}的1/100～1/30。这一原则在预试中也可试用。如已掌握或能估计人体实际接触量，也可将实际接触量作为低剂量，并以其10倍左右为最高剂量。凡急性毒性较强的受试物，所采用剂量应稍低，反之可较高。

每组动物大鼠或小鼠为12～20只，家兔为8～12只，狗等大动物为3～4只。在一般常规试验中，除设有3个剂量组和1个对照组外，如受试物溶于某种溶剂或介质中给予动物，则需另设溶剂对照组。有时为了更好地验证试验结果，另设阳性对照组，按大鼠每千克体重15 000 IU维生素A剂量，或将每毫升含50 000 IU维生素A的浓鱼肝油，按每100 g体重1 mL剂量给大鼠灌胃。此外敌枯双、五氯酚钠等也可采用。

（3）动物交配处理

将性成熟雌雄动物按雌雄1∶1或2∶1的比例同笼交配。每天将已确定受孕雌鼠随机分入各剂量组和对照组。确定受孕方法是阴栓检查或阴道涂片精子检查。出现阴栓或精子之日即为受孕0天，也有人作为第1天。准确确定受孕日对精确掌握动物接触受试物时间、最后处死动物及确定进行检查的日期非常重要。

由于致畸作用有极为明确的敏感期，应精确掌握动物接触受试物的时间，必须在器官发生期。如果提前在着床前接触，将影响受精卵的着床；如果在胚胎发育的最初阶段，例如裂卵期和囊胚期接触受试物，往往可使胚胎死亡，不能造成畸形；如果在器官发生期以后接触受试物，则各种器官已发育成熟，致畸作用不易表现。只有器官发生期的胚胎，对致畸物最为敏感，易于出现畸形。

大鼠和小鼠一般可自受孕后第5天开始给予受试物，每日1次，持续到第15天。如果拟深入研究何种器官对受试物更为易感，则应在上述期间将受试物每天分别给予一批动物，每批动物只接触受试物1次，最后可以根据畸形出现的情况，确定受试物的主要靶器官。

接触受试物的方式与途径应与人体实际接触情况一致，一般多经口给予。也可采用灌胃方式，以保证剂量准确，效果较混入饲料喂给为好。在特殊情况下，也可采用腹腔注射法，效果与经口近似。

试验期间每2～3天称取母鼠体重。一方面可根据体重增长，随时调整给予受试物的剂量，同时也可观察受孕动物的妊娠情况和胚胎发育情况。受孕动物的体重如持续增长，则表示妊娠过程及胚胎发育正常；如体重停止增长或下降，可能由于受试物的毒性作用或母体的其他原因，引起胚胎死亡或流产。

（4）胎仔检查

自然分娩前1～2天将受孕动物处死，剖腹取出子宫及活产胎仔，并另行记录死胎及吸收胎。一般大鼠在受孕后第19～20天，小鼠第18～19天，家兔在第29天。

活产胎仔取出后，先检查性别，逐只称重，并按窝计算平均体重，然后由下列几方面进行畸形检查：①外观畸形肉眼检查（项目详见表7－1），例如露脑；②肉眼检查内脏及软组织畸形（项目详见表7－2），例如腭裂；③骨骼畸形检查（项目详见表7－3），例如颅顶骨缺损、分叉肋等。畸形检查只限活产胎仔。

以上检查只能检出结构与形态异常的畸形，不能检出可能发生的生化功能或神经行为缺陷。因此，有人主张将试验雌鼠保留1/4左右，待其自然分娩，并将出生幼仔饲养观察，至少到断奶，以便检查可能存在的先天缺陷和生理功能异常。

表 7-1　致畸试验胎鼠体表检查项目

头　部	躯干部	四　肢	头　部	躯干部	四　肢
无脑症	胸骨裂	多肢	无耳症	短尾、卷尾	缺指
脑膨出	胸部裂	无肢	小耳症	无尾	
头盖裂	脊椎裂	短肢	耳低位	腹裂	
脑积水	脊椎侧弯	半肢	无颚症		
小头症	脊椎后弯	多指	小颚症		
颜面裂	脐疝	无指	下颚裂		
小眼症	尿道下裂	合指	口唇裂		
眼球突出	无肛门	短指			

表 7-2　致畸试验胎鼠内脏检查项目

头部(脊髓)	胸　部	腹　部	头部(脊髓)	胸　部	腹　部
嗅球发育不全	右位心	肝分叶异常	单眼球	多肺症	卵巢异位
侧脑室扩张	房中隔缺损	肾上腺缺失		肺叶融合	子宫缺失
第三脑室扩张	室间隔缺损	多囊肾		膈疝	子宫发育不全
无脑症	主动脉弓	马蹄肾		气管食管瘘	肾积水
无眼球症	食道闭锁	膀胱缺失		内脏异位	肾缺失
小眼球症	气管狭窄	睾丸缺失			输卵管积水
角膜缺损	无肺症	卵巢缺失			

表 7-3　致畸试验胎鼠骨骼检查项目

部　位	畸 形 特 征
颅骨	缺损、骨化迟缓
枕骨	缺损、缺失
脊柱骨	融合、纵裂、部分裂开、发育不全、缩窄、脱离、形状异常
颈椎骨	缺损、椎弓不连续、骨化迟缓
腰椎	缺失、分裂变形
尾椎骨	缺损、椎弓不连续、融合
四肢骨	形状及数目异常、多骨、缺失
肋骨	多肋或少肋(大、小鼠正常肋骨为 13 对)、形状异常(短肋、融合肋、分叉肋、缺损、波状肋、发育不全等)、骨化迟缓(单侧肋骨变成点状或大小不及正常前肋的二分之一)
胸骨	缺损或消失、胸骨节融合、裂开、形状异常、骨化迟缓(点状或不及正常的二分之一)
骨盆	形状异常、融合、裂开、缩窄、脱离

表 7-4　致畸试验记录内容

动物交配给受试物期	解剖检查时	胎仔检查
动物编号	母体解剖所见	体表检查
动物种、品系	卵巢重量	骨骼检查
交配时周龄	黄体数	内脏检查
确认受孕	着床数	
临床症状	胎盘重量	
进食进水量	胎仔子宫内位置	
受试物及溶剂	死胎数	
剂量	活胎数	
给样途径	胎仔重	
给样期限		

(5)数据处理

各种指标的统计用χ^2检验,孕鼠增重用方差分析或非参数统计,胎鼠身长、体重、窝平均活胎数、子宫连胎重量用 t 检验。胎鼠的数据以窝为单位进行统计。在致畸试验结果评定时,主要计算畸胎总数和畸形总数。计算畸胎总数时,每一活产幼仔出现一种或一种以上畸形均作为一个畸胎。计算畸形总数时,同一幼仔每出现一种畸形,即作为一个畸形;如出现两种或两个畸形,则作为两个畸形计,并依次类推。计算时还要对剂量—效应(反应)关系加以分析。更重要的是按下列指标将各剂量组与对照组的结果进行比较。

①活产幼仔平均畸形出现数:即根据出现的畸形总数,计算每个活产幼仔出现的畸形平均数。对较为重要的畸形,还可分别单独进行计数。

$$\text{活产幼仔平均畸形出现数} = \frac{\text{畸形总数}}{\text{活产幼仔总数}}$$

②畸形出现率:即作为畸胎的幼仔在活产幼仔总数中所占的百分率。

$$\text{畸胎出现率} = \frac{\text{出现畸形的幼仔总数}}{\text{活产幼仔总数}} \times 100\%$$

③母体畸胎出现率:即出现畸形胎仔的母体在妊娠母体总数中所占的百分率。计算出现畸形母体数时,同一母体无论出现多少畸形胎仔或多少种畸形,一律按一个出现畸胎的母体计算。

$$\text{母体畸胎出现率} = \frac{\text{出现畸胎的母体数}}{\text{妊娠母体数}} \times 100\%$$

结果应能得出受试物是否有母体毒性和胚胎毒性、致畸性,最好能得出最小致畸剂量。为比较不同有害物质的致畸强度,可计算致畸指数。

$$\text{致畸指数} = \frac{\text{雌鼠 } LD_{50}}{\text{最小致畸剂量}}$$

$$\text{致畸危害指数} = \frac{\text{最大不致畸剂量}}{\text{最大可能摄入量}}$$

(6)结果评定

致畸指数为母体 LD_{50} 与胎仔最小致畸作用剂量之比,这一比值愈大,致畸作用愈强。一般认为,致畸指数 10 以下为不致畸;10 ~ 100 为致畸;100 以上为强致畸。

为表示有害物质在食品中存在时人体受害几率,可计算致畸危害指数。如指数大于 300 说明该物对人危害小,100 ~ 300 对人危害为中等,小于 100 对人危害为大。

母体毒性与发育毒性比值,或称成年毒性与发育毒性比值,即对母体最低损害作用剂量(A)与胎仔最低损害作用剂量(D)之比(A/D),比值越大,危险性越高。一般认为,A/D 比值为 3 或 3 以上者,具有发育毒性危险性;3 以下者,相对危险性较低或不具危险性。在一般情况下,大多数化合物 A/D 比值均在 3 以下,以及 1 ~ 2 范围内。关于母体和胎仔最低损害作用的具体表现,在母体主要为体重增长减少,出现某些临床症状以及死亡;对胎仔则为致畸以及其他发育毒性表现。

(7)致畸物以及发育毒性作用物危险度评定

欧洲经济共同体(EEC)和经济合作与发展组织(OECD)建议的致畸物分级标准,主要是根据动物试验和人群调查资料,具体分级标准如下:

①1 级,已确定人类母体接触后可引起子代先天性缺陷;

②2A 级, 对动物肯定致畸,但对人类致畸作用尚未确定因果关系;

③2B 级, 动物试验结果肯定致畸,但无人类致畸资料;

④3 级,尚无结论性肯定致畸证据或资料不足;

⑤4 级,动物试验阴性,人群中调查结果未发现致畸。

第二节 致突变作用及其试验与评价方法

一、致突变作用的概念

生物体在自然界进化过程中,都能依靠遗传物质 DNA 的特殊结构及其精确的复制和修复功能,长期保持相对稳定的生命形式和物种,并继续不断地繁衍后代。然而,生物体在自然环境中生存也可能发生一定变异。根据现代基因遗传理论,只有起源于基因和染色体的变异才能遗传,这种可遗传的变异称为突变。突变的发生及其过程就是致突变作用。突变可分为自发突变和诱发突变。各物种的自发突变频率较低,而诱发突变比较常见。诱发突变是指由于物理、化学、生物等环境因素引起的突变。能够诱发突变的物质称为致突变物或诱变剂。近几年来,已有大量研究资料表明,肿瘤发生与诱发突变有关;某些先天性出生缺陷、自发流产、死亡、动脉粥样硬化、糖尿病及衰老等,都可能与遗传物质 DNA 分子改变和染色体畸变有联系。

二、突变类型

按作用后果或遗传物质损伤的性质等可将诱发突变分类,一般根据遗传物质的损伤能否在显微镜下直接观察到分为染色体畸变和基因突变两类。染色体损伤大于或等于 0.2 μm 时,可在光学显微镜下观察到,称为染色体畸变;若小于这一下限,不能在光学显微镜镜下直接观察到,要依靠对其后代的生理、生化、结构等表型变化判断突变的发生,称为基因突变。

1. 基因突变

基因突变即遗传物质在分子水平上的改变,包括碱基置换、移码突变、大段损伤。关于基因突变在本书第五章第二节已有论述。

2. 染色体畸变

染色体畸变,又称染色体突变,包括染色体结构异常和数目异常两种情况,是在观察细胞分裂中期相时可见的改变。

(1)染色体结构异常

染色体结构可以发生多种多样的损伤,基本损伤是断裂。能诱发染色体断裂的物质称为断裂剂。

染色体型畸变是染色体中两条染色单体同一位点受损后所产生的结构异常,有多种类型。

①裂隙和断裂都是指染色体上狭窄的非染色带,其所分割的两个节段保持线状连接为裂隙,否则为断裂。

②无着丝粒断片和缺失:一个染色体发生一次或多次断裂而不重接,且这些断裂的节段远远分开会出现一个或多个无着丝粒断片和一个缺失了部分染色质并带有着丝粒的异常染色体。细胞再次分裂时会形成微核或微小体。

③环状染色体:染色体两臂各发生一次断裂,其带有着丝粒的节段的两断端连接成一个环,称之为环状染色体。

④倒位:当染色体发生两次不同部位断裂时,中间节段倒转180°再重接,为倒位。

⑤插入和重复:当一个染色体发生三处断裂,带有两断端的断片插入到另一臂的断裂处或另一染色体的断裂处重接称为插入,若缺失的染色体和插入的染色体是同源染色体,且各有一处断裂发生于同一位点,则出现两段相同节段,称为重复。

⑥易位:从某个染色体断下的节段连接到另一个染色体上称为易位。两染色体各发生一次断裂,只一个节段连到另一染色体上为单方易位;相互重接为相互易位;若发生3处以上的断裂,其交换重接称为复杂易位。

染色单体型畸变是指某一位点的损伤只涉及姐妹染色单体中的一条,它也有裂隙、断裂和缺失。此外,染色单体的交换,是两条或多条染色单体断裂后变位重接的结果,分为内换和互换。而姐妹染色单体交换则是指某一染色体在姐妹染色单体之间发生同源节段的互换,两条姐妹染色单体都会出现深浅相同的染色(而正常的则是一深一浅),但同源节段仍是一深一浅,这种现象就称为姐妹染色单体互换(SCE, sister chromatied exchange)。

(2)染色体数目异常

以二倍体细胞为标准,出现单个或多个或成倍的染色体数目的增减,属染色体数目异常。染色体数目异常是由于染色体形态异常或复制异常,其原因有四方面。①不分离:指在细胞分裂的中期和后期,某一对同源染色体或姐妹染色单体同时进入一个子细胞核;②染色体遗失:在细胞分裂的中后期,如果一个染色体未能进入下一个子细胞核,使子细胞缺少一个染色体;③染色体桥的影响:染色体畸变中出现的双着丝粒染色体在细胞分裂后期如不能被拉断,就会在两核之间形成染色体桥,它使细胞不能分裂,出现四倍体;④核内再复制:四倍体的细胞核进入下一个分裂周期,恢复正常复制与分离,出现四条染色单体排列的现象,称为核内再复制。

三、突变的发生与修复机制

关于化学物质导致的基因突变的发生与修复机制在第五章第二节已做了较详细的介绍,这里不再赘述。

四、致突变试验与致突变作用评价

检测外源化学物质的致突变性一般通过致突变试验来进行。其目的主要有两点:①检测外源化合物的致突变性,预测其对哺乳动物和人的致癌性;②检测外源化合物对哺乳动物生殖细胞的遗传毒性,预测其对人体的遗传危害性。

1. 回复突变试验

(1)细菌回复突变试验(Ames test)

细菌回复突变试验简称细菌回变试验,使用鼠伤寒沙门氏菌或大肠杆菌进行,分别称为Ames试验和大肠杆菌回变试验。这两种细菌的野生型即原养型能自行合成组氨酸或色氨酸和乳糖,其突变体则缺乏这些能力,在相应的营养缺乏培养基中不能生长,若在受试物的作用下,能生长成菌株,则说明受试物使之发生了回变。

①原理

Ames 等人发现90% 以上的诱变剂是致癌物质,由此,他们创立了一种快速测定法,即利用是否能引起鼠伤寒沙门氏菌组氨酸缺陷型(his^-)菌株的回复突变,来判断化学物质是否是诱变剂和致癌剂,并能区别突变的类型(置换或移码突变)。

鼠伤寒沙门氏组氨酸营养缺陷型菌株不能合成组氨酸,故在缺乏组氨酸的培养基上,仅少数自发回复突变的细菌生长。假如有致突变物存在,则营养缺陷型的细菌回复突变成原养型,因而能生长形成菌落,据此判断受试物是否为致突变物。

这组检测菌株含有下列突变。

ⓐ组氨酸基因突变(his^-),根据选择性培养基上出现 his^+ 的回复突变率可测出诱变剂或致癌物的诱变效率。

ⓑ脂多糖屏障丢失(rfa),具有深粗糙(rfa)的菌株,其表面一层脂多糖屏障缺损,因此一些大分子待测物能穿透菌膜进入菌体,从而抑制其生长,而野生型菌株则不受其影响。

ⓒ紫外线切除修复系统缺失(ΔuvrB),具有 ΔuvrB 突变的菌株对紫外线敏感,当受到紫外线照射后不能生长,而具有野生型切除修复酶的菌株,则能照常生长。同时,其附近的硝基还原酶和生物素基因缺失(bio^-),使致癌物引起的遗传损伤的修复降低到最小的程度。

ⓓ抗药性标记 R,表示某些菌株具有抗氨苄青霉素(ampicillin)的质粒,从而提高了检出的灵敏性。假若测试菌照常在氨苄青霉素/四环素平板上生长,表明该测试菌株对氨苄青霉素和四环素两者有抗性,具有 pAQI 质粒,否则,说明测试菌株不含 pAQI 质粒。

②试验菌株

常用的几株鼠伤寒沙门氏菌命名为 TA_{1535},TA_{1537},TA_{1538},TA_{98},TA_{100},TA_{97}及 TA_{102}等,这是一系列特异的营养缺陷型沙门氏菌株。检测菌株 TA_{1535}含有一个碱基置换突变,能检测引起置换突变的诱变剂。TA_{1537}在重复的 G – C 碱基对序列中有一个移码突变,能检测引起移码的诱变剂。TA_{100}和 TA_{98}就是上述菌株分别加上一个抗药性转移因子 pKM101 质粒后的菌株。TA_{97}和 TA_{98}可以检测移码突变,TA_{100}检测碱基置换突变,TA_{102}对醛、过氧化物及 DNA 交联剂较敏感。我国目前普遍采用 1983 年由 Ames 和 Mamn 推荐的四种标准测试菌株,即 A_{97}、TA_{98}、TA_{100}及 TA_{102}。

有的致癌物的诱变性是被哺乳动物肝细胞中的羟化酶系统活化的,而细菌却没有这种酶系统,故加入鼠肝匀浆的酶系统 S_9混合液以增加检测的灵敏度。

目前各地资料表明,Ames 试验阳性和致癌之间有十分明显的相关性。根据 Ames 本人对300 余种化学品进行的微生物诱变试验及动物诱癌实验对比,发现二者之间存在着非常明显的一致性。

Ames 试验的优点是,方法灵敏,检出率高,经试验有 90% 的化学致癌物都可获得阳性结果;加之方法比较简便、易行,不需特殊器材,容易推广。缺点是,微生物的 DNA 修复系统比哺乳动物简单,基因不如哺乳动物多,不能完全代表哺乳动物的实际情况。尽管如此,由于存在着上述的优势,故 Ames 试验目前在致突变试验中占重要位置,为首选的试验方法。

(2)真核微生物回复突变试验

真核微生物具有染色体,不仅可用于检测基因突变,而且还可检测染色体损伤。已建立了某些株的酵母菌、裂殖酵母菌、红色链孢霉菌和构巢曲霉菌的测试方法,主要用于检测回复突变(reversional mutation),少数也可用于正向突变(forward mutation)。常用的真核微生物如酿酒酵母可用于检测基因突变、有丝分裂交换、基因转换和染色体不分离,这是原核细胞所不及的,酵母还具有细胞色素 P-450 活化系统,一般可不需加 S_9活化。

常用的酿酒酵母菌株有 D_3、D_4、D_5、D_6、D_7、JD_1 等。可利用一些酿酒酵母的突变型需要腺嘌呤,并产生红色菌落,而野生型腺嘌呤生成白色菌落检测回复突变;D_3、D_5 可检测有丝分裂互换;D_4、D_7、JD_1 可检测基因转换;D_6用于检测染色体不分离。现已有不少学者用酵母试验检测了数百种化学物质,包括环境污染物、农药、染发剂等。本试验的主要缺点是对某些致突变物作用不敏感,且缺乏统一的标准方法。

2. 哺乳动物细胞基因突变试验(mammalian cell gene mutation test)

哺乳动物细胞基因突变试验是体外培养细胞的基因正向突变试验。正向突变(forward mutation)是指从原型至突变子型的基因突变,即野生型基因失活的突变。这种突变可引起酶和功能蛋白的改变。

突变频率(mutant frequency):所观察到的突变细胞数与存活细胞数之比值。

①试验原理

在加入和不加入代谢活化系统的条件下,使细胞暴露于受试物一定时间,然后将细胞再传代培养,突变细胞在含有 6-硫代鸟嘌呤(6-TG, 6-thioguanine)或三氟胸苷(TFT, trifluorothymidine)的选择性培养液中能继续分裂并形成集落。基于突变集落数,计算突变频率以评价受试物的致突变性。

②哺乳动物细胞

次黄嘌呤、鸟嘌呤转磷酸核糖激酶位点(HPRT)突变分析常用中国仓鼠肺细胞株(V-79)和中国仓鼠卵巢细胞株(CHO)。胸苷激酶位点(TK)突变分析常用小鼠淋巴瘤细胞株(L5178Y)和人类淋巴母细胞株(TK6)。这类细胞生长迅速,接种率高,可以有正向突变和回复突变,而且突变体对营养、生化和耐药性有选择反应,最常利用的是以其抗药性作为其正向突变的检测终点。

③试验对照

在每一项试验中,在代谢活化系统存在和不存在的条件下均应设阳性对照和阴性(溶剂)对照。

ⓐ阳性对照:当使用代谢活化系统时,阳性对照物必须是代谢活化、并能引起突变的物质。在没有代谢活化系统时,阳性对照物可使用甲基磺酸乙酯(EMS, ethyl methanesulfonate)、甲基磺酸甲酯(MMS, methyl methanesulphonate)、乙基亚硝基脲(ENU, ethyl nitrosourea)等。在有代谢活化系统时,可以使用 3-甲基胆蒽(3-methylcholanthrene)、环磷酰胺(cyclophosphamide)、*N*-亚硝基胍(*N*-nitroso-dimethylamine)、7,12-二甲基苯蒽等。也可使用其他适宜的阳性对照物。

ⓑ阴性对照:阴性对照(包括溶剂对照)除不含受试物外,其他处理应与受试物相同。此外,当不具有实验室历史资料证实所用溶剂无致突变作用和无其他有害作用时,还应设空白对照。

通过对哺乳动物细胞体外培养试验的研究,已发现有十几个基因座(locus)可出现各种突变类型的突变体(mutant),但常利用抗药性的出现作为突变试验的观察点。由于抗药性是对正常基因座诱发的突变性状,故称为正向突变试验(forward mutation test)。最常用的基因座有 hprt 基因座、tK 基因座和 oua^r基因座三种。其中,最常用的是 hprt 基因座,因其有关结构基因或调节基因发生碱基置换、移码、小缺失,甚至 *X* 染色体重排,都能引起嘌呤类似物抗性。但是,乌本苷抗性的表达需要该蛋白质的质量完整,因此碱基置换以外的严重损伤都将导致细胞死亡,而不是突变体细胞的出现。

3. 果蝇伴性隐性致死试验(SLRL, sex - linked recessive lethal test)

果蝇伴性隐性致死试验(SLRL)是利用隐性基因在伴性遗传中的交叉特征检出各类点突变的试验。

①实验动物

果蝇。雄蝇用 3 ~4 d 龄的野生型黑腹果蝇(drosophila melanogaster),雌蝇用 Basc(Muller - 5)品系 3 ~5 d 龄的处女蝇。

②试验基本原理

根据隐性基因在性遗传中的交叉遗传特征,即雄蝇的 X 染色体传给 F_1代雌蝇,又通过 F_1代传给 F_2代雄蝇。X 染色体的隐性突变基因在 F_1代雌蝇为杂合体,不能表达,而在 F_2代雄蝇为半合体,能表达出来,如果雄蝇接触受试物后 X 染色体出现隐性致死性突变,结果其 F_2代雄蝇数目较雌蝇少一半。据此推断致死突变的存在。

据此,利用眼睛颜色性状由 X 染色体上的基因决定,并与 X 染色体的遗传相关联的特征作为观察在 X 染色体上基因突变的标记,故以染毒的野生型雄蝇(红色圆眼,正常蝇)与 Basc(Muller - 5)雌蝇(淡杏色棒眼,在两个 X 染色体上各带一个倒位以防止 F_1 代把处理过的父系 X 染色体和母系 X 染色体互换)交配,如雄蝇经受试样品处理后,在 X 染色体上的基因发生隐性致死,则可通过上述两点遗传规则于 F_2 代的雄蝇中表现出来,并以眼睛颜色为标记来判断试验的结果。即根据孟德尔分类可产生四种不同表型的 F_2 代,有隐性致死时在 F_2 代中没有红色圆眼的雄蝇。

4. 染色体分析(chromosome assay)

观察染色体形态结构和数目变化称为染色体分析。在国外常称为细胞遗传学试验(cytogenetic assay),广义包括微核试验和 SCE 试验。

(1)染色体畸变分析(chromosome aberration assay)

主要观察染色体的结构畸变(裂隙、断裂、断片、微小体、染色体环、粉碎、双着丝粒染色体和射体、缺失和易位)和数目畸变。体细胞的染色体分析可做体内和体外试验,体内试验多观察骨髓细胞,体外试验常用中国仓鼠肺细胞(CHL)、卵巢细胞(CHO)及 V_{79}等细胞系。如进行染色体数目观察,要考虑使用原代或早代细胞,如人外周淋巴细胞。

(2)微核试验(MNT, micronucleus test)

微核(micronucleus)是在细胞的有丝分裂后期染色体有规律地进入子细胞形成细胞核时,仍然留在细胞质中的染色单体或染色体的无着丝粒断片或环。它在末期以后,单独形成一个或几个规则的次核,由于比核小得多故称微核。这种情况的出现往往是由于受到染色体断裂剂作用的结果。另外,也可能在受到纺锤体毒物的作用时,主核没有能够形成,代之以一组小核。此时小核往往比一般典型的微核稍大。

因此，微核试验既能检出断裂剂又能检出有丝分裂毒物。由于微核观察技术简单且省时，近年大有取代染色体畸变分析之势。传统的微核试验是哺乳动物骨髓嗜多染红细胞微核试验，对嗜多红细胞进行观察，方法是多次染毒后，观察细胞质中的微核情况。嗜多染红细胞是分裂后期的红细胞由幼年发展为成熟红细胞的一个阶段，此时红细胞的主核已排出，因胞质内含有核糖体，姬姆萨染色呈灰蓝色，成熟红细胞的核糖体已消失，被染成淡橘红色。骨髓中嗜多染红细胞数量充足，微核容易辨认，而且微核自发率低，因此，骨髓中嗜多染红细胞成为微核试验的首选细胞群。

小鼠是微核试验的常规动物，体重为 25 ~ 30 g。也可选用成年大鼠，体重为 150 ~ 200 g。

一般取受试物 LD_{50} 的 1/2、1/5、1/10、1/20 等剂量，进行剂量分组以求获得微核的剂量—反应关系曲线。当受试物的 LD_{50} 大于 5 g/(kg 体重)时，可取 5 g/(kg 体重)为最高剂量，一般至少设 3 个剂量组。每个剂量组 10 只动物，雌、雄性各半。另外，还应设溶剂对照组和阳性物对照组。常用环磷酰胺作为阳性物对照，剂量可为 40 mg/(kg 体重)。每只动物至少计数 1 000 个嗜多染红细胞。微核率是指含有微核的嗜多染红细胞数，以千分率(‰)表示。若一个嗜多染红细胞中出现两个或两个以上微核，仍按一个有微核细胞计数。

也可用中国仓鼠肺细胞(CHL)、中国仓鼠卵细胞(CHO)以及中国仓鼠成纤维细胞(V_{97})等细胞系或外周淋巴细胞进行体外试验。

近年来，应用植物细胞如紫露草、蚕豆根尖细胞等微核技术，检测水环境中污染物的诱变性已受到广泛重视。1985 年，《国际化学品安全纲要》(IPCS)采用了紫露草微核检测法。1986 年，我国国家环保局正式把紫露草与蚕豆根尖微核方法列为水环境诱变剂的监测项目。

(3)姐妹染色单体交换试验(SCE, sister chromatid exchange assay)

姐妹染色单体交换这一现象最初是通过用 ^{3}H - 胸苷标记染色体发现，后来建立了简易可行的姐妹染色单体差示染色法，使得 SCE 作为致突变试验的一个观察指标，并利于试验推广。这种差示染色法的基本原理是使细胞在低浓度的五溴尿嘧啶(Brdu)中生长 2 个周期。由于Brdu是嘧啶类似物，可于合成期中掺入 DNA 互补链，所以在下一个中期染色体姐妹染色单体之间各有一条互补链掺入了 Brdu，于是 Brdu 对两姐妹单体染色造成同等的干扰，其染色并无区别。但到了第二个周期的中期相，每个染色体中只有一个染色单体保留了原来不带 Brdu 的模板链，而另一条染色单体则是上一周期带 Brdu 的互补链成为模板链。于是经两个周期的 Brdu 掺入互补链可使两姐妹染色单体所含 Brdu 量不相等，从而也现染色差别。如果 Brdu 仅在第 1 周期掺入，第 2 周期不掺入，则第 2 周期似可见姐妹染色单体染色有差别。如果 DNA 单链发生了断裂，而且在修复过程中发生重排，就在第 2 周期可见到姐妹染色单体同位节段的相互交换。

由于有些化学物质既可引起染色体结构畸变，又可引起 SCE。但是，目前已有充分的证据表明，SCE 并非起源于染色体断裂。在一些以染色体断裂为特征的遗传性疾病中，有些表现为 SCE 正常，而且 SCE 与染色体畸变在细胞中的分布也不一致。然而在显微镜下直接观察到的 SCE，只能认为是染色体完整性受损，而 SCE 反映 DNA 交换或重排则仅为推测。由于姐妹染色单体差示染色法可准确判断每一个见到的中期细胞是第 1、第 2 或第 3 周期的，因此有人将 SCE 试验和染色体分析合并进行。

体外试验常用的细胞有人外周血淋巴细胞和中国地鼠卵巢细胞等。细胞的培养、染毒过程同染色体畸变试验。在培养 2 h 后，加入 Brdu，然后在暗环境下继续培养 72 h，加秋水仙素，收获细胞，制备染色体标本。每个剂量至少观察 25 个中期细胞，计算出每个细胞的平均 SCE 数，与对照组比较,有显著性差异,并呈剂量—反应关系时,可判为阳性结果。

体内试验与体内染色体畸变试验相似,但需给动物注射或皮下包埋 Brdu。常用的组织为骨髓、其次为胸腺、脾和精原细胞。本法也可检查接触化学物质的人或动物,采取外周血样,与Brdu一起培养,以检测 SCE 频率。

SCE 试验与染色体畸变试验相比,在较低的受试物浓度下仍可检出 SCE 频率的增加。因其具有简便、快速、灵敏等优点,还可用于人群监测,现已广泛用于筛选食品中化学致突变物。

5. 显性致死试验(DLT, dominant lethal test)

显性致死试验是使雄性大鼠或小鼠接触受试物,然后使之与未接触该物的雌性大鼠或小鼠交配,观察胚胎死亡情况。一般认为染色体断裂是显性死亡的原因,因为这将导致缺失,或者同时还发生染色体重排或不分开,从而引起染色体不平衡的分离,其结果是形成单体型或三体型,但本试验往往漏检三体型。至于着床前死亡,则认为是精细胞 DNA 受到多处损伤的结果。阳性结果显示受检物可通过血—睾屏障并使生殖细胞发生突变,显然胚胎死亡这一结果并不表示下一代的基因库受影响,但其出现表示存活的胚胎可能同时有基因突变或染色体畸变。

6. 小鼠可遗传易位试验(HTT, heritable translocation test)

小鼠可遗传易位试验是对雄小鼠染毒,使之与未染毒的雌鼠交配,检查 F_1代雄小鼠生殖细胞相互易位的存在。由于在相互易位过程中,并无遗传物质丢失。胚胎不至于死亡,并成为易位的携带者。对非同源染色体的相互易位可观察初级精母细胞以检出单倍体、三倍体或四倍体。当两个以上染色体发生相互易位时,还可检出六倍体、八倍体和十倍体。

由于易位杂合体的携带者可能出现不育或半不育,因而在观察前先将 F_1代雄小鼠与正常生育的雌小鼠交配,以选出可疑的易位携带者来进行染色体分析,从而减少染色体分析的工作量。

7. 细菌 DNA 修复试验

细菌 DNA 修复试验是使野生型及其相应修复缺陷突变型菌株同时接触受试物。如果发生 DNA 损伤,则修复缺陷突变型细菌较野生型易于死亡。观察终点是两种菌株在受试物的存在下生长受抑的差异,并以此推断为 DNA 完整性受损。如果生长受抑是 DNA 损伤以外的毒物所致,则两菌株受抑程度一致。常用的菌株有大肠杆菌、枯草杆菌和沙门氏菌。其中,枯草杆菌在我国应用较其他菌株普遍。由于枯草杆菌在本试验中涉及重组修复基因,因此试验结果显示了受试物可为重组修复所矫正,故又称为重组试验(rec - assay)。本试验对检测能与 DNA 形成加合物或嵌入作用的化学物质较为敏感;对于阻滞 DNA 促旋酶(gyrase);诱发 DNA 与蛋白质交联、碱基置换和移码的化学物质也可检出。

8. 程序外 DNA 合成试验(UDS 试验, unscheduled DNA synthesis test)

正常细胞需要经过细胞周期才能达到增殖的目的,细胞周期包括 G_1期、S 期、G_2期和 M 期。正常细胞在有丝分裂过程中,仅在 S 期按固定程序进行 DNA 合成复制,称为程序性 DNA 合成。当 DNA 受损后,DNA 的修复合成可发生在 S 期以外的其他时期,称为程序外 DNA 合成。

基本方法是测定 S 期以外^{3}H - 胸苷掺入细胞核的量,这一掺入量可反映 DNA 损伤后修复合成的量。由于此种合成发生在 DNA 正常复制合成主要时期以外,故称为程序外 DNA 合成试验或 DNA 修复合成试验。一般用人淋巴细胞或啮齿动物肝细胞等不处于正在增殖的细胞较为方便,否则就需要人为地将细胞阻断于 G_1期,使增殖同步化。然后在药物的抑制下使残存的半保留 DNA 复制降低到最低限度,才能避免掺入水平很高的半保留复制对掺入水平很低的程序外 DNA 合成的观察。

9. 精子畸形试验

精子的成熟和形态发育受多基因控制。这些基因的任一个发生突变都会导致精子畸形率增高。某些特殊染色体发生重排,如性—常染色体易位,是化学物质诱发精子畸形的主要机理。但是变态反应、缺血、体温升高、感染等其他因素也可导致精子畸形。因此,染毒后发现精子畸形率增高并非一定意味着受试物诱发了精细胞发生突变,但精子畸形率增高本身具有生殖毒理学意义。

各种致突变试验都有其特定的观察终点,但试验结束后都面临一个共同的问题,即所取得的数据表示阳性结果或表示阴性结果。

在评定阳性或阴性之前,应首先检查试验的质量控制情况。致突变试验的质量控制是通过盲法观察及阴性对照和阳性对照的设立来实现的。盲法观察是观察人员不了解所观察的标本的染毒剂量或组别,可免除观察人员对实验数据产生主观影响。阴性对照指不加受试物的空白对照,有时则是加入为了溶解受试物所用溶剂的溶剂对照。阳性对照是加入已知突变物的对照,对于体外试验应包括需活化的和不需活化的两种已知致突变物。空白对照应和溶剂对照的结果一致,如有显著差异则可能表明有试验误差,如溶剂对照结果显著高于空白对照则溶剂可能具有致突变性。阴性对照和阳性对照结果都应与文献报告或本实验室的历史资料一致。如差异较大也说明可能有试验误差。发现这些质量控制指标存在任何疑问时,均应查清存在的问题,并加以解决后,重新进行试验。

阳性结果应当具有剂量反应关系,即剂量越高,致突变效果越大,并在一组或多组的观察值与阴性对照之间有显著差异。如果低剂量组或低、中两剂量组与对照组之间的差异有显著性,而高剂量组差异无显著性,则阳性结果不可信或无意义。此时应检查影响实验的因素,在排除影响因素后,应考虑是否为剂量—反应关系曲线的特殊形式所致,即曲线上升至一定程度后下降。如怀疑及此,应当在零剂量与最高观察值的剂量之间重新设计染毒剂量。

阴性结果的判定条件是:① 最高剂量应包括受试物溶解度许可或灌胃量许可的最大剂量。如该剂量毒性很大,则体内试验和细菌试验应为最大耐受量,使用哺乳动物细胞进行体外试验,常选 LD_{50} 或 LD_{80} 为最大剂量。溶解度大,毒性低的化学物质,在细菌试验中往往以 5 mg/皿作为最高剂量。② 各剂量的组间差距不应过大,以防漏检仅在非常狭窄范围内才有突变能力的某些外源化合物。

无论阳性还是阴性结果都要求有重现性,即重复试验能得到相同结果。

10. 小鼠特异基因座试验

特异基因座试验(SLT,specific-locus test)是利用两种品系的小鼠,一种为 T 型,其有几个与毛色、眼色和耳型有关的隐性突变基因的纯合子;另一种为 $3H_1$ 或 C_{57}BL 系,不具有这些基因的野生型,使后一种小鼠接触受试物,使之与 T 系交配。如果受试物未能使相应位点发生突变,则杂交一代为杂合子,T 系的隐性基因不能表达,如果发生了突变,则相应的隐性基因可于出生时或断乳时表达。因此,本试验又称多隐性突变试验。但本试验耗费极大,目前尚未开展。

第三节 致癌作用及其试验与评价方法

一、致癌作用的概念

致癌作用是指环境有害因素引起或增进正常细胞发生恶性转化并发展成为肿瘤的过程。化学致癌是指化学物质引起或增进正常细胞发生恶性转化并发展成为肿瘤的过程。具有这类作用的化学物质称为化学致癌物(chemical carcinogen)。

化学致癌物可分为三大类:遗传毒性致癌物、无机致癌物、非遗传毒性致癌物。

1. 遗传毒性致癌物

(1)直接致癌物

这类物质绝大多数是合成的有机物。包括:内酯类,如 β - 丙烯内酯等;烯化环氧化物,如 1,2,3,4 - 丁二烯环氧化物;亚胺类;硫酸酯类;芥子气和氮芥;活性卤代烃类等。

(2)前致癌物

前致癌物(precarcinogens)本身并不致癌,必须在体内代谢活化后才具有致癌作用。前致癌物分为天然和人工合成两大类。人工合成的主要有:多环或杂环芳烃类,如苯并[a]芘、3 - 甲基胆蒽等;单环芳香胺类,如邻甲苯胺等;双环或多环芳香胺类,如联苯胺等;喹啉类;硝基呋喃类;硝基杂环类;烷基肼类等。天然物质主要有:黄曲霉毒素、环孢素 A、烟草、槟榔及酒精性饮料。

2. 无机致癌物

铀、镭、氡等可能由于其放射性致癌。镍、铬、钛、锰等金属及其盐类可在一定条件下致癌。在无机致癌物中,有些能损伤 DNA,但有些可能通过改变 DNA 聚合酶而致癌。

3. 非遗传毒性致癌物

这一类致癌物经过致突变试验证明,不能与 DNA 发生反应。

(1)促癌剂

如佛波醇酯(TPA)是小鼠皮肤癌诱发试验的促癌剂,苯巴比妥对大鼠肝癌有促癌作用,色氨酸和糖精对膀胱癌有促癌作用,丁基羟基甲苯、DDT、多氯联苯、氯丹、七氯和四氯二苯并对二噁英(TCDD)等。

(2)细胞毒物

能导致细胞死亡的物质可引起代偿性增生,以至发生肿瘤。如氮川三乙酸(nitrilotriacetic acid,NTA)使锌进入肾脏,由于锌的毒性,造成细胞死亡,结果引起增生和肾肿瘤。

(3)激素

雌性激素和干扰内分泌器官功能的物质可引起动物肿瘤或使这些器官的肿瘤形成增多。如孕妇使用雌性激素(己烯雌酚)保胎,可能使其女儿在青春期发生阴道透明细胞癌。有些物质不是激素,但干扰内分泌系统而致癌,如 3 - 氨基三唑诱发大鼠甲状腺肿瘤与干扰甲状腺素合成有关。

(4)免疫抑制剂

如硫唑嘌呤、6 - 巯基嘌呤等免疫抑制剂或免疫血清,均能使动物和人发生白血病或淋巴瘤,但很少发生实体肿瘤。

(5)固态物质

动物皮下包埋塑料后,经过较长的潜伏期,可导致肉瘤形成。石棉在人和动物的胸膜表面可引起胸膜间皮瘤。石棉和其他矿物粉尘,如铀矿或赤铁矿粉尘,可增强吸烟致肺癌的作用。

(6)过氧化物酶体增生剂

能使啮齿动物肝脏中的过氧化物酶体增生的各种物质都可诱发肝肿瘤。如降血脂药安妥明、降脂异丙酯、增塑剂邻苯二甲酸酯和有机溶剂 1,1,2 - 三氯乙烯。

(7)暂未确定遗传毒性的致癌物

有不少致癌物未能证明损伤 DNA,但又对其作用所知有限,不足以归入非遗传毒性致癌物一类。如四氯化碳、三氯甲烷、某些多氯烷烃和烯烃等。另外,硫脲、硫乙酰胺、硫脲嘧啶和噻吡二胺等都有致癌性。

二、致癌作用的发生过程

化学致癌的分子机制已在第五章第二节述及,这里仅介绍化学致癌的发生过程。

20 世纪 40 年代,研究化学物质诱发皮肤癌时发现化学致癌过程可分为启动阶段和促癌阶段。70 年代中期,有人提出了细胞恶变模型,即为已启动的细胞在进展过程中经过多次突变。突变细胞出现多种亚克隆,其中具有更大的自主性和生长优势的亚克隆能够在肿瘤细胞群体中占主要地位,从而进展为恶性肿瘤。80 年代,将致癌过程分为三个阶段,即肿瘤的发生和发展是经过启动、促癌和进展三个阶段。其中,启动和进展都涉及突变。有人用动物试验的启动—促癌—启动模型来模拟这一过程。在这实验模型中,当动物接触一次剂量启动剂二甲苯并蒽即可诱发少数良性皮肤肿瘤,如随后再接触 TPA 促癌剂,则良性肿瘤数可增多。如在促癌阶段之后再次接触启动剂,则可出现恶性肿瘤,而且随着接触启动剂时间的延长,作用次数增加,恶性肿瘤数亦将增多,良性肿瘤的恶性转化率增高。在进展阶段起作用的物质称为进展剂,它们常常也是启动剂或完全致癌物。

目前已趋向认为肿瘤的发生是一个长期的、多阶段的、多基因改变累积的过程,具有多基因控制和多因素调节的复杂性。较公认的学说是化学致癌作用至少包括 3 个阶段:引发阶段或启动阶段(initiation)、促长阶段(promotion)和进展阶段(progression)。

(1)启动阶段(initiation)

启动阶段是不可逆地将正常细胞转变为肿瘤细胞的起始步骤,指化学物质或其活性代谢物(亲电子剂)与 DNA 作用,导致体细胞突变成引发细胞的阶段。具有引发或启动作用的物质叫引发剂或启动剂(initiator)。

引发细胞在形态上与正常细胞很难区别。引发是不可逆的,但并非所有的引发细胞都将形成肿瘤,因其中大多数将经历程序性细胞死亡(凋亡)。引发细胞不具有生长自主性,因此不是肿瘤细胞。引发剂本身有致癌性,大多数是致突变物,没有可检测的阈剂量,引发作用是不可逆的,并且是累积性的。引发剂作用的靶点主要是原癌基因和肿瘤抑制基因。引发阶段的个体变异、物种差异及亲器官特征取决于细胞对致癌物的代谢、DNA 修复及细胞增殖或凋亡的平衡。

(2)促长阶段(promotion)

促长阶段是指促进启动生成的肿瘤细胞分裂生长的作用阶段。其特点是单独作用无效,必须在启动之后间隔数周给予,才能使肿瘤加速生长。促长剂单独使用不具有致癌性,必须在使用引发剂后才发挥促长作用,促长剂通常是非致突变物,存在阈剂量和最大效应,其剂量反应关系呈 S 形曲线。促长剂通常影响引发细胞的增殖,导致局部增殖,并引起良性局灶性病理损害如乳头瘤、结节或息肉。这些病损很多会消退,仅少数细胞发生进一步突变引成恶性肿瘤。促长剂可能经特异的受体中介干扰细胞信号转导途径,改变基因表达;促长剂可能在细胞和分子水平上通过改变细胞周期控制,选择性促进引发细胞的增殖;促长剂还可能抑制程序性细胞死亡(凋亡)。促长阶段历时较长,早期有可逆性,晚期为不可逆的,因此在促长阶段(特别是在早期)持续给予促长剂是必需的。促长阶段的另一个特点是对生理因素调节的敏感性,衰老、饮食和激素可影响促长作用。证实引发和促长作用的试验期限一般为 3 ~6 个月,终点一般是癌前损害(PNL),如小鼠皮肤乳头瘤、大鼠和小鼠肝转化灶、大鼠乳腺末端芽状增生等。促长阶段被认为是肿瘤形成过程中较易受干扰的阶段,是最容易取得预防成效的阶段。

(3)进展阶段(progression)

进展阶段是指肿瘤形成过程中,在促长阶段中或之后,细胞表现出不可逆的基因组合,在形态上或细胞行为上的变化。在进展期可观察到恶性肿瘤(癌)的多种特征,包括生长率增加、侵袭、转移、对激素无反应性、形态特征随疾病的发展独立地变异等。这些特征是由于在进展阶段的核型不稳定性。环境因素在早期可影响进展阶段,但随恶性肿瘤的生长和核型不稳定性的发展,对环境因素的反应可能丧失。作用于促长阶段的细胞转变成进展期的化学物质称为进展剂(progressor),进展剂可引起染色体畸变,但不一定具有引发活性。进展剂导致核型不稳定性的机制很多,包括有丝分裂装置的紊乱、端粒功能改变、DNA 低甲基化、重组、基因易位和基因扩增等。进展阶段主要的特征是核型不稳定性,肿瘤的染色体发生断裂和断片易位,存在多处或部分或整个缺失。染色体结构改变伴有细胞癌基因和/或肿瘤抑制基因的突变,这些突变可能反映了适于恶性生长的细胞选择,也可能反过来增加了核型不稳定性。这些突变可能来自于癌基因/肿瘤抑制基因的功能改变或化学致癌物暴露。

综上所述,化学致癌是长期的、复杂的多阶段过程,至少涉及引发、促长和进展三个阶段。在引发和进展阶段涉及遗传机制,在促长阶段主要是遗传外机制。在引发阶段主要是细胞原癌基因和肿瘤抑制基因的突变,在进展阶段主要是核型不稳定性。正常细胞经过遗传学改变的积累才能转变为癌细胞。

三、致癌试验设计

致癌物危险评价包括两方面:一是定性,即该化学物质是否具有致癌性;二是定量,即进行剂量-反应关系分析,以推算可接受的致癌危险度的剂量,或人体实际可能接触剂量下的危险度。

由于致癌是一种后果严重的毒性效应,因此致癌性评定的工作极其复杂。需要严密设计的人群流行病调查才能判定对人的致癌性;动物试验只有长期/终生试验才被公认为确切证据。这些调查和试验都不容易进行,因此先进行致突变试验,可对受试物的致癌性进行初步推测。对非遗传毒性致癌物则需要进行体外恶性转化试验和短期动物致癌试验。

1. 哺乳动物致癌试验

哺乳动物致癌试验是鉴定化学致癌物的标准体内试验。哺乳动物致癌试验用来确定受试物对试验动物的致癌性、剂量—反应关系及诱发肿瘤的靶器官。在下列情况下,一般应考虑进行致癌性评价:①人体可能长期暴露于该化学物质;②该化学物质或其代谢物的化学结构与已知致癌物相似;③反复染毒毒性试验提示该化学物质可能产生癌前病变。此外,研究结果表明,如在3 种遗传毒理学短期试验均得到阳性结果,可预测为遗传毒性致癌物;如在 3 种遗传毒理学短期试验均得到阴性结果,可预测为非遗传毒性非致癌物;如经 5 种遗传毒理学短期试验仍不能预测其致癌性的化学品,应优先进行哺乳动物致癌试验。

(1)哺乳动物长期致癌试验

哺乳动物长期致癌试验又称哺乳动物终生试验,是目前公认的确证动物致癌物的经典方法,较为可靠。化学致癌的一个最大特点是潜伏期长,在啮齿动物进行 1 ~2 年的试验即相当于人类大半生时间。如果用流行病学调查方法确证一种新化学物质的致癌性,一般需要人类接触受试物 20 年后才能进行。

①动物选择

物种和品系:要求用两种实验动物,常规选用大鼠和小鼠,也可用仓鼠。啮齿类动物对多数致癌物易感性较高,寿命相对较短,费用也较低,生理和病理资料较完备,因此使用最广泛。在选择品系时应选择较敏感、自发肿瘤率低、生命力强及寿命较长的品系。

物种的选择对受试物有特定的靶器官时尤为重要。例如,大鼠对诱发肝癌敏感、小鼠对诱发肺肿瘤敏感。品系不同诱发肿瘤的易感性不同,例如,同是小鼠,A 系及亚系诱发肺肿瘤敏感。

性别:为接近人类情况,应使用同等数量的雌雄两种性别的动物。

年龄:多使用断乳或断乳不久的动物,以保证有足够长的染毒和发生癌症的时间,而且幼年动物解毒酶及免疫系统尚未完善,对致癌作用比较敏感。

②动物数量

为避免假阴性,每组动物数较一般毒性试验多。如当对照组肿瘤自发率为 1% ,而染毒组肿瘤发生率为 20% 时,每组动物需要 40 只才能有 90% 的把握度为阳性;如自发率上升为 10% ,或肿瘤发生率下降为 10% ,则每组动物需 214 只或 114 只。所以,一般提出每组最少 50 只动物是指当对照组肿瘤自发率为 1% 、5% 、10% 、20% 或 30% 时,染毒组肿瘤发生率应相应为 20% 、30% 、40% 、50% 或 60% 才有 90% 以上的把握度获得阳性结果。

③剂量设计

一般使用 3 个剂量。较低剂量为前一级较高剂量的 1/3 ~ 1/4,最低剂量最好相当于或低于人类实际可能接触的剂量。最高剂量应为最大耐受量。理想的最大耐受量不应致死,也不引起可能缩短寿命的毒性表现和病理改变,与对照组相比体重下降不大于 10% 。

④试验期限与染毒时间

原则上试验期限要求长期或终生。一般情况下小鼠最少 1.5 年,大鼠 2 年;可能时分别延长至 2 年和 2.5 年。

一般主张一直染毒至试验结束。但也有人认为,为减少中途非肿瘤死亡,应在 9 ~ 12 个月后即停止染毒,以便使动物可由中毒或亚中毒状态恢复,存活时间较长和存活动物也较多。对于完全致癌物无较多影响,对于促癌剂有可能出现可逆过程,以致肿瘤发生率下降。

⑤结果的观察、分析和评定

致癌试验阳性的判定标准为 WHO 提出的标准。WHO(1969 年)提出机体可以对致癌物有下列一种或多种反应:

ⓐ对于对照组也出现的一种或数种肿瘤,试验组肿瘤发生率增加;

ⓑ试验组发生对照组没有的肿瘤类型;

ⓒ试验组肿瘤发生早于对照组;

ⓓ与对照组比较,试验组每个动物的平均肿瘤数增加。

在进行试验的两个物种两种性别动物中,有一种结果为阳性,即认为该受试物有致癌性。两个物种两种性别动物试验结果均为阴性时,方能认为未观察到致癌作用。

致癌物剂量越大潜伏期越短。可以用各组第一个肿瘤出现的时间作为该组的潜伏期。这种办法只适用于能在体表观察的肿瘤。对内脏的肿瘤,则需分批剖杀,计算平均潜伏期。

分析结果应注意有无剂量反应关系。染毒组应与对照组做显著性检验。存在剂量—反应关系,并与对照组差异显著时,为阳性结果。

在结果报告中,应着重报告发现肿瘤的部位、数量、性质、癌前病变以及其他毒性效应;应报告剂量—反应关系及统计学分析结果。如在动物组织中观察到良性和恶性肿瘤,并有良性肿瘤向恶性化进展的证据,在进行统计学分析之前将良性和恶性肿瘤合并是适宜的,但仍希望对良性和恶性肿瘤分别进行统计学处理。

评价该试验不同剂量良性肿瘤和恶性肿瘤的相对数量可有助于确定该受试动物对受试物的

剂量一反应关系。另一方面,如果仅观察到良性肿瘤,并无恶性化进展的证据,则将此受试物认为是致癌物是不适宜的,此仅提示在该试验条件下需要进一步研究。

(2)哺乳动物短期致癌试验

又称有限体内试验,是指在有限的短时间内完成而不是终生,又指观察的靶器官限定为一个而不是全部器官和组织。较受重视的短期致癌试验有下列四种。

①小鼠皮肤肿瘤诱发试验

于小鼠皮肤局部连续涂抹受试物,以观察皮肤乳头瘤和癌的发生,皮下注射可诱发肉瘤。一般9个月左右结束试验,如在启动后加用佛波醇酯,则缩短至20周左右。较敏感的小鼠为SENCAR小鼠。此试验也可设计为检测受试物的引发活性或促长活性。典型的引发剂为致癌性多环芳烃,促长剂为佛波醇酯(TPA)。

②小鼠肺肿瘤诱发试验

一次或多次给予受试物后,或一次给予受试物1~2周后持续多次给予促癌剂。染毒途径常用腹腔注射,也可灌胃或吸入。一般16~30周可结束实验,观察肺肿瘤的发生。如受试物具有诱发肿瘤作用,可在肺组织发现肿瘤。较敏感的小鼠为A系小鼠。此试验也可设计为检测受试物的引发活性或促长活性。典型的引发剂为乌拉坦(抗肿瘤药物),促长剂为二丁基羟基甲苯(BHT)。

③大鼠肝转化灶诱发试验

肝癌发生过程有几种明显的肝细胞病灶。较早发现的是转变灶,进一步发展成为瘤性结节。对大鼠进行肝脏大部切除术后,给予受试物。一般可在8~14周结束试验,观察肝转化灶生成。肝转化灶是癌前病变用酶组织化学和免疫组织化学方法,将转变灶和结节中的谷氨酰转肽酶和胚胎型谷胱甘肽转移酶染色,显色表明有肝癌细胞生化表型的癌前细胞。

肝转化灶有γ-谷氨酰转肽酶(γ-GT)活性升高,G6P酶(G6Pase)和ATP酶(ATPase)活性降低,以及铁摄取能力降低。此试验也可设计为检测受试物的引发活性或促长活性。典型的引发剂为二乙基亚硝胺(DEN),促长剂为苯巴比妥(PB)。

由于肺和肝脏是最常见的发生肿瘤器官,也是许多致癌物的靶器官,因此小鼠肺肿瘤和大鼠肝转变灶试验的应用价值较高。

④雌性大鼠乳腺癌诱发试验

一般可用SD大鼠或Wistar大鼠,试验周期为6个月。多环烃芳香胺、氯烷、亚硝基脲等能在9个月以内诱发乳腺癌。

此四个试验不是成组试验,应根据受试物的特点选择使用。其中,任一试验得到阳性结果的意义与长期动物致癌试验相似,但阴性结果并不能排除受试物的致癌性。

用于致癌物筛选的短期试验还有如下几种。

ⓐ基因突变试验:鼠伤寒沙门氏菌回复突变试验(Ames试验)、培养哺乳动物细胞TK或HPRT正向突变试验。

ⓑ染色体畸变试验:体外细胞系细胞遗传学分析、小鼠骨髓微核试验、大鼠骨髓染色体畸变试验。

ⓒ原发性DNA损伤:DNA加合物、链断裂、DNA修复诱导(细菌SOS反应、大鼠肝UDS诱导)、SCE试验。

ⓓ体外细胞转化:哺乳动物细胞转化试验是体外试验,是一种遗传毒理学试验。遗传毒理学试验的遗传学终点为基因突变、染色体畸变、DNA原发性损伤和非整倍体,而体外细胞转化则是

另一个重要的遗传学终点。目前，常用叙利亚地鼠胚胎细胞、Balb/C3T3 细胞。

体外细胞转化是一个多阶段的过程，具有体内致癌过程的某些特点，最终产生在形态学、生长方式和生物化学上发生改变的细胞克隆。例如，成纤维细胞体外转化的表型改变有：在等基因宿主或裸鼠体内形成肿瘤；细胞的估计寿命无限长（永生化）；核型改变；细胞形态改变；生长杂乱；失去锚基依赖性生长特性，可在软琼脂中形成集落；能在低血清培养液生长；丢失某些表面蛋白；具有纤维蛋白溶解活性；可为刀豆球蛋白 A 及麦胚芽酯酶凝集；在半固体培养基中集落形成；细胞表面微绒毛增加等。其中，最重要的特征是在敏感宿主中的成瘤性，在半固体培养基中形成集落及细胞交叉重叠、成杂乱生长。目前，还特别着重开展上皮细胞特别是在人体上皮细胞的转化试验。

体外转化试验的终点仍属形态转化或恶性前期转化，此种转化可能发展为真正的肿瘤，也可能停滞在此阶段，不进一步恶化。因此，对体外转化试验阳性结果的解释应慎重，阳性结果仅提示受试物有致癌可能性。

2. 转基因小鼠的致癌作用研究

转基因小鼠可用于研究在致癌过程中特定基因的作用，可用于分析化学物质—基因的相互作用。可分为以下三类。

（1）转癌基因小鼠

与转录启动子连接的癌基因转入后可直接在某些特定的组织中高效表达，使该组织细胞处于引发状态，这类转基因动物是研究化学物质致癌作用的敏感体系。携带癌基因的转基因动物可用于致癌试验，试验周期仅 3 个月左右，有希望发展成代替长期动物致癌试验的试验系统。这些携带有癌基因的转基因动物，可用来研究外源化合物与肿瘤相关基因的作用及外源化合物在致癌不同阶段中的作用机制。以各种组织特异性的促长剂处理转入不同癌基因的小鼠，可为致癌过程的研究提供新线索。

（2）肿瘤抑制基因敲除小鼠

在 p53 -/- 小鼠，肿瘤（特别是淋巴肉瘤）的发生率比正常小鼠（p53 +/+）增加而且提前。由于 p53 -/- 小鼠的肿瘤发生具有组织特异性，进一步研究这些肿瘤的遗传学基础有助于鉴定 p53 基因的功能。而半合子小鼠（p53 +/-）在出生后 6 个月内自发癌发生率低，但在之后发生淋巴瘤和软组织肉瘤，其中大部分丢失 p53 野生型等位基因。这种小鼠对遗传毒性致癌物敏感性并不增加。这种半合子小鼠也可用于鉴定致癌过程中的协作基因。而且缺 p53 小鼠加速形成恶性肿瘤，提示此基因主要在进展阶段起作用。p53 在肿瘤发生中的作用有待进一步研究。

（3）转穿梭质粒的转基因小鼠

转入带有报告基因的穿梭载体是研究体内基因突变的转基因动物模型。常用的靶基因如 lacI、lacZ 可通过噬菌体体外包装等方法，从小鼠基因组内回收，再在大肠杆菌内检测靶基因突变，可为研究不同器官基因的自发突变和诱发突变的分子机制提供有效的方法。

四、致癌作用评价

1. 致癌物的最终确定

对于外源化合物化学结构的分析或致突变性测试，仅能达到确定何种受试物应优先进行动物致癌试验，其结果并不能作为受试物是否具有致癌作用的依据。

通过动物致癌试验确定的致癌物，迄今只有极少数量（约 34 种）经过肿瘤流行病学调查证实，并被国际公认为对人类致癌，所以确定致癌物时应分为人类致癌物和动物致癌物。将有充分证据证实对动物致突变的外源化合物称为潜在致癌物(potential carcinogen)。确定人类致癌物主要根据流行病学调查结果能够重复剂量反应关系和动物致癌试验阳性结果支持。

对于动物致癌物的确定，各国认识不甚一致,甚至一个国家中的不同机构也有不同的认识。有的认为只有一种试验动物结果为阳性,甚至是哺乳动物短期致癌试验阳性,即可认为致癌;有的则要求在多种或多品系动物试验中,或在几个不同试验中,特别是不同剂量或不同染毒途径见恶性肿瘤发生率增高;或在肿瘤发生率、出现肿瘤部位、肿瘤类型或出现肿瘤的年龄提前等各方面极为明显突出,才能确定为动物致癌物。

国际抗癌联盟(IARC)对动物致癌物的概念较为严格,要求:①在多种或多品系动物试验中,或在几个不同试验中,特别是不同剂量或不同染毒途径的试验中,恶性肿瘤发生率增高;②在肿瘤发生率、出现肿瘤的部位、肿瘤类型或出现肿瘤的年龄提前等各方面极为明显突出,才能确定为动物致癌物。

2. 致癌危险性的定量评价

目前认为，一般毒性肯定有阈值，但致癌物特别是遗传毒性致癌物是否有阈值,至今尚未统一认识。在毒理学试验中,使用较敏感的观察指标或易感动物可降低阈剂量,增加动物数量也降低阈剂量。主张化学致癌有阈值者则指出:①电离辐射穿透机体完全按照物理学法则,而化学致癌物进入机体必须经过吸收、分布、生物转化、排泄等过程的影响,才能到达靶器官击中细胞内的DNA。②对 DNA 化学损伤的修复机理足以排除一定剂量造成的损伤。③化学致癌是一个多阶段过程,任一阶段受阻都可能终止肿瘤形成过程。化学致癌还需要多次突变,而一个遗传毒性致癌物分子不可能产生多次突变。④致癌物剂量愈低,潜伏期愈长。当剂量降低至一定程度,潜伏期极有可能超过接触群体每一个体的寿命,于是不可能有癌出现。

1977 年,美国 FDA(食品与药品管理局)提出肿瘤诱发率为 10^{-6} 的剂量为实际安全剂量(VSD, virtued safe dose)。要确定这样一个低诱癌率的剂量需要每组动物数达到 $3\times10^{6}\sim5\times10^{6}$ 只,这绝对难以完成。因此,多利用数学模型进行 VSD 推算。

所用数学模型可分为三种类型:①根据剂量-反应关系的频数分布建立的模型,如概率单位模型;②模拟致癌机理建立的模型,如单发击中线性模型、多发击中模型、分阶段模型和直线化多阶段模型;③根据发癌潜伏期建立的模型。

试验所得的剂量-反应关系数据与 VSD 相比是高发癌范围的资料,与上述任一模型拟合都会得到很好的拟合优度。但是目前的情况是，推算 VSD 时,实际上不依据拟合优度来选择数学模型,而是由研究人员任意选择。但不同数学模型推算的 VSD 可相差甚远,因此,需要研究更合理的数学模型，真实反映致癌的剂量-效应关系和致癌物是否存在阈值。

第八章　食品毒理学安全性评价程序与规范

人类早在几千年前就已运用法律手段维护公共卫生和食品安全。古巴比伦的《汉谟拉比法典》就有涉及水源、食品清洁方面的条例。20世纪以来，发达国家率先进行了有毒化学品的卫生立法，管理毒理学(regulatory toxicology)应运而生。管理毒理学对于公众健康立法、执法及有关的外源性化学品的管理决策至关重要。同时，立法措施又对毒理学提出了更高的要求，从而促进了实验毒理学等有关学科的发展以及实验毒理方法的规范。许多国家所实行的化学物质注册登记制度，都要求必须提供有足够的毒理学实验资料，而且对毒理学试验的设计和实施都做了明确的规定和要求。有关国家和国际组织还制定了系列毒理实验指南以及毒理学良好实验室规范(GLP，good laboratory practice)。

第一节　食品毒理学安全性评价概述

一、食品毒理学安全性评价概况

食品毒理学安全性评价是通过毒理学实验和对人群的观察，阐明食品中的某种物质(含食品固有物质、添加物质或污染物质)的毒性及潜在的危害，对该物质能否投入市场做出安全性方面的评估或提出人类安全的接触条件，即将对人类食用这种物质的安全性做出评价的研究过程称为食品毒理学安全性评价(food toxicological safety evaluation)。

世界各国普遍采用毒理学安全性评价作为食品安全管理的依据。管理部门以化学品危险度评定结果为基础，结合其他有关因素和实际情况，制定有关管理毒理学的法规，对化学品进行卫生管理。1999年，比利时等国发生二噁英食物污染事件，2005年英国等国发生刚果红食物污染事件，包括我国在内的许多国家作出的拒绝进口可疑污染食品的决定即是以毒理学安全性评价资料为依据的。

我国对化学物质的毒性鉴定及毒理学实验开始于20世纪50年代。至20世纪80年代，有关部门以法规形式陆续发布了一些化学物质的毒性鉴定程序和方法，国家通过卫生立法规范外源化合物的管理。目前，有关法律、法规体系已逐步形成并不断完善，使得各级卫生行政部门依法执法，管理规范、有效，在保障人民身体健康和保护环境等方面发挥着重要作用。

为了保证毒理学实验结果的正确性，还必须规范整个毒理学实验条件和实验过程，其目的是规范实验方法和实验数据的收集和整理过程，确保实验数据的可靠性和可比性，以便管理部门据此做出正确决策。为此，世界上一些国家和组织研究制定了毒理学良好实验室规范(GLP)。食品、食品添加剂、农药、兽药、工业化学品等各类可以经食物链进入人体的化学物质必须经过安全性评价，才能被允许投产，进入市场或进行国际贸易。

为了促进国际食品毒理学安全性评价工作的合作，有关国际性组织也在致力于推动此项工作。其主要工作内容是收集相关毒理学资料，提供咨询、协调合作，制定推荐性标准或准则。这些组织主要包括CAC、IPCS、IRPTC、IARC、OECD。

(1)食品法典委员会(CAC)。CAC 制定了一系列食品、食品添加剂以及农药、兽药残留量的国际标准,帮助有关成员国制定食品安全标准、食品安全管理指导原则和管理法规。CAC 下设若干专门委员会,其中与食品安全性评价关系密切的有"食品添加剂和食品污染委员会(CCFAC)""农药残留委员会(CCPR)"和"兽药残留委员会(CCRVDF)"。CCFAC 和 CCRVDF 的食品毒理学工作,主要由 WHO/FAO 的食品添加剂专家委员会(JECFA)来完成,CCPR 与 WHO/FAO 的农药残留联合委员会亦有类似的合作关系。CAC 的研究报告可为各成员国在食品安全性评价时参考。

(2)国际化学品安全规划署(IPCS)。IPCS 由世界卫生组织(WHO)、国际劳工组织(ILD)和联合国环境规划署联合成立。其任务是评价各种化学物质对人体健康和环境的影响,定期地公布相关评价结果。同时 IPCS 还研究建立有关危险度评定、毒理学实验研究和流行病学调查的方法,以便用较统一的国际标准来比较各国的危险度评定结果。

(3)国际潜在有毒化学物质登记中心(IRPTC)。IRPTC 的工作目标是降低因化学物质污染环境而引起的危害,为其成员国家提供有关化学物质管理及其标准的情报咨询。IRPTC 现有 4 万多种化学物质毒性的资料。

(4)国际肿瘤研究中心(IARC)。IARC 的任务是识别和评价环境因素引起的人类癌症。除了进行各种实验室研究外,还从事致癌因素和流行病学调查。IARC 定期出版物专门介绍各种人类致癌化学物质危险度评定方面的研究进展。

(5)经济合作与发展组织(OECD)。化学物质管理是 OECD 的工作内容之一。OECD 主要致力于实验方法的研究,包括化学物质对人类健康影响,对生态环境影响(生态毒性、环境积累和降解)的各种实验方法以及化学物质理性质测定方法的标准化。

二、食品毒理学安全性评价的内容

在食品毒性学安全性评价时,需根据待评价物质的种类和用途选择相应的程序。为此,在国家法规、标准及行业规范中已作了规定。

食品毒理学安全性评价采取分阶段进行的原则:它将各种毒性试验按一定顺序进行,通常先行安排试验周期短、费用低、预测价值高的试验。不同种类物质的评价程序对毒性试验划分的阶段性有不同的要求,食品安全性毒理学评价程序将毒性试验分为 4 个阶段。

1. 食品毒理学安全性评价的前期准备工作

在对食品(包括食品添加剂、食品化学污染物)进行毒性试验之前,还要做好充分的准备工作。试验前应了解受检化学物质的基本资料,了解受检样品的成分、规格、用途、使用范围,以此了解人类可能接触的途径和剂量,过度接触以及滥用或误用的可能性等,以便预测毒性和进行合理的试验设计。

(1)收集受试物质的基本资料

在毒性试验之前要求了解受检物质的化学结构,根据结构式可能预测一些化学物质的毒性大小和致癌活性;了解受检物质的组成成分和杂质,以及理化性质如熔点、沸点、密点、水溶性或脂溶性、溶解度、乳化性或混悬性、储存稳定性等,还要了解受试物质及代谢产物的定性与定量分析方法。

(2)了解受试物质的使用情况

包括该物质的使用方式及人体接触途径、用途及使用范围、使用量。如果受试物质曾被人群接触过,应收集人群流行病学资料,若有中毒事故的调查与记载可提供人体中毒剂量和效应的资料。

(3)选用与人类实际接触的产品形式做好受试材料

用于毒理学安全性评价的受试物应采用与人类实际接触的工业化产品或市售产品,而非纯化学品,以反映人体实际接触的情况。当然,实验过程中的受试物必须是均匀的,规格一致的产品。当需要确定该化学品的毒性来源于化学物质还是所含杂质时,通常采用纯品和应用品分别试验,再将结果进行比较。

2. 食品毒理学安全性评价不同阶段的毒理学项目

安全性评价通过实验毒理学方法对受试化学物质进行毒性鉴定,得出该化学物质对实验动物的一般毒性作用和其他特殊毒性作用,从而评价和预测对人体可能造成的危害,食品毒理学安全性评价按照国家规定的程序可以划分为 4 个阶段的试验研究,根据各个阶段的试验结果并结合人群流行病学资料即可以进行安全性评价。食品毒理学安全性评价分阶段试验项目及试验目的详见表 8－1。

表 8－1　食品毒理学安全性评价阶段与试验目的

项目名称		试验目的
第一阶段	急性毒性试验	了解受试化学物质的急性毒性强度、性质和可能的靶器官,为急性毒性定级及进一步试验的剂量设计和毒性判定指标的选择提供依据
第二阶段	遗传毒性试验 致畸试验 30 d 喂养试验	了解多次重复接触化学物质对机体健康可能造成的潜在危害,并提供靶器官和蓄积毒性等资料,为亚慢性毒性试验设计提供依据,并且初步评价受试化学物质是否存在致突变性或潜在的致癌性
第三阶段	亚慢性毒性试验 繁殖试验 代谢试验	了解较长期反复接触受试化学物质后对动物的毒作用性质和靶器官,评估对人体健康可能引起的潜在危害,确定最大无作用剂量的估计值,并为慢性毒性试验和致癌性试验设计提供参考依据
第四阶段	慢性毒性试验 致癌试验	预测长期接触可能出现的毒作用,尤其是进行性或不可逆性毒性作用及致癌作用,同时为确定最大无作用剂量和判断化学物质能否应用于实际提供依据

第二节　食品安全性毒理学评价程序

GB 15193.1—2014《食品安全国家标准　食品安全性毒理学评价程序》是开展食品安全性毒理学评价的标准程序。本标准适用于评价食品生产、加工、保藏、运输和销售过程中所涉及的可能对健康造成危害的化学、生物和物理因素的安全性,检验对象包括食品及其原料、食品添加剂、新食品原料、辐照食品、食品相关产品(用于食品的包装材料、容器、洗涤剂、消毒剂和用于食品生产经营的工具、设备)以及食品污染物。

一、评价程序分阶段试验具体内容

1. 第一阶段

急性毒性试验阶段，主要测试其经口急性毒性，包括 LD_{50}和联合急性毒性。

2. 第二阶段

遗传毒性试验，主要实验内容包括：遗传毒性试验、传统致畸试验和短喂养试验。

(1)遗传毒性试验：目的是对受试物的遗传毒性以及是否具有潜在的致癌作用进行筛选。在选择和组合遗传毒性试验时必须考虑原核细胞和真核细胞、生殖细胞与体细胞、体内和体外试验相结合的原则。主要试验为：①细菌致突变试验：鼠伤寒沙门氏菌/哺乳动物微粒体酶试验(Ames 试验)为首选项目，必要时可另选和加选其他试验；②小鼠骨髓微核率测定或骨髓细胞染色体畸变分析；③小鼠精子畸形分析和睾丸染色体畸变分析；④其他备选遗传毒性试验：包括 V79/HGPRT 基因突变试验、显性致死试验、果蝇伴性隐性致死试验、程序外 DNA 修复合成(UDS)试验。

(2)传统致畸试验：目的为了解受试物对胎仔是否具有致畸作用。

(3)短期喂养试验：又称 30 d 喂养试验，旨在对只需进行第一、二阶段毒性试验的受试物，在急性毒性试验的基础上，通过 30 d 喂养试验进一步了解其毒性作用，并可初步估计最大无作用剂量。如受试物需进行第三、四阶段毒性试验者，可不进行本试验。

3. 第三阶段

亚慢性毒性试验，包括 90 d 喂养试验、繁殖试验以及代谢试验。

(1)90 d 喂养试验旨在观察受试物以不同剂量水平经较长期喂养后对动物的毒性作用性质和靶器官，并初步确定最大无作用剂量。

(2)繁殖试验目的在于了解受试物对动物繁殖及对子代的致畸作用，为慢性毒性和致癌试验的剂量选择提供依据。

(3)代谢试验也是本阶段常选的试验，目的是了解受试物在体内的吸收、分布和排泄速度以及蓄积性，寻找可能的靶器官，并为选择慢性毒性试验的合适动物种系提供依据和了解有无毒性代谢产物的形成。

4. 第四阶段

慢性毒性试验(包括致癌试验)。通过本阶段的试验，了解经长期接触受试物后出现的毒性作用，尤其是进行性或不可逆的毒性作用以及致癌作用，最终确定最大无作用剂量，为受试物能否应用于食品的最终评价提供依据。

二、毒性试验的选用原则

毒性试验的选用原则包括：

(1)我国创新的物质要求进行全部 4 个阶段的试验。特别是对其中化学结构提示有慢性毒性、遗传毒性或致癌性可能者或产量大、使用范围广和摄入机会多者，必须进行全部 4 个阶段的毒性试验。

(2)与已知物质(指经过安全性评价并允许使用者)的化学结构基本相同的衍生物或类似物，根据第一、二、三阶段毒性试验结果判断是否需进行第四阶段的毒性试验。

(3)当受试物为已知的化学物质，世界卫生组织已公布每人每日容许摄入量(ADI)，而且申请单位有资料证明我国产品的质量规格与国外产品一致时，则先进行第一、二阶段毒性试验。若

试验结果与国外产品的结果一致,可不做进一步的毒性试验,否则应进行第三阶段的毒性试验。

(4)食品添加剂、食品新资源和新资源食品、辐照食品、食品工具及设备用清洗消毒剂的安全性毒理学评价试验的选择:

①食品添加剂:包括香料、其他食品添加剂、进口食品添加剂、食品新资源和新资源食品、辐照食品和食品工具设备用清洗消毒剂。

香料:鉴于食品中使用的香料品种很多,化学结构很不相同,而用量则很少,在评价时可参考国际组织和国外的资料和规定,分别决定需要进行的试验。

进口食品添加剂:要求进口单位提供毒理学资料及出口国批准使用的资料,由省、直辖市、自治区一级食品卫生监督检验机构提出意见报卫生部食品卫生监督检验所审查后决定是否需要进行毒性试验。

②食品新资源和新资源食品:原则上应进行第一、二、三阶段毒性试验以及必要的人群流行病学调查,必要时应进行第四阶段试验。若根据有关文献及成分分析未发现有或虽有但含量甚少,不至于构成对健康有害的物质,以及较大数量人群有长期食用历史而未发现有害作用的天然植物(包括作为调料的天然动植物的粗提制品)可以先进行第一、二阶段毒性试验,经初步评价后,决定是否需要进行下一步的毒性试验。

三、食品安全性毒理学评价试验的结果判定

1. 急性毒性试验

当 LD_{50}剂量小于人的可能摄入量的 10 倍时,应放弃将该受试物用于食品,不再继续其他的毒理学试验;如大于 10 倍,可进入下一阶段的毒理学试验。当 LD_{50}为人的可能摄入量 10 倍左右时,应进行重复试验,或用另一种方法进行验证。

2. 遗传毒性试验

根据受试物的化学结构、理化性质以及对遗传物质作用终点的不同,并兼顾体外和体内试验以及体细胞和生殖细胞的原则,在细菌致突变试验(Ames 试验等)、小鼠骨髓微核率测定或骨髓细胞染色体畸变分析、小鼠精子畸形分析和睾丸染色体畸变化分析等遗传毒性试验中选择四项试验,根据以下原则对结果进行判断:

(1)如其中三项试验为阳性,表明该受试物很可能具有遗传毒性作用和致癌作用,应考虑放弃应用于食品,不需进行其他项目的毒理学试验。

(2)当其中两项试验为阳性,而且短期喂养试验显示该受试物具有显著的毒性作用,也应考虑放弃应用于食品。如短期喂养试验提示有可疑的毒性作用,可在初步评价后,根据受试物的重要性和可能摄入量等,综合权衡利弊再作出决定。

(3)当其中一项试验为阳性,需再从备选的遗传毒性试验(*V79/HGPRT* 基因突变试验、显性致死试验、果蝇伴性隐性致死试验、程序外 DNA 修复合成试验)中选择两项试验。如再选的两项试验均为阳性,则无论短期喂养试验和传统致畸试验是否显示有毒性与致畸作用,均应放弃该受试物用于食品。当其中一项为阳性,而短期喂养试验和传统致畸试验未见明显毒性与致畸作用时,可进入第三阶段试验。

(4)当四项试验均为阴性时,可进入第三阶段毒性试验。

3. 短期喂养试验

在只要求进行两阶段毒性试验时,若短期喂养试验未发现明显毒性作用,综合其他的试验即可做出初步的评价。若试验中发现有明显毒性作用,尤其具有剂量—反应关系时,应考虑开展进

一步的毒性试验。

4. 90 天喂养试验、繁殖试验、传统致畸试验

根据这三项试验中最敏感指标得出的最大无作用剂量(NOEL)进行评价,判别标准是:

(1)当 NOEL≤人的可能摄入量的 100 倍,表示毒性较强,应放弃将该受试物用于食品。

(2)100 倍< NOEL <300 倍,应进行慢性毒性试验。

(3)NOEL≥300 倍时,不必进行慢性毒性试验,可进行安全性评价。

5. 慢性毒性(包括致癌)试验

根据慢性毒性试验所得的最大无作用剂量进行评价:

(1)NOEL≤人的可能摄入量的 50 倍,表示毒性较强,应放弃将该受试物应用于食品。

(2)50 倍< NOEL <100 倍时,经过安全性评价后,方可决定该受试物可否用于食品。

(3)NOEL≥100 倍时,可考虑允许应用于食品。

6. 新资源食品、复合配方的饮料等

如果试样的最大加入量(一般不超过饲料的 5%)或液体试样最大可能的浓缩物加入量仍不能达到最大无作用剂量为人的可能摄入量的规定倍数时,可考虑综合其他的毒性试验结果和实际食用或饮用量进行安全评价。

四、进行食品安全性评价时需要考虑的因素

1. 动物毒性试验和体外试验资料

GB 15193. 1—2014《食品安全国家标准　食品安全性毒性学评价程序》所列各项动物试验和体外试验系统是进行安全性评价的主要依据。因此,当试验出现阳性结果,结果的判定涉及受试物能否应用于食品时,需要考虑结果的重复性和剂量—反应关系。

2. 代谢试验的资料

代谢研究是对化学物质进行毒理学评价的一个重要方面,在毒性试验中,原则上应尽量使用与人具有相同代谢途径和模式的动物种系进行试验。研究受试物在实验动物和人体内吸收、分布、排泄和生物转化方面的差别,对于将动物试验结果比较正确地推论到人具有重要意义。

3. 由动物毒性试验结果推论到人时

鉴于动物、人的种属和个体之间的生物特性差异,一般采用安全系数的方法,以确保对人的安全性。安全系数通常为 100 倍,但可根据受试物的理化性质、毒性大小、代谢特点、接触的人群范围、食品中的使用量及使用范围等因素,综合考虑增大或减小安全系数。

4. 人体资料

由于存在着动物与人之间的种族差异,在将动物试验结果推论到人时,应尽可能收集人群接触受试物后反应的资料。志愿者体内的代谢资料对于将动物试验结果推论到人具有重要的意义。在确保安全的条件下,可以考虑按照有关规定进行必要的人体试食试验。人的可能摄入量,除一般人群的摄入量外,还应考虑特殊和敏感人群的情况(如儿童、孕妇及高摄入人群)。

5. 综合评价

在进行最后评价时,除毒理学试验结果外,还应尽可能收集有关流行病学资料进行综合评价。

第三节　毒理学安全性评价的规范化

食品毒理学安全性评价工作要求毒理学试验资料准确、可靠,所获得的资料在国内外具有可比性。我国引入“良好实验规范”(GLP)管理。目前,对毒理学实验实施GLP管理已成为毒性学研究资料在国内外互相认可的前提。

GLP主要包括以下几个部分:(1)对组织机构和人员的要求;(2)对实验仪器设备和实验材料的要求;(3)标准操作规程;(4)对研究工作实施过程的要求;(5)对档案及其管理工作的要求;(6)实验室资格认证及监督检查等。

1. 对组织机构和人员的要求

GLP实验室要求按照实验室质量控制规范构建组织体系,具有实验质量管理制度,以实现实验室质量管理的功能。GLP实验室要求具备一定数量的有职称、资历和工作经验的实验人员,并接受GLP的专门培训。项目负责人由GLP机构或实验室负责人任命,并有质量检查员行使与控制实验质量有关的职责。

2. 对试验仪器设备和实验材料的要求

要求试验用房及设施条件满足毒理学试验要求,其设计符合毒性试验的要求,对温度、湿度、通风防毒有特殊要求的用房,还必须配备相应的温控、湿控和通风防毒的安全卫生及防治污染的设施。要求实验室具备各类毒理学试验设备和仪器,建立仪器、设备、试剂管理制度。试验仪器设备应定期检查、校正、维修、清洁以保证仪器、设备的性能符合试验要求,试剂必须标名称和有关说明,并有专人保管,定期检查。实验动物管理按医学实验动物实施细则有关规定执行。

3. 标准操作规程(SOP, standard operation procedure)

它是为减少试验过程中各种因素的干扰,使试验结果准确、可靠而对每项实际操作项目制定的操作规程。毒理试验的标准操作规程主要包括:(1)动物房及实验室的准备及环境因素的调控,实验设施及仪器设备的维护、保养、校正、使用和管理;(2)受试物和对照物的接收、标识、保存、处理、配制、领用及取样分析;(3)实验动物的运输、检疫、编号、分配、搬运及饲养管理、实验动物的观察记录及实验操作、动物尸检以及组织病理学检查,各种实验数据的统计处理与计算;(4)各种实验样本的采集编号及分析检测操作技术,实验数据的统计处理;(5)质量保证工作制度与措施;(6)实验废弃物处理及实验操作防护措施。

4. 对研究工作实施过程的要求

包括制定试验研究计划,计划内容有项目一般情况、试验时间、试验对象、试验方法、拟采取的质量控制措施。计划经审批调整后执行。在实施计划时要按标准操作规范做好试验前的准备工作和进行试验研究,最后撰写试验结果总结报告。报告经质量检查员评审后交实验室负责人审定。

5. 对档案及其管理工作的要求

实验室应有档案管理制度,并由专人负责,各类实验及质量管理资料按性质分类,编好索引,及时归档,保存期限至少2年。

6. 实验室资格认证及监督检查

按照GLP要求,实验单位必须建立独立的质量保证部门,对各种试验全过程进行审查,包括对实验操作现场、原始记录的检查等。对检查发现的问题提出解决问题的建议,并接受由GLP机构组织的GLP实验室认证、评估和上级有关部门检查。

第九章 食品中有毒有害物质限量标准的制定及风险评估和管理

第一节 食品中有毒有害物质限量标准制定的意义与现状

一、限量标准制定的意义

在国际上,食品安全不仅涉及技术问题,而且还影响政治和经济。联合国粮农组织(FAO)、世界卫生组织(WHO)以及国际动物流行病组织(OIE)都十分重视食品安全问题,制定了严格的法规和标准,对食品的生产、加工、运输和国际贸易中的食品安全质量提出了更高的要求,世界各国也采取了相应的管理和控制措施。

制定食品中有毒有害物质限量标准的意义体现在以下几个方面。

1. 保证食品的食用安全性

虽然对食品安全性并无统一定义,但按照现有的普遍认识和理解,食品的安全性应该是:食品中不应含有任何可能损害或危害人体健康的有毒、有害物质,从而导致消费者产生急性、慢性或其他特殊毒性危害,危及消费者及其后代的隐患。WHO 对食品安全的最新解释为"对食品按原定用途进行制作和食用时不会使消费者受害的一种担保"。不管哪一种表述,其关键是对危害的理解和解释。如哪些物质有毒、有害以及对"不应""不能含有"和"不超过"这些措辞的把握和界定。这就需要严密的毒理学试验,进行安全性评价和制定安全限值,进一步根据被制定物质在食品中的实际残留量和随食物摄入情况制定限量标准,从而保证食用的安全性。

2. 国家食品安全质量监督管理的依据

食品中的危害物关系到人的健康与生命安全,各国都制定有相应的法律法规条款加以约束。在行使食品安全质量管理时,从技术层面上必须要有相应具有法律效力的标准值作为界定和管理的依据。食品中有毒有害物质安全限量标准的制定,就是为了便于安全质量问题的仲裁以及依法监督管理。

3. 食品安全生产的基础

食品生产过程包括种养殖、加工、包装、储存、运输等多个环节,涉及农业、环保、工业、卫生、商业等诸多领域,各个环节存在各种安全因素,任何一个环节的危害因素均可导致终产品的安全危害。所以,食品安全贯穿食品生产全过程,各个环节按照质量安全标准控制则是食品安全生产的基础。

4. 食品贸易的基本条件

中国加入 WTO 后,农产品及食品将参与广泛的国际贸易,面临着大进大出的挑战。一方面,国外大批农产品将大量走进国门,对国内农产品市场形成冲击;另一方面,中国的水果、蔬菜、畜牧品、水产品等将大量出口,这一方面带来极好的市场机遇,也带来了严峻的考验。在国际贸易中,许多国家和地区常常从各自利益出发,以标准的形式筑起各种技术壁垒,限制进口产品的入境。特别是食品安全质量标准已成为农产品走出国门的又一道门槛,由标准频频引发的农产品出口受阻,越来越成为中国农业走向国际市场的拦路虎。因此,为了满足国内外消费市场需求,参与国际竞争,解决这一系列问题的关键是必须有相应的与国际接轨的质量标准,符合安全质量标准已成为食品国际贸易的基本条件。

二、限量标准的内容

食品安全质量标准的内容主要包括农(兽)药残留、重金属污染、有害微生物及其毒素、其他有毒有害物质等。

1. 农药残留

各地在农业生产中所使用的农药种类和品种不尽相同,主要种类有有机氯农药、有机磷农药、氨基甲酸酯类农药和菊酯类农药,以及近年来逐渐增加的生物类农药。农业生产中使用的农药具体品种多达百余种左右,常见的也有50余种。国际标准以及发达国家对农产品中农药残留标准所规定的种类也都在100种以上。如美国规定的苹果中农药残留标准中包括的农药种类有102种(1999),日本有115种(2000),欧盟有124种(2001)。对我国出口的大米、茶叶要求检测的农药残留也多达100多种。

2. 兽药残留

兽药主要有抗生素类和激素类,过量使用兽药会导致动物产品中抗生素和激素超标。"瘦肉精"就属于激素类药物,在动物代谢中可促进蛋白质的合成,降低脂肪的沉积,加速脂肪的转化和分解。猪肉中残留的"瘦肉精",会使人产生心跳过快、心慌、头晕、乏力等现象,甚至导致死亡。

3. 重金属污染

由于农产品产地自然地理环境和周边地区工农业生产情况以及流域灌溉用水污染的情况不同,食品中可能会残留多种有害重金属元素。常见的有害重金属元素有铅(Pb)、汞(Hg)、砷(As)、镉(Cd)及铬(Cr)等。这些有害元素多数易在体内蓄积,产生各种急性或慢性毒性作用,有些有致癌、致畸和致突变作用。

4. 有害微生物及其毒素

常见危害食品的细菌有假单孢菌属、微球菌属、葡萄球属、芽孢杆菌属、乳杆菌属、致病性大肠杆菌等,其主要危害是引起食品腐败。常见危害食品的霉菌有曲霉属、青霉属和镰刀菌属的一些霉菌。霉菌污染食品后引起的危害包括食品的变质和霉菌产生的毒素。霉菌污染食品可使食品的食用价值降低,甚至完全不能食用,造成巨大的经济损失,同时对食用者造成健康危害。大多数霉菌毒素具有致癌、致畸和致突变作用。国际上对于食品霉菌毒素含量都有严格的限量要求。

5. 其他有毒有害物质

包括各种环境污染物、食品生产和加工中带入或产生的有毒有害物质。这些物质主要有金属毒物、*N*-亚硝基化合物、多环芳香族化合物等。这类物质对食品污染造成的危害已越来越受到重视,一些慢性疾病,尤其是肿瘤、遗传性疾病和先天性疾病均可能与此类化学物质污染有关。多环芳香烃类化合物就是食品污染中危害较大的物质之一,包括多环芳烃(PAH)和杂环胺,具有很强的致癌性。植物性食物中的硝酸盐和亚硝酸盐主要来自于自然环境、含氮肥料和农药、工业废水和生活污水等。亚硝酸盐可引起高铁血红蛋白症,摄入一定量可引起中毒甚至死亡,同时,亚硝酸盐可进一步生成亚硝胺或亚硝酰胺类物质产生致癌作用。除了上述化学危害物污染食品以外,自然界的一些动植物中也含有一些天然毒素。例如河豚、贝类、藻类、蘑菇、苦杏仁、大豆、刀豆、发芽土豆、黄花菜等原料中,就含有一些天然毒素。未经适当处理食用后,会引起中毒,甚至死亡。

第二节　食品中有毒有害物质限量标准制定的方法与步骤

一、食品中有毒有害物质限量标准制定的一般步骤

根据毒理学研究,由专家在安全性评估(safety assessment)的基础上提出,这是科学层面上(science based)要做的工作,为风险管理和政策的制定提供科学依据。一般步骤如图 9-1 所示。

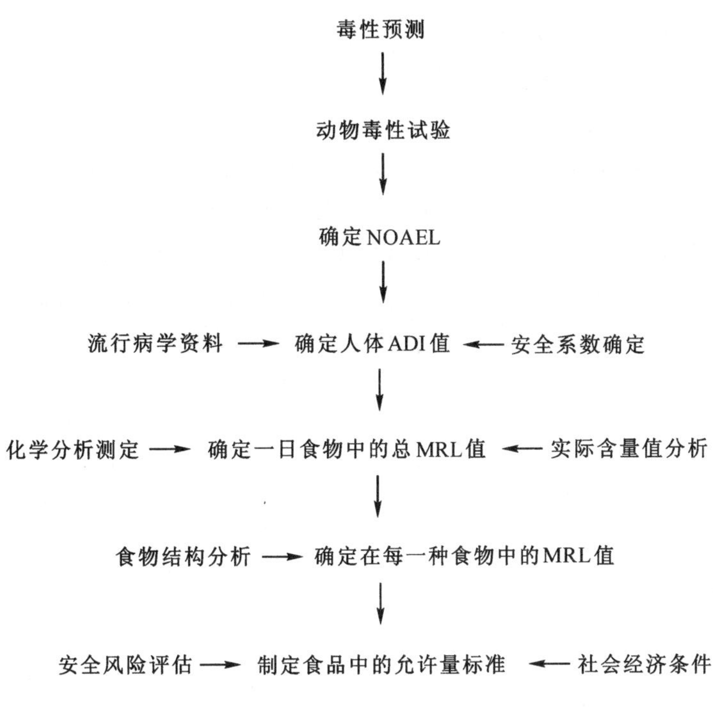

图 9-1　食品中有毒有害物质限量标准制定的一般步骤

二、食品中有毒有害物质限量标准制定的方法

1. 了解有毒有害物质的化学结构与性质

化学结构和性质与产生的毒性有密切的关系,通过对化学物质结构和特性的分析,可预测其可能产生的毒性,特别是化学物质的一些结构特点,如所带的官能团、化学键、多环结构等对预知某些特殊毒性有重要的参考价值,某些特殊结构可提示该物质有产生致癌的可能性等。这可以为进一步的毒性试验和观察内容提供线索和方向。

2. 进行动物毒性试验

动物毒性试验是毒理学研究最基本的方法,食品中有毒有害物质限量标准的制定必须通过

一系列的动物毒性试验,取得受试物的一些基本毒理学参数。动物毒性试验应按照安全性毒理学评价程序和规范,根据受试物的具体情况和国外及国际组织对该物质的安全性毒理学资料决定试验阶段和内容(详见第九章)。一般至少使用两种实验动物(其中必须至少有一种非啮齿类动物),尽量以与实际相一致或相似的接触途径,采用一定的剂量将受试物给予实验动物进行毒理学试验。主要用来确定该物质的 NOAEL 值,这是进一步制定化学物质安全限量的重要依据。

3. 确定人体 ADI

由于人和实验动物存在着物种差异,在实验动物上取得的试验结果显然不能直接适用于人,需要合理的外推,在将动物试验结果推论到人时有很多影响因素。为此,应尽可能收集人体接触被评价物的流行病学资料,若有明确的长期接触史或自愿受试者体内代谢资料,对动物试验结果的外推会有重要的意义。

人体 ADI 值的确定就是根据被评价物的毒性性质、人体接触资料和风险评估情况选定合理的安全系数(SF),将在实验动物所获得的 NOAEL 值除以 SF,即可得到该物质的人体 ADI 值。国际上承认非致癌物的 SF 取 100。若为致癌物或具有其他特殊毒性作用物质,其 SF 值需视具体情况取值,一般要远远大于 100。

4. 确定食物中的 MRL 值

ADI 值是人体安全摄入量的一个理论值,具体到制定食物中的最高允许量时要考虑到食物的多样性,人对不同食物的摄食结构和比例,以及该物质除食物以外的其他可能摄入途径,如某种物质除来源于食物外,还可能来源于饮水和空气等。因此,在确定食物中的 MRL 值时,必须首先了解可能含有该物质的食品量占一日食物总量的比例,即食物系数,再根据已确定的该物质 ADI 值计算一日总膳食中的 MRL 值,以及分别在各种食物中的 MRL 值。

5. 制定允许量标准

以上述计算确定的 MRL 值为基础,根据该物质在食品中的实际残留情况,可以适当调整,制定标准。如果该物质在食品中的实际含量低于 MRL 值,可将实际含量作为允许量标准;如果实际含量高于 MRL 值时,可将 MRL 值定为允许量标准,并应设法降低该物质在食品中的实际含量。原则上,允许量标准不能超过 MRL 值。

6. 限量标准制定中应综合考虑的因素

在制定限量标准时,应综合考虑化学物质的来源、毒性特点、实际摄入情况以及社会经济发展情况,权衡该物质可能对人体健康造成的危害及可能产生的有益作用,将标准从严制定或加以放宽。一般综合考虑的因素如下。

(1)在体内有蓄积性,不易排泄或解毒者从严。

(2)可能产生“三致作用者”从严。

(3)接触频度高,长期大量食用者从严。

(4)供应幼儿、病人食用者从严。

(5)化学性质稳定,加工或烹调过程不易破坏者从严。

(6)与其他成分产生毒性协同者从严。

总之,标准的制定不仅取决于科学试验的资料,而且与当时的科技发展水平、社会经济条件和政治因素密切相关。所以,制定的限量标准带有一定的相对性。因此,随着科技进步和社会的发展,限量标准应适时修订。

第三节 有关国际组织对食品中残留物安全限量制定的方法和工作程序

一、CAC 关于食品中兽药残留限量的制定

国际食品法典委员会(CAC)关于食品中兽药残留限量的制定是根据食品添加剂专家委员会(JECFA)的评价而制定的。

1. 推荐最大残留限量的制定

JECFA 在推荐一种特定化合物的最大残留限量(MRL)时主要考虑以下因素:残留物毒理学和放射性同位素示踪的研究,结合性残留物的生物效应,靶器官,测定残留物安全限量的残留物标准,按照良好兽药使用规范(GVP)使用兽药后的残留数据,兽药充分排泄的休药期以及适合的兽药残留分析方法。

首先根据毒理学试验所得的数据确定 ADI 值。在按照 GVP 规范下使用兽药,如果残留量低于 ADI 值,可相应降低制定的 MRL 值;如果用适合的分析方法测不出兽药残留时,就将 MRL 值提高到分析方法所能检出的水平;推荐的 MRL 值不能明显大于根据毒理学试验得到的 MRL 值。

2. 兽药结合性残留物的评价

兽药残留包括母体和其代谢产物残留。兽药或其代谢产物与内源大分子共价结合产物称为结合性残留物。如果总的残留物中结合性残留物所占比例不大,通常可选择一种可提取的合适残留物作为代表,来制定其 MRL;而当以结合性残留为主时,就必须对这些结合性残留物进行毒理学试验和安全性评价,以确定 ADI,并进一步制定其 MRL 值。

3. 兽药残留的微生物学危害评价

食品中残留的抗生素类药物会对人体肠道正常菌群产生潜在危害。需要鉴定构成人体肠道菌群的细菌资料,通过志愿者的体内试验评价抗菌药物对人体肠道菌群的危害是一个较好的研究方法,然而这个方法的使用是有限的。当得不到这些人体试验的资料时,可考虑用实验动物获得数据。

制定食品中兽药残留的 MRL 时,如果毒理学资料已确认被评价的药物在食品中可允许有较高残留量时,则对肠道菌群的危害(抗菌活性)就成为安全性评价的决定性因素。同时,还要考虑抗菌药物残留对食品加工中所使用细菌的影响,如药物残留对酸奶生产中乳酸菌的影响等。

4. 对致敏兽药残留物的考虑

有些兽药残留可能引起过敏反应,JECFA 认为这对一般人群的健康不会产生很大影响,但对高度敏感人群要引起重视。因此,有必要对已知的或可疑有致敏作用的药物保持尽可能地低残留量水平,如青霉素、头孢菌素等。

二、FAO/WHO 对食品中农药残留限量的制定

FAO/WHO 的农药残留联席会议(JMPR)负责安全性评价并制定残留限量。

1. 专家组的工作内容和分工

FAO/WHO 的 JMPR 包括两个独立的农药残留专家小组,即 FAO 农药残留专家小组和 WHO

农药残留专家小组。FAO 农药残留专家小组负责审查农药使用方式、农药的成分和化学资料、农药残留分析方法，评估农药残留的去向以及在良好农业生产操作（GAP）下粮食作物中农药残留水平，提出 MRL 推荐值，仅从学术方面评价各国政府、企业等提交的农药残留试验数据、市场监测数据等。WHO 农药残留专家小组负责审查毒理学及其相关作用，根据毒理学参数和生化数据等评估农药残留，并评估在连续两年的情况下农药残留的 ADI 值。

2. 进行毒理学试验

在进行农药残留毒理学安全性评价时，要进行短期试验、长期试验、生化研究（包括吸收、组织分布、代谢、排泄、对酶的作用和生物半衰期等），以及致癌、致畸、致突变等特殊毒性作用研究。如有可能，还要考虑人体研究的资料和其他方面的信息。

3. 动物试验结果的外推和人体 ADI 值的制定

将动物试验研究的结果外推到人所采用的基本方法有三种：安全系数法、代谢动力学推论法及线性低剂量推论模型法。FAO/WHO 的 JMPR 一般采用安全系数法，通常使用 100 倍安全系数。以动物试验所获得的 NOAEL 值除以安全系数制定人体 ADI 值。

三、FAO / WHO 对食品中其他残留物限量的制定

FAO/WHO 的食品添加剂专家委员会负责食品添加剂、食品污染物和兽药残留的评价和限量标准制定。WHO 专家小组通过评价毒性以确立 ADI 值或推荐 ADI 值；FAO 专家小组则根据 WHO 的 ADI 值和实际残留量提出 MRL 值或推荐 MRL 值。除毒理学数据外，各类食物摄入量是制定食品中 MRL 值的另一重要因素。在确定 MRL 值时，最大理论摄入量不应超过 ADI 值。为了确保食品安全，食物摄入量要选取各种食品摄入量的上限数据。特别是确定动物性食品中兽药残留的 MRL 值时，由于兽药在靶组织器官中残留量可能较高，分别按各组织器官摄入量的上限数据确定 MRL 值就更为重要。

四、CAC 组织机构及工作程序

1. 法典制定的一般程序

①委员会全会批准新的法典制定工作；
②拟定法典建议草案第一稿；
③送交有关政府征求意见；
④CAC 下属委员会审议草案及政府反馈意见；
⑤委员会全会采纳建议草案；
⑥再送交有关政府征求意见；
⑦CAC 下属委员会再次审议草案及政府反馈意见；
⑧CAC 全会批准并公布法典标准。

国际食品法典委员会（CAC）的组织体系见图 9－2。

2. CAC 制定的食品法典标准的类型

①食品标准（food standards）；
②卫生或其他技术规范（codes of practice）；
③农药及兽药残留最大限值（MRLs of pesticides and drugs）；
④污染物指导水平（guidance level）；
⑤准则（principles）；

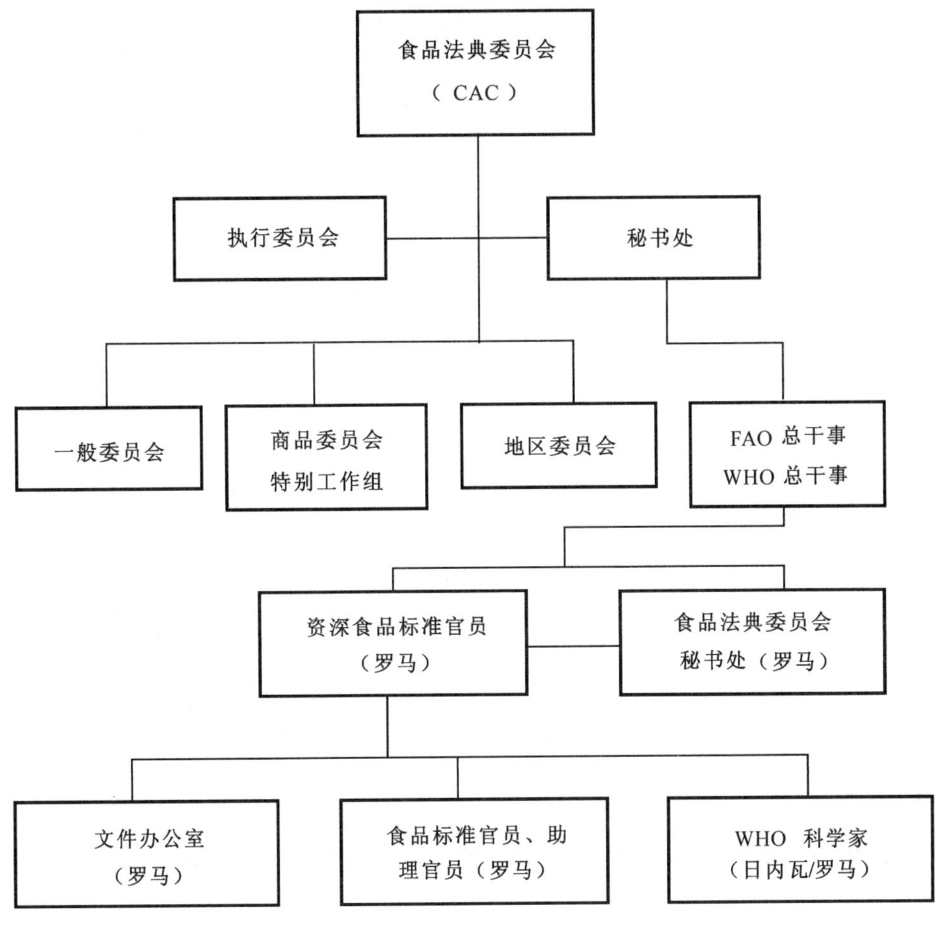

图 9－2 CAC 的组织体系

⑥指南(guidelines);

⑦建议(recommendations);

⑧食品添加剂规范(specifications by JECFA)。

FAO/WHO/CAC 所属组织的分工及限量标准的制定见图 9－3。

3. CAC 制定法典标准考虑的原则

①保护消费者健康;

②促进公正国际食品贸易;

③以科学危险性评价(定性与定量)为基础;

④考虑其他合理因素,如经济、不同地区和国家的情况等。

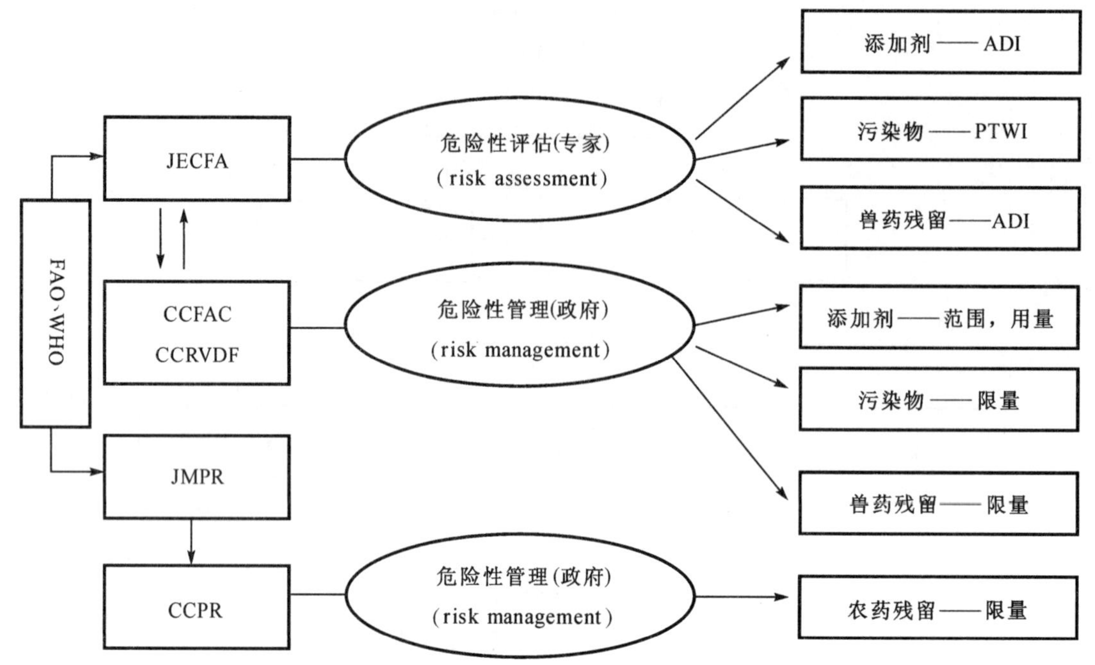

图 9-3 FAO、WHO、CAC 所属组织的分工及限量标准制定

第四节 食品中有毒有害物质的风险评估和管理

一、膳食暴露量评估

常用以下指标评估。

1. 理论每日最大摄入量(TMDI, theoretical maximum daily intake)

$$TMDI = \sum (F_i \times MRL_i)/bw$$

式中:F_i——膳食中每种食品消费量,kg /(人 · d);

MRL_i——食品中某种农药最高残留限量,mg / kg;

bw——体重;

TMDI——单位为 mg/(kg 体重 · d)。

2. 每日最大摄入评估量(EMDI, estimated maximum daily intake)

$$EMDI = \sum F_i \times R_i \times P_i \times C_i$$

式中:R_i——膳食成分的实际农药残留水平,mg/kg;

P_i——食品加工中农药残留的量增减的校正因子;

C_i——烹调处理中农药残留的量增减的校正因子。

膳食农药残留危害的风险评价就是根据上述评估量 TMDI 和 EMDI 与 ADI 值进行比较。如果评估暴露水平低于 ADI 值,就认为膳食中农药残留暴露的危险性不显著。

二、危险度评估

1. 达到危险水平人数的估计

一般以 RfD 为衡量标准。接触剂量大于 RfD 者，可认为出现危险的可能性较大，由此求出达到危险水平的总人数及所占比例。

2. 高危人群总接触量估计值（EED，estimated exposure dose）

与 RfD 比较，EED 为来自各种途径被评物质的总接触量。如果 EED < RfD，出现危险性的可能性小；反之，则较大。

3. 接触界限值（MOE，margin of exposure）

$$MOE = NOAEL 或 LOAEL/EED$$

用 MOE 与推导 RfD 的 SF 与 MF 之乘积比较，如果 MOE 大于或等于该乘积，说明出现危险的可能性小，反之，可能性则较大。

4. 危险度估计值

根据 RfD 与 EED 计算接触人群的终生危险度。

$$R = (EED/RfD) \times 10^{-6}$$

式中，R 为发生某种健康危害的终生危险度；10^{-6} 为与 RfD 对应的可接受危险度水平。

5. 无阈值危害物危险度

无阈值危害物主要是指致癌物的危险度分析。包括以下指标。

（1）终生超额危险度（excess risk of lifetime）：终生以 70 岁计。

$$R = 1 - \exp[-(q_1^*(人) \times D)] 或 R = 1 - \exp[-(Q \times D)]$$

式中，R 为因接触致癌物而发生癌症的终生概率（数值为 0～1）；D 为个体日均接触剂量，单位为 mg/(kg·d)；q_1^*（人）为化学物质对人的致癌强度指数，由毒理学试验而得的对动物致癌强度指数；q_1^*（动物）转换而来；Q 为人群流行病学调查直接计算的化学物质对人的致癌强度指数。

当 $q_1^*(人) \times D$ 的值小于 0.01 时，上式可简化为

$$R = q_1^*(人) \times D 或 R = Q \times D$$

（2）人均年超额危险度（excess risk per man & year）

$$R_{py} = R/70$$

式中，70 指 0 岁组人群的期望寿命为 70 岁。

（3）特定人群的年超额病例数（number of excess cases）

$$EC = R_{py} \times (AG/70) \times \sum P_n$$

式中，AG 为标准人群平均年龄（根据近期人口普查资料）；P_n 为平均年龄为 n 的年龄组人数。

有毒有害物质暴露剂量与生物标志物和人体健康状况的关系见图 9－4。此图显示个体的健康状况随有毒有害物质接触剂量的增加而变化。图中 h 点为离开正常的稳定状态的反应的起点，c 点为可代偿反应的限制点，此前可防止明显的疾病状态的发展，r 点之后的病理学损伤将不能由修复机制所逆转。图示个体健康评估所用的 5 种不同假设的生物标志，有关概念和方法参见第二十章毒理学流行病学调查方法。

三、风险管理

风险管理（risk management）是以危险度评估结果为依据，综合考虑社会发展的实际需要及

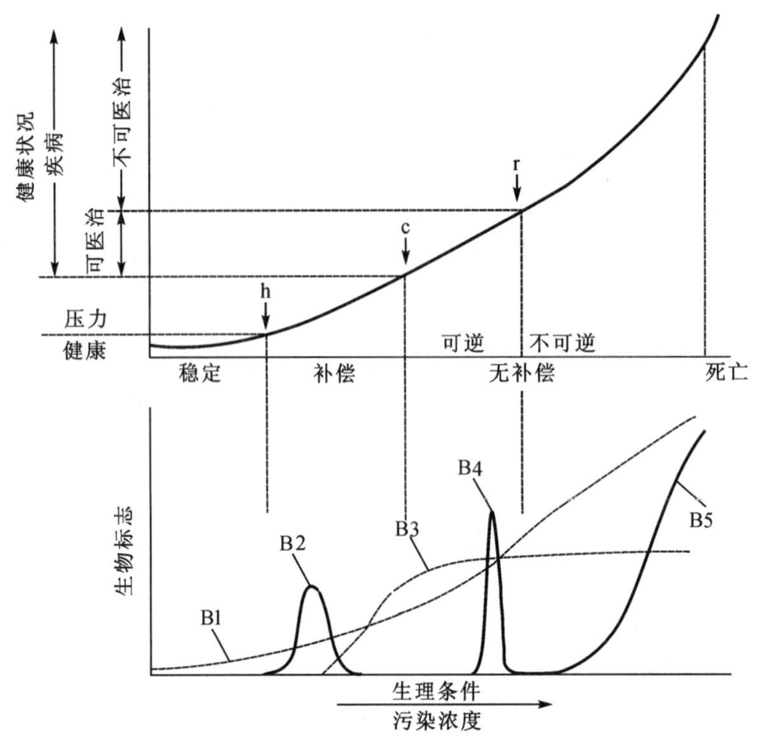

图 9-4　有毒有害物质暴露剂量与生物标志物和人体健康状况的关系（引自 Depledge et al, 1993）

公共卫生、经济、工程、法律、政治等多方面因素，进行代价/得益（cost/ benefit）分析，确定可接受的危险度，制定有效的法规条例和管理措施。这些措施包括制定和执行特定化学毒物的使用及管理规定和卫生标准，对生活和生产环境进行监测，对接触人群进行观察监护，以及危害发生的应急预防和处置措施，以达到保证人体安全的目的。

需要指出的是，在制定措施的时候，既要尊重科学，本着科学、严谨、实事求是的态度，又要密切结合国情，充分考虑社会各方面的承受能力，把风险控制在一个合理的水平上。如国际上对致癌物的风险管理多采用“社会可接受危险度（acceptable risk）”的概念来制定相应的实际安全剂量（VSD, virtual safe dose），而不是一味地追求“零”危险度。

在危险度管理过程中经常进行危险—效益分析，每一个减少危险度的措施都会伴随有经费的增加，必须考虑用增加经费或影响其他方面来求得“过度安全”是否值得。例如，虽然有些化学物质对人体可能造成一定的危害，但它们是工业生产和人民生活中必不可少的，没有相应更好的替代物质，在利弊分析基础上，可以容许在严格控制和管理条件下，把损害限制到最低水平下可以使用。对人类危害大的，又可被替代的化学物质，坚决禁止使用。

危险度评定是对有毒化学品进行卫生管理的主要依据。在管理毒理学实际工作中，经常需要做出政策性的决定，而政策的决定主要根据危险度进行利弊权衡分析。例如，一种农药的生产使用，其有利方面是可以杀灭某些病虫害，使农作物增产；在弊的方面可由于农药的使用造成对环境的污染，引起中毒或使有关人群发病率增加。对某项政策的决定，必须权衡利弊，综合考虑工农业生产需要、环境质量的保护和人民健康的保障等经济效益、社会效益以及卫生效益全面分析考虑，或利多弊少或利少弊多。如果使用一种农药可使农作物大量增产，虽有一定危险度，但不过高，即可认为利大于弊；反之，一种农药虽有杀虫效果，但不甚明显，危险度又较高，又有其他农药可以代替，则为弊大于利，据此可以决定取舍。但在实际工作中还有许多较为复杂的问题，故利和弊的权衡较为复杂，存在一定难度，并非都是如此简单明确。

外源化合物的危险度评定还可为有关卫生标准的制定提供主要依据。例如，某种外源化合物在空气、水、食物中最高容许量等。通过危险度的评定还可以对环境保护和环境污染治理效果进行比较评定。

风险管理是自然科学和社会科学的交叉学科，需要毒理学工作者、医药卫生工作者以及卫生行政管理、环境保护、工农业生产、工程技术和法律、经济学等多方面专业技术人员共同参与，根据毒理学试验和危险度评估所提供的科学研究结果进行认真论证，充分权衡利弊，在此基础上决定取舍并制定政策。由于该研究领域才刚刚兴起，在理论、方法和实际操作方面还有待发展和完善。

危害分析、限量标准制定和风险管理的关系概括如图 9－5。

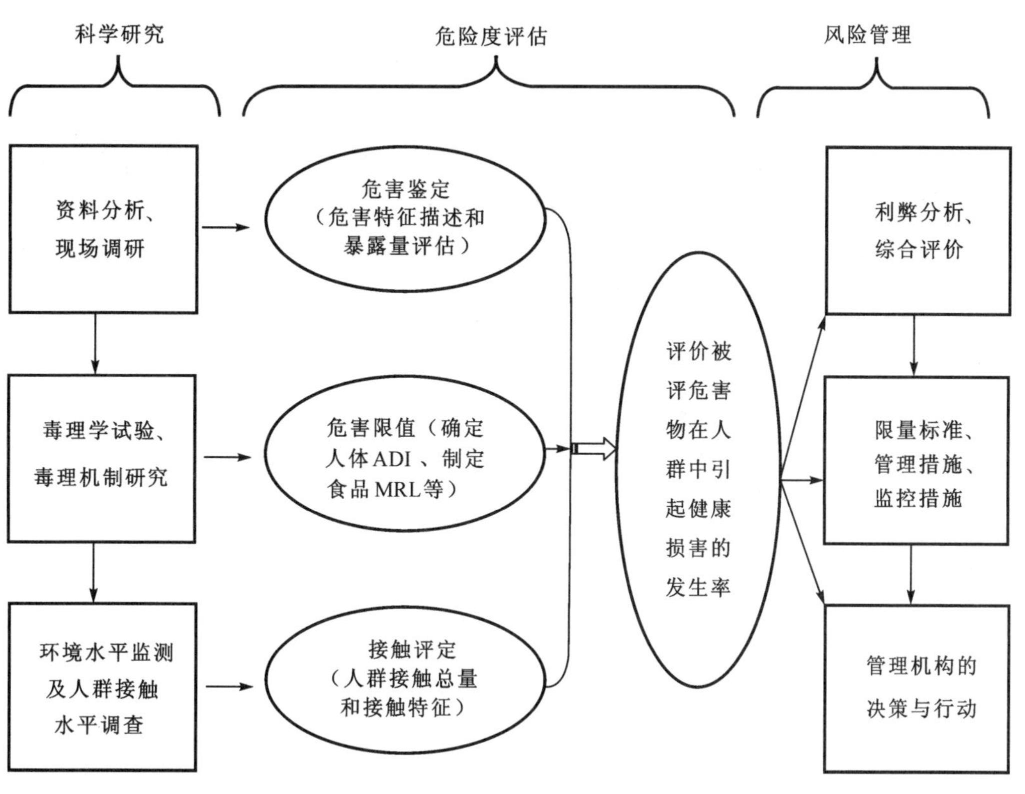

图 9－5　危害分析、限量标准制定和风险管理的关系

第十章 食品中天然存在的有毒物质

人类的生存离不开粮食或蔬菜、水果以及动物性食品，一些动植物本身含有的有毒物质许多是以食品的天然组分形式存在的天然毒素。植物是人类最重要的食物资源。植物性毒素是人类食源性中毒的重要因素之一，对人类健康和生命有较大的危害。需要指出的是，植物性毒素是指植物体本身产生的对食用者有毒害作用的成分，不包括那些污染的和吸收入植物体内的外源化合物，如农药残留和重金属污染物等。

自然界动植物中的天然有毒物质种类很多，结构成分也较复杂。大多数植物中的有毒物质的化学结构比较清楚，有的是蛋白质物质，有的是非蛋白质物质；而在一些水生动物的组织中含有的毒素，为化学结构不十分清楚、非蛋白类的神经毒素。

第一节 食品中天然存在的酶类抑制剂

许多植物的种子和荚果中存在动物消化酶的抑制剂，如胰蛋白酶抑制剂（trypsin inhibitor）、胰凝乳蛋白酶抑制剂（chrymotrypsin inhibitor）和 α－淀粉酶抑制剂（α－amylase inhibitor）。这类物质实质上是植物为繁衍后代，防止动物啃食的防御性物质。豆类和谷类是含有消化酶抑制剂最多的食物，其他如土豆、茄子、洋葱等也含有此类物质。

一、消化酶抑制剂的分布

在大豆、菜豆等食物中，均含有能够抑制胰蛋白酶的胰蛋白酶抑制剂，如果生食上述食物，由于胰蛋白酶抑制剂没有遭到破坏，不仅吸收利用率会明显下降，而且会反射性地引起胰腺肿大，食用前必须使之钝化。

胰蛋白酶抑制剂在豆类及蔬菜种子中的各部位均有分布，但主要存在于豆类种子中。豆类种子中胰蛋白酶抑制剂的含量可达总蛋白的6% ~8% 。豆类中的胰蛋白酶抑制剂属于丝氨酸蛋白酶抑制剂，它可以和胰腺分泌的丝氨酸蛋白酶系发生反应，胰蛋白酶抑制剂与靶酶相互作用，通常如酶与底物之间的相互作用一样，属于互补型作用机理。两者反应时，抑制剂暴露在外的活动中心与靶酶的活动中心通过氢键相连接，形成稳定的共价型复合物，从而导致酶活动中心的闭锁，使靶酶的活性丧失，与通常的酶催化反应相比，蛋白酶与抑制剂之间反应的米氏常数很低，故蛋白酶与抑制剂的亲和力大，二者可以迅速结合形成复合物。与一般酶的底物不同，抑制剂与酶结合后其活动中心的肽链并不裂解或裂解速度极慢。因此，该复合物虽然可以分解成游离的酶和变性或未变性的抑制剂，但解离速度非常缓慢。

α－淀粉酶抑制剂主要存在于大麦、小麦、玉米、高粱等禾本科作物的种子中，是一种耐热的小分子质量的蛋白质。α－淀粉酶抑制剂可抑制动物（包括人）对淀粉的吸收利用。大多数豆类种子同时也含有 α－淀粉酶抑制剂。豆类种子的 α－淀粉酶抑制剂大多数含有糖基配体，含量为 7.5% ~14.5% 不等，一般含有 3 ~4 个亚基。如果在 PAGE 中加入尿素，α－淀粉酶抑制剂将依据糖基配体含量的多少以及亚基数目分成不同的组分。近年来，发现抑制剂有双重功能现象，一些豆科种子的胰蛋白酶抑制剂也被发现是α-淀粉酶的抑制剂；而在一些豆类种子中，发现α-淀粉酶抑制剂也具有过敏原，而且与血凝集素有很强的同源性，说明这类营养限制因子具有共同的特点。

二、消化酶抑制剂的毒性

豆类中的胰蛋白酶抑制剂和α-淀粉酶抑制剂是营养限制因子。用含有胰蛋白酶抑制剂的生大豆脱脂粉饲喂实验动物可造成其明显的生长停滞。给小鼠及其他动物饲喂具有胰蛋白酶抑制活性的植物蛋白可明显抑制其生长，并导致胰腺肥大、增生及胰腺瘤的发生。

胰蛋白酶抑制剂可引起蛋白质利用率的下降，其原因有两方面：一方面是胰蛋白酶抑制剂可和小肠液中胰蛋白酶结合生成无活性的复合物，降低胰蛋白酶的活性，导致蛋白质消化率和利用率降低；另一方面是引起动物体蛋白质内源性消耗。即使以预先消化好的蛋白质和胰蛋白酶抑制剂一起饲喂小鼠，也会抑制小鼠生长。可见，胰蛋白酶抑制剂的抗营养作用不仅仅是由于胰蛋白酶抑制剂抑制蛋白酶的活性，而且还由于肠道中胰蛋白酶和胰蛋白酶抑制剂结合，通过粪便排出体外而数量减少，引起胰腺机能亢进，分泌更多的胰蛋白酶，补充至肠道中。而胰蛋白酶中，含硫氨基酸特别丰富，故胰蛋白酶大量补偿性分泌造成体内含硫氨基酸的内源性消失，引起体内氨基酸代谢不平衡，生长受阻或停滞。胰蛋白酶抑制剂引起含硫氨基酸内源性丢失是受到小肠黏膜分泌的一种激素——肠促胰酶肽调控的。肠促胰酶肽刺激胰腺腺体细胞分泌蛋白水解酶原，肠促胰酶肽的分泌和小肠食糜中胰蛋白酶的含量呈负相关，即食糜中胰蛋白酶由于和胰蛋白酶抑制剂结合而减少时，肠促胰酶肽的分泌更多，因而刺激胰腺分泌更多的胰蛋白酶原至肠道中。这种机制称为胰腺分泌受肠道中胰蛋白酶数量的负反馈调节机制。由于胰蛋白酶抑制剂引起胰蛋白酶原的大量分泌，造成胰腺肥大和增生。

钝化胰蛋白酶抑制剂的有效方法是常压蒸汽加热30 min，或1 kg压力蒸汽加热15~20 min。大豆用水浸泡至含水量60%时，水蒸5 min即可。

第二节　食品中天然存在的有毒蛋白质

目前所发现的有毒蛋白质主要来自植物性食物，这些有毒蛋白质能引起消化不良和过敏反应，有人称其为过敏原。大多数食物过敏会影响人的皮肤、肠道、呼吸道等，个别人还会影响循环系统、神经系统，严重的食物过敏会引起喉水肿而造成窒息、急性哮喘和过敏性休克，如果没有及时进行有效抢救，就有可能死亡。一般认为，食物过敏在成人中的患病率为2%，而儿童则高达8%。

一、植物凝集素

植物凝集素(lectin)包括血凝素和酶抑制剂。酶抑制剂已在前节述及。血凝素是某些豆科等蔬菜中的有毒蛋白质。这类毒素现在已发现10多种，包括蓖麻毒素、巴豆毒素、相思子毒素、大豆凝集素、菜豆毒素等。

大豆、豌豆、蚕豆、绿豆、菜豆、扁豆、刀豆等豆类含有一种能使红血球细胞凝集的蛋白质，称为植物红细胞凝集素(phytohaemagglutinin)，简称凝集素。凝集素是一类非免疫起源的、非酶的、可促使细胞凝集的蛋白质或糖蛋白，其分子中含有一个或多个可与单糖或寡糖特异可逆结合的非催化的结构域。大多数植物凝集素在肠道中不能被蛋白酶水解，而以高度特异性的构象与糖和配糖体（糖脂、糖肽、低聚糖和氨基葡聚糖）结合。因此，它可以和小肠壁上皮细胞表面的特异性受体（多糖）结合，破坏小肠壁刷状缘部膜结构，干扰刷状缘黏膜分泌多种酶的功能，使蛋白质利用率下降，动物生长受阻，甚至停滞。

研究表明，当给动物饲喂含有较多的植物凝集素的菜豆时，尿氮的排出量增加，这可能是植物凝集素阻止体蛋白的合成或加强体蛋白分解造成的。此外，它还会影响动物的免疫系统，使动物肠壁内肥大细胞减少，肠壁血管的通透性增加，血清蛋白渗入肠腔，降低血液中血清蛋白量，使动物的免疫力下降。微生物的凝集素往往是毒素蛋白。动物的凝集素与细胞识别、炎症反应、癌细胞转移、凋亡、mRNA 的拼接反应等过程都有关。

1. 大豆血球凝集素

豆科 198 个属植物的种子，其中 55.9% 含有血球凝集素。脱脂后的大豆粕粉约含有 3% 的血球凝集素。大豆中含有 4 种血球凝集素，是由两对 α 和 β 链组成的糖蛋白系列物。其特异性糖为 N－乙酰－D－半乳糖胺，具有能使人类红血球凝集的活性。儿童对大豆血球凝集素较敏感，中毒后可出现呕吐、腹泻、头晕、头痛等症状。潜伏期为几十分钟至十几个小时。

2. 蓖麻毒素

蓖麻毒素是一种极具毒性的天然蛋白质，存在于蓖麻籽和蓖麻油中。人误食蓖麻油后 1 d 左右，出现急性胃肠炎症状，呈血性下痢样便，重症黄疸、血红蛋白尿、抽搐、昏迷、甚至死亡。70 ~ 100 μm 就足以致命，1 g 可杀死数万人。其毒性是有机磷神经毒剂的 385 倍，是氰化物的 6 000 倍，眼镜蛇神经毒的 2 ~ 3 倍。即使未经提炼，8 粒蓖麻子就可以杀死一个成年人，儿童 2 ~ 6 粒即可致命。鉴于蓖麻毒素极大的危险性和威胁性，美国疾病控制与预防中心把蓖麻毒素列为具有中度威胁的生物武器。因为一旦蓖麻毒素被混入食物和饮水中，可能毁掉一个社区，而且没有什么特效救治手段。

3. 巴豆毒素

巴豆是巴豆树结的果子，又称双眼龙、巴仁等。巴豆毒素对消化系统的黏膜有较强的腐蚀和致泻作用，成人口服巴豆油 1 mL 即可致死。

4. 相思子毒素

相思子毒素是从豆科植物种子中分离的一种细胞毒性蛋白，它由 A、B 两条链组成，由一个二硫键相连。B 链具有半乳糖凝集活性，可与细胞膜上受体结合，帮助 A 链进入细胞内，A 链进入细胞催化失活 60S 核糖体亚基，从而使细胞蛋白合成被抑制。

5. 菜豆毒素

菜豆又称四季豆、芸豆、刀豆、豆角。生的菜豆中含皂苷和红细胞凝集素，通常情况下，充分加热就能破坏毒素，一般不会引起中毒。但如果菜豆烹调时加热不彻底，毒素成分未被破坏，食用后就会引起中毒。

凝集素含量最高的农作物是红肾豆。生的红肾豆含有 20 000 ~ 70 000 凝集素单位，煮熟后仍有 200 ~ 400 单位。虽然菜豆等白肾豆中凝集素含量相对较低，一般是红肾豆的 1/3，但不良的饮食方式也能导致中毒。

一般对食品进行有效的热处理能破坏凝集素，但加热到 80℃时，显示毒性更大，是生食物的 5 倍，许多爆发性凝集素食物中毒都是食物加工不当所引起的。

二、过敏原

“食物过敏”往往被一般消费者表述为，对某一特定食物难以解释的不良反应。但从严格意义上讲,“过敏”是指接触(摄取)某种外源性物质后所引起的免疫学上的反应,这种外源物质就称为过敏原(allergen)。由食品成分引致的免疫反应主要是由免疫球蛋白E(IgE, immunoglobin E)介导的速发过敏反应(immediate hypersensitive)。其过程首先是B淋巴细胞分泌过敏原特异性的IgE抗体,敏化的IgE抗体和过敏原在肥大细胞和嗜碱细胞表面交连,使肥大细胞释放组胺等过敏介质,从而引起过敏反应。

速发过敏反应的症状往往在摄入过敏原后几分钟内发作,不超过1 h。影响的器官主要包括皮肤、嘴唇、呼吸道和胃肠道,很少影响中枢神经。过敏的主要症状为皮肤出现湿疹和神经性水肿、哮喘、呕吐、腹泻、眩晕和头痛等,严重者可能出现关节肿和膀胱发炎,较少有死亡报道。产生特定的过敏反应与个体的身体素质和特殊人群有关。例如在美国,花生制品无论对成人还是儿童都是主要的过敏食品,而对中国人则不然。一般而言,儿童对食物过敏的种类和程度都要远比成人高。

从理论上讲,食品中的任何一种蛋白质都可以使特殊人群的免疫系统产生IgE抗体,从而产生过敏反应。但实际上,仅有少数的几类食品成分是过敏原。其中动物性食品有牛乳、鸡蛋、虾和海洋鱼类等;植物性食物有花生、大豆、菜豆和马铃薯等(见表10-1)。过敏原食品大都是相对分子质量较小的蛋白质,一般相对分子质量为10~70 ku。

植物性食品的过敏原往往是谷物和豆类种子中的所谓“清蛋白”(albumin),许多过敏原仍未能从食物中分离鉴定出来。

表10-1　食品中的过敏原

食品	过敏原	食品	过敏原
牛奶	β-乳球蛋白,α-乳清蛋白	花生	伴花生球蛋白
鸡蛋	卵黏蛋白,卵清蛋白	大豆	Kunitz抑制剂,β-伴大豆球蛋白
小麦	清蛋白和球蛋白	菜豆	清蛋白(分子质量18 ku)
水稻	谷蛋白组分,清蛋白(分子质量15ku)	马铃薯	蛋白(分子质量16~30 ku)
荞麦	胰蛋白酶抑制剂		

第三节　食品中天然存在的有毒生物碱和苷类

一、生物碱类

生物碱又称植物碱,种类有几千种,是一类存在于生物体内、对人和动物有强烈生理作用的碱性含氮有机物。其分子结构复杂,大多是含氮杂环的衍生物,是次级代谢物之一,大多数存在于植物体中,个别存在于动物体内。生物碱存在于植物体的叶、树皮、花朵、茎、种子和果实中,分布不一。一种植物往往同时含有几种甚至几十种生物碱,如已发现麻黄中含7种生物碱,抗癌药物长春花中已分离出60多种。生物碱为环状结构,难溶于水,与酸可形成盐,有一定的旋光性与吸收光谱,大多有苦味,呈无色结晶状,少数为液体。

生物碱依其化学结构可细分为非杂环氮类、吡咯烷类、吡啶哌啶类、异喹啉类、吲哚类和萜类等。根据生物源特点可分为原生物碱、真生物碱和伪生物碱。典型的生物碱是吡咯烷生物碱。它们能引起摄食者轻微的肝损伤,但中毒的第一反应是恶心、腹痛、腹泻,甚至出现腹水。连续食用生物碱食品2周甚至2年才有可能出现死亡,一般中毒者都可康复。含有生物碱的植物有100多个科,双子叶植物中的茄科、豆科、毛茛科、罂粟科、夹竹桃等所含的生物碱种类特别多,含量也很高。单子叶植物中除麻黄科等少数科外,大多不含生物碱。

1. 龙葵碱(solanine)

龙葵碱是一类胆甾烷类生物碱,是由葡萄糖残基和茄啶(solanidine)组成的一种弱碱性生物碱苷,又名茄碱、龙葵毒素、马铃薯毒素,化学式为 $C_{45}H_{73}NO_{15}$。龙葵碱不溶于水、乙醚、三氯甲烷,能溶于乙醇,与稀酸共热生成茄啶($C_{27}H_{43}NO$)及一些糖类。茄啶能溶于苯和三氯甲烷。龙葵碱广泛存在于马铃薯、番茄及茄子等茄科植物中。

龙葵碱糖苷有较强的毒性,主要通过抑制胆碱酯酶的活性造成乙酰胆碱不能被清除而引起中毒反应。胆碱酯酶是水解乙酰胆碱为乙酸盐和胆碱的酶。乙酰胆碱存在于触突的末端囊泡中,是重要的神经传递物质。龙葵碱对胃肠道黏膜有较强的刺激作用和腐蚀性,对中枢神经有麻痹作用,尤其对呼吸和运动中枢作用显著;对红细胞有溶血作用,可引起急性脑水肿、肠胃炎等。中毒症状主要为胃痛加剧,恶心和呕吐,呼吸困难、急促、伴随全身虚弱和衰竭,甚至可以导致死亡。

马铃薯的龙葵碱苷含量随品种和季节的不同而有所不同,含量一般为20~100 mg/kg新鲜组织。马铃薯中的龙葵碱主要集中在芽眼、表皮和绿色部分,其中芽眼部位的龙葵碱数量约占生物碱含量的40%。发芽、表皮变青和光照均可大大提高马铃薯中龙葵碱的含量,可增加数10倍之多。如将马铃薯暴露在阳光下5 d,其表皮的生物碱含量可达500~700 mg/kg,而一般人只要口服200 mg以上的龙葵碱即可引起严重中毒或死亡。

绿色马铃薯中毒与急性龙葵碱糖苷的中毒症状非常相似,摄取约3 mg/(kg体重)的量可导致嗜睡、颈部瘙痒、敏感性提高和潮式呼吸,更大剂量可导致腹痛、呕吐、腹泻等胃肠道症状。

发芽马铃薯中毒目前尚无特效解毒剂,发现病人后可立即采用吐根糖浆催吐,用4%鞣酸溶液、浓茶水或0.02%高锰酸钾溶液洗胃。停止食用并销毁剩余的中毒食品。对重症病人积极采取对症治疗,如输液等。

2. 双稠吡咯啶生物碱(PAs, pyrrolizidine alkaloids)

许多植物中含有双稠吡咯啶生物碱,据统计,世界上约有3%的有花植物(约6 000种植物)含有PAs。迄今为止,PAs已在13个科的植物中检出,多数属于紫草科(聚合草属和天芥菜属)、菊科(千里光属、狗舌草属、橐吾属及泽兰属)和豆科(野百合属)。人们把含有PAs的植物称为PA植物。PAs是植物的次生代谢产物,对植物来说,具有化学防卫的功能,在一定程度上可抵御草食动物、昆虫和植物病原的侵害。家畜如采食含有PAs的牧草(朝鲜聚合草等)或PA植物及其种子(猪屎豆、菽柽麻等)污染的饲料,以及被迫食入或误食PA植物(天芥菜、狗舌草、熟连叶、千里光等),会导致中毒,给畜牧业造成了相当大的损失。也可以通过动物产品,如奶、蜂蜜和肝脏等进入人体。许多含吡咯烷生物碱的植物也被用作草药和药用茶,如日本居民常饮的雏菊茶中就富含吡咯烷生物碱。目前,从各种植物中分离出的吡咯烷生物碱有100多种。另外,一些PAs还有致癌、致突变和致畸胎的毒性,以及抗菌、解痉和抗肿瘤活性。

PAs又称为吡咯里西啶生物碱,它们大多数是由具有双稠吡咯啶环的氨基醇和不同的有机酸两部分缩合形成。其醇部分叫裂碱(necine),酸部分叫裂酸(necic acid)。以裂碱的结构来划分,PAs有两种类型,一种是倒千里光裂碱型(retronecine - type),另一种是奥索千里光裂碱型

(otonecine - type)。在双稠吡咯啶环的 1,2 位可以是双键,也可以是单键。1,2 位为双键(即可形成烯丙酯结构)的 PAs 具有肝脏毒性,称为肝毒双稠吡咯啶生物碱(HPAs, hepatotoxic pyrrlizidine)。目前已从近 200 种植物中分离得到约 300 个 PAs,其中约有 120 个属于 HPAs。在 HPAs 分子中,具有环状双内酯的 PAs 毒性最强,其内酯环含有 11 ~ 13 个碳原子,如倒千里光碱;只有单酯键的 PAs 毒性最弱,如天芥菜碱;而虽具有两个酯键却不成环者毒性居中,如毛果天芥菜碱。在1,2位不是双键的 PAs 毒性较弱或无毒,如阔叶千里光碱。这些都充分说明了 PAs 的毒性与结构非常相关。

3. 麦角碱(ergot)

真菌中的麦角菌也含有生物碱(麦角碱)。麦角菌是一种寄生在黑麦、小麦、燕麦、鹅冠草等禾本科植物子房内,将子房变为菌核,形同麦粒的菌类,特别多见于黑麦。麦角中毒可以追溯到圣经时代,是 1800 年以前欧洲最可怕的病原菌之一。目前已从麦角中提取了大约 40 种生物碱。所有的生物碱形成一种四核环——麦角酸。根据它们结构的不同,麦角碱可以分成麦角酸衍生物和棒麦角素碱。在棒麦角素碱中,麦角酸的羧基变成了羟基和甲基。新鲜的麦角几乎包括了所有的药理学活性的麦角酸生物碱。目前报道的麦角中毒主要有两种形式——神经性或痉挛性麦角中毒以及坏疽性麦角中毒。

4. 秋水仙碱(colchicine)

秋水仙碱主要存在于黄花菜等植物中,食用未经处理或处理不当的黄花菜,即可引起中毒。由于在机体内秋水仙碱被氧化成二秋水仙碱,对人体胃肠道、泌尿系统具有毒性并产生强烈刺激作用。一般进食鲜黄花菜后,在 4 h 内出现中毒症状。轻者口渴、喉干、心慌胸闷、头痛、呕吐、腹痛、腹泻(水样性);重者出现血尿、血便、尿闭与昏迷等。

由于生物碱大都具有苦涩性,容易使动物产生拒食,所以引起人体生物碱中毒的主要食物源是:农作物被含生物碱的杂草污染,进入面粉及相关食品中;食用含生物碱植物的动物所产的奶和蜂蜜等食品;特殊食疗食品、个别调味料和特殊提取物饲料等。

5. 咖啡碱和茶碱

咖啡碱(caffeine)是一类嘌呤类生物碱,广泛存在于咖啡豆、茶叶和可可豆等食源性植物中,是这类饮料中的主要兴奋成分。一杯咖啡中含有 75 ~ 155 mg 的咖啡因,一杯茶中的咖啡因量约为 40 ~ 100 mg。咖啡碱可在胃肠道中被迅速吸收并分布到全身,引起多种生理反应。咖啡碱对人的神经中枢、心脏和血管运动中枢均有兴奋作用,并可扩张冠状和末梢血管。咖啡碱利尿,松弛平滑肌并增加胃肠分泌。咖啡碱虽然可快速消除疲劳,但过度摄入可导致神经紧张和心律不齐。

成人摄入的咖啡碱一般可在几小时内从血中代谢和排出,但孕妇和婴儿的清除速率显著降低。咖啡碱的 LD_{50} 为 200 mg/(kg 体重),属中等毒性范围。动物试验表明咖啡碱有致突变和致癌作用,但在人体中并未发现有以上任何结果。曾有人研究过乳房肿块、膀胱癌和咖啡碱的关系,但没有确凿的证据证明两者有关。唯一明确的是,咖啡碱对胎儿有致畸作用。因此,最好是禁止孕妇食用含咖啡碱的食品。

二、毒苷和酚类衍生物

在植物中,糖分子中的环状半缩醛形式的羟基和非糖类化合物分子中的羟基脱水缩合而成具有环状缩醛结构的化合物,叫作苷。苷类一般味苦,可溶于水及醇中,而且极易被酸或共同存在植物中的酶水解,水解的最终产物为糖及苷元。苷元是苷中的非糖部分。由于苷元化学结构类型不同,因而所生成的苷生理活性亦不相同,将其分为多种类别,如黄酮苷、蒽苷、强心苷、皂苷、氰苷等。氰苷和皂苷常引起天然动植物食物中毒。

1. 生氰糖苷(cyanogentic glycosides)

生氰作用(cyanogenesis)是指植物具有合成生氰化合物并能够水解释放出氢氰酸(HCN)的能力。氰苷是由腈醇(α-羟基腈)上的羟基和D-葡萄糖缩合形成β-糖苷的衍生物。存在于某些豆类、核果和仁果的种仁、木薯的块根等。在酸或酶的作用下可水解产生氰氢酸。在植物氰苷中与食物中毒有关的化合物主要有苦杏仁苷(amygdalin)和亚麻苦苷(linamarin)。苦杏仁苷主要存在于苦杏仁、桃仁、李子仁、枇杷仁、樱桃仁等果仁中;而亚麻苦苷主要存在于木薯、亚麻籽及其幼苗中,禾本科的玉米、高粱、燕麦、水稻等农作物的幼苗中含有高粱苦苷(dhurrin)。其中,以苦杏仁、苦桃仁、木薯,以及玉米和高粱的幼苗中含氰苷毒性较大。此外,蜀黍氰苷存在于嫩竹笋中。含有生氰糖苷的食源性植物有木薯(*Manihotesculenta*)、杏仁、枇杷和豆类等,主要是苦杏仁苷(Amygdalin)和亚麻仁苷(Linamarin)(见表10-2)。

表10-2　含有生氰糖苷的植物及其中HCN的含量

植物	HCN含量/(mg/100 g)	糖苷
苦杏仁	250	苦杏仁苷
木薯块根	53	亚麻仁苷
高粱植株	250	牛角花苷
利马豆	10~312	亚麻苦苷

(1)生氰糖苷的代谢

生氰糖苷产生氰氢酸的反应由两种酶共同作用(见图10-1)。生氰糖苷首先在β-葡萄糖苷酶的作用下分解生成氰醇和糖。氰醇很不稳定,自然分解为相应的酮、醛化合物和氰氢酸。羟腈分解酶可加速这一降解反应。生氰糖苷和β-葡萄糖苷酶处于植物的不同位置,当咀嚼或破碎含生氰糖苷的植物食品时,其细胞结构被破坏,使得β-葡萄糖苷酶释放出来,与生氰糖苷作用产生氰氢酸,这便是食用新鲜植物引起氰氢酸中毒的原因。

图10-1　生氰糖苷产生氰氢酸的过程

氰离子在人体中的正常代谢如图 10－2 所示。氰化物的主要转化产物是硫氰酸盐，这一反应由硫氰酸酶(Rhodenase)催化。这种酶广泛存在于大多数哺乳动物的组织中。氰化物还有几种较少见的代谢途径，例如它可以和半胱氨酸反应生成噻唑类化合物并随尿排出。

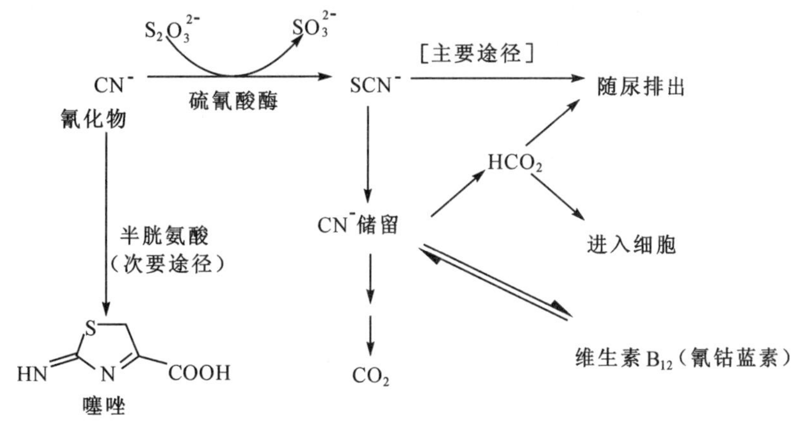

图 10－2 氰离子在人体中的正常代谢

(2)氰化物的毒性

生氰糖苷的毒性主要是氰氢酸和醛类化合物的毒性。氰氢酸被吸收后，随血液循环进入组织细胞，并通过细胞膜进入线粒体。氰化物通过与线粒体中细胞色素氧化酶的铁离子结合，导致细胞的呼吸链中断，造成组织缺氧，体内的二氧化碳和乳酸量增高，机体陷入内窒息状态。同时，氢氰酸还能作用于呼吸中枢及血管运动中枢，使之麻痹，严重者可导致死亡。HCN 在机体内吸收后，部分以原形经肺呼出；大部分则经硫氰酸酶等作用，与硫结合成毒性较低的硫氰酸盐，随尿排出。生氰糖苷的急性中毒症状包括心智紊乱、肌肉麻痹和呼吸窘迫。生氰糖苷的毒性甚强，对人的致死量为 18 mg/(kg 体重)。氢氰酸的最小致死口服剂量为 0.5～3.5 mg/(kg 体重)。

苦杏仁苷中毒潜伏期短者为 0.5 h、长者为 12 h、一般多为 1～2 h。苦杏仁苷中毒的症状主要为先有口中苦涩、流涎、头晕、头痛、恶心、呕吐、心悸、脉频及四肢乏力等症状。重症者胸闷、呼吸困难，严重者意识不清、昏迷、四肢冰冷，最后因呼吸麻痹或心跳停止而死亡。临床表现除头昏、吐泻、四肢无力外，主要为肢端麻木，触觉、痛觉迟钝，下肢肌肉弛缓或轻度萎缩，腱反射减弱及视物模糊等。儿童吃 6 粒苦杏仁即可中毒。目前，澳大利亚已将苦杏仁苷在杏仁蛋白奶糖和杏仁糊等食品中的限量由 50 mg/kg 降至 5 mg/kg。

含氰苷植物的毒性，虽然决定于氰苷含量的高低，但还与摄食速度、植物中催化氰苷水解酶的活力以及人体对氢氰酸的解毒能力大小有关。

此外，动物中青鱼、草鱼、鲢鱼、鲤鱼和鳙鱼等淡水鱼的胆汁中也含有氰苷。这些鱼类的胆汁中含有胆汁毒素(ichtyogalltoxin)，其主要成分是组胺、胆盐和氰甙等。胆汁毒素耐热，且不被乙醇破坏，故食用蒸熟的鱼胆或用酒冲服鲜胆，仍可发生中毒。其作用机理是胆汁毒素严重损伤肝脏、肾脏，造成肝脏变性坏死和肾小管损害，脑细胞受损，发生脑水肿；心血管与神经系统亦有病变，因上述鱼的胆汁毒素毒性较大，无论何种烹调方法(蒸、煮、冲洗等)均不能去毒，只有将鱼胆去掉才是有效的预防措施。

(3)预防原则

生氰糖苷有较好的水溶性，水浸可去除产氰食物的大部分毒性。为防止生氰糖苷中毒，应加强宣传教育,向群众特别是儿童宣传苦杏仁中毒的知识,不生吃苦杏仁和桃仁等,也不要吃炒果仁。用杏仁做咸菜时,应反复用水浸泡,充分加热,使氰氢酸挥发掉后再食用。

教育群众千万不能生吃木薯。木薯加工首先必须去皮,然后洗涤薯肉,用水煮熟。煮木薯时一定要敞开锅盖,再将熟木薯用水浸泡 16 h。煮薯的汤及浸泡木薯的水应弃去;不能空腹吃木薯,一次也不宜吃得太多,儿童、老人、孕妇及体弱人均不宜吃。

2. 芥子苷(sinalbin)

芥子苷又称硫代葡萄糖苷,主要存在于甘蓝、萝卜、芥菜等十字花科(Cruciferae)蔬菜及洋葱、管葱及大蒜等植物中的种子中,是构成这些植物辛味成分的硫苷类物质。甘蓝属植物含有一些致甲状腺肿的物质(goitrogen)。这些物质的前体是芥子硫苷(glucosinolates),芥子硫苷有 100 多种,主要分布在甘蓝植物的种子中,含量约为 2 ~ 5 mg/g。该物质对昆虫、动物和人均具有某种毒性,是这类植物阻止动物啃食的防御性物质。小鼠服用超过一定剂量[150 ~ 200 mg/(kg 体重)]的芥子硫苷可引起其甲状腺肥大、生长迟缓、体重减轻及肝细胞损伤。油菜、芥菜、萝卜等植株可食部分中致甲状腺肿原物质很少,而在种子中则可达茎、叶部的 20 倍以上。在甘蓝植物的可食部分,芥子硫苷在葡萄糖硫苷酶的作用下可转化为几种产物,如腈类化合物、吲哚 - 3 - 甲醇、异硫氰酸酯、二甲基二硫醚和 5 - 乙烯基噁唑 - 2 - 硫酮。

据估计,一般人每天通过食用甘蓝蔬菜可摄入约 200 mg 的这类化合物。表 10 - 3 显示不同甘蓝属蔬菜可食部分的芥子硫苷衍生物含量。

表 10 - 3　甘蓝属蔬菜可食部分(茎叶)的芥子硫苷衍生物含量　mg/g 鲜重

植　物	硫　苷　种　类	含　量
包心菜	3 - 甲亚磺酰丙基硫苷,3 - 吲哚甲基硫苷,2 - 烯丙基硫苷	0.42 ~ 1.56
中国甘蓝	3 - 氮吲哚甲基硫苷,2 - 苯乙基硫苷,3 - 丁烯基硫苷	0.13 ~ 1.51
花椰菜	3 - 甲亚磺酰丙基硫苷,3 - 吲哚甲基硫苷	0.61 ~ 1.16
球茎甘蓝	3 - 丁烯基硫苷,2 - 羟基 - 3 - 丁烯基硫苷,3 - 氮吲哚甲基硫苷	0.6 ~ 3.9
油　菜	2 - 羟基 - 3 - 丁烯基硫苷,3 - 氮吲哚甲基硫苷	0.13 ~ 0.76

芥子苷的毒作用机理主要为:芥子苷在植物组织中葡萄糖硫苷酶的作用下,可水解为硫氰酸酯、异硫氰酸酯及腈,并释放出葡萄糖和 HSO_4^-。腈的毒性很强,能抑制动物生长或致死,其他几种分解产物都有不同程度的致甲状腺肿作用,主要由于它们可阻断甲状腺对碘的吸收而使之增生肥大。但这些硫化物大多为挥发性物质,在加热过程中可随蒸汽逸出。

目前,食物去除芥子硫苷的方法主要通过化学物质理法和微生物发酵两种方法。前者是目前常用的方法,但该法会造成干物质流失,处理费用高,易破坏营养成分,产生的废弃物容易造成环境污染;后者是目前研究较多且比较提倡的方法,即通过寻找和培育能够降解芥子苷的菌株(细菌、真菌或酵母菌),发酵破坏菜籽饼中的芥子苷,而不破坏其营养成分。目前,已应用于饲料生产的菌株有根霉属的华根霉菌、毛霉属的总状毛霉、黄曲霉群的米曲霉、白色球拟酵母等。

3. 皂甙(saponins)

皂甙是类固醇或三萜系化合物的低聚配糖体的总称。它是由皂甙配基通过 3β - 羟基与低聚糖糖链缩合而成的糖甙。组成皂甙的糖,常见的有葡萄糖、鼠李糖、半乳糖、阿拉伯糖、木糖、葡萄糖醛酸和半乳糖醛酸。这些糖或糖醛酸先结合成低聚糖糖链再与皂甙配基结合。甾族皂甙的皂甙配基是螺甾烷的衍生物，三萜皂甙的皂甙配基大多由27个碳原子组成的三萜衍生物。因其水溶液能形成持久大量泡沫，酷似肥皂，故名皂甙，又称皂素或皂甙。含有皂甙的植物有豆科、五加科、蔷薇科、菊科、葫芦科和苋科。在未煮熟透的菜豆（*Phaseolus vulgaris*）、大豆及其豆乳中含有的皂甙对消化道黏膜有强烈刺激作用，可产生一系列肠胃刺激症状而引起食物中毒。

此外，动物中紫轮海参（*Polycheria rufescens*）、荡皮海参（*Holothuria*）、刺参等海参和海星中的毒素也含有皂甙。海参毒素经水解后得到一种属于萜烯系的三羟基内酯二烯，称之为海参毒素甙。它有很强的溶血作用，人误食有毒海参即可引起中毒。甚至接触由海参泄殖腔排出的有毒黏液而发生中毒。其中毒主要表现局部症状，即局部有烧灼样疼痛、红肿，呈现皮肤炎症反应。当眼睛接触毒液时还可引起失明。但大部分可食用海参的海参毒素含量较少，而且亦被胃酸水解为无毒的产物。故一般人们常食用的海参是安全的。

4. 酚类衍生物

食品原料，尤其是植物性原料中往往含有一些酚类化合物。其中的简单酚类毒性很小，有杀菌、杀虫作用；但食品中还含有复杂酚类，如香豆素、鬼臼毒素、大麻酚和棉酚等特殊结构的酚类化合物，则显毒性，最典型的食物中毒是棉籽引发的棉酚中毒。

（1）单宁（tannins）

单宁是植物生存的一种天然保护物质，广泛存在于农作物中，如高粱、油菜籽、棉籽、水果中的柿子、苹果、葡萄以及大多数牧草。单宁是一大类多酚类化合物，也称草鞣质或草鞣酸，其相对分子质量为2 000～5 000，含有糖苷键、儿茶素等。单宁通常分为水解性和凝集性。随着植物的成熟，单宁逐步由水解性转化为凝集性。单宁的含量与植物的生长阶段、环境温度、土壤酸碱度有关。单宁是多羟基酚物质，它含有4种化学键，即氢键、共价键、离子和疏水键。这些不同的化学键可以沉淀食物和饲料中的蛋白质，降低消化基质的溶解度和可消化性。单宁进入体内还可以和消化酶、激素结合，使它们的活性降低，从而影响蛋白质的利用率。单宁尚可和胃肠道黏膜蛋白质结合，在肠黏膜表面形成不溶性复合物，损害肠壁。据报道，仔鸡日粮中含高或低单宁的蚕豆时，蛋白质消化率分别为68.2%和82.6%。

（2）游离棉酚（free gossypol）

粗制生棉籽油中的有毒物质有棉酚（gossypol）、棉酚紫（gossypurpurine）和棉酚绿（gossyverdurine）三种，主要存在于棉籽色素腺中。其中，以游离棉酚含量最高，是一种危害细胞、血管及神经的芳香酚。毛棉籽油中棉酚含量为0.15%～2.8%，榨油后大部分进入油中，油中棉酚含量可达1.0%～1.3%。游离棉酚是主要的抗营养物质，结合棉酚没有毒性。食用未经精炼的棉籽油，可因其所含的棉酚毒素而致心、肝脏、肾脏等的实质细胞和神经、血管的损害，并引起体温调节障碍、生殖系统受损（引起女性闭经、子宫萎缩、导致不育症，男性精液中无精子或精子减少）、血清钾降低等急性中毒症状。慢性中毒症状为低热、无汗、胸闷、头昏、心悸、食欲减退及皮肤灼热难忍、肢体麻木等。所以禁止食用毛棉籽油。因食用含有棉酚的棉籽油引起的中毒已在不少地区发生，如江西的“湖口病”，陕西、安徽、湖北及新疆等地的“怕热病”及“烧热病”等，均与食用含棉酚的棉籽油有关。

棉酚的有害作用主要因游离棉酚是细胞、血管、神经毒素。其活性羧基和羟基可以和蛋白质结合，降低蛋白质的利用率；游离棉酚对胃黏膜有刺激作用，引起胃肠表面黏膜发炎，出血，并能增加血管壁的通透性，使血浆、血细胞渗到外周组织使受害组织发生血浆性浸润。

棉籽油中的游离棉酚在0.02%时对动物健康无影响，高至0.05%时对动物有危害，高于0.15%时可引起动物严重中毒。游离棉酚对大白鼠的半数致死量为2 510 mg/kg，人在2个月内口服棉酚800~1 000 mg可产生抗生育作用。生产厂家的质检部门应对棉籽油中的游离棉酚进行严格检验。

第四节　食品中天然存在的其他有毒有害物质

一、植物性食物中的其他有害物质

1. 植酸盐(phytic acid)

植酸又名环己六醇六磷酸,是一种由肌酸和磷组成的有机酸。在成熟的谷类种子中,植酸盐约占总磷的60% ~80% 。谷类、豆类和硬果含较多的植酸盐,特别是在荞麦、燕麦、高粱中含量较高。植酸能与蛋白质和矿物质结合成复合化合物,因而降低蛋白质和矿物质的消化吸收率。粮食中的植酸,既可与粮食本身所含的钙镁结合,又可在肠道中与其他食物中的钙镁结合,使钙镁变成不能为人体吸收的植酸钙镁盐。植酸还可与其他微量元素,如铁、锌、铜、锰等形成不溶解的盐类,进而影响这些重要微量元素的吸收利用率。

人体内可破坏植酸的酶叫锌酶。缺锌则锌酶的活力降低,分解植酸的能力就降低,那么人体内的植酸就越多,人体对锌的吸收率就越低,锌酶破坏植酸的能力也就越低。人体内锌酶和植酸的这种负面作用,也会影响其他营养成分的吸收和利用。在面包和馒头的制作过程中,经过面团的发酵,有机会让面粉中的部分营养成分降解,特别是酵母菌分泌的活性植酸酶可使植酸水解,从而降低食品中植酸和植酸盐的含量,提高食品中营养成分的消化吸收率。

2. 草酸(oxalic acid)

草酸在人体中可与钙结合生成不溶性的草酸钙,不溶性的草酸钙可在不同的组织中沉积,尤其是肾脏,可引起肾结石。此外,大量使用含草酸的食品,还可影响人体对钙的吸收。过量食用含草酸多的蔬菜引起急性中毒的症状类似于摄食纯草酸。症状为口腔及消化道糜烂、胃出血、血尿、甚至惊厥。家畜的草酸中毒较普遍,因为含草酸盐的植物对动物具有某种适口性,如新鲜的甜菜叶。人食用过多的草酸也有一定的毒性。

草酸几乎存在于所有植物中。某些植物中含量尤多。含草酸的植物有:盐生草、苋属植物、滨藜、马齿苋以及一些果蔬,如菠菜、甜菜叶、可可、茶叶、杏仁等。例如,菠菜中为0.3% ~1.2%;食用大黄中为0.2% ~1.3%;甜菜中为0.3% ~0.9%;茶叶中为0.3% ~2.0%;可可中为0.5% ~0.9%(鲜重)。但大多数水果、蔬菜中只有上述含量的1/10~1/5,如莴苣、芹菜、甘蓝、花椰菜、萝卜、胡萝卜、马铃薯、豌豆、菜豆等。因此,食用此类植物性食品时,应在烹调前先用沸水焯一下再炒,以除去大部分的草酸。

3. 抗维生素剂(antivitamins)

抗维生素剂是指在一定条件下,无论是非经口、经口或随食品中维生素一起摄入后能够引起或有可能引起相应维生素缺乏而表现出异常症状的任何物质。这类物质抑制和妨碍体内维生素的吸收,如橘子皮中含有的柠檬醛将抵消维生素A;大豆中含有的脂肪氧化酶将使胡萝卜素失去活性。一般说来,上述抗维生素物质可以通过烹调加以破坏,消除其影响。

(1)抗坏血酸氧化酶(ascorbic acid oxidase):它存在多种蔬菜和水果内,如黄瓜、西葫芦、莴苣、水芹、桃子、花菜、青豆、豌豆、胡萝卜、马铃薯、南瓜、香蕉、番茄、甜菜、球茎甘蓝。番茄的外层,尤以青番茄含酶较多。在弱酸性环境(pH 5.6~6.0)和38℃时酶活性最高。在切碎菜或水果时,酶从细胞分离出来,使所含维生素C量减少。蔬菜的类黄酮有保护维生素C的作用,橙汁中也含保护因子。

(2)抗视黄醇和抗胡萝卜素(antiretinol and anticarotene):过多维生素E起抗视黄醇作用。亚油酸和亚麻油酸拮抗视黄醇和胡萝卜素。黄豆中的脂氧化酶能促进胡萝卜素的氧化。

(3)抗维生素E(antitocols):维生素E是不饱和脂肪酸的抗氧化剂。时下人们喜欢吃多烯脂酸(不饱和脂肪酸),如深海鱼油,这意味着对维生素E的代谢需求增加。如果不相应补充维生素E就会产生不平衡状态,甚至维生素E缺乏。维生素E-多烯脂酸比值至少应达到0.6 mg/g(Harris and Embree, 1963)。深海鱼油不像植物油那样含有维生素E,因此较科学的产品,其配方中应加入适量的维生素E。

(4)抗硫胺素(antithiamine):多种鱼类(海鱼、淡水鱼)含硫胺素酶(thiaminase),如鲫鱼、鲱鱼以及蛤,它将硫胺素水解而破坏。有些蔬菜和水果亦含抗硫胺素物质,如花椰菜、甜菜、黑加仑子。咖啡酸和绿原酸(chlorogenic acid)都是植物中的抗硫胺素物质。所以茶有抗硫胺素作用。1 L茶汁能破坏2.1 mg硫胺素。

4. 激素类似物(hormoneminetics)

许多植物性食品原料中含有雌激素类似物。这些植物包括大豆、小麦、大麦、燕麦、玉米、水稻、马铃薯、胡萝卜、欧芹、山药、花生、苹果、李子、樱桃、橄榄油和油菜等。

这是近年来研究的热点之一。环境中有些外源化合物与激素相关肿瘤、子宫内膜异位症以及不良生殖效应(如男性精子数减少与不育症)有关系。由于这些外源化合物到体内后呈激素样作用,干扰内分泌系统,引起健康效应,故统称为激素类似物,也可称为内分泌干扰物(endocrine-disrupting chemicals或endocrine disruptors)。

激素类似物包括天然存在的(如植物性激素)和人工合成的(如农药硫丹)。在植物性食物中含有植物雌激素(phytoestrogens)。黄豆中有丰富的异黄酮类,如金雀异黄素(genistein)、黄豆苷原(daidzein)。人类从食物中摄入的植物雌激素量比从环境中获得的合成雌激素多4 000倍。

激素类似物是雌激素受体和雄激素受体的激活剂或抗激活剂。激素类似物在体内与激素一样,进入靶细胞后相互竞争甾类受体(或结合蛋白)结合,形成激素—受体复合物,再进入细胞核,与DNA结合,从而改变细胞功能。每种激素类似物可以同时影响多个甾类信号通路,而多种激素类似物可以对雌激素有关基因呈协同作用。

据Murphy(1982年)文献报道,已证实雌激素是一种能够促进肿瘤增长的物质,而不是诱发肿瘤产生的致癌物。植物性雌激素促进肿瘤增长的作用类似于己烯雌酚(DES, diethylstilbestrol)和17-β-雌二醇(17-β-estradiol)。Murphy(1982年)将在正常生长过程中产生的大豆天然雌激素与人工雌激素DES饲喂牛,比较两者在牛肝脏中促进肿瘤增长的作用水平,其结果是前者是后者的近34倍。

性激素对性器官细胞的生长与分化起重要作用。激素类似物与激素一样,极微量就可以引起细胞功能的显著变化。西方医学界认为中国和东南亚(特别是印度尼西亚)妇女乳腺癌患病率远低于欧美妇女的原因,与东方妇女经常吃大豆及其制品有关。豆制品中的异黄酮类在人小肠内被细菌的葡糖苷酶分解其糖基部分,而游离出有活性的异黄酮。该说法已有动物试验和初步流行病学研究结果支持,但尚未见国内报道资料。

5. 非淀粉多糖(NSP, non-starch polysaccharides)

非淀粉多糖根据其水溶解性可分为水溶性NSP和水不溶性NSP。具有抗营养意义的是水溶性非淀粉多糖(包括半纤维素和果胶),主要存在于谷物食物、饲料和米糠中,麦类含量可达1.5%~8%。非淀粉多糖的抗营养作用与其黏性及对消化道生理和微生物区系组成的影响有关。可溶性非淀粉多糖会增加肠内容物黏稠性，从而干扰消化酶与养分的充分混合及食糜微粒在肠腔中的流动，减慢食糜通过消化道的速度，从而影响氨基酸的吸收。可溶性非淀粉多糖在与消化道后段微生物区系相互作用，造成厌氧发酵，产生大量的生孢梭菌等分泌的毒素，抑制动物生长。

6. 抗原蛋白（antigenic protein）和含羞草素（mimosine）

抗原蛋白是食物中的大分子蛋白质或糖蛋白。大多数豆类及其饼粕饲料中含有抗原蛋白。当人和动物采食后会降低体液反应，所以又称为致敏因子。由于部分蛋白质作为完整的大分子蛋白质直接吸收，而不是氨基酸或多肽，因此，抗原蛋白可降低食物中蛋白质的利用，增加内源蛋白质的分泌，导致粪氮增加。同时，由于活化了免疫系统而提高了蛋白质维持需要。

与抗原蛋白相反，含羞草素是单个的氨基酸，但它是一种非蛋白质的氨基酸，又称含羞草素氨基酸，全称为$\beta-N-$（3－羟基－4－吡啶酮）$-\alpha-$氨基丙酸，它能干扰酪氨酸和苯丙氨酸的代谢。含羞草素能与磷酸吡哆醛复合，从而影响需要该物质的酶，对氨基酸脱羧酶、胱硫醚酶等产生抑制作用，影响蛋氨酸转化为半胱氨酸。反刍动物瘤胃微生物可以将含羞草素降解为3－羟基－4－吡啶酮（DHP）。DHP能抑制碘与酪氨酸合成甲状腺素，从而导致甲状腺肿大。含羞草素含量最高的饲料是银合欢。

7. 木藜芦烷类毒素

木藜芦烷类毒素包括木藜芦毒素、梫木毒素、玫红毒素和日本杜鹃毒素等60多种化合物。这类毒素主要作用于消化系统、心血管系统和神经系统，是心脏－神经系统毒素。由于这类毒性食源主要来自某些花草的花蜜制品，故又称蜂蜜中毒。人畜常见中毒症状有流涎、呕吐、腹痛、腹泻、心跳缓慢、头晕、呼吸困难、肢体麻木和运动失调等。一般中毒后能在24 h内康复；严重中毒时还会出现角弓反张、昏睡和因呼吸抑制而死亡。因中毒事例较少，这方面研究不多。

8. 血管活性胺

许多动植物来源的食品中含有各种生物活性胺。肉和鱼类制品败坏后产生腐胺（Putrescine）和尸胺（Cadaverine），而某些植物如香蕉和鳄梨本身含有天然的生物活性胺，如多巴胺（Dopamine）和酪胺（Tyramine）。一些食品，如过期的奶酪中往往含有大量的酪胺，奶酪依据其成熟度，酪胺的含量为20～2 000 μg/g不等。这些外源多胺对动物血管系统有明显的影响，故称血管活性胺（见图10－3）。表10－4列出了一些植物中的生物活性胺含量。

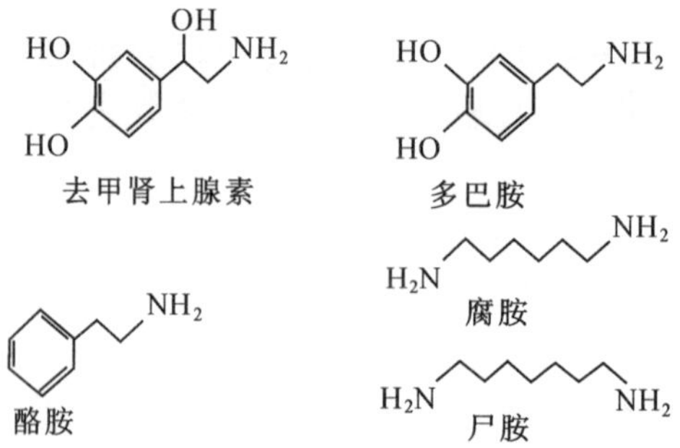

去甲肾上腺素　多巴胺　腐胺　酪胺　尸胺

图10－3　血管活性胺的结构

表 10-4　一些植物中的生物活性胺含量　μg/g

食　品	5-羟色胺	酪　胺	多巴胺	去甲肾上腺素
香蕉果泥	28	7	8	2
西红柿	12	4	0	0
鳄　梨	10	23	4~5	0
马铃薯	0	2	0	0.1~0.2
菠　菜	0	1	0	0
柑　橘	0	10	0	0.1

多巴胺又称儿茶酚胺(catecholamines),是重要的肾上腺素型神经细胞释放的神经递质。该物质可直接收缩动脉血管,明显提高血压,故又称增压胺。酪胺是哺乳动物的异常代谢产物,它可通过调节神经细胞的多巴胺水平间接提高血压。酪胺可将多巴胺从储存颗粒中解离出来,使之重新参与血压的升高调节。

一般而言,外源血管活性胺对人的血压没有什么影响。因为它可被人体内单胺氧化酶(MAO)和其他酶迅速代谢。MAO 是一种广泛分布于动物体内的酶,它对作用于血管的活性胺水平起严格的调节作用。但是当 MAO 被抑制时,外源血管活性胺可使人出现严重的高血压反应,包括高血压发作和偏头痛,严重者可导致颅内出血和死亡。这种情况可能出现在服用 MAO 抑制性药物的精神压抑患者身上。此外,啤酒中也含有较多的酪胺,糖尿病、高血压、胃溃疡和肾病患者往往因为饮用啤酒而导致高血压的急性发作。其他含有酪胺的植物性食品也可引起相似的反应。

二、动物性食品中的其他有害物质

有些动物的毒素与它们的生存环境有直接的关系,如鱼类和蟹虾贝类。无鳞无鳍的鱼和虾蟹贝类多生长在水底或淤泥里,以食微生物和其他生物的尸体为生。有研究表明无鳞的鱼和甲壳类自身不具备排毒的功能,也就是为什么在中医被称为发物的缘故了。贝壳类食物的蛋白质与人体蛋白质在结构比例上差异较大,有的人进食后会发生哮喘、荨麻疹等过敏现象。这一类动物也是高酸性食物,其自身的毒素对人体的危害也是不应忽视的。无鳞无鳍的鱼包括河豚、鲅鱼、鳝鱼、泥鳅、鲶鱼等。

1. 鱼类食物中的有毒物质

世界上有毒鱼类约 600 多种,产于中国的约 178 种。按含毒部位和毒素性质可分为 8 类:豚毒鱼类、含高组胺鱼类、胆毒鱼类、肌肉毒鱼类、肝毒鱼类、卵毒鱼类、血清毒鱼类、黏液毒鱼类。河豚鱼是一种味道鲜美但有剧毒的鱼类,中毒主要发生于日本、东南亚和中国,多为误食。

(1)河豚毒素(简称 TTX)

河豚毒素是河豚鱼体内含有的一种毒素。河豚毒素的情况比较复杂,其毒力强弱随鱼体部位、品种、性别以及生长水域等因素而异。在鱼体部位中以卵、卵巢、皮、肝脏的毒力最强,肾脏、肠、眼、鳃、脑髓等次之,肌肉和睾丸毒力较小。在品种中以双斑圆豚、虫纹圆豚、铅点圆豚等毒力较强,特别是这些品种的肌肉也含有相当强的毒力。以 2 月份卵巢孕育期间毒力最强,产卵期过后(6~7 月),卵巢萎缩毒性减少一半;春季肝脏毒性强;在性别上,除生殖器官的毒力雌性远较雄性强外,其他部位的毒力两性无很大差异。在生长水域方面,凡在淡水中孵化成长的河豚鱼幼苗,在当年未出海以前是无毒的,但个别未外游出海而久留江湖中的仍会有毒;在海水中孵化成长的河豚鱼幼苗,即使小到仅重 7 g,其毒力也和成年鱼相似;在咸淡水交界的江口水域内孵化成长的河豚鱼幼苗,也含有稍次于海水中的幼鱼的毒力。

河豚毒素是河豚鱼的有毒成分。过去把河豚鱼毒素分为河豚鱼卵巢毒、河豚酸、河豚肝脏毒等。河豚毒素微溶于水,在低 pH 时较稳定,碱性条件下河豚毒素易于降解。河豚毒素比较稳定,不易被一般物理性处理方法所破坏,盐腌、日晒、加热烧煮等方法都不能解毒。例如,用 30% 的盐量腌河豚鱼卵 60 d,腌河豚鱼皮 30 d;夏季将腌河豚鱼卵置烈日下晒 160 h(相当于 20 d);用沸水煮河豚鱼卵 8 h,煮河豚鱼皮 1 h,煮河豚鱼肝 0.5 h;用 66.723 3N 压力(相当于 121℃)处理河豚鱼卵 1.5 h,结果都还有毒。

1909 年,科学家分离并命名了河豚毒素,但是直到 1970 年,对一些河豚毒素衍生物的 X-射线分析才最终使研究者弄清了其结构(见图 10-4)。河豚毒素是一种全氢化喹唑啉化合物,化学式为 $C_{11}H_{17}N_3$。河豚毒素衍生物的毒性依不同的 C_4 的取代基而有所不同。河豚毒素化学结构中 C_5 和 C_{10} 间的氧连接似乎是衍生物具有毒性必需的,这可从没有这个氧连接的河豚酸是无毒的事实中得到证明。

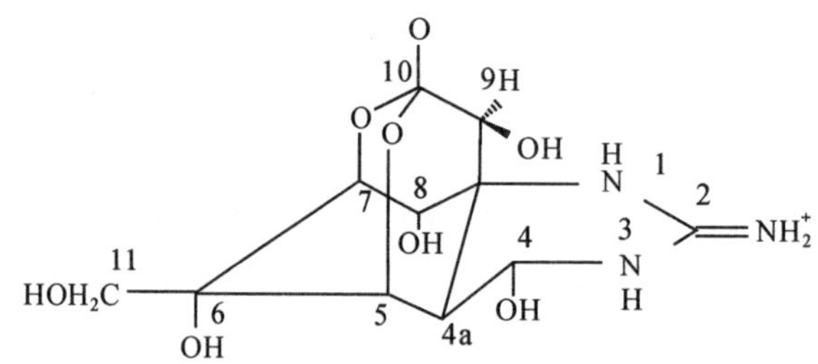

图 10-4 河豚毒素的结构

河豚毒素是毒性极强的非蛋白质、高活性的神经性毒素,对人体的毒作用主要是可阻碍细胞膜对钠离子的透过性,使神经轴索膜透过钠离子的作用发生障碍,从而阻断了神经的兴奋传导,使末梢神经和中枢神经呈麻痹状态,先是感觉神经,后是运动神经。并使周围血管扩张,血压下降。河豚毒素还能明显地抑制呼吸中枢,最后因呼吸中枢麻痹而死亡。河豚毒素极易从胃肠道吸收,亦可从口腔黏膜吸收,因此重患者可于发病后 30 min 内死亡。

河豚鱼中毒的特点为发病急速并剧烈,潜伏期为 10 min~3 h。早期有手指、舌、唇刺痛感,然后出现恶心、发冷、口唇及肢端知觉麻痹,后发展至四肢肌肉麻痹、瘫痪,逐渐失去运动能力以致呈瘫痪状态;心血管系统出现心律失常,血压下降;常因呼吸麻痹、循环衰竭而于 4~6 h 内死亡。致死时间最快者可在发病后 10 min。河豚鱼中毒的病死率为 40%~60%,一旦发生,必须迅速进行抢救。目前,对此尚无特效解毒药,只能对症处理。据报道,0.5 mg 的河豚毒素就可毒死一个体重 70 kg 的人,致死量约为 7 μg/(kg 体重)。对小白鼠的致死量约为 0.2 μg,对体重为 1 kg的家兔的致死量约为 3~4 μg。

(2)组胺

青皮红肉的鱼类肌肉中组氨酸含量较高,当受到富含组氨酸脱羧酶的细菌污染,并在适宜的环境条件下(环境温度在 10~30℃,特别是 15~20℃条件下),鱼体盐分含量在 3%~5%、pH 为 7 或稍低的中性偏酸性环境中,组氨酸就被组氨酸脱羧酶脱羧基而产生组胺,当组胺积蓄一定量时，食后便有中毒的危险。因此，组胺是蛋白质的分解产物，组胺的产生不仅与食品中的组氨酸的存在有关，而且必须有大量能使组氨酸脱羧的细菌存在。实验证实，大肠埃希菌、产气杆菌、假单胞菌、变形杆菌、无色菌和细球菌等，均能使组氨酸分解产生组胺。以摩根变形杆菌最强。皮不发青肉也不红的鱼类、贝类不产生组胺。

鱼体组胺是否使摄食者过敏中毒，除决定于鱼体组胺含量和摄入量多少外，还与鱼体内有秋刀鱼素、胍基丁胺、甲基亚氨脲、磷酰胆碱、屏风贝碱等物质同时存在有关。这些物质能与组胺起协同作用，使食用者发生过敏中毒；反之，若无这些物质存在，即使组胺的含量很高，也不一定能使食者过敏。特别是秋刀鱼素的协同作用被看成是关系最大的。

组胺的毒理主要是刺激心血管和神经系统，促使毛细血管扩张充血，使毛细血管通透性增加，使血浆进入组织，血液浓缩，血压下降，引起反射性的心率加快，刺激平滑肌使之发生痉挛。

2. 藻贝类食物中的有毒物质

随着近海海域的富营养化日趋严重，藻类毒素所致海产品染毒进而危害人类健康已成为国外沿海地区食品卫生的研究热点。海洋中某些藻类，如双鞭毛藻、硅藻和蓝藻都能分泌毒素，特别是在水域遭受氮磷的污染，出现富营养化，藻类大量繁殖，形成赤潮时多种毒素会污染这些水生动物。这些毒素引起人类中毒的途径是，以海洋微小藻类为食物源的鱼贝类生物，在食用藻类的同时蓄积了藻类的毒素，尤其是涡鞭毛藻属所产生的毒素。在毒素没被完全代谢排除前，人们食用贝类食品即可引起中毒，所以此类中毒被称为贝类毒素中毒。目前，所发现的贝类中毒分别是麻痹性贝类毒中毒（PSP, paralytic shellfish poison）和腹泻性贝类毒素（DSP, diarrhetic shellfish poison）两类。

（1）贝类麻痹毒素

贝类麻痹毒素是被毒化的贝类所带毒素的通称。从各地研究者的报道来看，其中包括多种毒素，目前命名较多。究竟是因为不同的藻类所含毒素不同，还是由于毒素形成的过程中的演变，有待进一步阐明。

石房蛤毒素（简称 STX）是一般公认的一种主要的贝类麻痹毒素，其化学结构见图 10－5。STX 易溶于水，耐热；加热至 80℃，经 1 h 毒性无变化；加热至 100℃，30 min 毒性仅减少一半；对酸稳定，对碱不稳定；易被胃肠道吸收。STX 系神经毒，小白鼠半数致死量为 10 μg/（kg 体重）（腹腔注射）；人经口致死量约为 0.54～0.9 mg，亦有人估计为 0.1～0.12 mg，还有人提出为 1 mg。STX 主要是阻断了神经冲动的传导和骨骼肌细胞的极化作用，尤其是由于阻断了神经冲动传导所必需的钠离子进入神经和肌肉细胞。国外有关研究认为，STX 毒素是目前已知的低分子质量毒素中毒力最强的一种毒素。

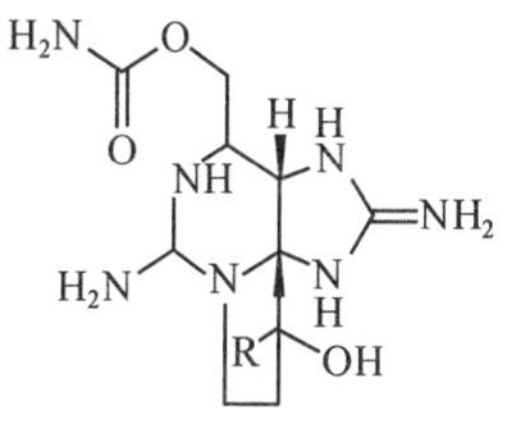

图 10－5　岩蛤毒素（Saxitoxin）的结构

螺类已知有 8 万多种，其中少数种类含有毒物质，如节棘骨螺（*Murex trircmis*）、蛎敌荔枝螺（*Purpura gradudtata*）和红带织纹螺（*Nassarius suecinctua*）等。其有毒部位分别在螺的肝脏或鳃下腺、唾液腺、肉和卵内。人类误食或食用过量可引起中毒。骨螺毒素、荔枝螺毒素（主要有千里酰胆碱和丙烯酰胆碱）和织纹螺毒素均属于非蛋白类麻痹型神经毒素，易溶于水，耐热耐酸，且不被消化酶分解破坏。能兴奋颈动脉窦的受体，刺激呼吸和兴奋交感神经带，并阻碍神经与肌肉间的神经冲动传导作用。其作用机理和中毒原因与症状，同石房蛤毒素相似。

海兔又名海珠，以各种海藻为食，是一种生活在浅海中的贝类，但贝壳已退化为一层薄而透明的角质壳。头部有触角两对，短的一对为触觉器官，长的一对为嗅觉器官，爬行时向前和两侧伸展，休息时则向上伸展，恰似兔子的两只耳朵，故称之为海兔。其种类较多，常见的种类有蓝斑背肛海兔（*Notarchus leachiicirrosus*）和黑指纹海兔，为我国东南沿海人民所喜食，还可入药。

海兔体内毒腺（蛋白腺）能分泌一种略带酸性、气味难闻的乳状液体，其中含有一种为芳香异环溴化合物的毒素，是御敌的化学武器。此外，在海兔皮肤组织中含有一种挥发油，对神经系统有麻痹作用。故误食其有毒部位，或皮肤有伤口接触海兔时均会引起中毒。食用海兔肉者常会引起头晕、呕吐、双目失明等症状，严重者有生命危险。

（2）腹泻性贝类毒素

这种毒素中毒综合症状的特点是腹泻、恶心和呕吐。从摄入有毒贝类到发病，最短的时间是30 min内，长的要几小时，但是很少有超过12 h的。大约70%的病人在4 h内出现症状。病程可以持续3 d，一般很少留下后遗症状。

据报道，1976年在日本宫城县发生了食用紫贻贝（*Mytilusedulis*）引起的以腹泻为主要症状的集体食物中毒事件。大约有数个病人出现腹痛，少数病人出现寒颤。当时，从该种贝的中肠腺内检出了能杀死小白鼠的脂溶性毒素，为了将这种毒素与其他毒素相区别，称为腹泻性贝类毒素。近年来，DSP所引起的食物中毒已经在世界上几个地区报道过，包括远东、欧洲和南美洲。日本报道的中毒病例已经超过1 300例，DSP在海洋生物毒素中，尤其是在贝类毒素中占据重要地位。DSP已成为影响贝类养殖业和食品卫生的一个严重问题。

DSP毒素中的一种成分——大田软海绵酸，已经证实存在于一种海底涡鞭藻中。鳍藻属的各品种分布广泛。在日本，对贝类起毒化作用，产生DSP的是倒卵形藻（*Dinophysis fortii*）；在欧洲大西洋沿岸的重要种类为渐尖鳍藻（*D. acuminata*）；而在中国，倒卵形鳍藻与渐尖鳍藻均有分布。

由于受纯品来源的限制，DSP中毒机理的研究报道不多。Shibata以平滑肌进行了大田软海绵酸（OA，okadaic add）的药理作用研究，结果发现大田软海绵酸可使人、豚鼠、家兔的平滑肌系统出现持续性收缩，并引起腹泻。

（3）神经性贝类毒素

这类毒素中毒后出现感觉异常、冷热感交替、恶心、呕吐、腹泻和运动失调或上呼吸道综合征，但未观察到麻痹，为了与引起麻痹的有毒贝类毒素区别，称其为神经性贝类毒素（NSP，neurotoxic shellfish poison）。

该种类型的人类食物中毒与一种摄入由短裸甲藻细胞或毒素污染的贝类有关。人类接触短裸甲藻细胞污染的贝类后30 min～3 h，便会出现如腹痛、恶心、呕吐、腹泻，并伴有嘴周围区域和四肢的麻木，还可能伴随有眩晕、肌肉和骨骼疼痛、乏力等NSP中毒症状。在赤潮发生期间，风浪运动导致短裸甲藻细胞外壳破裂，造成毒素气溶胶在短距离内输送，在海岸行走，或在该海域游泳、做冲浪运动的人可能会发生黏膜刺激、鼻溢、打喷嚏、咳嗽和呼吸失调等现象。这些中毒症状持续时间较短，并随接触毒素时间长短或食用贝类的数量有所差异。

NSP的中毒机制目前研究得不多，大多数的研究报告来自鱼类、禽类和哺乳动物的研究。短裸甲藻毒素可选择性地开放钠通道，并抑制钠通道快速钠离子的失活而使细胞膜去极化。其与钠通道的结合部位不同于河豚毒素和海葵毒素，提示是一种新的作用模式。

3. 动物腺体中的有毒物质

（1）甲状腺激素

甲状腺激素是动物甲状腺分泌的一种激素。其毒性作用主要是能使组织细胞的氧化率突然提高，分解代谢加速，产热量增高，交感神经中枢过度兴奋，并影响下丘脑的神经分泌功能，扰乱了机体正常的内分泌活动,各系统、各器官间的平衡失调。甲状腺激素耐高温,需加热 600℃才开始破坏,一般烧煮方法不能使之无害化。其中毒剂量也较低,当进食量达到相当于半只羊的甲状腺或 1/6 猪的甲状腺或 1/10 牛的甲状腺时,就有中毒的可能。所以,预防甲状腺中毒的方法,主要是屠宰牲畜时严格摘除甲状腺,妥善处理,防止误食中毒。

(2)肾上腺皮质激素

动物肾上腺的皮质能分泌多种重要的脂溶性皮质激素,已知的有 20 余种。肾上腺皮质激素能促进体内非糖化合物(如蛋白质)或葡萄糖代谢,维持体内钠钾离子间的平衡,对肾脏、肌肉等功能都有影响,但浓度过高时形成剧毒。牲畜在屠宰时未摘除肾上腺,或髓质软化在摘除时流失,而被人误食后中毒。因此,在屠宰牲畜时要严格摘除肾上腺,还应慎防髓质流失。

(3)病变淋巴腺

人和动物体内的淋巴腺是保卫组织,分布于全身各部,灰白色或淡黄色如豆粒至枣大小。当病原微生物侵入机体后,淋巴腺产生相应的反抗作用,甚至出现不同的病理变化,如充血、出血、肿胀、化脓、坏死等。这种病变淋巴腺含有大量的病原微生物,可引起各种疾病,对人体健康有害。

无病变的淋巴腺,即正常的淋巴腺,虽然因食入病原微生物引起相应疾病的可能性较小,但致癌物仍无法从外部形态判断。所以,为了食用安全,无论对有无病变的淋巴腺,消费者都应将其废弃为好。

三、常见蕈菌类中的毒素

蘑菇又称蕈类,属于真菌植物。蘑菇在我国资源很丰富,种类极多,分布地域广阔。因为蘑菇具有独特风味,且有一定的营养价值,自古以来就是一种很珍贵的食品。在众多的蘑菇中,有一部分为毒蘑菇也称毒蕈,是指食后可引起动物或人类中毒的蘑菇。由于毒蘑菇与可食蘑菇在外观上较难区别,因此容易造成人误食而引起中毒。另外,尚有部分条件可食蘑菇,主要指通过加热、水洗或晒干等处理后方可安全食用的蘑菇类。我国目前已鉴定的蘑菇有 800 多种,其中有毒蘑菇约 180 多种,可能威胁人类生命的有 20 余种,而含有剧毒者仅 10 种左右。毒蘑菇的有毒成分十分复杂,一种毒蘑菇可以含有几种毒素,而一种毒素又可以存在于多种毒蘑菇之中。蕈类毒素的形成和含量常受环境影响。中毒程度与毒蕈种类、进食量、加工方法及个体差异有关。根据毒素成分,中毒类型可分为四种。

1. 胃肠毒素

胃肠毒素指存在于毒蘑菇中的主要引起胃肠炎症状的毒素,可能由类树脂物质、胍啶或毒蕈酸等毒素引起。含有胃肠毒素的毒蘑菇很多,引起中毒症状轻重不一。有的中毒表现很严重,甚至可以致死;有的虽中毒表现严重,但无死亡;还有一些中毒表现比较轻微。目前,已发现的蕈毒素主要有鹅膏菌素、鹿花菌素、鹅膏蕈氨酸、蝇蕈醇和二甲 -4 -羟基色氨磷酸等。最典型的毒素是产生原生毒的鹅膏菌素。这种毒素潜伏期 10 min ~(5 ~6)h,潜伏期后期症状突然发作,表现出剧烈腹痛、不间断的呕吐、水泻、干渴和少尿,随后病程很快进入到不可逆的严重肝脏、肾脏以及骨骼肌损伤,表现出黄疸、皮肤青紫和昏迷,中毒死亡率一般为 50% ~90%;个别拯救及时的中毒者康复期至少需要一个月。

2. 神经、精神毒素

引起中毒的毒素有毒蝇碱、蟾蜍素和幻觉原等。潜伏期 6 ~12 h。中毒症状除有胃肠炎外,主要有神经兴奋、精神错乱和抑制,也可有多汗、流涎、脉缓、瞳孔缩小等。病程短,无后遗症。

(1)毒蝇碱(muscarine)。是一种生物碱,毒蝇碱的化学式为 $C_9H_{20}O_2N^+Cl^-$,毒蝇碱具有拮抗阿托品的作用,其毒理作用似毛果芸香碱。毒蝇碱经消化道吸收后,作用于平滑肌和腺体细胞上的毒蝇碱受体,引起副交感神经系统兴奋,使血压下降,心率减慢、胃肠平滑肌的蠕动加快,引起呕吐和腹泻,能使汗腺、唾液腺和泪腺及各种胰腺、胆汁的分泌增多,致瞳孔缩小,还能引起子宫及膀胱收缩,致使气管壁收缩而出现呼吸困难。皮下注射毒蝇碱3~5 mg或经口0.5 g可致人死亡。

(2)异噁唑(iosxasole)衍生物。毒蝇伞和豹斑毒伞等中毒时,能引起强烈的中枢神经症状,并非毒蝇碱引起的,后来发现其主要毒素为作用于中枢神经系统的异噁唑衍生氨基酸,称为碏(音 que)子树酸,及其脱羧产物毒蝇母毒蝇碱与异噁唑衍生物之间有拮抗作用。纯品毒蝇碱可引起精神错乱、幻觉和色觉紊乱。

(3)色胺类化合物。这些物质与肾上腺素和5-羟色胺的结构有相似之处,具有多巴胺和5-羟色胺的某些活性。5-羟色胺是主要的神经递质,当脑内的5-羟色胺过多时可出现幻觉。

3. 溶血型毒素

在某些毒蘑菇中含有的能引起溶血作用的毒素。这类毒素潜伏期6~12 h,除急性胃肠炎症状外,可有贫血、黄疸、血尿、肝脾肿大等溶血症状,严重者可致死亡。如鹿花蕈中含有的鹿花蕈素,系甲苯联氨化合物,可水解形成甲基肼。它可使大量红细胞破坏,出现急性溶血,如贫血、黄疸、血红蛋白尿、肝脾肿大等。近年研究发现还可能有诱癌作用。此毒素具有挥发性,对碱不稳定,可溶于热水。

4. 肝肾损害毒素

主要由毒伞七肽、毒伞十肽等引起。该类毒素耐热、耐干燥,一般烹调加工不能破坏。毒素损害肝细胞核和肝细胞内质网,对肾也有损害。潜伏期6 h至数天,病程较长,临床经过可分为六期:潜伏期、胃肠炎期、假愈期、内脏损害期、精神症状期、恢复期。该型中毒病情凶险,如不及时积极治疗,病死率甚高。

鬼笔毒环肽(蝇蕈素)中毒是由食用条蕈及有关蕈种所引起的,食后6~24 h出现症状,其症状与其他蕈毒碱中毒症状相似,但可能出现少尿或无尿。因肝脏受损引起的黄疸常见,多在起病后2 d或3 d内出现。病情可出现缓解,但死亡率高达50%,死亡在起病后5~8 d内发生。

煮熟蕈类并不破坏毒素。这是由于蕈菌毒素不能通过热处理、罐装、冷冻等食品加工工艺破坏。由于许多毒素化学结构还没有确定而无法检测,再加上有毒和无毒蘑菇不易辨别,所以目前唯一的预防措施是避免食用野生蘑菇。

第十一章　食品加工过程中形成的有毒有害物质

在现代社会中，经过加工的食品越来越多，各种食品加工技术也得到更加充分和广泛地应用。这些技术，如烟熏、油炸、焙烤、盐腌、高温杀菌、辐照杀菌、冷冻和罐装等，不仅增加了食品的风味，改善了食品的外观和质地，而且极大地提高了食品的可利用程度。例如，面包、糕点等经过高温烘烤，能产生诱人的焦黄色和独特的风味。鲜肉经过腌制制成的腊肠、火腿等肉制品，具有增进食欲的桃红色和特殊的腌肉风味，而且更耐贮藏。但是，一些技术在提高食品外在品质的同时，也不同程度地破坏食品原有的成分。如煎炸、焙烤等食品处理方法常常引起食品成分如氨基酸、糖、维生素和脂类的化学变化。有的加工技术甚至能产生一些有毒有害的物质。比如多环芳烃、杂环胺和 *N* - 亚硝胺，这些物质大多有强烈的致癌性，从而危害了人们的健康。

第一节　苯并[a]芘

在熏制食品、焙烤食品和煎炸食品加工时形成的主要有毒有害物质是 3,4 - 苯并[a]芘[简称苯并[a]芘，B(a)P]。它是已发现的 200 多种多环芳烃中最主要的环境和食品污染物。

一、理化性质

苯并[a]芘纯品在常温下是一种固体，有两种不同形状的结晶，当结晶温度大于 66℃时，为单斜针状结晶；低于 66℃时，为菱形片状结晶，其化学性质均很稳定。相对分子质量为 252.32，熔点为 179 ~ 180.2℃，沸点为 310 ~ 312℃/10 mmHg①，相对密度为 1.351。微溶于水，27℃时水中溶解度为 0.004 ~ 0.012 mg/L；溶于环己烷、苯、甲苯、二甲苯、己烷及丙酮，呈紫蓝色荧光，在浓硫酸内呈橙红色并带有绿色荧光；稍溶于乙醇与甲醇。在咖啡因水溶液中的溶解度比水中高。在分光光度计 415 ~ 425 nm 波长处有一特殊的吸收峰，呈现黄绿色荧光。

二、苯并[a]芘的致癌性

苯并[a]芘是一种较强的致癌物。动物试验证明，经口给予苯并[a]芘可诱发肿瘤。啮齿动物致癌作用的最小剂量为 4 mg/kg，出现肿瘤的时间为 420 d；如把出现肿瘤的试验时间缩短为 100 ~ 200 d，则剂量需加大 10 ~ 50 倍方可出现相似的结果。如果苯并[a]芘通过一次灌胃给予小鼠，其致癌作用的剂量约为 121 μg/鼠，这一剂量相当于饲料中的含量为 6 mg/kg。苯并[a]芘的致癌作用主要表现在上皮组织产生肿瘤，如皮肤癌、肺癌、胃癌和消化道癌。用含 25 μg/kg 苯并[a]芘的饲料饲喂小鼠 140 d，除使小鼠产生胃癌外还可诱导其白血球增多和产生肺腺瘤。每周3 次摄入 10 mg 的苯并[a]芘，有超过 60% 的大鼠发生皮肤肿瘤；当剂量降为 3 mg 时，大鼠皮肤肿瘤的发生率下降到约 20%；当剂量恢复到 10 mg 后，皮肤肿瘤的发生率又可急剧上升至近

① mmHg 为非法定计量单位，1 mmHg≈133.322 Pa。

100%。3,4-苯并[a]芘对人体的危害还可表现为通过胎盘传给胎儿。动物试验发现,经口摄入的苯并[a]芘可通过胎盘进入到胎儿体内引起胎儿畸形及致癌。

关于苯并[a]芘与癌症的研究报道资料较多。在日本的几个城市的肺癌死亡率与大气中苯并[a]芘的含量进行分析时,发现大气中苯并[a]芘的含量与肺癌死亡率相关。1973年,美国人提出大气中苯并[a]芘的含量每增加0.1 μg/m^3,肺癌死亡率相应升高5%。烟煤燃烧所致的空气污染是导致我国宣化地区胃癌高发的主要危险因素。此外,一些地区的胃癌高发与当地居民经常制作并进食家庭自制的苯并[a]芘含量较高的熏肉有关。

三、食品中的苯并[a]芘的来源

1.食品加工

大多数加工食品中的多环芳烃主要来源于食品加工过程本身,而环境污染只起到很小的作用。动物性食品在熏制、烘烤、油炸等加工过程中,直接与烟接触而受到污染。熏制食品所用的木材燃烧时产生的烟和脂肪燃烧时产生的烟是熏制食品中多环芳烃的主要来源。

熏制食品(熏鱼、熏香肠、腊肉、火腿等)、烘烤食品(饼干、面包等)和煎炸食品(方便面等)中主要的毒素和致癌物是多环芳烃(PAHs),具体来讲,主要是苯并[a]芘。烟熏时产生的苯并[a]芘可直接附着在食品表面,随着保藏时间的延长而逐步深入到食品内部。食品中的脂类、胆固醇、蛋白质、碳水化合物在很高的烘烤温度(800~1 000℃)发生热解,经过环化和聚合就形成了大量的多环芳烃。而当食品在烟熏或烘烤过程烤焦或炭化时,苯并[a]芘的含量尤其高。在400~1 000℃时,苯并[a]芘的生成量随温度的上升而急剧增加。如烟熏肉制品时,熏前猪肉苯并[a]芘的含量为0~0.004 μg/kg,熏后即增加至1~10 μg/kg;香肠熏前为1.5 μg/kg,熏后最高可达88.5 μg/kg。熏鱼的苯并[a]芘含量更高,一盒油浸熏鱼的苯并[a]芘含量相当于60包香烟或一个人在一年内从空气中呼吸到的苯并[a]芘量的总和。

除了熏制食品中含有较高的苯并[a]芘外,煎炸食品和烘烤食品中也含有较多的苯并[a]芘。食品工业中使用的煎炸油经常反复使用。方便面和罐装鱼等食品的煎炸温度一般可高达185~200℃或更高,煎炸油在这一温度下进行着复杂的氧化、聚合和环化反应,从而产生一系列环氧化物、过氧化物、脂肪杂环化合物及大量的脂质自由基。另外,食品长时间煎炸会使食品轻微碳化,其中的脂肪酸和氨基酸在高温反应形成苯并[a]芘等化合物。这几类物质均具有一定的致癌活性。用煎炸油饲喂实验动物可诱导恶性肿瘤的发生。

面包和饼干的烘烤温度一般高达400℃,最高可达600℃。大量实验数据表明,食品成分在这一温度下会产生苯并[a]芘。淀粉在加热至390℃时,产生0.7 μg/kg的苯并[a]芘;加热至650℃,产生17 μg/kg的苯并[a]芘。在这一温度下,每百克葡萄糖产生0.7 mg的苯并[a]芘;每百克脂肪酸产生的苯并[a]芘含量高达8.8 mg,大大高于诱导小鼠肝癌所需要的剂量(4 mg/kg)。另外,油料种子在榨油前一般要进行烘烤,烘烤时产生的焦炭颗粒与谷物直接接触,也可能导致各类植物油中多环芳烃含量较高。咖啡和茶叶在炒制过程中也可形成类似的多环芳烃。

食品加工机械的润滑油中苯并[a]芘含量很高,如果润滑油滴落在食品上即可造成污染。沥青中含有大量的苯并[a]芘,如果在公路上脱粒和晾晒粮食,尤其是油料作物,均可使其受到苯并[a]芘的污染,用油渣或糠麸作饲料,苯并[a]芘则进入动物体内,引起动物性食品中苯并[a]芘的残留。

食品中苯并[a]芘的污染还与食品的种类以及加工的方法有关。加热方法不同,苯并[a]芘含量的差异也很大。无火焰加热,如烤面包或烤肉,由于温度较低,时间较短,仅污染少量PAHs。

只有在较高温度时（特别是火焰直接接触的烧烤）才能由蛋白质、碳水化合物或脂肪生成可检出量的 PAHs。用煤炭和木材烧烤的食品往往有较高的苯并[a]芘含量。苯并[a]芘对食品的污染程度与熏烤的燃料种类和燃烧时间有关，如用煤炉、柴炉加工时产生的苯并[a]芘较多，而用电炉或红外线加热时产生的苯并[a]芘较少。燃料燃烧越不完全、熏烤时间越长、食品被烧焦或炭化，产生的苯并[a]芘就越多。

另外，加工过程中使用含苯并[a]芘的容器、设备、包装材料等，均会对食品造成苯并[a]芘的污染。如用涂石蜡的容器存放牛乳，5 d 后石蜡中的苯并[a]芘可全部转移到牛乳中。

各种食品中苯并[a]芘的含量见表 11－1。

表 11－1　各种食品中苯并[a]芘的含量　　μg/kg

食　品	3,4－苯并[a]芘含量	食　品	3,4－苯并[a]芘含量
烧　肉	0.17～0.13	卷心菜	12.6～48.1
熏　肉	23.0～107.0	青白菜	12.6～24.5
炭烧肉	2.6～11.2	韭　菜	6.6
牛肉排	50.4	胡萝卜	<1.0
大比目鱼	1.0～78.0	番　茄	0.22
鳕　鱼	15.0	稻　谷	0.2～0.4
冰岛熏鱼	2.1～37.0	麦　麸	3.4
烟熏鱼	11.5	工业区小麦	3.52
沙丁鱼	2.0	农业区小麦	0.02～0.52
小　鸡	3.7	菜籽油	2.8
海　鸟	95.0	豆　油	1.0
贝	40.0～50.0	花生油	0.6
蟹	0～9.0	棕榈油	1.2
红　茶	1.3	精制植物油	0.4～36.0
绿　茶	3.9～21.3	向日葵油	10.0
咖啡	0.1～4.0	大豆	3.1

2. 环境污染

蔬菜中的多环芳烃主要由环境污染所致，尤其是工业废水和烟尘的污染。空气污染的大叶菜如绿甘蓝，一般比熏肉制品 PAHs 含量还高得多，但两者含有的 PAHs 种类不太一样。据调查，当大气中苯并[a]芘的含量为 0.04～0.4 $\mu g/m^3$ 时，番茄中苯并[a]芘的含量为 0.22 μg/kg、菠菜为 7.4 μg/kg、韭菜为 6.6 μg/kg。土壤中苯并[a]芘的含量为 0.5～4 μg/kg（干土）时，在该地生长的作物中苯并[a]芘的含量为 9 μg/kg；如土壤中苯并[a]芘增至 150 μg/kg 时，作物中苯并[a]芘的含量也相应增至 57 μg/kg。

四、苯并[a]芘的代谢

随食物摄入人体内的苯并[a]芘大部分可被人体吸收，并通过血液遍布全身。人体乳腺和脂肪组织可蓄积苯并[a]芘。人体吸收的苯并[a]芘一部分与蛋白质结合，另一部分则参与代谢分解。与蛋白质结合的苯并[a]芘通过结构中的高能电子密度区与亲电子的细胞受体结合,使控制细胞生长的酶和激素结构中的蛋白质部分发生变异或丢失,造成细胞失去控制生长的能力而发生癌变;或当苯并[a]芘被机体吸收后,在体内被氧化酶系中的芳烃羟化酶(AHH, aryl hydrocarbon hydroxylase)转化为多环芳烃的环氧化合物或过氧化合物,进一步与DNA、RNA或蛋白质大分子结合,最终生成致癌物,出现致癌作用。参与代谢分解的苯并[a]芘形成带有羟基的化合物,最后与葡萄糖醛酸、硫酸、谷胱甘肽结合从尿中排出。但苯并[a]芘二羟二醇衍生物经细胞色素P_{450}进一步氧化可产生最终的致癌物——苯并[a]芘二醇环氧化物(benzo[a] pyrene diolepoxide)。该物质不可被转化,且具有极强的致突变性,可以直接与细胞中不同成分(包括DNA)反应,形成基因突变,从而导致癌症的发生。

五、防止食品污染及去毒措施

(1)改进食品加工方法,防止食品加工过程中造成的污染。熏制和烘烤食品时,烟中苯并[a]芘可直接污染食品,因此应避免食品直接与炭火接触。高脂肪食品在烹调时要避免温度过高。研究中发现PAHs含量与脂肪含量成正比,在烹调过的肥牛肉中检出苯并[a]芘含量高达130 μg/kg。

(2)加强环境污染的处理和监测工作,认真做好工业三废的综合利用和治理工作,减少环境有害物质对食品的污染。

(3)去毒措施。有的食品如油脂中的苯并[a]芘可用活性炭去除。在油脂中加入0.3%和0.5%活性炭,在90℃下搅拌30 min,其所含的苯并[a]芘可去除89.81% ~94.73%。粮谷类可采用去麸皮和糠麸办法使苯并[a]芘下降。此外,日光和紫外光照射也有一定的效果。

(4)制定食品中污染物限量。GB 2762—2022《食品安全国家标准　食品中污染物限量》规定食品中苯并[a]芘的限量指标为:谷物及其制品≤2 μg/kg,肉及肉制品≤5 μg/kg,乳及乳制品和油脂及其制品≤10 μg/kg。

第二节　美拉德反应产物——杂环胺和晚期糖基化终末产物

一、美拉德反应产物

1912年,法国化学家美拉德发现葡萄糖和甘氨酸溶液共热时可产生褐变反应,并证明蛋白质(氨基酸)的氨基与葡萄糖的羰基发生了聚合反应,这一反应后来被证实在生物和食品系统中具有广泛性,并被称为美拉德反应(maillard reaction)或羰氨反应。美拉德反应如图11-1所示。

在面包、糕点和咖啡等食品的烘烤过程中,美拉德反应能产生诱人的焦黄色和独特风味。美拉德反应也是食品在加热或长期储藏时发生褐变的主要原因。

美拉德反应除形成褐色素、风味物质和多聚物外,还可形成许多杂环化合物及晚期糖基化终末产物。从美拉德反应得到的混合物表现为很多不同的化学和生物学特性。其中,有促氧化物和抗氧化物、致突变物和致癌物以及抗突变物和抗致癌物。事实上,美拉德反应诱发生物体组织中氨基和羰基的反应并导致组织损伤,后来证明这是导致生物系统损害的原因之一。在食品加工过程中,美拉德反应形成的一些产物具有强致突变性,提示可能形成致癌物。由等摩尔还原性

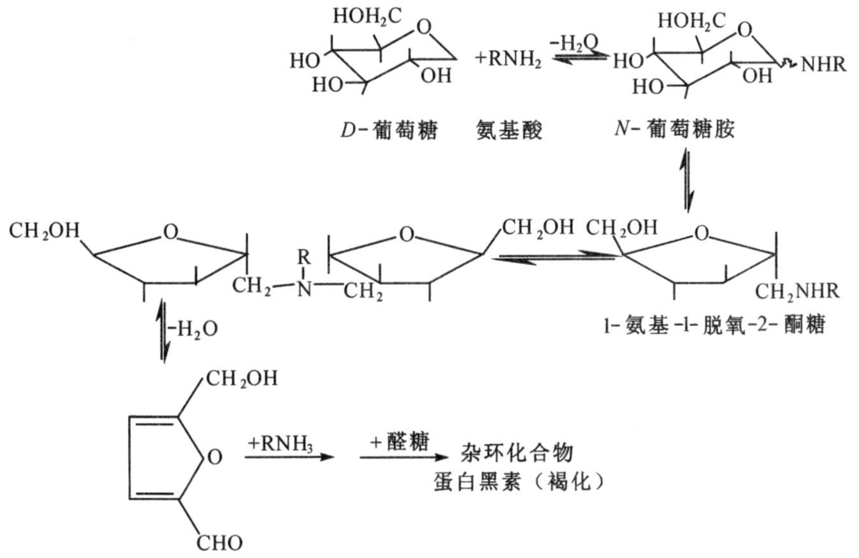

图 11－1 美拉德反应

单糖和氨基酸组成的美拉德反应模型形成的许多产物在 Ames 检验中呈现致突变性，其中包括由淀粉/甘氨酸、乳糖/酪胺和麦芽糖/氨组成的反应模型。

二、杂环胺

1977 年，Dr. Sugimura 和 Nagao 等研究发现部分烤得很熟的鱼和牛排含有很强的致突变物质，而这些致突变物质不能被多环芳烃来解释，因此提出这些物质是由加热的蛋白质和氨基酸水解产生，并证明加热的蛋白质和氨基酸可产生致突变物质。日本许多科学家从加热的鱼和肉中鉴定出致突变的物质，这类物质具有芳香氨，在芳香骨架结构有氨基酸环和氮原子，因此命名为杂环胺。目前，从烹调食物中分离出的杂环胺类化合物有 20 多种，主要分为两大组，即氨基咪唑氮杂芳烃类［主要包括喹啉类（IQ）、喹喔啉类（IQx）、吡啶类（PhIP）］和氨基咔啉类［主要包括 α－卡啉（AaC）、δ－卡啉和 γ－卡啉］。例如，咪唑喹啉（imidazoquinoline, IQ）和甲基咪唑喹啉（methylimidazoquinoline，MeIQx）。这类物质也是煎牛肉提取物中致突变物质的主要成分，其结构见图 11－2。含 IQ 和 MeIQx 的牛肉提取物在几种实验动物和人体肝组织中被代谢转化为活性致突变物。虽然在 Ames 检验中发现这类物质是高度潜在的致突变物质，但其在大鼠身上表现为很弱的致癌性。

1. 食品中杂环胺的形成及含量

不同食品和加工方式及条件均影响其食品中杂环胺的形成和含量。研究已发现所有高温烹调的肉类食品均含有杂环胺类物质。食品中形成的杂环胺的前体物质主要为肉类组织中的氨基酸和肌酸或肌酸酐。除了前体物质外，烹调温度和时间也是杂环胺形成的最关键因素，煎、炸和烤的温度越高，其产生的杂环胺越多。此外，食物水分对杂环胺的生成也有一定影响，当水分减少时，表面受热温度上升，杂环胺形成量明显增多。表 11－2 为影响烹调食品中杂环胺形成的因素。

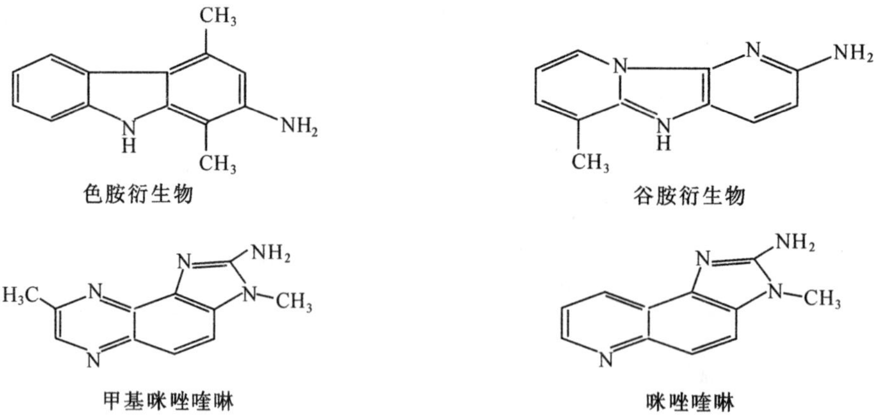

色胺衍生物　　谷胺衍生物

甲基咪唑喹啉　　咪唑喹啉

图 11－2　杂环胺化学结构

表 11－2　影响烹调食品中杂环胺形成的因素

食物成分	烹调条件	食物成分	烹调条件
肌酸酐	温度	水分	—
蛋白质、氨基酸	时间	还原性蔗糖	—
肽链	方法		

根据许多文献资料报道，PhIP（2－氨基－1－甲基－6苯基－咪唑并［4，5－b］吡啶）在烹调的肉类食品中不仅广泛存在，且检出量较高。在煎、烤肉类食品形成的氨基咪唑类杂环胺中，PhIP可占80%以上，其次为MeIQx占10%，DiMeIQx和IQ均小于5%。在煎炸的鸡肉中PhIP的检出量远高于其他杂环胺化合物，其检出量可达400 ng/g。依据摄入膳食及烹调方法不同，人们摄入的杂环胺量也不同，其摄入的杂环胺量平均每天为10 mg。烹调的鱼和肉类食品是膳食杂环胺的主要来源，表11－3列举了美国膳食中一些烹调鱼和肉的主要杂环胺含量。

表 11－3　美国膳食中一些烹调鱼和肉的主要杂环胺含量

食品种类	烹调方法	含量/（ng/g）				
		PhIP	MeIQx	DiMeIQx	IQ	AaC
牛　排	烤或煎	39	5.9	1.8	0.19	6.8
牛肉和火腿	煎	7.5	1.8	0.4	0.354	未检出
羊　肉	烤	42	1.0	0.67	未检出	2.5
煎咸肉	煎	1.5	11	2	未检出	未检出
碎猪肉	烤或烧烤	6.6	0.63	0.16	未检出	未检出
猪　肉	煎	4.4	1.3	0.59	0.04	未检出
鸡　肉	烤或烧烤	38	2.3	0.81	未检出	0.21
鱼	烤或烧烤	69	1.7	5.4	2.1	73
鱼	煎	35	5.2	0.1	0.16	6.3
鱼	焙烤	12	3.8	—	未检出	未检出

除了肉类食品外,其他一些食品也可能含有杂环胺,如 Manabe 等测定了 10 个品牌的葡萄酒和 1 个品牌的啤酒,发现均含有 PhIP,其平均含量葡萄酒为 14.1 ng/L,啤酒为 30.4 ng/L。香烟中,每支烟的含量可达 16.4 ng。

2. 杂环胺的毒性

(1)杂环胺的致突变性。Ames 试验显示,在 S9 代谢活化系统中杂环胺有较强的致突变性,其中 TA_{98} 比 TA_{100} 更敏感,这提示杂环胺可造成移码突变。除诱导细菌突变外,还可诱导哺乳类动物细胞的 DNA 损害,包括诱发基因突变、染色体畸变、姐妹染色单体互换、DNA 链断裂和程序性 DNA 合成等。IQ 和 MeIQx 对细菌的致突变性较强,而 PhIP 对哺乳细胞的致突变性较强。

杂环胺需要代谢活化才具有致突变性,MeIQx 和 PhIP 均需在肝代谢酶作用下,代谢成 *N* - 羟基代谢产物而有致突变性。*N* - 羟基代谢产物与 DNA 结合形成 DNA 加合物,这在细胞分裂过程中,可被修复或引起错配或复制错误而诱导突变。

(2)杂环胺的致癌性。所有的杂环胺对啮齿类动物均有不同程度的致癌性。目前膳食中已经确定有十余种杂环胺在动物试验研究中发现有致癌性,确定的化合物有 PhIP,IQ,MeIQ,MeIQx,4,8 - DiMeIQx,7,8 - DiMeIQx,Trp - p - 1,Trp - p - 2,Glu - p - 1 和 Glu - p - 2。所用实验动物包括大、小鼠和猴子。表 11 - 4 总结了这些致癌物的剂量和动物发生肿瘤的靶器官和组织。

表 11 - 4　不同杂环胺的致癌性

杂环胺化合物	CDFl 小鼠	F344 大鼠
IQ	肝脏、前胃和肺	肝脏、小肠和大肠、阴蒂腺、皮肤
MeIQ	肝脏、前胃	大肠、皮肤、口腔、乳腺
MeIQx	肝脏、肺	肝脏、皮肤
PhIP	淋巴结	大肠、前列腺、乳腺、淋巴
Trp - p - 1	肝脏	肝脏
Trp - p - 2	肝脏	淋巴结、膀胱
Glu - p - 1	肝脏、血管	肝脏、小肠和大肠、阴蒂腺
Glu - p - 2	肝脏、血管	肝脏、小肠和大肠、阴蒂腺
AnC	肝脏、血管	
MeAaC	肝脏、血管	肝脏

除 PhIP 外,杂环胺的主要靶器官为肝脏,特别是对灵长类也致癌,这提示对人具有致癌性。目前,研究表明 PhIP 致癌的靶器官主要为结肠、前列腺和乳腺。但动物试验对估计人的致癌危险性具有局限性,因为动物试验用的剂量高,比食品中实际含量高出 10 万倍,尽管如此,由于杂环胺普遍存在于肉类食品中,因此其与人类癌症的关系不容忽视。

大量流行病学调查研究发现,经常摄入富含红肉的膳食与结肠癌、乳腺癌、肺癌和胃癌的危险性相关。一个结肠癌的病例对照研究表明,146 例新诊断病例和 229 例对照健康人群,从肉类消费、烹调方法、水平和杂环胺数据库来估计肉类摄入水平和杂环胺摄入水平,其结肠癌危险因素主要与熟透的红肉、高温烹调方法有关。对 273 例乳腺癌和 657 例对照人群进行调查研究表明,摄入肉的水平与乳腺癌危险性相关。对牛排来讲,烹调熟的肉是中等烹调肉危险性的 1.54 倍,而对煎烤牛排来讲,危险性是 1.64 倍。对吃烹调熟的红肉来讲,危险性是中等烹调的 4.62 倍。

在所有杂环胺中,PhIP 和 MeIQx 含量最丰富,有关于日本、瑞士和美国人群的暴露水平的研究报道表明,日本居民对 MeIQx 的暴露水平大于美国,每天的暴露水平约为 0.11 ~ 12 μg。以动物的 TD_{50}来计,杂环胺不可能单独导致人类癌症。但人类癌症病因不是单一的,是多种因素作用的结果,杂环胺可能只是其中的因素之一。

3. 控制食品中杂环胺形成的方法

由于杂环胺的前体物肌酸、糖和氨基酸普遍存在于鱼和肉中,且简单的烹调就能形成此类致癌物。因此,人类完全避免暴露于杂环胺是不可能的,但是可采取一些有效措施尽可能减少膳食中杂环胺的摄入量。

(1)改进食品加工烹调方法,不要高温过度烹煮肉和鱼,尤其是避免肉类食品烹调时表面烧焦。

(2)不要吃烧焦的食品或将烧焦部分去掉后再吃。

(3)烧烤肉类时,避免食品与明火直接接触。用铝箔烧烤可有效防止烧焦,从而减少杂环胺的形成。

三、晚期糖基化终末产物

晚期糖基化终末产物(advanced glycation end products, AGEs)这一概念最早于 1984 年由美国研究者 Brownlee 等人提出。AGEs 是由还原糖等羰基化合物与蛋白质、氨基酸、多肽和胺等氨基化合物经过非酶催化反应后所生成众多结构稳定的交联产物的统称。这些产物既可以在人体内自然生成,也可以通过食物摄入,因其在人体内的积累和多种慢性疾病有着密切的关系,所以得到了广泛重视。

AGEs 是一系列种类繁多、结构复杂的化合物,已发现四十余种 AGEs。常见的 AGEs 如图 11 - 3所示。AGEs 根据荧光特性以及交联结构主要分为三类。第一类是平常研究和报道得

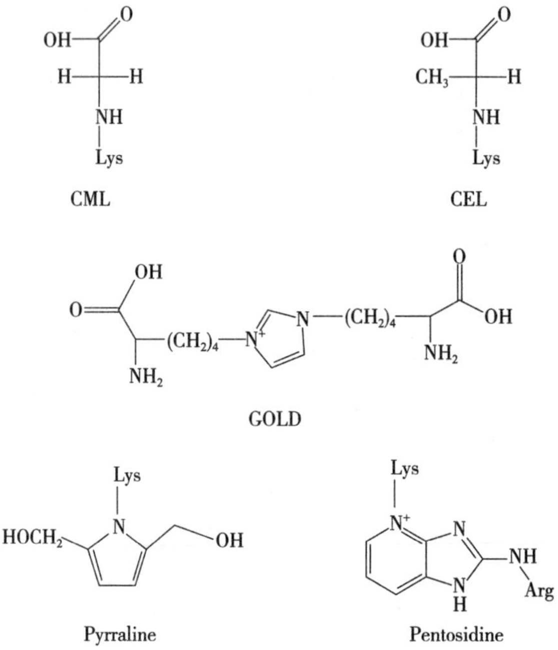

CML　　CEL

GOLD

Pyrraline　　Pentosidine

图 11 - 3　常见 AGEs

较多的既无荧光特性且与蛋白质无交联结构的 AGEs，包括羧甲基赖氨酸（CML）、羧乙基赖氨酸（CEL）和吡咯素。第二类 AGEs 既具有荧光特性又具有与蛋白质的交联结构，戊糖素是其中最具代表性的一种。第三类 AGEs 没有荧光特性，但与蛋白质有交联结构，主要包括赖氨酸与活性 α－二羰基化合物（乙二醛、丙二醛和 3－脱氧葡萄糖醛酮）反应生成的乙二醛－赖氨酸二聚体（GOLD）、丙酮醛－赖氨酸二聚体（MOLD）和脱氧葡萄糖醛酮－赖氨酸二聚体（DOLD）等。

尽管不同 AGEs 的生成机制有所差异，但美拉德反应途径是 AGEs 生成的重要途径之一，主要包括以下几个阶段：首先蛋白质、多肽或氨基酸的氨基与还原糖的羰基发生反应生成席夫碱，席夫碱重排生成 Amadori 重排产物，随后 Amadori 重排产物进一步生成具有高反应活性的 α－二羰基化合物如乙二醛、丙酮醛和 3－脱氧葡萄糖醛酮。最后 α－二羰基化合物与赖氨酸或精氨酸等反应生成不同的 AGEs。其中 Amadori 重排产物也可直接通过氧化裂解形成 AGEs。除了上述途径外，还原糖自发氧化（Wolff 途径）、席夫碱氧化裂解（Namiki 途径）以及油脂过氧化（Acetol 途径）均可产生相应的 α－二羰基化合物，并进一步反应形成 AGEs。

1. 食品中晚期糖基化终末产物的形成及含量

食品中 AGEs 含量水平不仅与原材料、生产与加工工艺有关，同时与存储、陈酿等外界条件有关，其含量因生产、加工工艺和贮存条件不当而产生或增加。油炸和水煮加工马铃薯中 CML 的含量分别为 1.57 ±0.11 mg/kg 和 1.15 ±0.08 mg/kg。烤牛肉中 CML 和 CEL 在较低加热温度下即可生成，温度升高至 225℃时生成量迅速增加，其中 CML 的含量约为 CEL(21.09 ±1.14 μg/g)的 1.6 ~3.5 倍；经多聚磷酸盐和 NaCL 处理的烤肉饼中 CML 和 CEL 含量显著上升，含量分别是未添加组的 1.1 ~1.7 倍和 1.2 ~3.2 倍，并与肉饼中水分正相关。2017 年深圳市居民 AGEs 膳食暴露水平调查显示，深圳市居民 50% 人群的人均 AGEs 膳食暴露量大于 37.2 mg/d，而 5% 人群的人均 AGEs 膳食暴露量大于 65.9 mg/d。膳食 AGEs 暴露食物来源前 3 位是谷类及其制品、调味品、肉类及其制品。表 11－5 列举了深圳市常见食品中 AGEs 含量。

表 11－5　深圳市常见食品中 AGEs 含量

样品类别	加工方式	份数	检测范围 mg/kg	$\bar{x}\pm s$ mg/kg
谷类及其制品	焙烤	12	12.62 ~84.78	51.81 ±26.5
	煎炒	11	6.68 ~39.81	20.12 ±10.53
	油炸	11	11.69 ~57.79	32.72 ±14.68
	蒸煮	8	5.99 ~11.49	8.71 ±3.94
	合计	42	5.99 ~120.78	30.30 ±26.06
肉类及其制品	焙烤	8	27.71 ~94.57	58.68 ±12.84
	煎炒	6	31.13 ~60.23	37.55 ±8.57
	油炸	6	31.54 ~83.31	68.09 ±12.00
	蒸煮	8	15.25 ~22.43	19.06 ±3.03
	合计	28	15.25 ~170.57	41.42 ±35.57

续表

样品类别	加工方式	份数	检测范围 mg/kg	$\bar{x} \pm s$ mg/kg
水产品	焙烤	8	14.27~25.63	19.88±5.97
	煎炒	7	13.72~23.61	18.47±5.24
	油炸	7	21.58~33.67	27.62±4.91
	合计	22	12.58~28.67	20.89±7.15
豆类、坚果及其制品	焙烤	4	11.39~15.14	13.06±1.59
	煎炒	6	24.57~36.74	31.43±9.27
	蒸煮	6	29.43~14.17	20.57±9.43
	合计	16	11.39~29.43	22.77±7.46
蛋及蛋制品	煎炸	5	21.63~29.59	25.11±4.12
	蒸煮	5	5.33~12.05	8.69±4.75
	合计	10	5.33~31.59	16.90±11.20
乳及乳制品	液态奶	9	2.58~4.89	3.39±0.98
	奶粉	12	33.80~61.60	56.17±13.22
	合计	21	2.58~82.603	33.55±32.03
薯类及其制品		15	11.56~18.37	14.63±2.57
糖果蜜饯		8	5.68~85.37	41.25±35.98
调味品(不包括食盐)		6	396.70~821.74	628.60±194.61
饮料		10	2.34~25.57	12.61±9.56
水果蔬菜		18	3.56~7.89	5.69±1.55

2. 晚期糖基化终末端产物的毒性

正常机体内 AGEs 和 AGIs 的含量维持在一个相对平衡的状态,但当外源摄入过多或者内源积累达到一定含量时,细胞和组织的正常功能会受到严重影响。体内 AGEs 的积累与人体某些疾病的发病机理有着密切关系,如糖尿病、肾病(尿毒症)、动脉粥样硬化、衰老、心血管疾病、骨性关节炎、视网膜病变、阿尔茨海默症、尿毒症、白内障等疾病。饮食中摄入 AGEs 是体内 AGEs 的重要来源。据估计,通过膳食摄入的 AGEs,大约有 10% 进入血液循环,仅有 1/3 通过肾脏排出体外,其余 2/3 留在体内,通过共价键与组织结合蓄积在体内,从而对人体造成伤害,诱发各种疾病的发生。

低含量的甲基乙二醛(MGO)在人体内是无害的,但是如果其含量超过 1 nmol/L 时就会对人体产生毒性和变异性。作为糖尿病的致病因子,AGEs 是导致糖尿病并发症如糖尿病性肾病、肝病、视网膜病变、心脏衰竭等发生、发展的重要因素。无论是患Ⅰ型还是患Ⅱ型糖尿病的小鼠,当用 CML 含量高的饲料喂养时,其患肾病的概率大幅提升。在糖尿病患者心肌内的小动脉中存在高含量 CML,其含量是对照组中的 6 倍之多,是导致心脏衰竭风险增加的重要因素。一些研究也表明,类风湿性关节炎的发生发展与 AGEs 诱导的骨胶原蛋白结构改变有关系,此种胶原蛋白结构的改变会导致骨密度发生不良变化,同时,AGEs 交联物可使心肌细胞和血管变僵硬,进而导致发生慢性心肌衰竭,长期高含量 AGEs 膳食可引发动脉粥样硬化。长期摄入高含量 AGEs 可能会沉积在卵巢中导致荷尔蒙的增加,进而影响女性生殖系统。

3. 晚期糖基化终末端产物的控制措施

大量摄入高 AGEs 的食物可以导致组织损伤，但可以通过控制食品 AGEs 产生来预防体内 AGEs 积累。研究发现,减少烹调加热时间可降低食品中 AGEs 含量。此外,研究发现马来西亚 45 岁以上每周练两次太极拳的人群体内 AGEs 和丙二醛(MDA)均有所降低。有研究召集了 70 个健康的女性(30 ~60 岁),让她们参加为期 3 个月的慢走训练，然后测定她们体内 AGEs 变化,结果显示实验组 CML 水平比对照组低,并且 CML 减少的程度和每天的步数呈负相关。上述结果表明通过体育锻炼能够有效地降低体内 AGEs 的含量。

此外,由于 AGEs 与人体健康有密切的相关性，可以通过摄入某些化学物质或药物来调控人体内的 AGEs 水平。去铁胺、过氧化物酶、超氧化物歧化酶、无氧条件、氨基胍和螯合剂、巯基复合物和抗氧化剂存在时,CML 的形成均减少。多酚类和黄酮类化合物对于 AGEs 也有一定的抑制作用。

第三节　*N* - 亚硝胺

一、*N* - 亚硝胺的化学结构与特性

N - 亚硝胺类化合物简称亚硝胺类,包括 300 多种化合物,其中 90% 以上具有致癌性。*N* - 亚硝胺类化合物可以出现在食品、烟草、化妆品(例如冷霜和洗发香波)和某些药物中。人类也可以通过空气接触亚硝胺类化合物。亚硝胺类化合物在环境中天然含量不很高,但动物体内和某些食品及其加工过程中能够生物合成。

亚硝胺类化合物多为液体或固体,结构如图 11 -4 所示,结构通式为

$$(R_1R_2)N—N=O$$

R 可分为烷基、芳香基和环状化合物。亚硝胺类化合物大多不溶于水,溶于有机溶剂,具有光敏性,在紫外线照射下,发生光解作用。

R_1, R_2 >N—N=O　　亚硝胺

R_1, YCX >N—N=O　　亚硝酰胺

图 11 -4　*N* - 亚硝胺类化合物结构

根据其化学性质可分为两大类:①亚硝胺,R_1与 R_2为烷基、芳烷基和芳基;②亚硝酰胺,R_1是烷基或芳烷基,R_2为酰基。通常所说的亚硝胺类是这两类亚硝基化合物的总称。

N - 亚硝胺在通常情况下,不能够发生自发性水解,需要在机体发生代谢才具有致癌能力。

而N-亚硝酰胺类化学不稳定,在酸性和碱性(甚至在近中性环境)条件下能够发生自发性降解,在机体内不需要代谢活化就直接具有遗传毒性和致癌性等特性。

胺类化合物在酸性介质中经亚硝化作用易生成亚硝胺。胺的亚硝化反应不仅在酸性介质中进行,在甲醛的催化作用下,在碱性介质中也能发生。亚硝基不仅能同二级胺起反应,也能同一级胺和三级胺反应,生成亚硝胺。亚硝胺类在动物体内、人体内、食品中以及环境中皆可由其前体物质合成。

二、N-亚硝胺的毒性

亚硝胺是一种很强的致癌物质。目前尚未发现哪一种动物能耐受亚硝胺的攻击而不致癌的。在已经检测的100种亚硝胺类化合物中,动物试验发现有90多种有致癌性,但其致癌程度的差异很大。对试验动物的LD_{50}为150~500 mg/kg。亚硝胺类化合物的毒性随着烷链的延长而逐渐降低,致癌性最强的为二甲基亚硝胺。几种N-亚硝胺的雄性大鼠急性毒性见表11-6。亚硝胺类化合物急性毒作用主要在肝脏,引起肝小叶中心性出血坏死。此外,还可引起肺出血,腹腔、胸腔有血性渗出液,对眼、皮肤、呼吸道有刺激作用。

表11-6　几种N-亚硝胺的雄性大鼠急性毒性

N-亚硝胺	LD_{50}/(mg/kg)	N-亚硝胺	LD_{50}/(mg/kg)
二甲基亚硝胺	27~41	二丁基亚硝胺	1 200
二乙基亚硝胺	216	二戊基亚硝胺	1 750
二丙基亚硝胺	400	乙基二羟乙基亚硝胺	7 500

亚硝胺对鱼、小鼠、大鼠、犬和猴等动物的不同组织、器官均有强致癌作用,尤以啮齿动物最敏感。每日饲喂量为mg/kg级或更少时就可致癌,有些仅一次较大剂量就能引起肿瘤。亚硝胺的致癌性存在器官特异性,并与其化学结构有关。对称的亚硝胺主要引起肝癌,致癌性又随烷基碳原子的增加而减弱。不对称的亚硝胺,特别是有一甲基的亚硝胺主要引起食道癌。例如,二甲基亚硝胺是一种肝活性致癌物,同时对肾脏也表现出一定的致癌活性,苯基甲基亚硝胺对食管有特异性。表11-7列出了各种亚硝胺的致癌性。亚硝胺的致癌作用还与给药途径、药物剂量和动物种类等因素有关。给药途径不同也可诱发不同肿瘤,如内服和静脉注射环状亚硝胺可诱发动物的肝癌或食道癌;但如皮下注射,则主要引起后鼻腔肿瘤。小鼠经口摄入二甲基亚硝胺可导致肝癌,而腹腔注入时则引起血管瘤或肺腺瘤。从剂量来看,长期给予大鼠低剂量的二甲基亚硝胺能产生肝癌,而一次大剂量时则引起肾癌。此外,不同动物种属、年龄、性别和健康状况对致癌作用都有一定影响。

亚硝胺也具有较强的致畸性,主要使胎儿神经系统畸形,包括无眼、脑积水、脊柱裂和少趾,且有量效关系。给怀孕动物饲以一定量的亚硝胺也可导致胚胎产生恶性肿瘤。例如,仅给怀孕雌鼠2mg/(kg体重)的N-亚硝基乙基脲(N-nitrosoethylurea),即成年所需致癌剂量的2%,即可引起仔鼠胚胎神经细胞的癌变。

对亚硝胺的人体致癌作用的长期研究论证了人的肿瘤与亚硝胺有重要关系(表11-7)。第一,人体除每天均可摄入含亚硝胺的前体化合物外,还能在胃及其他器官中合成;第二,亚硝胺化合物对实验动物具有普遍的致癌性，也包括灵长类动物在内；第三，人类亚硝胺中毒的表现与动物中毒类似；第四，从国内外流行病学调查结果来看，人类的某些癌症与亚硝胺有关。智利硝石产量居世界首位，农业上大量使用硝酸盐类化肥，使食品中亚硝酸盐含量较高，体内合成亚硝胺的机会增多，故认为智利人胃癌死亡率居世界第一可能与此有关。日本人的胃癌发病率也较高，认为与日本人多食咸鱼和腌菜有关。我国河南省林县是世界上食道癌的高发区之一，用高发区的酸菜汤浓缩液或酸菜提取液，成功地诱发了大鼠食道癌。江苏省启东县为肝癌高发区，从肝癌病人和非病人家中采集59份腌菜，肝癌病人家的腌菜亚硝胺（主要是二乙基亚硝胺）检出率为100%，非肝癌病人家亚硝胺检出率为60%，二者有显著差异，用腌菜提取液饲喂大鼠，85%诱发出肝癌。因此，根据近年来国内外流行病学和动物试验资料，亚硝胺对人的致癌作用是肯定的。

表11－7　各种亚硝胺对动物的致癌性

化合物	LD_{50}/（mg/kg）	肿瘤种类	致癌性
二甲基亚硝胺	27～41	肝癌、鼻窦癌	＋＋＋
二乙基亚硝胺	200	肝癌、鼻腔癌	＋＋＋
二正丙基亚硝胺	400	肝癌、膀胱癌	＋＋＋
乙基丁基亚硝胺	380	食管癌、膀胱癌	＋＋
甲基苄基亚硝胺	200	食管癌、肾癌	＋＋
甲基亚硝基脲	180	前胃癌、脑癌、胸腺癌	＋＋＋
二甲基亚硝基脲	240	脑癌、神经癌、脊髓癌	＋＋＋
亚硝基吗啉	—	肝癌	＋＋＋
亚硝基吡咯烷	—	肝癌	＋

注：LD_{50}为大鼠经口。＋＋＋强；＋＋中；＋弱。

三、食品中亚硝胺的来源

形成*N*－亚硝基化合物的前体包括*N*－亚硝化剂和可亚硝化的含氮化合物。*N*－亚硝化剂包括硝酸盐和亚硝酸盐以及其他氮氧化物，还包括与卤素离子或硫氰酸盐产生的复合物。可亚硝化的含氮化合物主要涉及胺、氨基酸、多肽、脲、脲烷、呱啶、酰胺等。

由于生成亚硝胺的前体物质亚硝酸盐、硝酸盐和胺类在食品中普遍存在，新鲜蔬菜中硝酸盐含量主要与作物种类、栽培条件（如土壤和肥料的种类）以及环境因素（如光照等）有关。一般而言，以根、茎、叶供食的蔬菜均属于NO_3^-高富集型蔬菜，而以果实供食的蔬菜则为低富集型蔬菜。各种蔬菜中硝酸盐积累量的顺序为：根菜类＞薯芋类＞绿叶菜类＞白菜类＞葱蒜类＞豆类＞瓜类＞茄果类＞多年生类＞食用菌类。同一种蔬菜植株的不同部位组织内，硝酸盐的分布差异较大，其规律为：根部高于花、叶部，叶柄高于叶片，外部叶大于内部叶，下部叶大于上部叶。表11－8中列出了部分蔬菜中硝酸盐的含量。

表 11-8 部分蔬菜中硝酸盐的平均含量 mg/kg

蔬菜	含量	蔬菜	含量
菠菜	2 464	生菜	2 164
莴苣	1 954	圆白菜	196
油菜	3 466	小白菜	743
芹菜	3 912	紫菜头	784
白菜	1 530	茄子	275
黄瓜	125	扁豆	157
苦瓜	91	豌豆	99
南瓜	330	蛇豆	99
冬瓜	288	柿子椒	93
丝瓜	118	小辣椒	110
西葫芦	137	西红柿	88
藕	126	茭白	103

目前认为内源性合成亚硝胺是很重要的来源。人和动物均可利用亚硝酸盐、硝酸盐和胺类合成亚硝基化合物。人体内合成亚硝胺类化合物的主要场所是胃。正常情况下,人类胃液 pH 为 1~4,这种酸性环境有利于亚硝胺类的生物合成。食物、饮水中都可能含有亚硝酸盐或硝酸盐。而胺类可在食物中存在,特别是被细菌或霉菌污染的食物中,胺类以及亚硝酸盐含量都较高,这样的食物进入胃中则较易合成亚硝胺类化合物。

一些食品加工方式是产生亚硝胺的主要来源。在蔬菜的腌制过程中,硝酸盐可被某些细菌还原成亚硝酸盐。同时,腌菜中的蛋白质可以分解成胺类与亚硝酸盐进一步形成亚硝胺类物质。

鱼类在经亚硝酸盐处理后会自然形成亚硝胺化合物,形成速率与加工时的温度有关。用亚硝酸盐处理冰冻鱼较鲜鱼产生较少的亚硝胺。对用亚硝酸盐处理过的食物进行加热或油煎也可产生较多亚硝胺。

腌制肉品时,为了使肉呈鲜红色,需向其中加入硝酸钠(钾)或亚硝酸钠(钾)。我国民间腌肉时加入硝或称土硝的物质,则为一种粗制硝酸盐,可被硝酸盐还原菌还原成为亚硝酸盐。同时肉中含有丰富的胺类,从而为形成亚硝胺类物质创造了条件。所以,肉制品特别是鱼类保存过长时间可产生各种多胺(仲胺和季胺),很容易在体外与亚硝酸盐防腐剂发生反应,生成亚硝胺化合物。腌制食品如果再用烟熏,则亚硝胺化合物的含量将会更高。对含一定量亚硝酸盐和胺类的咸肉进行加热可增加亚硝胺的形成量,这可能与加热过程中蛋白质分解产生的二级胺的增加有关。经亚硝酸盐处理的腌肉(咸肉)在油煎时,可产生含量高达 100 mg/kg 的强致癌物——亚硝基吡咯烷。据测定,5 mg/kg 的该化合物就可使大鼠患癌。腌制的肉类、熏肉和咸鱼中亚硝胺含量见表 11-9。

表 11-9　一些腌制熏制食物中的亚硝胺含量　μg/kg

食物品种	加工方法	含　量
猪　肉	新鲜	0.5
熏　肉	烟熏	0.8-2.4
腌肉(火腿)	烟熏,亚硝酸盐处理	1.2-24
腌腊肉	烟熏,亚硝酸盐处理,放置	0.8-40
鲤　鱼	新鲜	4
烟　熏	熏鱼	4.9
咸　鱼	亚硝酸盐处理	12-24
腊　鱼	烟熏,亚硝酸盐处理	20-26
腊　肠	亚硝酸盐处理	5
熏腊肠	烟熏,亚硝酸盐处理	11.84

啤酒在发酵过程中形成大量的仲胺,亦可与亚硝酸盐形成亚硝胺。另外,啤酒中的亚硝胺也与其加工工艺有关。如果直接用火而不是用空气干燥法干燥麦芽,生产的啤酒中就含有较高含量的亚硝胺。这是由于空气中的氮在燃烧火焰中被高温氧化成为氮氧化物。后者作为 *N*-亚硝化剂与啤酒中的大麦芽碱、芦竹碱等反应形成 *N*-亚硝基化合物(NDMA)。这一反应所造成的污染曾经是相当严重的,干麦芽中 NDMA 含量最高可达 100 μg/kg,构成了喜饮啤酒的德国人膳食 NDMA 来源的 60%。在发现问题后,采用间接加热干燥并在干燥的空气中加元素硫,使干麦芽中的 NDMA 污染得到控制,啤酒中 NDMA 平均降低到 0.5 μg/L 以下。其他食品如果采用明火直接干燥也会形成 NDMA,如奶粉、婴儿配方食品、大豆蛋白浓缩物、汤料和方便面调料以及烤鱼等,只是污染水平较麦芽要低。

食品与食品容器或包装材料的直接接触可以使挥发性亚硝胺进入食品。许多橡胶制品(包括婴儿奶嘴)含有一定量的挥发性亚硝胺(每个 5 g 重的奶嘴可含 42~617 μg/kg 挥发性亚硝胺),可以进入饮水和牛奶中。与食品直接接触的纸和纸箱等包装材料,也可以发生迁移。

某些食品添加剂和农业投入品含有挥发性亚硝胺,当这些材料加入食品时,就将亚硝胺带入食品。如用于腌肉的含有盐、糖、香料和亚硝酸盐的预混剂含有相当数量的挥发性亚硝胺。而使用离子交换树脂也可以使食品工业用水污染带入亚硝胺。

四、安全限量及控制

1. 安全限量

为了有效地控制食品中亚硝胺的暴露水平,GB 2762—2022《食品安全国家标准　食品中污染物限量》,如表 11-10。

表 11-10 食品中亚硝酸盐、硝酸盐限量指标

食品类别(名称)	限量/(mg/kg)	
	亚硝酸盐(以 $NaNO_2$ 计)	硝酸盐(以 $NaNO_3$ 计)
蔬菜及其制品		
酱腌菜	20	—
乳及乳制品		
生乳	0.4	—
乳粉和调制乳粉	2.0	—
饮料类		
包装饮用水(饮用天然矿泉水除外)	0.005 mg/L(以 NO_2^- 计)	—
饮用天然矿泉水	0.1 mg/L(以 NO_2^- 计)	45 mg/L(以 NO_3^- 计)

2. 控制措施

减除食品中亚硝胺类化合物的含量可以采用以下一些方法。

(1)限制食品中硝酸盐、亚硝酸盐的使用量及亚硝胺的含量。硝酸盐与亚硝酸盐在一些天然食物中存在,并广泛应用于肉制品的加工,这是因为它同时具有防腐(尤其是抑制肉毒杆菌)、发色及赋香等三种作用。虽然亚硝酸盐在肉制品中使用起到很好的控制肉毒梭菌、护色、抗氧化及增强风味的作用,但鉴于其安全性问题,使其使用受到限制。研究理想的替代品是解决其安全性问题的重要途径。

(2)阻断亚硝胺在体内的生成。我国的研究表明,维生素 C 能抑制亚硝胺的生成。试验是以适量甲基苄胺(MBA)、甘氨酸或派哔嗪及亚硝酸钠喂饲大鼠,60~90 min 后提取胃内容物,经测定含有甲基苄基亚硝胺(MBNA)、甘氨酸亚硝胺或 *N*,*N*-二硝基哌哔嗪形成。这些亚硝胺均可诱发大鼠食管癌。如于试验开始时即加入维生素 C,由于它对亚硝酸钠的还原作用,阻断了亚硝胺在胃内的合成。在 5~6 个月的试验中,27 只喂甲基苄胺及亚硝酸钠的大鼠中,有 20 只发生癌前改变的乳头状瘤,而在同时喂维生素 C 的 17 只大鼠或喂维生素 C 和烟酰胺(NA)的 20 只大鼠食管黏膜均正常。后来证明,烟酰胺对亚硝酸钠无明显的还原作用;维生素 C 对体外已合成的甲基苄基亚硝胺的致癌作用无明显的影响。这个试验证明维生素 C 有阻断致癌作用的能力。

研究表明,维生素 A 能减低食管上皮的增生、乳头状瘤或癌的发生。

利用亚硝胺在阳光的直接作用下较易分解(即光解)的性质,通过光解作用可破坏食品中的亚硝胺。

第四节 丙烯酰胺

2002 年 4 月,瑞典国家食品管理局(NFA, national food administration)和斯德哥尔摩大学研究人员率先报道,在一些油炸和烧烤的淀粉类食品(如炸薯条、法式油炸土豆片、谷物、面包等)中存在丙烯酰胺,其生成可能与淀粉类食品的高温加工有关。挪威、英国、瑞士和美国等国家也相继报道了类似结果。由于丙烯酰胺具有潜在的神经毒性、遗传毒性和致癌性,食品中丙烯酰胺的存在引起了国际社会的高度重视。为此,2002 年 6 月 25 日,世界卫生组织(WHO)和联合国粮

农组织(FAO)紧急召开了食品中丙烯酰胺问题专家咨询会议,对食品中丙烯酰胺的食用安全性进行了探讨。

一、丙烯酰胺性质及与人体接触途径

目前,丙烯酰胺和聚丙烯酰胺主要被广泛用于污水和水的净化和处理、纸浆和矿物的加工、塑料和染料的合成及管道的内涂层等。人体可通过消化道、呼吸道、皮肤黏膜等多种途径接触丙烯酰胺,饮水是其中的一种重要接触途径。为此,WHO 将水中丙烯酰胺的含量限定为 0.5 μg/L。2002 年 4 月,斯德哥尔摩大学 Margareta 报道,炸薯条中丙烯酰胺含量较 WHO 推荐的饮水中允许的最大量高出 500 多倍。由此可见,食物可作为丙烯酰胺的主要来源,尤其在一些含高碳水化合物的食物(如马铃薯、饼干、咖啡等)中含量较高。食品中丙烯酰胺的形成是一个复杂的多阶段反应过程。目前,公认的理论是食品热处理过程中丙烯酰胺的形成与美拉德反应有关,其前体物质主要是还原糖和天冬酰胺。此外,高油脂食物热加工过程中也可通过丙烯醛途径产生少量丙烯酰胺。

二、食品中丙烯酰胺的含量和人体摄入量

在不同情况下,通过食品摄入丙烯酰胺的量有很大差异,这取决于食品的种类和加工过程。瑞典 NFA 对 100 多种食品中丙烯酰胺的含量进行测定的结果表明,不同食品中丙烯酰胺的水平明显不同。一些食品在高温加工后含有较高水平的丙烯酰胺,如炸薯条为 1 000 mg/kg、炸薯片为 500 mg/kg;但在生的和普通蒸煮的食品中,却很少能检测到丙烯酰胺。WHO 对挪威、瑞典、瑞士、英国和美国等国家高温加工食品中丙烯酰胺的含量进行分析,结果如表 11－11 所示。其中,淀粉类食品(如炸薯条和炸薯片)中,丙烯酰胺的含量较高;而肉类食品如海产品和家禽中含量较低。

表 11－11　不同国家高温加工食品中丙烯酰胺的含量

食品种类	样品数	丙烯酰胺含量/(μg/kg)		
		均　数	中位数	范　围
炸薯条	38	1 312	1 843	170～2 287
炸薯片	39	537	330	<50～3 500
煎　饼	2	36	36	<30～42
焙烤食品	19	112	<50	<50～450
饼　干	58	423	142	<30～3 200
麦　片	29	298	150	<30～1 346
玉米片	7	218	167	34～416
面　包	41	50	30	<30～162
鱼和海产品	4	35	35	30～39
家　禽	2	52	52	39～64
速溶麦芽	3	50	50	<50～70
巧克力粉	2	75	75	<50～100
咖啡粉	3	200	200	170～230
啤　酒	1	<30	<30	<30

瑞典对普通人群进行丙烯酰胺暴露水平的短期估计，每日丙烯酰胺的人均摄入量为0.8 μg/kg。对多个国家食品中丙烯酰胺摄入量进行长期评估，每日丙烯酰胺的人均摄入量为0.3～0.8 μg/kg。如按体重计，儿童暴露水平是成人的2～3倍，在儿童食品中已检测到较高水平的丙烯酰胺。NFA对1 200名17～70岁的居民进行了为期1周的膳食调查，平均每天丙烯酰胺的摄入量为35～40 μg，最大摄入量约为其6倍。其中，40 μg丙烯酰胺中来源于土豆类食品的约占36%，面包约占16%，饼干和谷物约占3%，其他食品占40%。

三、丙烯酰胺的吸收、分布及代谢

丙烯酰胺可通过多种途径被人体吸收，其中口服吸收最快。人体内约90%丙烯酰胺被代谢，仅少量以原形经尿液排出。丙烯酰胺主要在细胞色素P4502E1的作用下生成环氧丙酰胺(glycidamide)，其转化率可能与体内丙烯酰胺的水平有关。有研究报道，大鼠摄入低剂量(<5 mg/kg)丙烯酰胺，其体内环氧丙酰胺的转化率为51%；而高剂量(100 mg/kg)时转化率为13%。丙烯酰胺与环氧丙酰胺可分布于全身各组织，体内半衰期约为2 h。丙烯酰胺还可通过胎盘和乳汁进入胎儿和婴幼儿体内。选择每日薯条摄入量达100 g的2名健康母亲，测定其血浆中丙烯酰胺的水平分别为1 mg/kg和0.8 mg/kg，婴儿每日摄入500 mL母乳后，血浆中丙烯酰胺的含量分别为10 μg/kg和2 μg/kg。因此，孕产妇和哺乳期妇女应尽量避免摄入含丙烯酰胺的食品。

四、丙烯酰胺毒性

(1)急性毒性。急性毒性作用的研究结果表明，大鼠、小鼠、豚鼠和兔的丙烯酰胺经口LD_{50}为150～180 mg/kg，故丙烯酰胺为中等毒性。

(2)神经毒性。丙烯酰胺对各种动物均有不同程度的神经毒性作用。在饮水中加入丙烯酰胺可导致大鼠的神经异常，最小有作用剂量(LOAEL)为2 mg/kg，最大无作用剂量(NOAEL)为0.5 mg/kg。有研究表明，大鼠每日摄入1 mg/kg丙烯酰胺连续90 d可导致神经系统的慢性毒性作用，且丙烯酰胺对年幼动物的神经毒性较年老动物明显。

现有资料表明，丙烯酰胺对人体的毒性作用主要表现在对神经系统的毒性作用方面。1997年，瑞典Hallandsasen铁路隧道发生涝灾，引起丙烯酰胺的泄漏，事件之后一些工人的周围神经系统出现明显中毒症状，其血液中丙烯酰胺的含量显著升高。有报道表明，有人误服18 g丙烯酰胺后，虽没有致死，但出现了明显的神经中毒症状。人体丙烯酰胺中毒事件多数是通过呼吸道和皮肤吸收进入人体，也有通过饮水中的丙烯酰胺引起中毒。对我国从事丙烯酰胺和丙烯腈作业2年以上的工人进行调查，结果显示，当丙烯酰胺的每日暴露量超过1 mg/kg，可引起机体周围神经系统的毒性作用，丙烯酰胺血红蛋白加合物的水平与周围神经系统中毒程度存在相关性。由于胎儿和新生儿尚未建立完善的血脑屏障和血－CSF屏障，如母亲摄入大量富含丙烯酰胺的食物，丙烯酰胺可能通过此屏障渗透进入胎儿和新生儿体内，增加神经毒性的危险性。

(3)生殖毒性。研究表明，当丙烯酰胺暴露量为0.5～2 mg/kg以上时，可造成动物生殖系统的慢性毒性作用。每天给雄性大鼠补充15 mg/kg丙烯酰胺连续5d，雄性小鼠补充12 mg/kg丙烯酰胺连续4周，均可引起动物生殖能力的降低，这可能与动物精子的数量和质量及活动能力降低有关。如有报道称，每天补充丙烯酰胺36 mg/kg连续8周，可导致动物精细胞和精母细胞突变。

(4)遗传毒性。丙烯酰胺可引起哺乳动物体细胞和生殖细胞的基因和染色体异常，如染色体异常、微核形成、姐妹染色单体交换、多倍体、非整倍体和其他有丝分裂异常，并可诱导体内细胞转化。NFA 的报道指出，丙烯酰胺诱导小鼠基因突变的最低剂量为 25 ~ 50 mg/kg，此最低剂量的 10 ~ 20 倍可诱导小鼠的染色体发生异常。小鼠微核试验，在 0 ~ 100 mg/kg 之间设 22 个剂量组，每组动物 2 只；另在 0 ~ 30 mg/kg 之间设 7 个剂量组，每组动物 5 只，腹腔注射丙烯酰胺，测定嗜多染红细胞中的微核数。两组试验结果均显示，低剂量的微核数与丙烯酰胺存在剂量依赖关系。

丙烯酰胺与其代谢产物环氧丙酰胺的遗传毒性不同。丙烯酰胺不能诱导大鼠肝细胞的非程序 DNA 合成（UDS, unscheduled DNA synthesis），而环氧丙酰胺可诱导大鼠肝细胞和人体乳腺细胞的 UDS；丙烯酰胺不能诱导细菌的基因突变，而环氧丙酰胺可诱导细菌的基因发生突变。

（5）致癌性。丙烯酰胺与肺癌、乳腺癌、甲状腺癌、口腔癌、肠道肿瘤和生殖道肿瘤的发生存在相关性。如每天给大鼠饲喂 2 mg/kg 丙烯酰胺，连续 2 年，可诱导动物甲状腺和肾上腺肿瘤。小鼠试验的结果也显示，丙烯酰胺可诱导小鼠的肺癌和皮肤癌，最小有作用剂量为 2 mg/kg。在大鼠的饮水中加入丙烯酰胺可诱导不同组织肿瘤的发生，如乳腺癌、子宫癌、肾上腺癌、阴囊间皮瘤等。而且，丙烯酰胺与多种肿瘤存在剂量 - 反应关系。基于体外和动物试验的研究结果，WHO 和 IARC（国际癌症研究机构）将丙烯酰胺作为一种可能致癌物。

丙烯酰胺对人体的潜在致癌危险性较大。对 371 名从事有机染料工作的工人进行的研究表明，肿瘤发生率较高，其中消化道和呼吸道肿瘤的发生率较为明显。但目前的人群流行病学调查资料尚未明确丙烯酰胺与肿瘤之间存在相关性，已进行的研究结果之间相互矛盾。分别选择 591 名肠道肿瘤、263 名膀胱癌和 133 名肾脏肿瘤患者，以 538 名健康者作为对照，进行病历对照研究，结果尚未显示丙烯酰胺的摄入水平与这三种肿瘤之间存在相关性。一些流行病学调查显示，饮食中丙烯酰胺的摄入与子宫内膜癌、卵巢癌、乳腺癌等呈正向关联；然而，也有研究表明与卵巢癌无明显相关性。目前有关丙烯酰胺致癌性的资料多来源于啮齿类动物模型，丙烯酰胺的致癌性有待于进一步的探究和验证。

吸烟也可摄入丙烯酰胺，每支烟可产生 1 ~ 2 g 的丙烯酰胺。研究显示，吸烟者血液中丙烯酰胺血红蛋白加合物的平均水平为 2.3 μg/L，95% 位数为 4.3 μg/L；而非吸烟者分别为0.6 μg/L 和 1.3 μg/L。

五、预防与控制

2002 年 9 月，美国 FDA 公布了旨在减少食品中丙烯酰胺含量的计划。2003 年，国际食品法典委员会食品添加剂专家委员会（JECFA）与污染物委员会（CCFAC）已将其列入制定标准的议程。GB 5749—2022《生活饮用水卫生标准》中规定饮用水中丙烯酰胺≤0.5 μg/L。目前，就食品中丙烯酰胺的安全问题，专家建议人们少吃煎炸和烘烤食品，多食新鲜蔬菜和水果；通过对原料进行热水热烫、天冬酰胺酶溶液浸泡、氯化钠和氯化钙溶液浸泡、柠檬酸溶液浸泡等处理，可以有效降低原料表面和内部的丙烯酰胺前体物质还原糖及天冬酰胺含量，从而控制丙烯酰胺的形成；通过降低烹调的温度和缩短烹调的时间，来减少有关食品中的丙烯酰胺的含量，从而可以达到预防的目的。

第十二章 食品添加剂的毒理学安全性

第一节 概述

食品添加剂在食品加工与储藏中，对改善食品的色、香、味，调整食品的营养构成，提高食品品质等具有重要作用。可以说，没有食品添加剂就没有现代食品工业。然而，食品添加剂毕竟不是食品的基本成分，它的使用还是在公众中引起广泛的争议与关注。这是因为有些食品添加剂虽然添加的量极其微小，但持续使用时在人体内有累积效应并长期作用于人体，即具有慢性毒性，对人类的健康具有潜在的威胁。另外，多种食品添加剂在混合使用时还有叠加毒性的问题。当它们和其他物质（如农药残留、重金属等）一起摄入时，使原本无致癌性的化学物质转化为致癌物质。

不同的食品添加剂引起的生物学效应可能不同，但人们最为关注的是食品添加剂引起的远期效应，即致癌、致畸与致突变。因为这些毒性作用要经过较长时间才能被发现，而一旦发现，可能受害范围广泛、受害人数众多。因此，世界各国对食品添加剂的使用都有严格的规定，美国是最早对食品添加剂的安全性进行监控的国家。在20世纪20年代，美国农业部开展了食品添加物质生物毒性的研究。在此基础上，美国国会于1938年通过了《联邦政府食品、药物和化妆品法案》。1956年，WHO和FAO组成的食品添加剂联合专家委员会（JECEA）对食品中使用的添加剂进行了毒理学评价，并制定了《使用食品添加剂的一般原则》。1958年，美国国会又通过了《食品添加剂修正案》，对美国的食品制造业产生了巨大的影响。1960年，美国又通过了《着色添加剂修正案》，它将天然和人工合成的着色添加剂加以区分，并将其分为"公认为安全的"（GRAS，generally recognized as safe）和"毒性已证明"两类。一般而言，除非是GRAS类的物质或已有明确规定其安全使用条件的食品添加剂，否则所有物质一律不得直接添加在食品中。随着现代医学的发展，世界各国，都对现有食品添加剂的毒性进行定期的复检，并对其使用范围和用量随时做出调整。JECFA、FDA和食品添加剂立法委员会（CCFA）一直根据现行的安全标准优先和定期检验GRAS类食品添加剂。当GRAS物质复检完成后，原来属GRAS类的物质将会被：

①重新被确认为GRAS类，其使用量没有特定的限制；

②归类为非GRAS类食品添加剂，同时限定其使用条件、程度和其他限制条件；

③进一步取得该物质在毒性方面的详细资料，但仍能用于食品；

④禁止使用。

1980年，我国正式颁布GB 2760—1981《食品添加剂使用卫生标准》和《食品添加剂卫生管理办法》。之后分别于1986年、1996年、2007年、2011年和2014年对其进行了五次修订。我国现行的食品添加剂使用标准为2014年发布的GB 2760—2014《食品安全国家标准　食品添加剂使用标准》。它规定了食品添加剂的使用原则、允许使用的食品添加剂品种、使用范围及最大使用量或残留量。

食品添加剂的使用要求如下：

①不应对人体产生任何健康危害；

②不应掩盖食品腐败变质；

③不应掩盖食品本身或加工过程中的质量缺陷或以掺杂、掺假、伪造为目的而使用食品添加剂；

④不应降低食品本身的营养价值；

⑤在达到预期效果的前提下尽可能降低在食品中的使用量。

第二节　抗氧化剂的毒理学安全性

食品特别是油脂在贮藏及保鲜过程中，除腐败菌而导致的变质外，还因氧气的氧化而变质，影响食品的风味，氧化产物经常是有毒的或致癌物质，需要使用抗氧化剂或采用真空包装等措施阻断空气与食品的接触。

食品抗氧化剂是防止或延缓食品氧化，提高食品稳定性和延长食品储藏期的食品添加剂。其主要功能是防止或减慢食品发生氧化作用，避免发生品质劣变。这些物质一般先于食品与氧气发生反应，可以有效地防止食品中脂类物质的氧化。最常见的抗氧化剂主要有：二丁基羟基甲苯(BHT)、丁基羟基茴香醚(BHA)、没食子酸丙酯(PG)、抗坏血酸(维生素 C)、维生素 E 等。一般抗氧化能力排序是：PG > BHT > BHA。

一、BHA、BHT、PG

丁基羟基茴香醚(BHA, butylated hydroxy anisole)、二丁基羟基甲苯(BHT, butylated hydroxy toluene)和没食子酸丙酯(PG, propyl gallate)是目前食品工业中最常用的抗氧化剂(见图 12－1)。BHA、BHT 和 PG 经常混合使用。1983 年，FAO/WHO 规定 BHA 和 BHT 的 ADI 为 0 ~ 0.5 mg/(kg体重·d)，PG 的 ADI 为 0 ~ 0.2 mg/(kg 体重·d)。我国规定，BHA 在油脂、油炸食品、干鱼、饼干、方便面、速煮米、干制食品、罐头和腌肉等食品中的最大使用量不得超过 0.2 g/kg；BHA 与 BHT 混合使用，在油脂中的含量不得超过 0.25 g/kg；BHA、BHT 和 PG 混用时，BHA 和 BHT 的总量不得超过 0.1 g/kg；PG 不得超过 0.05 g/kg。

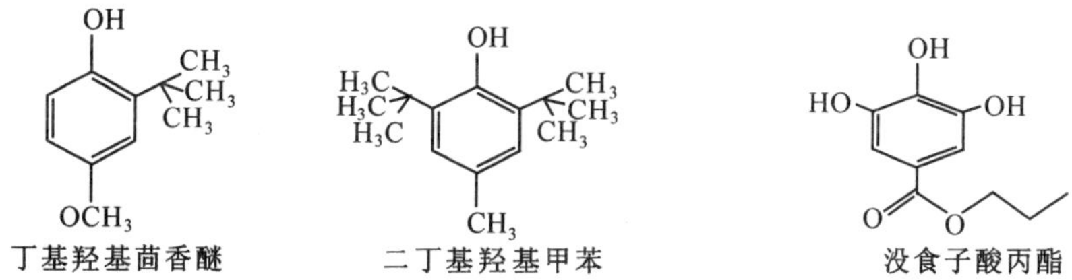

丁基羟基茴香醚　　二丁基羟基甲苯　　没食子酸丙酯

图 12－1　BHA、BHT 和 PG 的结构

BHA、BHT 和 PG 的急性毒性较弱。BHA 以 1.4 ~ 4.7 g/(kg 体重)的剂量持续喂养狗 4 个星期，会使狗产生轻微的腹泻。BHA 也会导致慢性过敏反应和代谢紊乱。以含 0.2% ~ 0.8% BHA 的饲料喂养大鼠 24 个月，未发现病变。但近年来对 BHA 的安全性提出了疑问。1986 年，FAO/WHO 曾报告 BHA 对大鼠前胃有致癌作用，连续给大鼠口服 20 g/(kg 体重)的 BHA 6 ~ 12 个月，可引起大鼠前胃鳞状上皮细胞癌；给予 1.25 g/(kg 体重)只引起黏膜的轻微增生。对没有前

胃的狗,则无致癌作用。对猪和犬似可引起食管增生,但用量比大鼠大,故规定其ADI值由暂定的0~0.6 mg/(kg体重)降至0~0.3 mg/(kg体重)。1989年,FAO/WHO再次评价时,认为只有在大剂量(20 g/(kg体重))时才会使大鼠致胃癌,1.0 g/(kg体重)剂量未见有胃黏膜增生现象。考虑到对犬无有害作用,对人类没有前胃靶组织,故正式制定ADI为0~0.5 mg/(kg体重)(FAO/WHO,1996)。BHT的急性毒性比BHA稍大,但无致癌性。用含0.2%~1.0% BHT的饲料混饲大鼠105 d,未见病理学异常。按FAO/WHO的规定,BHT的ADI为0~0.3 mg/(kg体重)。PG的毒性比BHA、BHT都高,当1%~3%的PG被加进饲料中饲喂大鼠时,可观察到大鼠体重减轻,这可能是因为大鼠不愿意吃这些带苦味的食品造成的。当用含2%~3% PG的饲料大剂量喂养大鼠10~16个月时,40%的大鼠在头一个月就死亡,解剖发现PG的吸收损坏了大鼠的肾。然而,PG对其他动物并不造成严重的影响。深入的研究表明,PG并不引起严重的慢性中毒,PG可在体内被水解,大部分变成4-*O*-甲基没食子酸或内聚葡萄糖醛酸,由尿液排出。按FAO/WHO(1994年)的规定,ADI值为0~1.4 mg/(kg体重)。

二、维生素C

维生素C又称抗坏血酸(ascorbic acid),结构式如图12-2。维生素C可以通过将自身氧化来保护其他物质不被氧化。在小肠中,维生素C可以保护铁不被氧化,由此促进铁的吸收。在血液中,维生素C可以保护血液的敏感成分不被氧化,同时有助于保护维生素E。据研究红细胞能将"使用过的"维生素C进行再次循环恢复其活性形式以补偿消耗。维生素C的抗氧化作用成为人们广泛研究的焦点,尤其是它与疾病防治的关系。然而在试管试验中,高浓度的维生素C却具有相反的作用,完全像一个促氧化剂(prooxidant)。人体内是否也发生这种现象,如果有会对健康造成什么影响,这些问题至今尚无定论。

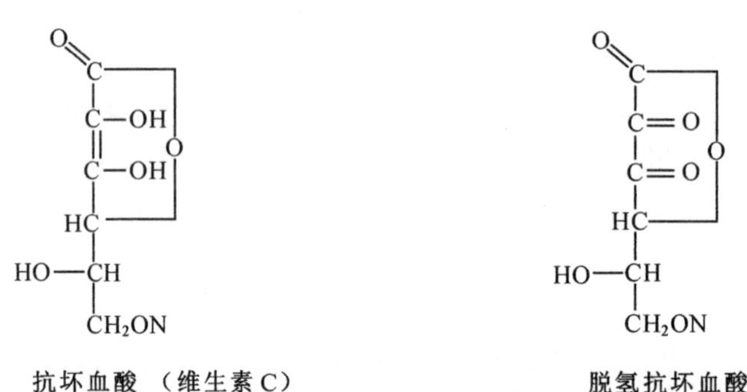

图12-2 维生素C的结构

许多植物性食品本身含有大量的维生素C,但其在加工过程中很容易降解损失。在食品中添加维生素C主要用于营养强化,维生素C作为水溶性抗氧化剂的主要作用是保护食品的色泽(不变色)及风味。

直到目前为止,还没有发现维生素C中毒的报道。FDA将维生素C列为GRAS类物质而未加限量。维生素C是目前所知化学物质中毒性最小的一种。有证据表明,成年人每天口服10~20 g维生素C未见有毒副作用,有数百人日服维生素C 10~20 g长达10年之久亦未见毒副作用。但是过量食用维生素C会引起其他一些物质的毒害。例如,大剂量服用维生素C会导致肾结石的形成。维生素 C 可促进铁的吸收,在人体含铁量过高的情况下,大量服用维生素 C 可作为助氧化剂带来伤害。此外,过多摄入维生素 C 也可延长有机汞在体内的停留时间,并增加镉的毒性。过量摄入维生素 C 会引发精神紧张和心跳减慢。

维生素 C 是一种广谱性的抗氧化营养素,它的存在可以保护维生素 A、维生素 E 及其他多种天然抗氧化剂免遭氧化破坏。维生素 C 在一定的生理范围内可以有效淬灭活性氧自由基,从而阻止活性氧自由基对细胞和 DNA 的伤害。关于维生素 C 和癌发生的关系主要集中于增加新鲜蔬菜的摄入量可预防食管癌和胃癌的高发方面,而且这种观察多是间接的。目前,最确凿的证据是维生素 C 可阻断亚硝酸盐形成致癌物的亚硝基化反应。

WHO 建议每日维生素 C 的摄取量(ADI)为 0.25 mg/(kg 体重 · d)。目前,我国成年人每天的维生素 C 摄入量为 70 mg,孕妇为 100 mg,完全达到了正常人对维生素 C 的需求量(60 mg/d)。最近,美国国立卫生研究院(NIH)认为成年人每天的维生素 C 摄入量最好为 200 ~ 400 mg,因为人体对这个剂量的生物利用性最好。摄入剂量如超过 500 mg,则利用率开始下降;摄入剂量超过 1 g,则很容易形成草酸盐排出。

三、维生素 E

维生素 E 又名 α 生育酚(α - tocopherol),是一种脂溶性维生素(见图 12 - 3)。通过自身氧化,维生素 E 可以保护多不饱和脂肪和其他不稳定化合物免受破坏。作为一种抗氧化剂,维生素 E 常添加在一些高级果油和天然深海鱼油中,抑制油脂的酸败和脂质过氧化。大多数植物油和鱼油中均富含维生素 E,只是含量各有不同。一些特殊的植物油,例如沙棘油、麦胚油和芝麻油,因富含维生素 E 而不易酸败。但在植物油精炼过程中,维生素 E 可能会从油中除去,结果被精炼过的植物油会因氧化作用而变得不稳定。

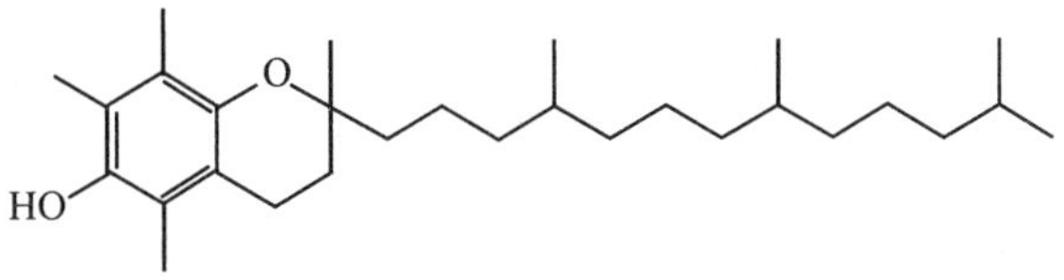

HO O

图 12 - 3 维生素 E(α - 生育酚)的结构

维生素 E 几乎是无毒的。美国对生育酚的安全评价认为:①毒性非常低;②关于高含量服用后血清脂肪增加的说法不一,但不是重要因素;③人的双盲试验表明,即使每日服用 3.2g 高用量,也不会产生副作用;④最大摄入量 1 g/d,完全安全,无副作用。

维生素 E 大鼠的经口 LD_{50}为 10 g/(kg 体重)。病人每日口服 300 mg 的维生素 E 连续几个月,并没有出现不良影响。但有报道称,成年人长时间每天摄入 720 mg 维生素 E,可出现头痛、呕吐、疲乏、眩晕和视力模糊症状。长时间每天口服 1 g 维生素 E,可诱发高血压、糖尿病和生殖系统障碍,更高剂量可能会导致出血、破坏免疫系统功能,导致免疫性疾病,如哮喘、类风湿性关节炎及红斑狼疮的恶化。

有许多实验证据表明,服用一定剂量的维生素 E 可预防癌和心血管疾病的发生。1984 年和 1991 年,在高危人群中所做的流行病学调查报告认为,服用维生素 E 有抗乳腺癌和消化道癌的作用。1992 年,科学家所做的临床病理学研究发现,日服 9 mg 维生素 A、1 000 mg 维生素 C 和

70 mg 维生素 E,可有效降低结肠息肉患者的细胞癌变。美国国立癌症研究所(NCI)1985 年—1995 年在芬兰进行了α-生育酚、β-胡萝卜素预防肺癌的研究(ATBC),该研究给近 3 万名老年吸烟者每天供应 50 mg 维生素 E 和 20 μg β-胡萝卜素,试验结束时发现服用维生素的高危人群前列腺癌发病率下降了 34%,结肠癌、直肠癌发病率下降了 16%。NCI 和我国医学科学院在我国食管癌和胃癌高发区——河南省林州市所做的研究表明,服用维生素 E 的高危人群胃癌死亡率下降了 16%,说明维生素 E 具有防癌作用。

从目前的研究结果来看,维生素 E 的防癌作用是由其抗氧化性质决定的。除此之外,维生素 E 还有增强人体免疫功能的作用。1992 年,进行的一项干预研究表明,每日口服 800 mg 维生素 E 可强化老年人的免疫功能。维生素 E 也有预防心血管疾病的作用。美国在一项对 3.4 万名高龄妇女进行了为期 7 年的调查研究中发现,食品中维生素 E 的缺乏可导致心脏病的高发。

FAO/WHO 建议维生素 E 的每日摄入量(ADI)为 2 mg/(kg 体重·d),也就是说一个 75 kg 的成年人每天摄入 150 mg 维生素 E 为宜。试验证明,每天摄入 300 mg 的维生素 E 无毒副作用。我国营养学会推荐的维生素 E 口摄入量为 10~12 mg/d,美国 FDA 推荐的口摄入量为 10 mg/d,美国 NIH 推荐的维生素 E 摄入量为 25 mg/d。而我国目前居民的维生素 E 摄入量仅为 4~5 mg/d,远未达到推荐摄入量,因此在食品中添加维生素 E 是十分必要的。

第三节 发色剂的毒理学安全性

发色剂是指食品加工过程中添加的、与食品中的某些成分发生作用而使肉与肉制品呈现良好色泽的物质。食品发色剂的应用在我国已有悠久的历史,古代劳动人民在腌制肉类食品时就使用了硝石(硝酸钾),这一处理的应用,对肉制品的生产发展起了一定的作用。常用的食品发色剂主要有亚硝酸钠、硝酸钠、硝酸钾。亚硝酸盐分解释放出的一氧化氮与肉及肉制品中的肌红蛋白结合,形成亚硝基肌红蛋白。亚硝基肌红蛋白具有稳定的鲜艳红色,使制品呈现良好的色泽。硝酸盐则通过微生物的还原作用生成亚硝酸盐后起作用,作用机理为

$$NaNO_3 \xrightarrow{\text{硝酸还原菌}} NaNO_2 \xrightarrow{\text{乳酸}} HNO_2 \xrightarrow{\text{分解}} NO$$

$$NO + Mb(\text{肌红蛋白}) \longrightarrow MbNO(\text{亚硝基肌红蛋白})$$

一、亚硝酸钠

亚硝酸钠是食品加工中最常用的发色剂,也是食品添加剂中急性毒性较强的物质之一。当人体大量摄取亚硝酸盐(一次性摄入 0.3 g 以上)进入血液后,可使正常的血红蛋白(Fe^{2+})变成正铁血红蛋白(Fe^{3+}),使血红蛋白失去携氧的功能,导致组织缺氧。在 0.5~1 h 内,产生头晕、呕吐、全身乏力、心悸、皮肤发紫、严重时呼吸困难、血压下降甚至于昏迷、抽搐而衰竭死亡。亚硝酸钠还可与食品中及体内的胺类结合成具有致癌作用的亚硝胺。但亚硝酸钠对肉毒梭状芽孢杆菌有特殊抑制作用,且可使肉制品展现独特的风味。因此,各国都对亚硝酸钠的使用进行了严格的规定,小鼠口服 LD_{50}为 220 mg/(kg 体重),大鼠口服 LD_{50}为 85 mg/(kg 体重)(雄)和 175 mg/(kg 体重)(雌)。1995 年,FAO/WHO 制定的 ADI 为 0~0.06 mg/(kg 体重)。由于亚硝酸钠的外观、口味均与食盐相似,所以必须防止误用而引起中毒。

我国 GB 2760—2014《食品安全国家标准 食品添加剂使用标准》规定:亚硝酸钠可用于腌腊肉制品类(如咸肉、腊肉、板鸭、中式火腿、腊肠),酱卤肉制品类,熏、烧、烤肉类,油炸肉类,西

式火腿(熏烤、烟熏、蒸煮火腿)类,肉灌肠类,发酵肉制品类和肉罐头类食品,最大使用量为0.15 g/kg。残留量以亚硝酸钠计,腌腊肉制品类(如咸肉、腊肉、板鸭、中式火腿、腊肠),酱卤肉制品类,熏、烧、烤肉类,油炸肉类,肉灌肠类和发酵肉制品类食品不得超过0.03 g/kg;肉罐头类食品不得超过0.05 g/kg;西式火腿(熏烤、烟熏、蒸煮火腿)类食品不得超过0.07 g/kg。

二、硝酸钠、硝酸钾

硝酸盐在肉制品中还原成亚硝酸盐而呈现发色作用,同时也呈现毒性。在硝酸盐中,硝酸钾的毒性较强,其所含的钾离子对人体的心脏也有影响。硝酸钠的大鼠经口 LD_{50} 为 1.1 ~2.0 g/(kg 体重),小鼠口服 LD_{50} 为 3.2 g/(kg 体重),家兔口服 LD_{50} 为 2.68 g/(kg 体重)。1995 年,FAO/WHO 制定的 ADI 为 0 ~3.7 mg/(kg 体重)。硝酸钾的大鼠经口 LD_{50} 为 3.2 g/(kg 体重)。

第四节　防腐剂的毒理学安全性

防腐剂是指防止食品腐败、变质,延长食品保存期,抑制食品中微生物繁殖的物质。微生物是食品腐败的主要原因之一。自从人类生产的食物有了剩余,防止食品的腐败就成了保藏食品的核心问题。工业化以前,人们采用晒干、盐渍、糖渍、酒泡、发酵等方法保藏食品。现代食品工业的发展,人们采用了很多新技术保藏食品,如采用罐藏、真空包装、充气调理包装等多种包装方法;同时也采用多种杀菌技术,如高压杀菌、辐照杀菌、电子束杀菌等,储藏一般采用冷藏、冻藏等方式。但不管采用哪类技术,都不能确保产品万无一失,因而对大多数食品而言,使用防腐剂作为第二道防线来确保食品的货架期显得尤为重要。

防腐剂主要指山梨酸、苯甲酸等直接加入食品中的化学物质。一般不包括在食品中同样具有防腐、抑菌作用的调味品,如食盐、糖、醋、香辛料等。

一、苯甲酸及钠盐

苯甲酸(钠)和山梨酸(钾)是我国目前最常用的食品防腐剂,而且两者往往混合使用,但两者的比例之和不得大于1,苯甲酸及其钠盐的结构如图 12 -4。苯甲酸钠(sodium benzoate)有较好的水溶性,在酸性条件(pH 2.5 ~4)下能转化为苯甲酸,对多种细菌、霉菌和酵母有抑制作用,长期以来一直用作果酱、碳酸饮料和泡菜等酸性食品的防腐剂。

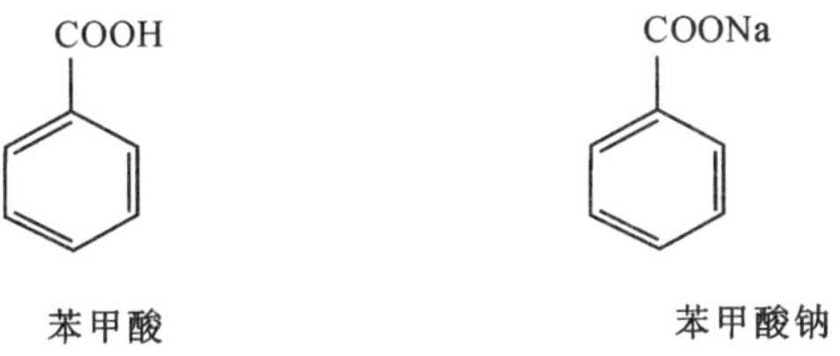

图 12 -4　苯甲酸(钠盐)的结构式

苯甲酸的大鼠口服 LD_{50} 为 2 530 mg/(kg 体重),苯甲酸钠的大鼠口服 LD_{50} 为 4 070 mg/(kg 体重),其 ADI 为 0 ~5 mg/(kg 体重)(苯甲酸及其盐类之和,以苯甲酸计,FAO/WHO,1996 年)。动物最大无作用剂量(MNL)为 500 mg/(kg 体重)。亚慢性试验表明,苯甲酸在体内无蓄积作用。分别以含苯甲酸0,0.5%和1%的食品饲喂雄性大鼠和雌性大鼠连续8周,通过对其子代(二、三和四代)的观察和形态解剖测定其慢性毒性。结果表明,小鼠子代的生长、繁殖和形态上没有异常的改变。其他一些试验表明,苯甲酸也无致畸、致癌、致突变和抗原作用。苯甲酸钠的急性毒性较弱,但其在人体胃肠道的酸性环境下可转化为毒性较强的苯甲酸。近年来毒性研究表明,苯甲酸对啮齿类动物已引起了肝脏、肾脏的肿大。小鼠摄入苯甲酸及其钠盐,会导致体重下降、腹泻、内出血、肝肾肥大、过敏、瘫痪甚至死亡。若持续10周给小鼠饲以80 mg/(kg体重)的苯甲酸,可导致32%的小鼠死亡。苯甲酸钠的毒性作用是通过改变细胞膜的通透性,抑制细胞膜对氨基酸的吸收,并透过细胞膜抑制脂肪酶等酶的活性,使ATP合成受阻实现的。

苯甲酸钠的急性毒性如表12-1所示,其ADI为0~5 mg/(kg体重·d)。苯甲酸在动物体内会很快降解,75%~80%的苯甲酸可在6 h内排出,10~14 h内完全排出体外。苯甲酸的大部分(99%)主要与甘氨酸结合形成马尿酸,其余的则与葡萄糖醛酸结合形成1-苯甲酰葡萄糖醛酸。

表12-1　苯甲酸钠的急性毒性　　mg/(kg体重)

动物	方法	LD_{50}
小鼠	口服	2 700
小鼠	静脉注射	1 714
兔	口服	2 000
兔	皮下注射	2 000
狗	口服	2 000

二、山梨酸及其钾盐

山梨酸(己二烯酸)及其钾盐(potassium sorbate)结构式见图12-5。山梨酸及其钾盐对各种酵母和霉菌有较强的抑制能力,但对细菌的抑制能力较弱。1939年,在美国和德国的科学家发现,具有与α-不饱和脂肪酸相似结构的化合物对抑制真菌有效,山梨酸正好具有这种结构。山梨酸的抗菌机理,一般认为是抑制了微生物的各种巯基酶的活性。山梨酸钾对人造黄油、鱼、奶酪、面包和蛋糕等食品的防腐作用比苯甲酸盐更强。低浓度的山梨酸钾主要用于控制霉菌和酵母的生长,适用于奶酪、烘焙食品、水果饮料、泡菜、水果、蔬菜、鱼、肉制品和酒类等食品的防腐,其使用范围和最大使用量与苯甲酸钠相似。

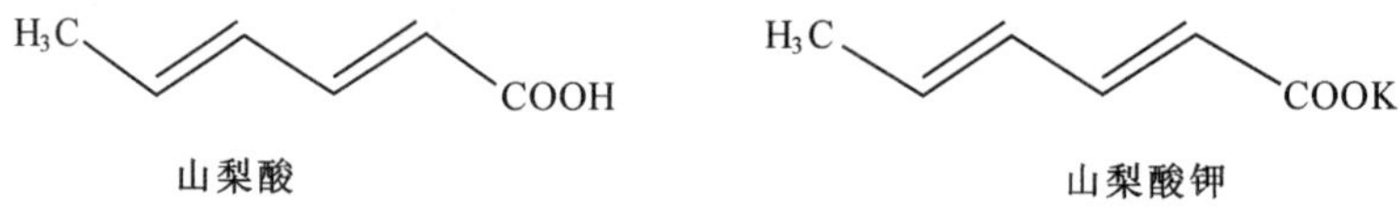

图12-5　山梨酸及其钾盐的结构式

山梨酸是一种不饱和脂肪酸,可参与体内脂肪的正常代谢,最后被氧化成CO_2和水,故几乎对人体无毒,是目前国际上公认较好的防腐剂,已为所有国家和地区允许使用。大鼠口服LD_{50}为7 360 mg/(kg体重),其钾盐的大鼠口服LD_{50}为4 920 mg/(kg体重),最大无作用剂量为2 500 mg/(kg体重),因此1994年FAO/WHO将其ADI定为0~25 mg/(kg体重)(山梨酸及其盐类之和，以山梨酸计）。动物试验表明，即使长时间大剂量地摄入山梨酸，也不会出现明显的异常。连续 2 个月每日给大鼠直接注射 40 mg/(kg 体重）的山梨酸，其生长和食欲等方面都没有什么改变。但当剂量增加到 80 mg/(kg 体重），时间再延长 3 个月后，小鼠的生长出现滞缓。以 1% 和 2% 剂量的山梨酸钾持续饲喂狗 3 个月，并没有发现任何异常的现象发生。持续两代（1 000 d）喂给大鼠 5% 山梨酸，发现大鼠的生长率、繁殖率和其他行为表现并没改变。此例可证明，山梨酸的急性和慢性毒性可以忽略不计。山梨酸经口服进入体内后，吸收和代谢与一般的脂肪酸类似。表 12－2 列出山梨酸及其钾盐的急性毒性。

表 12－2　山梨酸及其钾盐的急性毒性　　g/(kg 体重）

动物	化合物	LD_{50}
大鼠口服	山梨酸	10.5
大鼠口服	山梨酸钾	4.2
小鼠口服	山梨酸	8
小鼠口服	山梨酸钾	4.2
小鼠静脉注射	山梨酸	2.8
小鼠静脉注射	山梨酸钾	1.3

在所有的合成食品添加剂中，山梨酸钾的毒性被研究得最彻底。在 1965 年的罗马国际会议上，山梨酸钾被确定为安全的食品添加剂，尽管有人曾发现该物质长期经皮下注射可诱发大鼠的纤维瘤，但口服未发现有任何不良的影响。1985 年，FAO/WHO 将山梨酸钾确定为 GRAS 类食品添加剂，ADI 为 0～50 mg/(kg 体重 · d）。用山梨酸钾长期饲喂动物曾发现有体重下降等问题，但未发现其具有生殖毒性，也不是诱变剂和致癌剂。

三、丙酸及其盐类

我国丙酸生产企业数量较少，丙酸进口依赖度仍较高。2020 年，我国丙酸进口量达到 3.6 万 t 以上。但随着国内丙酸在建项目投产，我国丙酸国产替代步伐将不断加快。丙酸钙的防腐性能与丙酸钠相同，在酸性介质中形成丙酸而发挥抑菌作用。丙酸钙对能引起面包黏丝状物质的需气性芽孢杆菌有抑制作用，但对酵母无效，故不致影响面包的正常发酵，所以主要用于面包、糕点类食品。丙酸钙和丙酸钠安全性较高，在体内可参与正常代谢，丙酸钙的大鼠口服 LD_{50} 为 3 340 mg/(kg 体重），丙酸钠的大鼠口服 LD_{50} 为 6 300 mg/(kg 体重），小鼠口服 LD_{50} 为 5 100 mg/(kg 体重）。因此，1994 年 FAO/WHO 认为丙酸钙、丙酸钠的 ADI 值无需规定。实验研究表明：用添加 1%、3% 和 6% 丙酸钙的饲料喂养大鼠 180 d，体重较对照组增加，血液、内脏无异变。

我国 GB 2760—2014《食品安全国家标准　食品添加剂使用标准》规定：丙酸及其钠盐、钙盐用于豆类制品、面包、糕点、醋以及酱油的最大使用量为 2.5 g/kg（以丙酸计）；用于原粮的最大使用量为 1.8 g/kg（以丙酸计）；用于生湿面制品（如面条、饺子皮、馄饨皮、烧麦皮）的最大使用量为 0.25 g/kg（以丙酸计）；用于杨梅与杨梅罐头加工工艺的最大使用量为 50.0 g/kg（以丙酸计）。

四、对羟基苯甲酸酯类

对羟基苯甲酸酯类，又称尼泊尔金酯类，包括甲、乙、丙、异丙、丁、异丁、庚等酯，结构式如图 12－6所示。

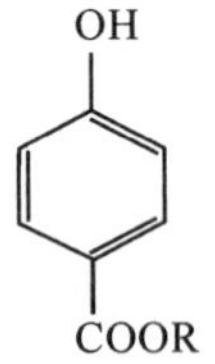

OH

COOR

R: $-CH_3$, $-CH_2CH_3$, $-CH_2CH_2CH_3$, $-CH_2CH_2CH_2CH_3$

图 12－6　对羟基苯甲酸酯类

对羟基苯甲酸酯类对霉菌、酵母菌与细菌有广泛的抗菌作用，对霉菌、酵母的作用较强，但对细菌特别是对革兰氏阴性杆菌及乳酸菌的作用较差。但总体的抗菌作用较苯甲酸和山梨酸强，而且对羟基苯甲酸酯类的抗菌能力由其未水解的酯分子起作用，所以其抗菌效果不像酸性防腐剂那样易受 pH 值变化的影响，在 pH 值为 4～8 的范围内都有较好的抗菌效果。

对羟基苯甲酸酯类在胃肠中能迅速完全吸收，并水解成对羟基苯甲酸，从尿中排出，不在体内蓄积。

对羟基苯甲酸乙酯(ethyl－*p*－hydroxy benzoate)，化学式为 $C_9H_{10}O_3$，相对分子质量166.18，为无色细小结晶或白色晶体粉末，几乎无味，稍有麻舌感的涩味，耐光和热，熔点 116～118℃，沸点 297～298℃；不亲水，无吸湿性；微溶于水，溶解度 0.17 g/100 mL(25℃)；易溶于乙醇，溶解度 70 g/100 mL(室温)；易溶于丙二醇，溶解度 25 g/100 mL(室温)；易溶于花生油，溶解度 1 g/100 mL(室温)。对羟基苯甲酸乙酯有明显的膜毒性，它可破坏细胞膜的结构，对细胞的电子传递链有抑制作用。小鼠发生对羟基苯甲酸乙酯中毒后，呈现动作失调、麻痹等现象，但恢复很快，约 30 min恢复正常。对羟基苯甲酸酯小鼠经口的 LD_{50} 为 5.0 g/(kg 体重)；犬经口 LD_{50} 为5.0 g/kg 体重，ADI 为 0～10 mg/(kg 体重·d)。

第五节　食品着色剂的毒理学安全性

食品着色剂又称食用色素，是以食品着色为目的的一类食品添加剂。食品的颜色是食品感官质量的重要指标之一。食品具有鲜艳的色泽，不仅可以提高食品的感官质量，给人以美的享受，还可以增进食欲。很多天然食品都有很好的色泽，但在加工过程中由于加热、氧化等各种原因，食品容易发生退色甚至变色，严重影响食品的感官质量。因此，在食品加工中，为了更好地保持或改善食品的色泽，需要向食品中添加一些食品着色剂。

食品着色剂按其来源和性质可分为食品合成着色剂和食品天然着色剂两大类。

一、食品合成着色剂

食品合成着色剂也称为食品合成染料，是用人工合成方法所制得的有机着色剂。合成着色剂的着色力强、色泽鲜艳、不易褪色、稳定性好、易溶解、易调色、成本低，但安全性低。各国对其均有严格的限制，不仅在品种和质量上有明确的限制性规定，而且对生产企业也有明确的限制，因此生产中实际使用的品种正在逐渐减少。中国允许在食品中添加的合成色素共计 28 种，其分类如下。有机合成色素：苋菜红、胭脂红、柠檬黄、新红、赤藓红、诱惑红、日落黄、亮蓝和靛蓝及其铝色淀,喹啉黄。无机合成色素:二氧化钛和合成氧化铁。天然等同合成色素:β-胡萝卜素,番茄红素。其中常见的有8种,见表12-3。

表12-3　合成色素的ADI和急性毒性　mg/(kg体重·d)

名　称	ADI	LD_{50}(小鼠经口)	最大使用量/(mg/kg)
苋菜红	0~0.5	10 000	50
胭脂红	0~0.125	8 000	50
赤藓红	0~0.6	1 260	50
新　红	—	10 000	50
柠檬黄	0~0.75	12 750	50
橘　黄	0~2.5	2 000	50
靛　蓝	0~2.5	2 500	50
亮蓝FCF	0~12.5	3 000	50

1. 苋菜红

苋菜红为水溶性偶氮类着色剂。其结构式如图12-7所示。

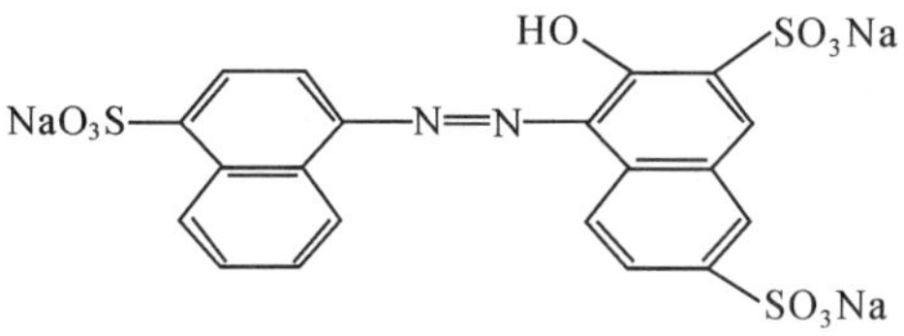

NaO_3S—萘—N=N—萘(HO, SO_3Na, SO_3Na)

图12-7　苋菜红的结构式

苋菜红的LD_{50}为小鼠口服大于10 g/(kg体重)。长期以来被认为是安全性很高的一种食用色素。但1968年,前苏联科学家发现苋菜红可使大鼠患癌。苋菜红使大鼠患癌的时间较长,每天用含苋菜红0.2%[0.1 g/(kg体重)]的剂量喂养大鼠持续830 d时,发现一例肠癌。从而引起了对苋菜红毒性的长期争论,并使其已定的ADI多次更改。先是1972年联合国食品添加剂专家委员会(JECFA),将ADI从0~1.5 mg/(kg体重)修改为暂定ADI 0~0.7 mg/(kg体重);1978年和1982年,JECFA两次将其暂定ADI延期。1984年,FAO/WHO和JECFA第28次会议讨论了苋菜红的大鼠长期喂养试验研究和子宫接触结果,认为没有发现致癌的证据,但随着剂量的增加,会出现骨盆和肾的钙沉着病。委员会根据长期研究结果,判定大鼠的最大无作用剂量为50 mg/(kg体重),并最后确定苋菜红的ADI为0~0.5 mg/(kg体重)。此外,还有报道称苋菜红具有胚胎毒性,可致畸胎的发生。因此,苋菜红的使用应当加以控制。

我国GB 2760—2014《食品安全国家标准　食品添加剂使用标准》规定:苋菜红可用于冷冻饮品(食用冰除外),最大使用量为0.025 g/kg;用于蜜饯凉果,腌渍的蔬菜,可可制品、巧克力和巧克力制品(包括代可可脂巧克力及制品)以及糖果,糕点上彩装,焙烤食品馅料及表面用挂浆(仅限饼干夹心),果蔬汁(浆)类饮料,碳酸饮料,风味饮料(仅限果味饮料),固体饮料,配制酒,果冻,最大使用量为0.05 g/kg;用于装饰性果蔬,最大使用量为0.1 g/kg;用于固体汤料,最大使用量为0.2 g/kg；用于水果调味糖浆，最大使用量为0.3 g/kg。

2. 柠檬黄

柠檬黄结构式见图12－8，从1916年起已被用作食品添加剂。柠檬黄虽然属于偶氮染料，但其被认为是合成色素中毒性最弱的，其小鼠口服LD_{50}为12.75 g/(kg体重)，大鼠口服大于2 g/(kg体重)。FAO/WHO于1964年把柠檬黄的ADI定为0～7.5 g/(kg体重)。猫和狗食用含2%柠檬黄的食物持续2年，没有发现不良反应。以1.5%的剂量饲喂64周或以5%的剂量持续饲喂2年，未发现肿瘤。柠檬黄色素为水溶性物质，它的主要问题是其致畸性。据统计，每1万人中就有1人对柠檬黄敏感，尤其是阿司匹林过敏者发病率更高。柠檬黄的过敏症状包括风疹、哮喘和血管性浮肿等，具有潜在的生命危险。

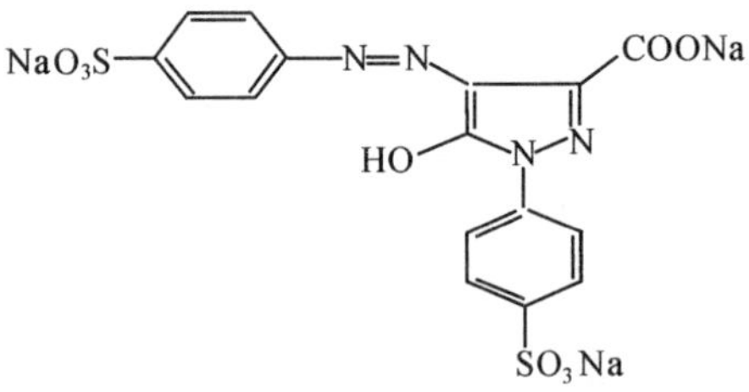

图12－8　柠檬黄的结构式

我国GB 2760—2014《食品安全国家标准　食品添加剂使用标准》规定：柠檬黄可用于风味发酵乳，调制炼乳(包括加糖炼乳及使用了非乳原料的调制炼乳等)，冷冻饮品(食用冰除外)，最大使用量为0.05 g/kg；用于即食谷物，包括碾轧燕麦(片)，最大使用量为0.08 g/kg；用于蜜饯凉果，装饰性果蔬，腌渍的蔬菜，熟制豆类，加工坚果与籽类，可可制品、巧克力和巧克力制品(包括代可可脂巧克力及制品)以及糖果，虾味片，最大使用量为0.1 g/kg；用于粉圆，最大使用量为0.2 g/kg；用于除胶基糖果以外的其他糖果，面糊(如用于鱼和禽肉的拖面糊)、裹粉、煎炸粉，最大使用量为0.3 g/kg；用于果酱，最大使用量为0.5 g/kg。

3. 亮蓝

亮蓝属于水溶性非偶氮类着色剂，为三苯代甲烷衍生物。经长期动物试验，认为安全性高。大鼠口服LD_{50}大于2 g/(kg体重)。FAO/WHO于1994年把亮蓝的ADI定为0～12.5 g/(kg体重·d)。

我国GB 2760—2014《食品安全国家标准　食品添加剂使用标准》规定：亮蓝可用于香辛料及粉，香辛料酱(如芥末酱、青芥酱)，最大使用量为0.01 g/kg；用于即食谷物，包括碾轧燕麦(片)(仅限可可玉米片)，最大使用量为0.015 g/kg；用于饮料类(包装饮用水除外)，最大使用量为0.02 g/kg；用于风味发酵乳，调制炼乳(包括加糖炼乳及使用了非乳原料的调制炼乳等)，冷冻饮品(食用冰除外)，凉果类，腌渍的蔬菜，熟制豆类，加工坚果与籽类，虾味片，焙烤食品馅料及表面用挂浆(仅限饼干夹心)，调味糖浆，果蔬汁(浆)类饮料，含乳饮料，碳酸饮料，风味饮料(仅限果味饮料)，配制酒，果冻，最大使用量为0.025 g/kg；用于熟制坚果与籽类(仅限油炸坚果与籽类)，焙烤食品馅料及表面用挂浆(仅限风味派馅料)，膨化食品，最大使用量为0.05 g/kg；用于装饰性果蔬，粉圆，最大使用量为0.1 g/kg；用于固体饮料，最大使用量为0.2 g/kg；用于可可制品、巧克力和巧克力制品(包括代可可脂巧克力及制品)以及糖果，最大使用量为0.3 g/kg；用于水果调味糖浆，最大使用量为0.5 g/kg。但澳大利亚、比利时、丹麦、法国、意大利、西班牙、瑞士、挪威、德国不准其用于食品。

二、食用天然色素

食用天然色素是指利用一定的加工方法所获得来源于天然物质的有机着色剂。由于这些天然物质大多是可食资源,因此其安全性较高。它们主要从植物组织中提取,也有的来源于动物和微生物。

一般来讲,食品天然着色剂的安全性较高,因而发展很快,世界各国许可使用的食品天然着色剂的品种和用量都在不断增加。国际上已开发的天然着色剂已有 100 种以上,其中天然着色剂中使用量最大的是焦糖色素。大力发展天然着色剂已成为食品着色剂的发展方向。我国植物资源丰富,为我国食品天然着色剂的发展提供了原料保障。目前,我国许可使用的食品天然着色剂有 34 种,天然着色剂生产企业有 100 多家,年产量超过 10 000 t。

1.β-胡萝卜素

β-胡萝卜素是广泛存在于水果、蔬菜、谷物等食品中的脂溶性天然色素,结构式如图12-9。

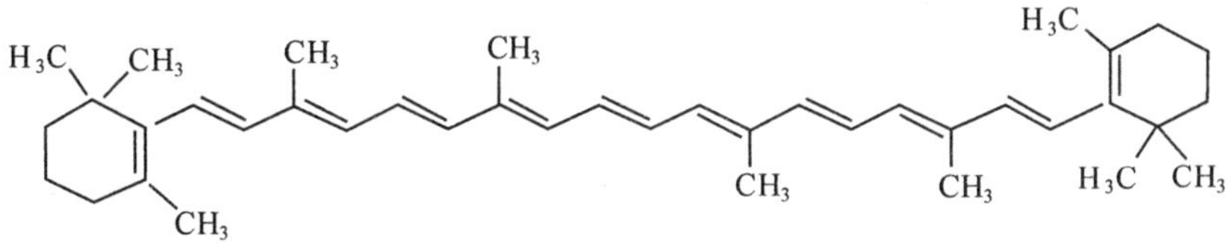

图 12-9 β-胡萝卜素的结构式

β-胡萝卜素在生物体内可分解为维生素 A,故又称维生素 A 原。在植物中,维生素 A 仅以各种前体的形式存在,β-胡萝卜素是其中含量最为丰富的一种,且呈现的维生素 A 活性最高。据估计人体摄入的维生素 A 约有 1/3 来自β-胡萝卜素。多年来,科学家们一直认为β-胡萝卜素的唯一作用就是维生素 A 的前体,但现在他们认识到β-胡萝卜素以及其他的胡萝卜素还与体内的抗氧化作用有关。所以除作为着色剂使用外,还具有食品的营养强化作用。到目前为止,还没有发现因摄入过多β-胡萝卜素引起中毒的报道。因此,该物质被列为安全的食用色素。FAO/WHO 食品添加剂专家委员会(JECFA)规定β-胡萝卜素的 ADI 为 0~5 mg/(kg 体重·d),在食品中的最大使用量为 200 mg/kg。但也有报道说,如果β-胡萝卜素食用得太多,就会聚集在皮下脂肪中,使皮肤呈现一种鲜黄色。目前,我国人均每天摄入β-胡萝卜素为 3~4 mg;美国 FDA/NCI 推荐的β-胡萝卜素摄入剂量为 5~6 mg/d,安全摄入剂量为 30 mg/d。

β-胡萝卜素不仅是一种食品色素,而且是一种天然抗氧化剂。目前,最为关注的是β-胡萝卜素的防癌作用。把大剂量服用β-胡萝卜素与防癌联系起来起因于 20 世纪 70 年代在美国芝加哥进行的一项流行病调查。这项长达 19 年的随访调查发现,无论吸烟与否,肺癌和支气管癌的发病率与从新鲜水果、蔬菜中摄入的β-胡萝卜素含量呈负相关。到目前为止进行的 130 项有关β-胡萝卜素预防癌症的流行病学调查均确认,多吃富含β-胡萝卜素的水果和蔬菜,对预防癌症有效。但是,单纯大量服用β-胡萝卜素能否预防癌症特别是头颈部癌,仍有很大的争议。美国的癌症研究所(NCI)和我国的预防医学研究院合作,在我国河南林州市同时进行了服用β-胡萝卜素防癌的干预研究。研究表明,服用β-胡萝卜素组的人群胃癌死亡率减少了 21%。但同时在芬兰进行的长达 10 年的试验中,却发现服用β-胡萝卜素组的人群的肺癌发病率增加了 18%,死亡率增加了 8%。在另一项对 2.2 万名美国医务人员进行服用β-胡萝卜素的长达 12 年的研究表明,单纯服用β-胡萝卜素对癌及心血管疾病既无预防作用,也无有害作用。β-胡萝卜素含量低的人群中,某种类型的癌症的发生率则较高。同样,老年人失明的一种常见类型——黄斑变性(macular degeneration)与一生不食用富含β-胡萝卜素的食物有关。有趣的是,研究结果并未提供证据表明β-胡萝卜素补品本身对这些疾病有任何防治作用。然而,支持经常食用富含β-胡萝卜素食物和眼科疾病以及其他疾病发病率较低之间有关的证据越来越多。这些证据也使得饮食参考摄入量(RDI)委员会,一旦认为研究充分、证据确凿,就会考虑为β-胡萝卜素及其同类单独建立一个DRI,委员会应当进行充分的研究来批准这样做。

2. 焦糖色素

焦糖色素又称酱色,是蔗糖、饴糖、淀粉等在高温下分解、聚合而成的混合物,分不加胺盐生产和加胺盐生产两类。主要有普通焦糖色素(不加胺盐生产)、苛性亚硫酸盐焦糖色素、氨法焦糖色素和亚硫酸铵焦糖色素。不加胺盐生产焦糖色素安全性高,大鼠口服LD_{50}大于1.9 g/(kg体重);加胺盐生产的焦糖色素可含有致癌物4-甲基咪唑,故应严格限制使用量。

焦糖色素用量很大,占食品着色剂总量的80%以上。我国GB 2760—2014《食品安全国家标准 食品添加剂使用标准》规定:普通焦糖色素、氨法焦糖色素、亚硫酸铵焦糖色素以及苛性亚硫酸盐焦糖色素均允许使用于食品。普通焦糖色素可用于果酱,最大使用量为1.5 g/kg;用于膨化食品,最大使用量为2.5 g/kg;用于威士忌和朗姆酒,最大使用量为6 g/L;用于GB 2760—2014规定的其他食品时均可按按生产需要适量使用。氨法焦糖色素可用于醋,最大使用量为1.0 g/kg;用于果酱,最大使用量为1.5 g/kg;用于调制炼乳(包括加糖炼乳及使用了非乳原料的调制炼乳等),冷冻饮品(食用冰除外),含乳饮料,最大使用量为2.0 g/kg;用于风味饮料(仅限果味饮料),最大使用量为5.0 g/kg;用于面糊(如用于鱼和禽肉的拖面糊)、裹粉、煎炸粉,最大使用量为12.0 g/kg;用于果冻,最大使用量为50.0 g/kg;用于威士忌,朗姆酒,最大使用量为6.0 g/L;用于黄酒,最大使用量为30.0 g/kg;用于白兰地,配制酒,调香葡萄酒,啤酒和麦芽饮料,最大使用量为50.0 g/L;用于GB 2760—2014规定的其他食品时均可按按生产需要适量使用。亚硫酸铵焦糖色素可用于咖啡(类)饮料,植物饮料,最大使用量为0.1 g/kg;用于调制炼乳(包括加糖炼乳及使用了非乳原料的调制炼乳等),最大使用量为1.0 g/kg;用于冷冻饮品(食用冰除外),含乳饮料,最大使用功能量为2.0 g/kg;用于面糊(如用于鱼和禽肉的拖面糊)、裹粉、煎炸粉,即食谷物,包括碾轧燕麦(片),最大使用量为2.5 g/kg;用于粮食制品馅料(仅限风味派),最大使用量为7.5 g/kg;用于酱及酱制品,料酒及制品,茶(类)饮料,最大使用量为10.0 g/kg;用于饼干,复合调味料,最大使用量为50.0 g/kg;用于白兰地,威士忌,朗姆酒,配制酒,调香葡萄酒,黄酒,啤酒和麦芽饮料,最大使用量同氨法焦糖色素;用于GB 2760—2014规定的其他食品时均可按按生产需要适量使用。苛性亚硫酸盐焦糖色素可用于白兰地,威士忌,朗姆酒和配制酒,最大使用量均为6.0 g/L。

第六节　赋香剂的毒理学安全性

食品的香气不仅增加人们的快感、增强人们的食欲,而且可以刺激消化液的分泌。香味是诱使人们继续选用他们所喜爱食品的重要因素。咀嚼食物时,所感知的香味与香气密切相关。咀嚼食物时,香味物质的微粒进入鼻咽部并与呼出气体一起通过鼻小孔进入鼻腔,甚至当食物进入食道,在呼气时也会使带着香味物质微粒的空气由鼻咽向鼻腔移动,这时对食物或饮料的香气感觉最敏锐。食物进入口腔所引起的香味感觉称为香味,可见香气和香味在感知上是相辅相成的。香和味在英语字典里是一个词“flavor”,现在把它译成“香味”。香味是食品食用时,感觉器官鼻、口中的综合感觉。感觉正常的人,都具有辨别多种多样香味的能力,有时甚至能达到现代分析仪器不能检出的水平。

食品香料和香精是指能够增加食品香气和香味的食品添加剂。食品中香味成分的含量一般较低,例如面包含有约十万分之二的香味成分,却影响着面包的质量。因此,食品工业的发展是和香料、香精的发展密切相关的。

香料由一种或多种有机物质组成,成分复杂。在食品加工制造中,只有少数几种香料单独使用。因为多数香料的香气比较单调,香精就成为适应食品生产的需要经配制而成的调和香料。食用香精的种类很多,但是在食品中的用量通常很小,量大反而使人不能接受。食用香精是由多种食用香料和一些稀释剂等组成的,由此可见,每种香料在香精中所占的比例就更少了。因此,食用香料一般被称为"自我限量"的食品添加剂。

即使是天然香料也具有一定的药用活性和毒性。例如,将黄樟素(safrole)用作香料附加剂已有60多年的历史。美国FDA发现无论是从黄樟中提取的,还是来自化学合成的黄樟素都可使鼠患肝瘤。大茴香和生姜也含有微量的黄樟素。香兰素和乙基香兰素大多是合成产品,广泛添加于奶粉等食品中,该物质的急性毒性不强。香兰素对大鼠经口的LD_{50}为2 000 mg/(kg体重),ADI为0~10 mg/(kg体重·d),但具有嗜神经性,可产生麻醉作用。其他芳香醛类如苦杏仁油(苯甲醛),对中枢神经也有麻醉作用,对皮肤、黏膜和眼睛也有刺激性作用。邻氨基苯甲醛(anthranilate)是一种具有葡萄甜香的无色液体,广泛用于制造具有葡萄香味的食品。邻氨基苯甲醛其天然对等物质在橙油、柠檬油和茉莉油中可以找到,该物质也会引起人类皮肤的过敏。

由于食用香料的种类繁多。据资料报道,目前世界范围许可使用的食用香料的种类约有1 700种,经过FAO/WHO食品添加剂专家委员会评价过的食用香料数量很少,不可能对其一一进行安全性评价。我国GB 2760—2014《食品安全国家标准　食品添加剂使用标准》详细列出了允许使用的食品用天然香料和合成香料名单。

第七节　调味剂的毒理学安全性

食品的风味多种多样。味觉是食品中不同的成味物质刺激味蕾,通过味觉神经传送到大脑后的感觉。在生理学上,将味觉分为酸、甜、苦、咸四种基本味。至于进一步的划分,各国情况不一。有人将味觉进一步分成酸、甜、苦、咸、鲜、涩、碱、凉、辣和金属味等10种。有报道称,鲜味也是一种基本味。本节仅就常作为食品添加剂使用的鲜味剂、甜味剂和酸味剂作以简要介绍。

一、鲜味剂

鲜味剂(flavor enhancers),也可称为风味增强剂,主要是指增强食品的风味,使之呈鲜味感的一些物质。食品中添加鲜味剂后,呈现鲜美滋味,增加食欲和丰富营养。鲜味剂按化学性质不同,可分为氨基酸系列、核苷酸系列两种。氨基酸系列在我国发展很快,尤以谷氨酸产量最大,是目前除食糖和食盐之外世界消费量最多的一种增味剂。

谷氨酸钠又称味精,被吸收后参与机体正常代谢,包括氧化脱氨、转氨、脱羧和酰胺化等氨基酸代谢方式。所以,是较安全的一种食品添加剂,大鼠口服LD_{50}为19.9 g/(kg体重),小鼠口服LD_{50}为16.2 g/(kg体重)。过量(每人每日摄入量超过6.8 g)时,会导致血液中谷氨酸含量上升,造成短时的头痛、心跳加速、恶心等症状。因此,20世纪80年代曾引起了西方消费者对味精的恐怖。但后来证明,在正常的消耗范围内,并不会导致上述不良影响的出现。故JECFA于1987年对ADI的规定从原来的120 mg/(kg体重)改为不做特殊规定。EEC - HACSG同时于

1987 年也取消了对婴幼儿食品的禁用规定。

二、甜味剂

甜味剂是指赋予食品甜味的食品添加剂。按来源可分为天然甜味剂和人工合成甜味剂;按其营养价值分为营养性和非营养性甜味剂;按其化学结构和性质可分为糖类和非糖类甜味剂。理想的甜味剂应具有以下 5 个特点:安全性高、味觉良好、稳定性高、水溶性好、价格低廉。糖类甜味剂有蔗糖、葡萄糖、果糖、果葡糖浆等,在我国作为食品看待,我国所规定的甜味剂是除此类外的其他甜味剂。

1. 糖精

糖精(saccharin)是世界各国广泛使用的一种人工合成甜味剂,结构式如图 12－10 所示。由于糖精在水中溶解度低,故我国添加剂标准中规定是使用其钠盐(糖精钠)。一般认为糖精在体内不能被利用,大部分从尿中排出但不损害肾功能,不改变体内酶系统的活性,全世界曾广泛使用糖精数十年,尚未发现对人体的毒害表现。其小鼠口服 LD_{50}为 17.5 g/kg,兔口服 LD_{50}为4 g/kg。由于20 世纪 70 年代,美国食品与药品管理局(FDA)对糖精的动物试验发现有致膀胱癌的可能,因而一度受到限制。后来也有许多动物试验未证明糖精有致癌作用。大规模的流行病学调查表明,在被调查的数千名人群中未观察到使用人工甜味剂有增高膀胱癌发病率的趋势。1993 年,JECFA 重新对糖精的毒性进行评价,在流行病调查资料中,不支持食用糖精与膀胱癌之间可能存在联系。故在 1997 年,FAO/WHO 公布的糖精 ADI 值定为 0 ~5 mg/(kg 体重)。

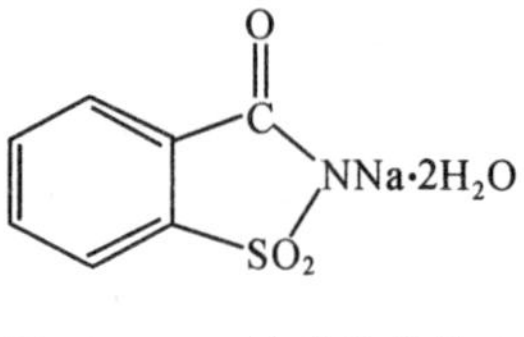

图 12－10 糖精的结构式

2. 甜蜜素

甜蜜素(sodium cyclohexyl sulfamate)又称环己基氨基磺酸钠(sodium cyclamate),化学式为 $C_6H_{12}NNaO_3S$,相对分子质量 201.23,结构式如图 12－11 所示。

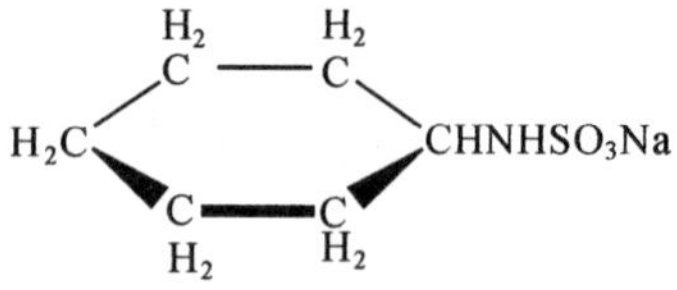

甜蜜素食用后 40% 经尿、6% 由粪便排出体外。其毒性较低,小鼠口服 LD_{50}为 15.25 g/kg,大鼠口服 LD_{50}为 17.0 g/kg,饲料中添加 1.0% 喂养大鼠 2 年,未见异常现象。

图 12－11 甜蜜素的结构式

GB 2760—2014《食品安全国家标准 食品添加剂使用标准》规定:环己基氨基磺酸钠可用于冷冻饮品(食用冰除外),水果罐头,腐乳类,饼干,复合调味料,饮料类(包装饮用水除外),配制酒,果冻,最大使用量为 0.65 g/kg;用于果酱,蜜饯凉果,腌渍的蔬菜,熟制豆类,最大使用量为 1.0 g/kg;用于脱壳熟制坚果与籽类,最大使用量为 1.2 g/kg;用于面包、糕点,最大使用量为 1.6 g/kg;用于带壳熟制坚果与籽类,最大使用量为 6.0 g/kg;用于凉果类,话化类,最大使用量为 8.0 g/kg。

三、酸味剂

酸味剂是赋予食品酸味为主目的的食品添加剂,它还有调节食品 pH 的作用。

酸味给人以清凉、爽快的感觉,具有增进食欲、促进消化吸收的作用。酸味剂的酸味一般是氢离子的性质。但是,酸味的强弱并不能单纯的用 pH 表示。不同的酸有不同的酸味感,这与其 pH、酸根种类、可滴定酸度、缓冲作用以及其他物质,特别是糖的存在有关。

酸味剂可分成两类:有机酸和无机酸。食品中天然存在的主要是有机酸,如柠檬酸、酒石酸、苹果酸和乳酸等。目前,作为酸味剂应用的主要是这些有机酸。此外,用发酵法和人工合成的富马酸、琥珀酸和葡萄糖酸 - *d* - 内酯等亦可应用于食品的调味或作其他用途(如葡萄糖酸 - *d* - 内酯尚可作豆腐凝固剂)。无机酸主要是磷酸,一般认为其风味不如有机酸好,应用较少。

上述各种酸味剂都可参与体内正常代谢,而且由于消费者可接受性的限制,食品中加入酸味剂的量亦不可能过大。因此,我国许可使用的酸味剂,如柠檬酸、酒石酸、苹果酸、乳酸、乙酸、偏酒石酸和磷酸,均可在其许可使用的范围内按正常生产需要使用。葡萄糖酸 - *d* - 内酯作豆腐凝固剂时,其最大使用量为 3.0 g/kg,ADI 为柠檬酸、乳酸(DL - 乳酸)、苹果酸(DL - 苹果酸)和乙酸,不需要规定;L(+)酒石酸为 0 ~ 30 mg/(kg 体重)。

第十三章　兽药残留的毒理学安全性

第一节　概述

兽药(Veterinary Drugs)是指用于预防、治疗、诊断动物疾病或者有目的地调节动物生理机能的物质(含药物、饲料添加剂)。主要包括生化药品、诊断制品、中药制品、化学药品、抗生素、放射性药品及杀虫剂、外用消毒剂等。兽药是推进养殖业安全生产和健康发展过程中不可或缺的重要投入品。依据《动物防疫法》和《兽药管理条例》,动物养殖过程中用药须遵守相关规定。兽药残留(Residues of Veterinary Drugs)是指对食品动物在屠宰前用药,屠宰后仍有一定量的兽药原形及/或其代谢产物和药物杂质残存在动物产品中的现象。

造成兽药残留的主要原因是在饲料、饮水中添加或以口服、注射等给药途径,给食品动物不科学使用兽药,不严格按照兽药使用说明书规定的动物品种、适应征、用法用量等内容使用兽药、不严格执行停药期规定、饲料加工过程受到药物污染、使用违禁药物等不规范的使用药物,造成的药物在屠宰前未从动物体内完全排除,屠宰后,动物组织、器官中仍有残留的药物存在,继而造成动物性食品中兽药残留。

动物性食品中,主要残留的兽药有抗生素类、磺胺类、喹诺酮类等化学合成抗菌药以及抗病毒药、抗寄生虫药、拟肾上腺素药、镇静催眠、抗惊厥类药及激素类药等。其中,2020 年 12 月,中华人民共和国农业农村部第 250 号公告公布了食品动物禁用的兽药及其他化合物有 21 类(种)。①β-兴奋剂类:包括克仑特罗、沙丁胺醇、西马特罗;②雌激素类:包括己二烯雌酚、己烯雌酚、己烷雌酚及其盐、酯;③类固醇激素:包括醋酸美仑孕酮、甲基睾丸酮、群勃龙(去甲雄三烯醇酮)、玉米赤霉醇;④氯霉素及其盐、酯及制剂;⑤氨苯砜及制剂;⑥硝基呋喃类:包括呋喃唑酮、呋喃它酮、呋喃苯烯酸钠及制剂;⑦硝基化合物:硝基酚钠及制剂;⑧催眠、镇静类:安眠酮及制剂;⑨林丹(丙体六六六);⑩毒杀芬(氯化烯);⑪呋喃丹(克百威);⑫杀虫脒(克死螨);⑬硝呋烯腙;⑭酒石酸锑钾;⑮锥虫胂胺;⑯孔雀石绿;⑰五氯酚酸钠;⑱汞制剂:包括氯化亚汞(甘汞)、硝酸亚汞、醋酸汞、吡啶基醋酸汞;⑲万古霉素及其盐、酯;⑳喹噁啉类:卡巴氧;㉑硝基咪唑类:甲硝唑、地美硝唑及其盐、酯及制剂。其中,β-兴奋剂类中的克伦特罗、抗生素中的氯霉素、性激素类中的己烯雌酚、催眠镇静类中的氯丙嗪及安定是近年来引起食品安全突发事件及人们关注的“重中之重”的违禁药物。另外,还限制了土霉素钙粉、喹乙醇等多种兽药作为动物生长促进剂。农业农村部在不定期公布禁用和限用兽药清单的同时,废止了禁用兽药治疗标准,注销了禁用兽药产品批准文号,加强了对兽药生产、经营、使用单位库存禁用兽药销毁处理工作的监管,并从养殖生产用药环节对动物产品质量安全实施监控,以确保动物性食品安全。

食品中的兽药残留危害是多方面的。尽管动物性食品中药物残留水平通常很低,一般不发生急性中毒,但人体长期摄入有兽药残留的动物性食品后,药物不断在体内蓄积,当达到一定程度后,就会对人体产生各种毒性作用,主要表现为各种慢性、蓄积毒性,如过敏反应、三致作用、免疫毒性、发育毒性以及激素样作用等。抗微生物药物,是最主要的药物添加剂和药物残留,约占药物添加剂的60%。一些抗微生物药物还易诱发过敏反应,如青霉素类、磺胺类、四环素类和某些氨基糖苷类药物,其中以青霉素及其代谢物引起的过敏反应最为常见,也最为严重。过去50年中,有关动物奶及奶制品中青霉素和磺胺类药物残留引起的人过敏反应时有发生,轻者引起皮肤瘙痒、皮炎或荨麻疹,重者引起急性血管性水肿、休克甚至死亡。氯霉素能导致人和动物严重的再生障碍性贫血,婴儿可出现致命的"灰婴综合征",因此,氯霉素成为第一个被禁止用于食品动物的抗生素。有些兽药残留会破坏人体消化道正常的微生态环境,从而导致长期的腹泻或引起维生素缺乏等反应,甚至造成二重感染,对人体健康造成危害。此外,兽药残留也是影响对外贸易的重要因素。所以,认识兽药残留危害,从养殖环节对动物产品质量安全全面监控,对于保证动物性食品安全具有重要意义。

第二节　常见兽药残留的毒理学

兽药残留是威胁动物性食品安全的主要因素之一。本节重点介绍动物性食品中残留出现最多、危害比较严重的几大类兽药残留的毒理学。

一、同化激素类药物残留的毒理学

激素是生物体内产生的一类调节机体代谢或生理功能的微量物质。同化激素(anabolic hormones)亦称蛋白同化激素,是一种能够促进细胞的生长与分化,增强体内物质沉积和改善动物的生产性能的物质。在养殖业中使用同化激素(非治疗用途)已有近60年的历史。在动物性食品中残留的同化激素会导致机体代谢紊乱、发育异常等一系列毒性反应。同化激素可分为两大类:β-激动剂(苯乙胺类)、甾类同化激素。甾体同化激素,又称类固醇激素,是一类四环脂肪烃化合物,具有极重要的医药价值,在维持生命、调节性功能及对机体发育、免疫调节、皮肤疾病治疗及生育控制方面有明显的作用。甾类化合物在动植物体内广泛存在,目前使用的甾类药物有从动植物体内提取的天然激素,也有化学合成和半合成物质。在过去几十年的时间,已经通过天然产物分离和结构改造获得7 000余种甾类化合物。其中,性激素是一类最主要的甾类同化激素。下面分别加以介绍。

1. β-激动剂类药物

β-激动剂(β-agonists)又称为β-肾上腺受体激动剂,在药理效应上属于拟肾上腺素药物。具有同化作用的β-肾上腺受体激动剂主要指β_2-肾上腺受体激动剂类药物,主要用于治疗和预防哮喘、支气管炎等呼吸疾病。常用药物包括克伦特罗、沙丁胺醇、马布特罗、溴布特罗、塞布特罗、塞曼特罗、特布他林等。20世纪70年代,一系列动物试验表明,当其应用剂量达到治疗量的5~10倍时,可加速脂肪分解,促进蛋白质合成,实现动物营养再分配,提高饲料转化率和增加动物酮体瘦肉率,因此俗称"瘦肉精"。80年代初开始被广泛应用到畜禽生产中,其中克伦特罗应用最广泛,其次是沙丁胺醇和马布特罗。近年来,国内外发生的多起"克伦特罗"中毒事件对人类健康造成的危害和对生态食物链所造成的破坏,已经引起世界范围的高度重视。1986年开始,欧美等发达国家已严禁畜牧生产中应用克伦特罗。1997年3月,农业部发布《关于严禁非法使用兽药的通知》(农牧发〔1997〕3号),严令禁止β-肾上腺素激动剂在动物生产中的应用。2002年9月,农业部、卫生部、国家药品监督管理局发布《禁止在饲料和动物饮用水中使用的药物品种目录》,盐酸克仑特罗和莱克多巴胺等7种"瘦肉精"列为禁用药品。

（1）毒性作用

以克伦特罗为例介绍β-激动剂类药物的毒性作用。一般，克伦特罗饲用浓度是治疗用量的5～10倍以上，而且持续添加时间长（3周以上），动物食用后在组织中蓄积，残留消除缓慢，通过食物链直接危害人类健康。人食用有克伦特罗残留的猪肉（特别是猪肝、猪肺）会造成急性中毒，出现脸色潮红、头痛、头晕、心率加速、胸闷、心悸、心慌，特别是原有心律失常的病例会出现心室早搏；另外，能使骨骼肌收缩增加，破坏快缩肌纤维和慢缩肌纤维间的融合现象，引发肌肉震颤，四肢和面部肌肉最明显，轻者感觉不适，重者出现行走不稳，无法握物。长期摄入会引起亚慢性或慢性中毒，出现代谢紊乱，导致酮中毒或酸中毒等症状，甚至造成畸变和诱发恶性肿瘤。

（2）在动物产品中的分布特点及其安全限量

连续多次或超剂量（同化剂量）用药时，β-激动剂在一些组织或部位，如眼组织、肝脏组织、毛发或羽毛中，有显著的蓄积作用。在动物机体的各个组织中，克伦特罗在眼和毛发中残留浓度最高，如眼中克伦特罗残留量比血浆中浓度高107倍、比肝脏中的残留浓度高10倍以上。克伦特罗从眼和毛发中排出非常缓慢，残留维持时间长。如牛在停药42 d后，仍能很容易地从眼匀浆中检测出克伦特罗。克伦特罗在体内代谢后大量以原形从尿液中排出，而且尿液中克伦特罗的浓度比血浆中高40倍，毛样、尿样均可宰前采样测定，所以毛样、尿样为检测克伦特罗非法使用的较为理想的样品。克伦特罗在禽类体内残留最多、浓度最大的组织是羽毛，其次为肝脏和肾脏，最小休药期应不低于15 d才能保证组织中克伦特罗残留低于规定的最大残留限量（MRL）。

目前，国际上许多国家和组织都对饲料和食品中的β-激动剂实施了严格的监控。世界卫生组织食品添加剂专家联席委员会（JECFA）推荐克伦特罗的日许量（ADI）为0～0.004 μg/kg，即体重为60 kg个体每天的摄入量不得超过0.240 μg。牛的肌肉/脂肪、肝脏/肾脏和牛奶中的MRLs分别为0.2 μg/kg、0.6 μg/kg和0.05 μg/kg。

（3）检测方法

在β-激动剂类药物的检测中，最经常采集的动物活体样品是尿液，其他易于采集的有效样品如血浆、奶、粪便和饲料。屠宰后的动物性食品的检测主要采集可食用组织，如肝脏、肾脏和肌肉样品。

目前，我国已组织制定了关于β-激动剂检测方法共14个标准，包括高效液相色谱法（HPLC）（1项），液/质联用分析法（LC-MS/MS）（6项），气/质联用分析法（GC-MS）（6项）、ELISA法（1项）及胶体金免疫试纸条法（1项）。对β-激动剂类药物规定的MRLs值低，对残留分析方法的灵敏度和选择性要求很高，上述方法均能满足需要，检测限通常低于0.5 μg/kg。HPLC适合测定热不稳定和强极性的β-兴奋剂及其代谢产物，因此近些年用HPLC检测β-激动剂类药物的报道较多。HPLC法检测克伦特罗残留的最低检测限范围为1 d 15 μg/kg，它具有检测精确度高、假阳性率低的特点；液相色谱串联质谱法是目前为止在定量检测β-激动剂中应用最广泛的方法，其中一些优化改进的液相色谱串联质谱法的灵敏度达到了很高的水平，检测限度到达了纳克级；GC-MS法可以在多种残留物同时存在的情况下对某种特定的残留物进行定性、定量分析，而且具有较高的灵敏度，可用于饲料、动物毛发、血液、组织中的克伦特罗的分析。不同于液相色谱串联质谱，气相色谱串联质谱使用气体作为流动相，而且仪器本身价格较低，因此在整个使用周期内成本较低。因此，我国也把该方法作为检测饲料、猪肝脏和猪尿中的β-激动剂残留的标准方法；针对瘦肉精类和苯乙醇胺类残留物建立的高效和成熟的酶联免疫吸附法（ELISA），是一种应用范围广泛、灵敏度较高、操作简便的定性、定量检测的方法，具有良好的准确性和特异性。不仅可检测抗体，也可检测抗原，在检测β-激动剂的应用方面有着重要的作用。国内外已经有多家公司出售的ELISA试剂盒用于实地检测工作中；胶体金免疫试纸条法由于操作简便，用时少，灵敏度高等特点，因此在动物性食品的现场检疫、屠宰检疫及市场卫生监督过程中受到了欢迎。近年来，还有电化学法、表面增强拉曼散射光谱法、化学发光法以及依赖于分子生物学技术的转录水平、蛋白质水平、代谢水平等标志物法应用于β－激动剂残留的检测研究，并取得了较大的进展。

2. 性激素类药物

性激素类药物包括天然的性激素及其制剂以及人工合成的性激素衍生物或类似物。主要包括雄激素、雌激素、孕激素。其中，雄性激素包括睾酮、去氢睾酮、氯睾酮、去氢甲睾酮、甲基睾酮、苯丙酸诺龙、乙诺酮、羟甲烯龙等；雌激素包括雌二醇、雌三醇、炔雌醇、雌酮等；孕激素包括醋酸氯地孕酮、地马孕酮、醋酸羟孕酮、炔诺酮、孕酮、甲炔诺酮等激素。另外，还有一类非甾类同化激素，主要是非甾类雌性激素，包括己烯雌酚、己二烯雌酚、己烷雌酚、丁烯雌酚、玉米赤霉醇、1－羟基己烯雌酚、甲氧基己烯雌酚、玉米赤霉醇等非甾类同化激素。

（1）毒性作用

短期、小剂量摄入性激素类药物并不会对人体造成严重危害。但长期摄入会干扰人体正常的激素水平。若长期摄入雄性激素，男性出现胸部扩大、早秃、肝肾功能障碍或肿瘤；女性则出现雄性化，月经及内分泌失调，肌肉增生，毛发增多。雌激素及其类似物摄入过多或长期摄入，会导致男性女性化和性早熟、抑制骨骼和精子发育，具有明显的致癌效应；可导致女性及其后代的生殖器官畸形和癌变。如20世纪四五十年代，美国曾有200多万孕妇使用己烯雌酚（DES）治疗先兆性流产，结果所生女婴中近80%出现生殖道上皮腺病（adenosis），其中少数在青春期发生癌变。女性经常摄入DES还可引起子宫内膜过度增生，导致月经量增多，损害肝脏和肾脏，使哮喘的发病率明显上升，促使胆汁中的胆固醇饱和而易形成结石，诱发胰腺炎和血管栓塞性疾病等；另外，雌激素和具有雌激素效应的物质还是重要的环境污染物，主要来自人和动物的排泄物，少部分来自工业和农业的化学污染。环境中有许多具有雌激素效应的化学污染物，如DDT及其代谢物、多氯联苯、氯代二噁英和烷基酚类物质。这些激素污染不但危害人类健康，而且具有生态毒性，如导致雄鱼的雌性化、野生动物生殖器官畸形等。孕激素临床上主要用于防止动物流产、避孕和促进动物同期发情，另外还可以增强动物食欲和提高饲料转化率。在动物性食品中的残留会导致人的代谢紊乱和内分泌系统失调。

（2）在动物性食品中的分布特点及其安全限量

明确性激素在动物体内的代谢和转化对残留监控极为重要。此类激素用量小、代谢和消除迅速，代谢产物复杂，在激素残留组分中原形药物比例一般较小甚至无法检出，在尿液中可能不出现原形药物。因此，激素代谢产物成为重要的监测对象。性激素类药物口服易吸收，但首过效应较严重，影响药效，激素与专一性运输蛋白可逆性结合以增加溶解性，仅游离的激素发挥药效，部分游离的性激素经肝肠循环被重吸收。性激素及其代谢物均属多羟基物质，在动物尿液、胆汁或肝脏、肾脏组织中的比例通常很高。在食用组织中，肝脏、肾脏和脂肪组织中残留量较高，肌肉和血浆中较低。孕酮在脂肪组织中浓度最高。己烯雌酚通常在排泄物和胆汁中浓度最高，在肝脏和肾脏中的浓度高于其他组织，而在肌肉、脂肪中的浓度很低，通常小于0.5 μg/kg。激素在肝脏、肾脏组织中以代谢物为主，肌肉、血浆中以原形药物为主。游离的激素特别是内源性物质在肝脏组织内被迅速代谢失活，如雌二醇、睾酮和孕酮的血浆半衰期一般低于10 min。所以多数激素使用缓释剂型以非肠道方式给药，如埋植剂、油性注射剂等，这种给药方式通常使注射部位长期保持高浓度的激素，一旦被食用者摄入会产生危险。大多数生殖类激素及其代谢产物主要经胆管和肾排泄,因此在尿液、胆汁和粪便中存在大量药物,成为活体或现场监测的重要样品。世界上多数国家禁止在养殖业中使用激素类药物,因此,缺乏有关 ADI、MRLs 和休药期方面的资料。我国 GB 31650—2019《食品安全国家标准　食品中兽药最大残留限量》及《动物性食品中兽药最高残留限量》(农业部 2002 年第 235 号公告)规定,禁止将甲级睾丸酮、醋酸甲孕酮、丙酸睾酮、去甲雄三烯酮、玉米赤霉醇、己烯雌酚及其盐和酯用于食用动物,允许苯甲酸雌二醇、丙酸睾酮作治疗用,但均要求其在所有食用动物的所有可食组织中不得检出。

(3)检测方法

欧盟自 1988 年起禁止所有的甾类同化激素用于促生长目的,并制定了对欧盟国家内部及外部输入的动物性食品实施严格监测的一整套措施。在中国,进入 20 世纪 90 年代,用于促生长目的的各种同化激素陆续被禁止使用。生物样品中滥用激素的检测分析一直是残留分析领域研究的热点。由于性激素类同化激素种类繁多、结构相似,理化性质与许多内源性的成分相近,缺乏专一性的分析基团,而且代谢快、代谢程度高、残留成分复杂。大部分激素存在于细胞内部,而且许多性激素又属于动物机体内源性物质,其残留浓度可能接近或稍高于生理水平,结果评判非常困难。因此,性激素残留分析技术难度大,对方法的灵敏度、确证能力和分析速度要求很高。

目前,检测生物样品中残留的甾类和非甾类同化激素的方法和技术有:免疫学方法,如放射免疫法(RIA)、酶联免疫吸附法(ELISA)等;色谱学方法,如气相色谱法(GC)、气相色谱—质谱联机法(GC - MS)、高效液相色谱法(HPLC)、薄层色谱法(TLC)、气液色谱法(GLC)等。其中,TCL 检测限为 1 ~ 20 μg/kg,GC/MS 检测限为 0.1 ~ 10 μg/kg,RIA、ELISA 检测限均达到 0.01 ~ 0.5 μg/kg。长期以来,GC/MS 和免疫分析法(RIA、ELISA)一直是激素残留的主要分析方法,一般利用 RIA 或 ELISA 对样品进行筛选分析,或 HPLC 对复杂样品进行净化和富集,对阳性样品采用 GC/MS 进行确证性分析。这种分析模式充分结合 IAC、HPLC 对样品的高净化或分离能力和 MS、IA 的高灵敏、高选择性检测能力。20 世纪 80 年代以来,毛细管 GC 的应用和 GC/MS 的普及使 GC/MS 在分析速度、检测能力和分析范围方面均有很大提高。目前,无论作为性激素检测的筛选方法或确证方法,GC/MS 技术的发展已经相当完善。近年来,LC/MS/MS 技术也开始作为检测生殖激素的确证性方法。

二、抗微生物类药物残留的毒理学

抗微生物类药物主要包括抗生素类和化学合成类两大类。抗生素类主要是由某些微生物(如细菌、真菌或放线菌等)在生长繁殖过程中产生的,能在较低浓度下就能抑制或杀灭其他微生物产生的一类次级代谢产物或人工合成的类似物;化学合成类是用化学合成方法制成的抗微生物药物。在养殖业中应用最广、用量最多的药物是抗细菌、病毒、支原体、立克次氏体等病原微生物感染的药物,而这类药物在动物性食品中的残留也最普遍。从药理学角度讲,这些药物包括抗生素类、化学合成抗菌药、抗病毒药、抗真菌药等。这里主要对残留较为普遍的天然提取及人工合成的抗微生物类药物的毒理学安全性问题进行阐述。

1.β - 内酰胺类抗生素

(1)毒性作用、在动物性食品中的分布特点及其安全限量

β - 内酰胺类抗生素化学结构中均含有 β - 内酰胺环,主要包括青霉素类和头孢菌素类抗生素,具有杀菌力强、毒副作用小等优点,在兽医临床上被广泛应用。其中,青霉素类抗生素包括青霉素、氨苄青霉素、羟氨苄青霉素、羧苄青霉素、青霉素 V、苯唑青霉素、邻氯青霉素等,头孢菌素类抗生素主要包括头孢噻吩、头孢氨苄、头孢唑啉、头孢羟氨苄、头孢噻肟、头孢派酮、头孢他啶、

头孢噻呋等药物。青霉素在动物体内半衰期较短，如肌肉给药后，马、水牛、犊牛、猪、兔的半衰期分别是 2.6 h，1.02 h，1.63 h，2.56 h 及 0.52 h。吸收进入机体后不易被分解破坏，广泛地分布于机体的组织和器官中，主要经肾小球和肾小管排泄。另外，青霉素类抗生素还可经乳汁排泄，因此牛奶中常常有青霉素类药物残留，为了保障牛奶的安全，用药后弃奶期不得少于 3 d。头孢菌素类药物在动物体内的半衰期相对很短，如在奶牛、绵羊体内的半衰期分别为 2 h，0.58 h。该类药物能广泛地分布于机体的组织和器官中，主要经肾小球过滤和肾小管排泄。为更好地控制动物性食品中 β－内酰胺类抗生素残留，目前，欧盟已经制定了一部分 β－内酰胺类抗生素在动物组织内的 MRLs，见表 13－1。

表 13－1　欧盟对食品中 β－内酰胺类抗生素规定的最大残留限量　μg/kg

β－内酰胺类抗生素	肉食品	牛奶	β－内酰胺类抗生素	肉食品	牛奶
氨苄青霉素	50	10	双氯青霉素	300	—
羟氨苄青霉素	50	10	乙氧萘青霉素	300	—
苄青霉素	50	4	头孢匹林	100	20
苯唑青霉素	300	—	头孢噻呋	12 000	50
邻氯青霉素	300	—			

（2）检测方法

动物性食品中 β－内酰胺类抗生素残留检测的方法主要包括高效毛细管电泳、色谱法、免疫分析法和微生物测定法。色谱法又包括 HPLC 法、色/质联用测定法、气相色谱法和薄层色谱法等。色谱法作为确证性的检测方法，检测的准确度和灵敏度都较高。如 HPLC 法检测血浆中青霉素的检测限可达 25 μg/L，检测尿液样品可达 200 μg/L；采用色/质联用测定技术，运用正离子检测方式检测青霉素、邻氯青霉素和苄青霉素的最低检测限为 3～5 μg/kg，氨苄青霉素、羟氨苄青霉素的最低测定限为 20～30 μg/kg，线性范围为 10～1 500 μg/kg。免疫学测定法（主要为 ELISA 或 RIA）是本类药物残留检测的常用筛选方法。微生物测定法应用最广泛，尤其在牛奶中残留此类抗生素的检测中应用更广。

2. 氨基糖苷类抗生素

（1）在动物性食品中的分布特点及其安全限量

氨基糖苷类抗生素（Aminoglyosides，AGs）是由氨基糖与氨基环醇通过氧桥连接而成的苷类抗生素。它由链霉菌或小单孢菌发酵产生或以一些天然大分子物质为原料半合成。包括链霉素、庆大霉素、新霉素、壮观霉素、卡那霉素及半合成的阿米卡星等药物。AGs 水溶性好，口服不易被吸收。一般注射给药，吸收迅速而完全。AGs 主要经肾脏排泄，血浆半衰期为 2～3 h。肾组织中浓度较高，人体肾组织中庆大霉素浓度是肌肉组织中的 161 倍。肌肉注射 AGs 后，AGs 在动物肾脏中易于蓄积，如庆大霉素、新霉素在肌肉组织休药期通常小于 5 d，但肾组织的休药期则需要 60～90 d。毒性作用主要表现为①耳毒性，由于药物在耳内蓄积，从而使感觉细胞发生暂时性和永久性改变，包括对前庭神经功能的损伤，从而导致头昏、视力减弱、眼球震颤、眩晕、恶心和呕吐等。另一方面，对耳蜗听神经也有损伤，表现为耳鸣、听力减退和永久性耳聋。②肾毒性，氨基酸糖苷类抗生素主要经肾排泄，可能在肾内蓄积，损害肾小管上皮细胞，表现为蛋白尿、血尿、肾衰。③神经肌肉阻断作用，氨基糖苷类抗生素能与神经突触前膜的钙结合部位结合，抑制乙酰胆碱释放,从而发生肌肉麻痹,呼吸暂停。④过敏反应,偶尔引起皮疹、血管神经性水肿、发热等,也可引起过敏性休克。我国动物性食品中氨基糖苷类抗生素的最高残留限量见表 13 - 2。

表 13 - 2　动物性食品中氨基糖苷类抗生素的最高残留限量(中国)　　mg/kg

抗生素	牛	羊	猪	家禽
双氢链霉素	不得检出		不得检出	
庆大霉素	0.1(脂肪)		0.4(脂肪、肾脏)	
	2.00(肝脏)		0.3(肝脏)	
	5.00(肾脏)		5.00(肾脏)	
	0.1(肌肉)		0.1(肌肉)	
新霉素	0.2(食用组织)			
	1.00(脂肪)	1.25(脂肪)	1.00(脂肪)	0.50(脂肪)
	0.75(肾脏)	1.25(肾脏)	1.00(肾脏)	1.00(肾脏)
	0.5(肝脏)	1.25(肝脏)	0.75(肝脏)	0.75(肝脏)
	0.25(肌肉)	0.25(肌肉)	0.25(肌肉)	0.25(肌肉)
	0.15(牛奶)			
链霉素	不得检出	不得检出	不得检出	
壮观霉素			0.1(食用组织)	

(2)检测方法

由于各种 AGs 结构和理化性质很相近,分离十分困难。随着色谱技术的发展,现在主要使用 HPLC 分离分析方法,还有气相色谱和薄层色谱法。在应用 HPLC 检测 AGs 时,主要选用两类检测器,即紫外(UVD)和示差折光检测器(RID)。目前,HPLC/RID 已被用于妥布霉素、卡那霉素、丁胺卡那霉素、紫苏霉素、庆大霉素和新霉素的测定。由于 AGs 一般都缺乏紫外吸收的发色团,因此必须进行衍生化才能用 UVD 或荧光检测器(FLD)。质谱法(MS)适用范围广,检测精度高,在检测 AGs 时,将 LC/MS 作为确证性的检测方法。另外,由于 AGs 都具有旋光性,故可采用旋光检测器直接检测。旋光测定法与其他直接测定法相比,其优势是选择性好、灵敏度高,此方法测定 AGs 是一种很有发展前途的方法。电化学检测法也适合检测 AGs,因为 AGs 分子结构中的氨基、硫醇和羟基在电极上容易氧化,是重要的电化学活性基团。在进行 AGs 检测过程中,电化学检测器的优点是不需要衍生化,但缺点是不能对被测化合物定性,特别是保留时间和出峰次序发生变化时,这种不足尤为明显。电化学方法检测庆大霉素的响应线性范围是 0.06 ~ 12 μg。免疫学检测技术在测定样品(尤其是牛奶样品)中 AGs 残留分析的应用较多,其检测限通常为 1 ~ 10 ng/mL 或更低,作为检测食品中 AGs 残留的筛选方法使用。另外,基于免疫分析方法建立的 ELISA 方法,也得到了长足的发展。目前建立的间接竞争 ELISA,可使牛奶中链霉素残留检测限得到了 100 ng/mL,建立的竞争性 ELISA,检测食品中的链霉素/双氢链霉素残留检测限甚至到达了 0.4 ~ 30.0 ng/mL 的水平。目前,适配体作为重要的生物识别分子,结合新型纳米材料以及电化学传感器等平台,设计并构建多种新型的、高灵敏度分析方法,灵敏度甚至可达飞克(10 ~ 15 g)水平。

3. 氯霉素类抗生素

(1)毒性作用、在动物产品中的分布特点及其安全限量

氯霉素类抗生素(CAPS,Chloramphenicols)是一类包括氯霉素(CAP)以及一系列氯霉素衍生物的广谱高效抗菌性药物,又称为酰胺醇类药物。CAPS是由委内瑞拉链霉菌产生的一种广谱抗生素,也是第一种人工化学合成法生产的抗生素,包括氯霉素、甲砜霉素、氟苯尼考(氟甲砜霉素)。CAP内服吸收良好,但注射吸收较慢,主要滞留在局部。吸收后分布全身,并能透过血—脑和胎盘屏障。大部分CAP在肝脏中与葡萄糖醛酸结合和失活,少部分降解为芳胺。约10%原形CAP经肾脏排泄,亦能通过乳汁分泌。肝脏或肾脏功能障碍使CAP消除时间延长,蓄积毒性增加。医学研究表明,肉、蛋和奶等动物性食品中的CAPS残留对人体有严重的副作用,长期微量摄入会使一些致病菌产生耐药性,并且引起机体正常菌群失调。此外,CAPS对人的骨髓细胞、肝细胞具有毒性作用,严重时可引起再生障碍性贫血。因此,许多国家已出台了关于氯霉素类药物禁用的相关法律法规和政策。包括我国在内的许多国家已经严格禁止将CAP用于食品动物,规定CAP的MRL为0~0.1 μg/kg。而毒性较小的甲砜霉素、氟苯尼考仍在兽医临床上广泛使用。

(2)检测方法

氯霉素类抗生素残留的检测技术主要有色谱检测技术、光谱分析技术、免疫速测法和微生物检测技术等。由于氯霉素类结构中含有吸电子的卤素,用GC/ECD法测定能得到很高的灵敏度,检测限可达0.1~5 μg/kg。测定氯霉素和甲砜霉素可以使用生化方法,但灵敏度较低,一般为0.5~1.0 mg/kg。主要采用GC和HPLC等理化测定技术和ELISA等免疫学测定技术。在GC和GC/MS分析方法中,不易挥发的氯霉素和甲砜霉素需要测定前进行衍生化。由于氯霉素、甲砜霉素和氟甲砜霉素都有强的紫外吸收,可直接采用HPLC色谱法测定,或LC/MS法进行确证。液相色谱对氯霉素的检测限一般为1~5 μg/kg,甲砜霉素和氟甲砜霉素的检测限一般为10 μg/kg。目前,食品中残留的CAPs主要采用LC和GC方法测定,GC/MS、LC/MS或LC/MS/MS法进行确证。HPLC或LC/MS测定时不需要衍生化,分析过程比较简便。最常用的提取溶剂为乙酸乙酯。对于血浆样品和血清样品,用正己烷、异辛烷或石油醚进行液/液分配通常即可获得满意的色谱图。但对固体组织或低浓度样品除了进行液/液分配外,还必须使用固相萃取方法进一步净化。另外,早在1966年,Hamburger首次制备了抗CAP的抗体,用于检测CAP的免疫学技术较为成熟。目前建立的各种免疫分析方法都是针对CAP。CAP的二氯酰胺醇和硝基苯结构都可作为抗原决定簇,其中二氯酰胺醇结构对抗体的选择性具有重要影响。此外,目前市场上已出现一些商品化的检测CAP的ELISA试剂盒产品,可以直接用于生产实践,适用于大规模氯霉素的残留筛选检测。微生物法经济简便、容易操作,但其敏感性和特异性低,不适合大批量样品的快速检测。

4. 四环素类抗生素

(1)毒性作用、在动物性食品中的分布特点及其安全限量

四环素类(TCs, tetracyclines)抗生素为一类具有共同多环并四苯羧基酰胺母核的衍生物,包括四环素、土霉素、金霉素、去甲金霉素、多西环素、美他环素、米诺环素等药物。TCs口服吸收良好,内服后约2~4 h血药浓度达峰值,肌肉注射2 h内血药浓度即可达峰值。四环素类药物在体内半衰期相对较长,如土霉素在马、奶牛、犊牛、猪、犬体内半衰期分别为10.5~14.9 h、9.1 h、8.8~13.5 h、6 h、4~6 h。四环素类药物吸收后在体内分布广泛,容易进入胸、腹腔和乳腺,也能通过胎盘屏障进入胎儿循环,但在脑脊液中浓度低。在体内容易沉积在骨骼和牙齿中,也可在肝

脏组织中富集和浓缩,经胆汁分泌,胆汁中的药物浓度约为血中浓度的 10 ~ 20 倍。由于 TCs 结构中含有多个活性基团,与蛋白质结合较强,主要经肾脏排泄,肾功能障碍时易出现消除半衰期延长。TCs 在动物组织中残留同样给人类健康造成很大的危害,许多国家都对 TCs 实施了严格的监控,制定了动物组织中的 MRLs。如欧盟的限量标准规定以药物原形为标示物的各种四环素类药物在各种食品动物器官、组织中的 MRLs 为:肾脏 0.6 mg/kg、肝脏 0.3 mg/kg、蛋 0.2 mg/kg、肌肉 0.1 mg/kg、牛奶 0.1 mg/kg。

(2)检测方法

目前,我们国家仍在使用的关于四环素残留的国家标准有 7 个。其中有 5 个是蜂蜜中四环素残留检测的国标,两个是关于畜禽肉食品中四环素残留检测的国家标准。涉及的四环素类药物(TCs)残留检测主要有 HPLC、薄层色谱法(TLC)和免疫学方法。其中使用 Nova - Pak C_{18} 色谱柱用 HPLC 法检测牛奶中四环素、金霉素和土霉素检测限可达 0.015 ~ 0.05 mg/kg;应用 Micro Pak ODS 色谱柱,检测限为 0.1mg/kg;应用 LiChroCART RP - 18 色谱柱,检测限为 0.05 ~ 0.08 mg/kg。应用正相薄层色谱(NP - TLC)和反相薄层色谱(RP - TLC)均可检测四环素类药物。免疫学方法中的 ELISA 检测技术在测定四环素类药物方面已经比较成熟,目前市场上已经有商品化的试剂盒出售,如德国 r - Biopharm 公司、美国 Idexx 公司出售的检测四环素族的 ELISA 试剂盒产品。

5. 大环内酯类抗生素

(1)毒性作用、在动物性食品中的分布特点及其安全限量

大环内酯类抗生素(MALs, macrolide antibiotics)是一类分子结构中具有 12 - 16 碳内酯环的抗菌药物的总称,这类抗生素的结构、理化性质和生物学效应很相似,包括红霉素、泰乐菌素、替米考星、吉他霉素、螺旋霉素、竹桃霉素等。其中红霉素是本类药物中第一个在临床上取得广泛应用的药物,目前已有的 MALs 药物有 100 多种。20 世纪 50 年代后期,MALs 开始应用于兽医临床,特别是低剂量下 MALs 有良好的促生长作用,因此,也是重要的药物添加剂。MALs 毒性相对较低,一般口服吸收良好,而且在体内分布广泛,由于 MALs 具有弱碱性和脂溶性,其分布特点是组织/血浆比值高(5 ~ 10:1),且在 pH 低的组织,特别是肺组织中浓度较高,一般由高到低的顺序为肝脏、肺、肾脏、血浆,肌肉和脂肪中浓度最低。MALs 属于少数在肺组织内具有较高浓度分布的抗生素之一。给药途径对残留分布有影响,如泰乐菌素在口服时肝组织残留水平最高,而注射时肾组织残留水平最高。螺旋霉素在动物体内排泄最慢,给牛注射 30 mg/kg 的螺旋霉素,肝脏和肾脏组织中残留水平最高,停药后 28 d 内残留浓度仍高于 0.14 mg/kg,停药后 49 d 仍有残留检出。在 MALs 残留监控中,一般选择肝脏作为靶组织,原形药物为标示残留物。MALs 药物的 MRLs 通常规定为 0.05 ~ 0.2 mg/kg,因此各类分析方法的检测限应低于 0.05 mg/kg。

(2)检测方法

检测大环内酯类抗生素(MALs)的方法主要有微生物检测法、HPLC 法和免疫学方法。其中,微生物学方法在过去用得较多,但其局限性很大,目前主要应用 HPLC 法和免疫学方法进行检测。MALs 难以气化,并且多数具有强的紫外吸收,故 HPLC/UVD 是 MALs 残留测定的主要方法,检测限可低于 0.05 mg/kg。免疫学检测法主要也是应用 ELISA 技术,已有的研究表明,应用直接竞争 ELISA 检测肺组织中的替米考星,检测限可达 0.01 mg/kg。

6. 磺胺类抗菌药

(1)毒性作用、在动物性食品中的分布特点及其安全限量

磺胺类药物(SAs, sulfonamides)是具有对氨基苯磺酰胺结构的一类药物的总称,是人工合成

的广谱抗菌药。曾经合成过数千种 SAs,但疗效好、毒副作用小的 SAs 只有几十种。主要包括磺胺嘧啶、磺胺甲基嘧啶、磺胺对甲氧嘧啶、磺胺脒、磺胺噻唑、磺胺二甲基嘧啶等药物。可溶性 SAs 经口服后可迅速吸收并分布全身,2 ~3 h 内药物在血浆中的浓度达到最高,体液中的浓度为血清浓度的 50% ~80% 。器官和组织中,以胃、肾脏、黏膜和肝脏中的浓度较高,其他器官和肌肉中的浓度仅为血清中的一半,乳汁中药物浓度为血清中浓度的 5% ~15% ,骨骼和脂肪中浓度更低。SAs 从体内排泄较慢,如磺胺嘧啶的半衰期在 10 h 以上,磺胺邻二甲氧嘧啶的半衰期则长达 1 周。SAs 在动物体内作用时间和代谢时间均较长,通过任何途径摄入都可能在人体内蓄积。联合国食品法典委员会(CAC)和许多国家都规定,食品和饲料中 SAs 总量以及磺胺二甲基嘧啶等单个 SAs 的量均不得超过 0.1 mg/kg。我国规定,SAs 总量不得超过 0.3 mg/kg,奶中磺胺二甲基嘧啶不得超过0.025 mg/kg。

(2)检测方法

磺胺类药物的检测方法研究得较为系统和深入。早期主要采用分光光度法、荧光法、薄层色谱法、气相色谱法;近年来,发展了 HPLC、GC/MS、HPLC/MS 和毛细管电泳法(CE)等。其中,采用最多的是反相 HPLC 方法。目前,GC/MS 是监控磺胺类药物残留的确证方法。免疫学技术中的 ELISA 方法作为筛选方法也得到了广泛的应用,已有成熟的 ELISA 检测试剂盒应用于实践。

三、抗寄生虫药残留的毒理学

动物寄生虫病是一类发病率很高的侵袭性疾病,种类繁多的寄生虫可以通过各种途径侵入到动物体内,导致动物营养不良、生长发育迟缓或发病。畜牧养殖业中已经建立了比较完善的驱虫计划和程序,对抗寄生虫药的需要量和使用量都很大。目前,抗寄生虫药主要有阿维菌素类、苯并咪唑类、咪唑并噻唑类、四氢嘧啶类等驱蠕虫药;还有天然抗球虫药(主要是聚醚类离子载体抗生素类)及化学合成抗球虫、锥虫等抗原虫药;另外,还有对体外寄生虫具有杀灭作用的几大类杀虫药。研究证明,抗寄生虫药都具有一定的毒副作用,有的还有很强的致畸、致突变、致癌作用。各类抗寄生虫药在食品动物上的大量使用,必然给动物性食品的安全造成一定的威胁。因此,研究食品中抗寄生虫药物的毒理学以及合理控制此类药物在食品中的残留,保障动物性食品的安全显得尤为重要。

1. 苯并咪唑类药物

(1)毒性作用

苯并咪唑类(BZs, benzimidazoles)抗寄生虫药包括噻苯达唑、阿苯达唑、甲苯咪唑、芬苯达唑、奥芬达唑、磺苯咪唑等药物,是第一类现代广谱、高效、低毒的抗蠕虫药,主要对线虫有较强的驱杀作用,在医学和兽医学发展史上具有划时代意义,至今仍广泛应用。由于本类药物对实验动物和靶动物显示致畸和致突变作用,目前使用的多数 BZs 是动物性食品安全的重要监控对象。最早在绵羊中发现丁苯咪唑有致畸作用,此后大量研究或应用资料表明高剂量或较长时间使用时,BZs 在多种动物体内表现出致畸和胚胎毒性,主要为各种骨骼畸形,绵羊和大鼠敏感。BZs 具有抗有丝分裂的效应,这可能是其有致畸和胚胎毒性的原因。另外,BZs 在体外细菌诱变试验中显示致突变效应,在真核细胞中,BZs 对纺锤体的破坏妨碍染色体分离,染色体数目改变一般最终导致分裂的细胞死亡。

(2)在动物产品中的分布特点及其安全限量

苯并咪唑类(BZs)药物吸收后,组织中的浓度高于血浆,在肝脏中很快转化为多种代谢产物,主要经肾脏和胆管排泄。BZs 及其代谢产物排泄较快,多数仅在停药初期(数天内)组织中能检出原形药物;停药后期,组织、血浆和排泄物中的残留组分主要为各种代谢产物,其中肝脏、肾脏组织中的浓度最高,脂肪、肌肉和血浆中浓度较低,蛋黄中残留物水平远高于蛋清。动物组织中 BZs(总残留物)的 MRLs 为 0.01 ~0.1 mg/kg,相应的检测方法的检测限应低于 0.01 mg/kg。

(3)检测方法

苯并咪唑类(BZs)药物残留的检测主要有 HPLC 法、色/质联用分析法及免疫分析法。HPLC 法应用得最普遍,目前已经建立了多种组织样品中的多种 BZs 残留的 HPLC 检测方法。如用 HPLC 检测血清中残留的甲苯咪唑及其代谢物,检测限可达 10 ~20 μg/kg,检测牛奶中的阿苯达唑、硫氧苯唑、奥苯达唑、噻苯达唑检测限为 1 ~3 μg/kg。色/质联用(LC/MS)分析法作为确证性方法。应用 LC/MS 法检测奶山羊乳中的阿苯达唑检测限低于 5 μg/L。目前,已经建立了一些用于检测 BZs 残留的免疫学方法,如检测 BZs 的竞争 ELISA 法检测限可低于 20 μg/kg。

2. 阿维菌素类药物

(1)毒性作用

阿维菌素类药物(AVMs, avermectins)由阿维链霉菌(Streptomyces avermitilis)发酵产生的一类十六元大环内酯类生素类驱虫药,无抗菌作用,但被认为是目前最优良、应用最广泛、销量最大的一类新型、广谱、高效、安全和用量小的兽用抗体内线虫、体外寄生虫药,已广泛应用于兽医临床、种植业、林业等方面。自 1976 年,美国默沙东实验室(merck sharp and dohme research laboratories)首次发现以来,AVMs 在世界范围内被大规模推广应用。AVMs 主要包括伊维菌素、阿维菌素、多拉菌素、爱比菌素等药物。AVMs 最常见的是引起宿主动物急性中毒。目前 AVMs 导致动物急性中毒的机制还不十分明确。按 WHO 五级分级标准,AVMs 属于高毒化合物。特殊毒性试验中,AVMs 未显示出任何选择性的毒作用,NOAEL 值为 0.2 mg/kg。

(2)在动物产品中的分布特点及其安全限量

阿维菌素类药物(AVMs)在动物体内的代谢性质上无明显差异,给药后很快被吸收,在体内分布广泛,主要以原形随粪便排出,少量经肾脏排泄。肝脏中浓度最高而且消除最慢,脂肪组织次之,脑组织最低。伊维菌素在牛、羊、猪和大鼠体内的血浆半衰期为 1 ~3 d。伊维菌素、爱比菌素可经乳腺排泄,所以禁止用于泌乳牛。伊维菌素的 ADI 为 0.000 2 mg/kg。MRLs:肝脏组织 0.015 mg/kg,脂肪 0.02 mg/kg,休药期为 28 d(牛)或 14 d(羊)。组织中 AVMs 残留浓度通常为 0.01 ~0.1 mg/kg,所以分析方法的检测限应低于 0.002 mg/kg。

(3)检测方法

阿维菌素类药物(AVMs)使用剂量小,相对分子质量大,而且缺乏显著的分析基团,其残留分析过程复杂。十几年来,以固相萃取(SPE)法进行样品处理,以荧光衍生化检测法为基础的 HPLC 一直为 AVMs 的主要和确证性检测方法。采用 HPLC 法检测血清中的伊维菌素和爱比菌素,检测限可达 0.2 μg/kg;检测肝脏、肌肉中伊维菌素检测限可达 1 ~2 μg/kg。免疫学检测法研究得还较少。在国内,中国农业大学的科研人员在检测阿维菌素类药物残留方面首先应用了免疫学检测技术。李俊锁等报道,用建立的间接竞争 ELISA 检测血清和肌肉样品中的爱比菌素,样品前处理简单,检测限为 0.1 ~0.5 μg/kg,适合用于大批量样品的筛选性分析。

3. 聚醚类抗生素

(1)毒性作用

聚醚类抗生素(PEs, polyether antibiotics)是从链霉菌中提取出来的离子载体类抗生素,是目前使用最广泛的抗球虫药。PEs 不但具有良好的抗球虫作用,还对多种动物有明显的促生长作用,最直接的效应是提高饲料转化率,已经被用作肉牛和猪的生长促进剂使用。据统计,1996 年全球抗球虫药物销售额约占药物添加剂的四分之一,其中64%为聚醚类抗生素(3.4亿美元)。聚醚类抗生素在残留毒理学上具有重要地位。PEs主要包括莫能菌素、盐霉素、拉沙菌素、那拉菌素、马杜霉素、尼卡巴嗪、氯羟吡啶、地克珠利等药物。大部分PEs在毒理学上属于高毒或剧毒物质,如莫能菌素、盐霉素、拉沙菌素和马杜霉素的小鼠经口LD_{50}分别为44 mg/kg,50 mg/kg,146 mg/kg和35 mg/kg。高剂量的PEs主要通过干扰动物细胞的离子平衡和能量代谢而产生细胞毒性作用,使细胞变性和坏死。以莫能菌素为例研究PEs残留对人类健康的影响发现,莫能菌素最明显的效应是引起血管舒张,特别是诱发心脏冠状动脉扩张和血流量增加,引起有心脏局部缺血表现的病人"动脉血流改道",使得局部缺氧严重,病情恶化。

(2)在动物性食品中的分布特点及其安全限量

聚醚类抗生素(PEs)均通过口服方式给药,在消化道内易吸收。绝大部分药物及其代谢产物经胆管排泄,最终随粪便排出体外。PEs在体内分布广,其中肝脏和脂肪组织中总残留物最高,其次为肾、肌肉和血浆。正常给药条件下,停药0 d(6~12 h),肝脏和脂肪组织中各种PEs可达0.5~1.0 mg/kg或更高,但随后急剧下降,2~3 d后降至0.1 mg/kg以下。马杜霉素在鸡组织中消除半衰期为:血浆13 h,肝脏20 h,肌肉39 h。此类药物不合理使用造成的在动物性食品中的残留监控,通常选择原形药物作为标示残留物,肝脏或脂肪组织作为靶组织。休药期为2~7 d。各种PEs的MRLs一般不超过1.0 mg/kg,要求相应的残留分析方法的检测限应低于0.05 mg/kg。

(3)检测方法

聚醚类抗生素(PEs)的检测方法可分为直接检测法和衍生化检测法。用于PEs残留分析的直接检测法有质谱(MS)和免疫学测定法(IAs)。衍生化法包括HPLC的UV/Vis衍生化、荧光衍生化和GC的热解衍生化等。应用HPLC检测肉、肝脏和脂肪组织中的莫能菌素,检测限可达5 μg/kg;检测肉、肝脏中的拉沙菌素,检测限达0.5 μg/kg。利用GC/MS法检测蛋中的拉沙菌素,检测限为0.5 mg/kg。免疫学方法检测PEs研究进展很快,目前对绝大多数的PEs都相继建立了ELISA测定法。在ELISA测定中,样品前处理相对简单,一般仅需一次净化或直接测定提取液,检测限较HPLC低1~2个数量级,与LC/MS相近。ELISA可实现大批量样品中PEs残留的快速测定,为PEs残留检测的筛选性分析方法。

四、其他兽药残留的毒理学

其他兽药,如作用于神经系统的药物、作用于消化、呼吸、泌尿、循环系统的药物,以及解热、镇痛、抗炎、水盐代谢调节药和维生素类等营养药的使用范围和使用量也很广,如果不合理使用也会造成在食品动物组织中残留,对人类健康造成危害。尤其是作用于神经系统的药物,如氯丙嗪、安定等镇静药、麻醉药的滥用造成的残留对人类的损害更大。有关这些药物的毒性和代谢规律等毒理学内容研究报道得相对较少,本章则不对此部分药物进行详述。但有关这些类药物的毒理学研究应该进一步深入,同时,要加快对食品中这些药物的残留检测的方法的研究,以利于进行有效控制,保障动物性食品的安全。

第三节 食品中兽药残留的质量安全控制

一、严格执行国家兽药法规和标准

动物疾病以预防为主,应严格按《中华人民共和国动物防疫法》的规定防止动物发病死亡。

必要时进行预防、治疗和诊断疾病所用的兽药必须符合《中华人民共和国兽药典》《中华人民共和国兽药规范》《兽药质量标准》《兽用生物制品质量标准》《进口兽药质量标准》和《饲料药物添加剂使用规范》的相关规定。所有兽药必须来自具有《兽药生产许可证》和产品批准文号的生产企业,或者具有《进口兽药许可证》的供应商。所用兽药的标签应符合《兽药管理条例》《兽药标签与说明书管理办法》的规定。

二、严格控制和保障兽药质量

凡预防、诊断、治疗疾病所用兽药必须符合上述国家兽药质量的相关规定,所用兽药必须来自具有《兽药生产许可证》、产品批准文号的生产企业,或者具有《进口兽药许可证》的供应商。所用兽药的标签应符合兽药管理条例的规定。禁止使用农业农村部公布禁用的兽药,并规范使用限用的兽药。

三、严格合理使用兽药

(1)严格遵守规定的用法与用量。根据动物不同种类、不同年龄合理选择相应的药物及用法、用量,正确换算药物的用量,规范药物的计量单位,严禁长时间、超剂量用药。

(2)严格对药物进行安全性毒理学评价。

(3)严格规定和遵守药物的休药期和允许残留量。

(4)禁止使用未经农业农村部批准或已经淘汰的兽药。

(5)合理选择药物。选用无抗药性或抗药性小的药物,选择疗效好、毒副作用小的药物。

(6)执行和遵守兽药使用关键控制点(HACCP)。

四、加强低毒性、低残留新兽药及兽药添加剂的研究与开发

努力开发新兽药和兽药新制剂,用高效、残留量少的兽药替代残留量高、易产生抗药性的药物,减轻药物残留的危害。重视中兽药、微生态制剂和酶制剂等高效、低毒、无公害的兽药或药物添加剂的研制、开发和应用。研制推广使用天然药物和制剂,减少抗生素和合成药的使用。

五、建立健全市场准入制度

积极开展和推广无公害畜禽产品的认证工作,做好加工企业的卫生注册考核工作和危害分析关键控制点(HACCP) 强行认证工作,以保证畜禽产品的安全。遵守和执行《动物防疫法》《动物防疫条例》,加强有效执法和监督;根据国务院《生猪屠宰管理条例》等执行动物定点屠宰制度。在动物性食品流通的各个环节,加强检疫和监控及制度建设,严格执行市场准入制度。

六、完善兽药残留监控体系的建设

建立和完善一整套科学、合理且符合中国国情的兽药残留监控体系,加大监控力度,严把检验检疫关,严防兽药残留超标产品进入市场,对超标者给予销毁和处罚,促使畜禽产品由数量型向质量型转换。

(1)完善兽药残留的监测技术体系。目前,国际上通用的检测大多数兽药残留的确证性方法和标准方法主要是高效液相色谱法、高效液相色谱质谱联用技术。国内外有关兽药残留的其他检测技术还有:毛细管区带电泳技术;与亲和免疫层析相结合的高效液相色谱技术及液相色

谱—质谱联用技术;与高效液相及质谱相结合的样品前处理技术,主要有流动注射分析技术、分子印迹吸附技术;免疫测试技术,主要有酶联免疫法、免疫胶体金试纸条技术等。还需继续研发高效、快速、简便的兽药残留检测技术,以完善基层(县级)兽药残留的监测技术体系。

(2)建立和完善兽药残留对动物性食品安全的风险评估体系。

(3)建立和完善预警和应急体系。建立与违禁兽药多残留快速检测技术相结合的监控数据库及信息网络预警应急及快速反应体系。

(4)建立综合控制处理体系。将现场快速检测食品中有害物的监控仪器、设备,充分地应用到食品流通的各个环节,使之随时随地发挥监控作用,即实施从"田间到餐桌"的实时动态监控。对同一批、同一来源产品进行有效控制,制定出快速应急处理措施,从而全面保障畜禽产品的安全。

第十四章　农药残留的毒理学安全性

农药是指用于预防、消灭或者控制危害农林业的病、虫、害，以及有目的地调节植物、昆虫生长的化学药品或来源于生物及其他天然物质中的一种或多种物质的混合物及其制剂。农药的使用可以有效地控制病虫害，消灭杂草，提高农作物的产量和质量。自 20 世纪 40 年代滴滴涕(DDT)问世以来，化学农药进入鼎盛时期。20 世纪 60 年代发现有机氯类农药高残留和污染环境问题。而后发展的有机磷农药和氨基甲酸酯农药的高毒产品在生产及使用上均不安全。随着科学的不断发展，至 20 世纪 70 年代中期，出现了超高效农药，拟除虫菊酯类农药为其中一种，这类农药药效比有机磷和氨基甲酸酯类农药高 5 ～ 20 倍甚至 100 倍。农药的大量使用，在促进农业发展的同时，也带来了许多负面影响。目前，食品中农药残留已成为全球共性问题，也是当前我国农畜产品出口的重要限制因素之一。因此，防止农药污染以及检测和控制农药残留量超标是保证使用者安全及避免国际贸易争端的基础。

第一节　有机氯类农药残留

一、常用种类和性质

有机氯(organochlorines)类农药主要起杀虫作用，为烃类、碳环或杂环化合物，常用的包括滴滴涕(DDT，同系物有 PP′ - DDT、PP′ - DDD、PP′ - DDE、O，P′ - DDT)和六六六(BHC，HCH，包括 α - 666、β - 666、γ - 666、δ - 666)，其次是艾氏剂(aldrin)、异艾氏剂(isodrin)、狄氏剂(dieldrin)、异狄氏剂(endrin)、毒杀芬(taxaphene)、氯丹(chlordane)、七氯(heptachlor)、开篷(kepone)、林丹(lindane)等。自 1939 年瑞典化学家 Paul Meuller 发现 DDT 的杀虫作用后，有机氯类农药在植物保护和卫生防疫方面发挥了重要作用。20 世纪 60 年代研究发现它们具有污染、高残留和毒性问题后，70 年代在一些国家和地区相继限制和禁止使用这类农药。我国于 1983 年停止生产六六六和 DDT 等有机氯类农药，目前仅有少数用于疾病(如疟疾)的预防。DDT 在食物链中的富集作用很强，其残留无处不在，几乎所有生物和环境样本中均可分离出来。到 1987 年全球停止生产 DDT，全世界共生产了 2 152 万 t，其中 40% 约 800 万 t 残留在地球的环境中。

有机氯类农药性质相当稳定，难降解，不溶或微溶于水，易溶于多种有机溶剂和脂肪，在环境中残留时间长，不易分解，并不断地迁移和循环，从而波及全球的每个角落，是一类重要的环境污染物。有机氯类农药一旦污染土壤，长期滞留，半衰期长达数年，最长达 30 年之久，如 DDT 为 3 ～ 10 年，毒杀芬 10 年，七氯 7 ～ 12 年。土壤中有机氯类农药进入大气，通过气流进行远距离扩散，进一步污染环境。河水中有机氯类农药污染沿岸的土壤和生物，进入海洋后，浓度逐渐增加。由于这类农药在环境中具有很强的稳定性，不易降解，易于在生物体内蓄积，目前仍对人类的食物造成污染，是食品中最重要的农药残留物质。

二、有机氯类农药残留的毒性和危害

有机氯类农药以其蓄积性强和长久性危害备受人们的关注。该类农药能直接影响人体的神经系统和肝脏、肾脏等实质脏器。当人体摄入量达 10 mg/(kg 体重)时,即可出现中毒症状。有机氯类农药进入人体后,由于其脂溶性很高,主要分布在脂肪组织以及含脂肪较多的组织器官,并在这些部位蓄积而引发毒性作用。其大多数可以诱导肝细胞微粒体氧化酶类,从而改变体内某些生化反应过程。同时,有机氯类农药可影响机体酶的活性,引起代谢紊乱,干扰内分泌功能,降低白细胞的吞噬功能与抗体的形成,损害生殖系统,使胚胎发育受阻,导致孕妇流产、早产和死产。人中毒后有四肢无力、头痛、头晕、食欲不振、抽搐、肌肉震颤、麻痹等症状。

DDT 等有机氯杀虫剂属于神经毒剂,对哺乳动物的急性毒性主要表现为中枢神经系统中毒。DDT 对人的急性毒性不强,其对人的危害主要是由于其较强的蓄积性所造成的慢性毒性。慢性毒性表现在对肝脏、肾脏和神经系统的损伤,不仅可引起肝脏和神经系细胞的变性,而且常伴有不同程度的贫血、白细胞增多等病变。DDT 对生殖系统、免疫和内分泌系统也有明显的影响。可引起动物的性周期和胚胎发育障碍,引起子代死亡和发育不良。对 DDT 是否具有致癌性人们仍有争议。目前尚未看到 DDT 等有机氯杀虫剂和人体恶性肿瘤关系的确切数据。

六六六主要损害肝脏,甲体六六六($\alpha-666$)对动物有致癌作用,乙体六六六($\beta-666$)无致癌性但可在体内蓄积。六六六的蓄积量与男性肝癌、肺癌、肠癌以及女性直肠癌的发病率有关。动物试验和人群流行病学调查资料表明,六六六和 DDT 可引起血液细胞染色体畸变。

艾氏剂、狄氏剂、异艾氏剂、异狄氏剂、七氯和林丹等氯化环戊二烯类化合物具有很强的急性毒性,能损害中枢神经系统和肝脏,导致神经中毒、肝脏肿大和坏死。慢性毒性主要影响造血功能,氯丹和林丹是人类癌症的诱发剂。有些则有雌激素(estrogenic)样作用,如灭蚁灵(mirex)。FAO/WHO 将异狄氏剂列为Ⅰa 类极度危险性农药,FDA 将异狄氏剂和异艾氏剂列为重要的监控农药。部分有机氯类农药对大鼠经口的 LD_{50} 见表 14-1。

表 14-1　部分有机氯类农药对大鼠经口的 LD_{50}

杀虫剂	LD_{50}/[mg/(kg 体重)]	杀虫剂	LD_{50}/[mg/(kg 体重)]
DDT	500 ~ 2 500	氯丹	78
艾氏剂	25 ~ 95	毒杀芬	60 ~ 69
狄氏剂	24 ~ 98	工业品六六六	600

三、有机氯类农药的安全限量

1974 年我国禁止在茶叶上使用六六六和 DDT,但从禁令发布后 10 年间,仍可在茶叶中检出六六六,经调查发现茶叶中六六六高浓度期(7 ~ 10 月)与稻田农药施用期一致,是由稻田施用六六六后通过大气漂移而引起茶叶中六六六的残留。

食品法典委员会(CAC)推荐的丙体六六六的 ADI 值为 0.008 mg/(kg 体重),DDT 的 ADI 值为 0.02 mg/(kg 体重)。

第二节　有机磷类农药残留

一、常用种类和性质

有机磷类(organophosphates)农药广泛用于农作物的杀虫、杀菌、除草,为我国使用量最大的一类农药。高效高毒类主要有对硫磷(1605,parathion)、内吸磷(1059,demeton)、甲拌磷(3911,phorate)、甲胺磷(methamidophos)等;中等毒类有敌敌畏(dichlorvos)、乐果(dimethoate)、甲基内吸磷(parathion - methyl)、倍硫磷(fenthion)、杀螟硫磷(fenitrothion)、二嗪磷(地亚农,diazinon)等;低毒类有马拉硫磷(4049,malathion)和敌百虫(trichlorfon)等。

有机磷类农药一般为磷酸的酯、酰胺或硫羟衍生物,多为油状,具有挥发性和大蒜臭味,难溶于水,易溶于有机溶剂,在碱性溶液中易水解破坏,化学性质不稳定,在环境中可被很快降解。生物半衰期短,不易在作物、动物和人体内蓄积,具有降解快和残留低的特点,在土壤中持续时间仅数天,个别长达数月。粮食经碾磨加工后,残留农药大幅度下降。食品经洗涤、处理、烹调后,所残留农药不同程度减少,目前成为我国取代有机氯的主要杀虫剂。但是由于有机磷农药的使用量越来越大,而且对农作物往往要反复多次使用,因此,有机磷类农药对食品的污染比 DDT 还要严重。

二、有机磷类农药的毒性和危害

有机磷酸酯为神经毒素,进入人体通过血液迅速分布到全身各个组织和器官,其中以肝脏分布最多,其次是肾脏、骨骼、肌肉和脑组织。其神经毒作用机理主要是竞争性抑制乙酰胆碱酯酶(AchE)的活性,导致神经突触相和中枢的神经递质——乙酰胆碱(Ach)的累积,从而引起中枢神经中毒。Ach 在平滑肌接头处的蓄积导致持续的刺激,可引起流涎、流泪、出汗增多、肠蠕动加强(可导致恶心、呕吐、痛性痉挛和腹泻)、心动过缓和眼睛瞳孔特征性的缩小等,严重者可形成对呼吸中枢的抑制、呼吸肌麻痹、支气管平滑肌痉挛,导致人体缺氧和窒息死亡。各种有机磷类农药的 LD_{50}见表 14 - 2。

表 14 - 2　部分有机磷类农药对鼠经口的 LD_{50}　　mg/(kg 体重)

名　称	LD_{50}(小鼠)	LD_{50}(大鼠)	名　称	LD_{50}(小鼠)	LD_{50}(大鼠)
对硫磷	5.0 ~ 10.4	—	敌敌畏	50 ~ 92	450 ~ 630
甲拌磷	2.0 ~ 3.0	1.0 ~ 4.0	杀螟松	700 ~ 900	870
二嗪磷	18 ~ 60	86 ~ 270	乐果	126 ~ 135	185 ~ 245
倍硫磷	74 ~ 180	190 ~ 375	马拉硫磷	1 190 ~ 1 582	1 634 ~ 1 751
敌百虫	400 ~ 600	450 ~ 500	久效磷	—	8 ~ 23

有机磷类农药虽在生物体内分解,不易蓄积,然而它有烷基化作用会引起致癌、致突变作用,当它与各种医药、人工合成物、食品添加剂相互作用时,其危害更大。

近年来,有机磷类农药的慢性毒性作用逐渐引起人们的重视。根据动物试验和人群调查资料,长期摄入有机磷类农药可造成肝损伤,急性中毒者的肝功能也有明显的下降。某些有机磷酸酯类农药如马拉硫磷和敌敌畏在 Ames 实验中也呈现致突变性。虽然目前还没有有机磷类农药导致实验动物产生恶性肿瘤的报告,但有证据表明马拉硫磷可促进动物肿瘤的产生。

三、有机磷类农药的安全限量

有机磷类农药污染食品主要表现在植物性食品中残留,尤其是水果和蔬菜最易吸收有机磷,且残留量高。在高等动物体内分解快,不易残留。有机磷类农药种类、使用量、农作物种类和环境条件均能影响食品中有机磷残留量。

FAO/WHO 建议对硫磷的 ADI 值为 0.005 mg/(kg 体重),甲胺磷、敌敌畏的 ADI 值为 0.004 mg/(kg 体重),马拉硫磷、甲基对硫磷的 ADI 值为 0.002 mg/(kg 体重),辛硫磷的 ADI 值为 0.001 mg/kg 体重。

第三节　氨基甲酸酯类农药残留

一、常用种类和性质

氨基甲酸酯(carbamates)类农药是 20 世纪 40 年代美国加州大学科学家研究巴豆时,发现其中含有有毒生物碱——毒扁豆碱(physostigmine)后合成的类似物,是针对有机磷类农药的缺点而研制出的一类农药,具有高效、低毒、低残留的特点,广泛用于杀虫、杀螨、杀线虫、杀菌和除草等方面。目前的氨基甲酸酯类杀虫剂已有 1000 多种,登记可使用的也有上百种。杀虫剂主要有西维因(甲萘威,carbaryl)、涕灭威(aldicarb)、速灭威(MTMC)、克百威(carbofuran)、抗蚜威(pirimicarb)、异丙威(叶蝉散,isoprocarb)、仲丁威(BPMC)等,除草剂有灭草灵(swep)、灭草猛(vernolate)等。

氨基甲酸酯类农药易溶于有机溶剂,在酸性条件下较稳定,遇碱易分解失效,暴露在空气和阳光下易分解,土壤中半衰期约 8 ~ 14 d。氨基甲酸酯类农药在作物上的残留时间一般为 4 d,在动物的肌肉和脂肪中的明显蓄积时间约为 7 d,残留量很低。

二、氨基甲酸酯类农药的毒性和危害

氨基甲酸酯类农药对温血动物、鱼类和人的毒性较低。氨基甲酸酯类农药和有机磷类农药一样是一种抑制胆碱酯酶的神经毒物,但氨基甲酸酯类和胆碱酯酶作用不形成氨基中酰酯。氨基甲酸酯类农药进入人体后,迅速被吸收,通过血液很快分布到肺脏、肝脏、心脏等组织器官,在体内与胆碱酯酶结合后,形成氨基甲酰化胆碱酯酶,进而被氨基甲酰酶水解,其代谢迅速,一般在 24 h 内可排出摄入量的 70% ~80% 。进入人体的氨基甲酸酯类农药可对人体产生急性毒性和慢性毒性,它是一种可逆性抑制剂,水解后可恢复胆碱酯酶活性。因此它的中毒症状消失快,并且没有迟发性毒性。急性中毒时患者出现精神沉郁、流泪、肌肉无力、震颤、痉挛、低血压、瞳孔缩小,甚至呼吸困难等胆碱酯酶抑制症状,重者心功能障碍,甚至死亡。中毒轻时表现头痛、呕吐、腹痛、腹泻、视力模糊、抽搐、流涎,记忆力下降。不同氨基甲酸酯类农药急性毒性范围从剧毒到低毒甚至近于无毒。按体重计,大鼠的 LD_{50} 值为低于 1 ~5 000 mg/kg。长、短期试验表明,除有抗胆碱酯酶活性外,对造血系统也有影响。较高剂量时,观察到对肝脏、肾脏有影响。

氨基甲酸酯类农药具有氨基,在环境中或动物胃内酸性条件下与亚硝酸盐反应易生成亚硝基化合物,致使氨基甲酸酯类农药具有潜在的致癌性、致突变性和致畸性。动物试验表明,西维

因可诱发大鼠和小鼠的肿瘤,并对豚鼠、狗、仓鼠、猪、鸡和鸭等动物有致畸作用,在 Ames 实验中显示出较强的致突变性。但人群流行病学调查显示,至今未见氨基甲酸酯类农药具有直接致癌性的有关报告。所以,对这类农药的安全性评价问题,尚需进一步研究。原药对小鼠和大鼠经口 LD_{50}见表 14－3。

表 14－3　部分氨基甲酸酯类农药对小鼠和大鼠经口的 LD_{50}　　mg/(kg 体重)

名　称	大鼠 LD_{50}	小鼠 LD_{50}
涕灭威	1.0	0.66
速灭威	498～580	268
西维因	246～283	170～200
克百威	8～14	2.0
抗蚜威	68～147	107

三、氨基甲酸酯类农药的安全限量

尽管氨基甲酸酯类农药的残留较有机磷农药轻,但随着其用量和使用范围的不断增大,食品中残留问题也逐渐突出,曾引起多起食物中毒事件。

FAO/WHO 建议西维因和呋喃丹的 ADI 值为 0.01 mg/(kg 体重),抗蚜威的 ADI 值为 0.2 mg/(kg 体重),涕灭威的 ADI 值为 0.05 mg/(kg 体重)。

第四节　拟除虫菊酯类农药残留

一、常用种类和性质

拟除虫菊酯(pyrethroids)类农药是一类模拟天然除虫菊酯的化学结构而合成的杀虫剂和杀螨剂,具有高效、广谱、低毒、低残留的特点,广泛用于蔬菜、水果、粮食、棉花和烟草等农作物。20 世纪 40 年代后期,第一个合成拟除虫菊酯——丙烯菊酯问世。此后陆续合成了不少品种,但已限制了使用。20 世纪 70 年代以来,新品种有更高药效,对光稳定,适用于防治农业害虫。一般拟除虫菊酯性能是高效、杀虫广谱、残效较长,对螨类效果差,对鱼类毒性高,是高抗类型农药。目前常用 20 多个品种,主要有溴氰菊酯(deltamethrin,敌杀死)、氯氟菊酯(cypermethrin)、甲氰菊酯(fenpropathrin)、氰戊菊酯(fenvalerate)、二氯苯醚菊酯(permethrin)、三氟氯氰菊酯(cyhalothrin)等。

拟除虫菊酯类农药不溶或微溶于水,易溶于有机溶剂,在酸性条件下稳定,遇碱易分解。拟除虫菊酯类农药在光和土壤微生物的作用下易转变成极性化合物,不易造成污染,在土壤和植物中也可以迅速降解。它们强吸附在土壤和淤泥上,难于用水洗脱。在生物体内几乎没有生物蓄积趋势。农产品中的拟除虫菊酯类农药主要来自喷施时直接污染,常残留于果皮。这类杀虫剂对水生生物毒性大,生产 A 级绿色食品时,禁止用于水稻和其他水生作物。

二、拟除虫菊酯类农药的毒性和危害

拟除虫菊酯类属中等或低毒类农药，在生物体内不产生蓄积效应，因其用量低，一般对人的毒性不强。拟除虫菊酯类农药是中枢神经毒剂，一般不抑制胆碱酯酶，主要作用于神经系统，能够改变神经细胞膜钠离子通道的功能，而使神经传导受阻，对大脑皮层神经细胞产生抑制作用，对脊髓运动神经元产生兴奋作用。当进入机体，被吸收后可迅速分布到全身各个组织器官。在中枢神经系统的含量较高。急性中毒后表现为神经系统症状：流涎、多汗、运动障碍、言语不清、意识障碍、反应迟钝、视力模糊、肌肉震颤、呼吸困难。严重时抽搐、昏迷、心动过速、瞳孔缩小、对光反射消失、大小便失禁，甚至死亡。拟除虫菊酯类农药对皮肤有刺激作用，可引起麻木、瘙痒和迟发性变态反应。动物试验表明，大剂量氰戊菊酯饲喂动物，有诱变性和胚胎毒性。该类农药在体内代谢较快，主要通过尿液和粪便排出体外。拟除虫菊酯类农药对哺乳动物毒性较小，大鼠经口的 LD_{50} 见表 14－4。

表 14－4　部分拟除虫菊酯类农药对大鼠经口的 LD_{50}　　mg/(kg 体重)

名　称	LD_{50}	名　称	LD_{50}
溴氰菊酯	135	氯氰菊酯	200～800
氰戊菊酯	451	氯菊酯	1 200～1 500

三、拟除虫菊酯类农药的安全限量

这类农药在作物上降解快，且残留浓度低。然而，对于多次性采收的蔬菜，即使所使用农药的降解半衰期较短，仍有严重污染的危险性。FAO/WHO 建议溴氰菊酯的 ADI 值为 0.01 mg/(kg 体重)，氰戊菊酯的 ADI 值为 0.02 mg/(kg 体重)，二氯苯醚菊酯的 ADI 值为 0.05 mg/(kg 体重)。

第五节　除草剂及其他农药残留

一、除草剂的性质及毒性危害

除草剂是指可使杂草彻底地或选择性地发生枯死的药剂。常见的除草剂按照化学结构分类可分为以下几类：苯氧羧酸类（高 2 甲 4 氯丙酸、高 2，4－滴丙酸、二氯喹啉酸、喹草酸、2，4－D），苯甲酸类（麦草畏），二苯醚类（除草醚、草枯醚、氯氟草醚、克阔乐、虎威等），四取代苯类（恶草酮、恶二唑、稻思达等），二硝基苯胺类（二甲戊乐灵、地乐胺、氟乐灵等），均三氮苯类（扑草净、氰草津、西草净等），三氮苯酮类（嗪草酮、环嗪酮、苯嗪草酮等），三酮类（玉草施），酰胺类（二丙烯草胺、乙草胺、杀草胺等），磺酰胺类（稻杰、阔草清等）和磺酰脲类（三氟啶磺隆、苯磺隆等）。目前应用较为广泛的除草剂其母体大多为固体状态，颜色呈白色、黄色等，且多易溶于水。

在农药中，除草剂属于毒性较低的一类化合物，但随着品种的增多以及施用所造成的累积效应，其毒性开始显现。研究显示，多数除草剂对于细胞色素单加氧酶有毒性作用，肝脏中一系列 P450 参与除草剂的代谢，其中 1/7 会受到诱导毒物影响；异丙甲草胺、乙草胺可导致大鼠及狗睾丸损伤、精子退化、萎缩；草达灭对啮齿类动物卵巢影响显著，影响生育能力；联吡啶类除草剂进入人体及动物体内后主要毒害肺部,在细胞中产生活性氧导致细胞受损,引起肺、肾产生灶性坏死;还有些除草剂通过合成酶抑制导致神经系统毒性,影响神经系统功能的正常运行。

二、其他农药性质及毒性危害

目前常使用的农药还包括含氮类农药(甲脒类、沙蚕毒素类、氯代烟碱类、灭幼脲等),有机硫类农药(二硫代氨基甲酸盐类衍生物、三氯甲硫基类等),取代苯类农药(百菌清、五氯硝基苯等)和杂环类农药(嘧啶类、哌嗪类、吗啉类等)。与其他农药类似,有机氮、有机硫等农药也会造成人体健康危害。有临床症状表明有机氮类农药急性中毒后会导致昏迷及神经精神症状;有机硫类农药摄入后抑制酶活性,损伤脑、心、肺等重要器官;取代苯及杂环类农药经皮肤接触可导致皮炎,呼吸道接触可导致出血,严重时可引起肾脏衰竭、心肌损伤、脑水肿等。除草醚动物试验证实有慢性毒性,对哺乳动物有"三致"作用,我国已于2000年12月31日停止生产。

除上述化学类农药以外,生物源农药(用微生物、昆虫、植物等生物体及其代谢产物提取的具有杀虫、杀菌、除草剂生长调节作用的活性物质)对人畜较为安全,环境友好,不易产生抗药性,可维护生态平衡。但有些品种具有毒性,如阿维菌素是活性最高的杀虫、杀螨剂,属大环内酯类抗生素。农业农村部规定生产A级绿色食品时禁止在蔬菜和果树上使用该药物。此外,对于使用微生物制剂防治鼠类和使用遗传工程微生物防治害虫,其安全性问题仍在研究中。

第六节 农药残留检测及质量安全控制

一、农药残留检测方法概述

食品中农药残留分析是在复杂的基质中对低浓度待测组分进行定性和定量分析,既需要精细的微量操作手段,又需要灵敏度高的痕量检测技术,通常需经过样品制备、纯化富集、分离检测和综合分析等步骤。高效快速的样品制备与前处理方法和检测技术已成为现代分析化学的研究热点之一。进入20世纪90年代,农药残留分析技术日新月异,一些新技术已进入应用阶段,有的虽尚存在一些理论和技术性难题,但已显示出潜在的应用前景。前处理新技术主要有自动索氏提取(ASE, automated soxhlet extraction)、固相萃取(SPE)、固相微萃取(SPME)、超临界流体萃取(SPE)等技术。检测新技术如超临界流体色谱(SFC)、毛细管区带电泳(CZE)、免疫分析(IA)、液谱质谱联机(LC - MS)、传感器技术、直接光谱分析技术、实验室机器人等也开始得到应用。

(1)食品中农药残留分析的样品制备与前处理

农残分析前处理是分析过程的关键步骤,主要包括提取和净化。提取是将样品中的农药溶解分离出来的操作步骤,根据农药的性质、样品种类、实验条件,可选用适当的提取方法。由于某些样品组成复杂,提取后往往还需净化步骤以实现待测物与干扰物的分离。要求提取率高,净化效果好,且少用或不用有机溶剂,以减少污染。传统的样品制备技术,如液 - 液分配、振荡 - 过滤、索氏提取等仍在广泛使用。同时,一些新的样品制备技术也不断被引入到农药残留分析中。目前,已报道或已取得广泛应用的新技术主要有:固相萃取(SPE)、固相微萃取(SPME)、超临界流体提取(SFE)、基质固相分散萃取技术(MSPDE)、加速溶剂萃取技术(ASE)、微波萃取法(MAE)、分子印迹合成受体(MISR)、自动液 - 液分配、自动索氏提取(ASE)、凝胶渗透色谱(GPC)净化、QuEChERS(Quick, Easy, Cheap, Effective, Rugged and Safe)方法和分子印迹技术等。

其中,QuEChERS 方法是从食品样品中提取和净化农药最成功的方法之一。其原理是利用吸附剂填料与基质中的杂质相互作用,从而吸附杂质达到除杂净化的目的,此方法具有快速、简便、经济、高效、耐用且安全的特点,近年来被广泛应用于粮食中农药残留的研究。

(2)食品中农药残留的检测技术

FAO/WHO、CCPR 发布了《农药残留分析方法指南》,推荐用气相色谱法或高效液相色谱法作为检测的主要方法。近年来,由于微电子技术、计算机技术和化学分析技术的飞速发展,农药残留检测进入了以快速、灵敏、准确和高度自动化为标志的新阶段。国外农药残留检测技术十分先进,多采用气质联用,固相微萃取是主要的前处理技术,可快速灵敏地进行微量和痕量分析,广泛应用于进出口检验检疫、果蔬批发市场现场检测。我国除少数几个实验室采用这种方法以外,在苹果及其浓缩汁质量检测单位至今还很少采用。农药残留检测采用气相色谱法、高效液相色谱法和酶联免疫吸附测定法(ELISA)和生物传感器法。前两者是检测部门分析农药残留的主要方法。

国内外已开发出速测箱、速测卡、快速测定仪等多种类型的产品,用来检测食品中有机磷与氨基甲酸酯农药的残留。但是酶抑制法测定样品和农药种类有限,目前只用于蔬菜,水果中有机磷和氨基甲酸酯类农药的残留检测,且不能给出定性和准确定量结果。

农药残留分析发展趋势:(1)基本检测方式改变,即应用快速简便的分析方法(免疫分析、生物传感器、便携式色谱与光谱仪等)进行现场快速初测,呈阳性反应的样品进入实验室进一步确证,从而减少农药残留分析工作量,提高分析效率。(2)提高农药残留分析灵敏度。采用生物技术与现代理化分析手段相结合,不断开发出新的分析技术,如免疫化学方法与其他技术(如经典的提取与净化方法、SPE、HPLC、GC/MS)连用、免疫亲和色谱和 MS 连用。(3)前处理工作正向着省时、省力、低廉、减少溶剂、减少对环境的污染、系统化、规范化、微型化和自动化方向发展。各种在线联用技术可避免样品转移的损失,减少各种人为的偶然误差,将是农药残留分析方法研究的重点。(4)现代生物源农药将逐渐取代化学农药,分析重点将从低分子有机物转向与生物组织成分很难区分的生物大分子农药。

二、食品中农药残留的质量安全控制措施

控制食品中农药残留的有效措施是开发无公害农药,走农药无公害化之路。

无公害农药是指在生产、加工、贮运过程中比较安全,实际使用中防效显著,不易对人、畜、有益生物、环境质量造成明显不良影响的农药种类。“农药无公害化”是指根据农业生产的实际情况,在农药研制开发、生产加工、推广使用的各个阶段,通过先进的技术和有效的措施降低或逐步消除农药的公害,让农药逐步满足提高农业生产效益和生态环境保护的双重愿望,促进农药发展的系统工程。

1. 无公害农药的研制开发

研制开发具有安全性高、高效、与其他杀虫剂无交互抗性等优点的新型化学农药,大力发展生物农药,重视植物源农药的研究。化学农药开发费用昂贵,且对环境和消费者的毒性危害大,生物农药开发价廉,源于自然,用于自然,安全无毒。改进农药制剂加工技术,使高毒农药低毒化、低毒农药微毒化。改进农药包装技术,采用水溶性、光降解、生物降解的包装材料等。

2. 研究施药新技术,达到农药使用安全化

农药的使用技术涉及到施药机械、施用时期、施用剂量、施药间隔及施药次数等问题,其最终目的是如何使农药最大限度地击中靶标生物,减少对非靶标生物和环境的影响。

3. 加强农药安全管理

由于我国农产品生产多以农户为单位，经营分散，溯源管理困难，致使种养环节的源头污染依然严重。滥用或使用农药不当，致使农产品中药物及有毒有害物质残留。在农产品生产过程中，生产管理的方法及生产者的意识对农产品安全都有影响。农产品生产和经营者不严格按照标准组织生产和加工，不科学合理地使用农药、兽药等农业投入品和灌溉、养殖用水，会造成农产品农、兽药超标。

我国应该加强法治建设，完善安全管理法规；严格登记制度，提高安全性要求；完善经营许可制度，强化市场监督管理；加快标准制修订工作，提高安全性评价水平；加强农药使用管理，深化农药残留监控。

4. 成立集团公司，统筹安排农药生产、经营、销售

农药公司的合并、重组、创建为集团公司是目前世界农药工业的发展趋势。成立集团公司，使农药生产企业大型化，这样有利于企业增加科研投资，增强农药开发能力，扩大市场占有率，同时，还有利于统一组织安排农药产品销售、农药生产中原料及中间体的生产和配套供应，特别是有必要发展综合性化工企业。此外，还可显著增强企业实力，提高企业的工作效率、经济效益和市场竞争力，减少农药生产、销售、贮运中产生的污染。

5. 普及科技知识，提高全民环保意识和绿色意识

宣传植保知识，提高病虫害综合治理水平；普及科学施药技术，提高农民正确合理的用药水平；加强科学知识教育，提高全民环保意识和绿色意识。

第十五章　有害元素对食品的污染及其毒理学安全性

食物中含有80余种金属和非金属元素，其中一类是人体必需且在食物中大量存在的常量元素，如碳、氢、氧、钙、钾、钠、磷等；另一类被称为营养必需的微量元素，如铜、铁、锌、锰、碘、硒、氟等；还有一些元素既不是人体必需的，又不是有益的，甚至对人体还有一定的毒性，这类元素称为有害元素，如汞、铅、镉、砷等。微量元素不足或过量，都会引起动物机体生理机能紊乱，如果过量摄入，微量元素也就成了有害元素，如锌、锰、硒、氟等。通过食物链对人体产生毒害作用的有害元素主要有铅、汞、镉、砷、氟等。它们主要通过农用化学物质的使用和工业三废的排放污染食品；环境中的这些有害元素也可通过饮水和饮食进入人体；食品加工使用的机械、包装容器、管道及生产工艺需要加入的添加剂都可直接或间接污染食品。另外，生物体内对这些有害元素还可通过代谢富集作用或转化为毒性更大的化合物，使食品中的有害元素的含量显著提高或毒性增大。大多数有害元素在人体内有蓄积性、半衰期较长，能产生急性、慢性毒性作用或产生致畸、致癌、致突变作用。因此，有害元素对食品的污染及其安全性问题受到全球高度关注。

第一节　铅

一、来源及理化性质

铅(Pb)是地壳中发现的含量最丰富的一种重金属元素，在地壳中含量约为10 mg/kg，海水中含量约为2～5 mg/kg，日常饮用地下水中含量约为1～60 μg/L，地面江湖水含量约为1～10 μg/L，土壤和各种食品中均含有微量的铅，土壤中含铅平均为5～25 mg/kg。铅是一种灰白色质软的重金属，相对密度11.35，熔点327℃，沸点1 620℃，当加热至400℃，就有铅蒸气逸出。

在我国古代，炼丹的术士很早就知道，通过加热在矿石中分离出Pb_2O_3(黄丹)、Pb_3O_4(红丹)和PbO(密陀僧)。铅中毒引发人类最早的食物中毒事件，服用“丹丸”是我国古代许多帝王暴病致死的主要原因之一。古代腓尼基人、埃及人、希腊人和东印度人早期就用铅制作食具、水管、盛各种液体的器皿和装饰物。古罗马人不仅用铅制作远距离的输水管道和盛酒、食物的器皿，而且用铅制器皿蒸煮葡萄糖浆来制作罗马酒。由于铅及其化合物具有性质稳定、耐腐蚀和质软等特性，在冶金、化工、蓄电池、印刷、机械、电缆、车辆制造等工业中广泛应用。另外，烷基铅还被普遍用作汽油中的抗爆剂。各种铅的化合物在农业生产和食品加工中的应用也很普遍，如杀虫剂、包装材料、加工机械等。

二、对食品的污染

(1)工业三废的污染。铅矿有原生硫化矿和次生氧化矿两种。硫化矿中的方铅矿(PbS，含铅86.8%)常与闪锌矿(ZnS)、辉银矿(Ag_2S)、黄铁矿(FeS_2)共生。氧化矿主要有白铅矿($PbCO_3$)和硫酸铅矿($PbSO_4$)。我国铅矿主要分布于湖南、广东、广西、云南、甘肃、青海等省区。在高温冶炼时（400～500℃）有大量铅蒸气排出，铅蒸气在空气中迅速氧化为氧化铅（PbO）细尘。

铅矿及其冶炼厂排出的水、气污染了周围农作物、饲料和饮水，使这些地区的农作物、牧草含铅量增高。

（2）农药污染。含铅农药（如砷酸铅）的使用，可造成在食品中的残留。

（3）汽车尾气。汽油中加有含铅防爆剂四乙基铅[$(C_2H_5)_4Pb$]，汽车排放的尾气中就含有铅，公路两旁的农作物等就会遭受污染。

（4）食品生产加工过程中使用的机械、容器、包装材料，这些物质中如锡酒壶、含铅的陶器釉彩、加工机械等中的铅就可对食品造成污染，引起中毒甚至死亡。

国外报道，原始土壤、大气、水中均含有微量的铅，通过食品的转移成为日常进入人体铅的主要来源，但不是造成食品铅污染的原因。随着生产的发展，工业上使用铅、煤及含铅汽油的燃烧，由此产生的废水、废气、废渣等是造成食品间接或直接污染的来源。水生生物的浓集，是造成铅对食品污染的主要原因。据研究，某些水生生物对海水中铅的浓集系数可高达 1 400 倍以上。

三、体内过程

（1）吸收：人体摄入的铅，主要经胃肠道和呼吸道吸收。经胃肠道被吸收的铅的数量取决于它的化学形式，因大多为无机铅，只有 5% ～10% 被消化道吸收。经呼吸道吸收的铅主要为有机铅，吸收率较高。

（2）分布：体内的铅在血液中能形成可溶性的磷酸氢铅和甘油磷酸铅，其中 96% 与红细胞结合，4% 留在血浆中与蛋白质结合。铅在体内的分布以肝脏、肾脏最高，其次为脾、肺、脑等，以后即转移到骨骼，以不溶性的磷酸铅[$Pb_3(PO_4)_2$]形式沉积下来。由于钙和铅在体内有相同的代谢过程，当食物缺钙或血钙降低时，沉积于骨中的铅即可转移到血液中来。铅在体内的分布见表 15－1。

（3）排泄：吸收入体的铅主要经尿排出，部分可随粪便、唾液、乳汁和月经排出。

表 15－1　人体铅的分布

项　目	脏　器			
	全　身	骨	肝脏	肾脏
全身及各器官的平均含量/μg(湿重)	1.1	1	2	0.14
生物半衰期/d	1 460	3 650	1 947	531
自消化道进入血液的含量/%	100	70	10	5
自血液进入器官的含量/%	100	28	8	14
经口摄入的吸收率/%	8	2	0.64	1

注：本项测定是在摄入量为 0.4 mg/d 的情况下进行的。

四、毒性

1. 急性毒性

食品中含有大量铅而引起人急性中毒现象比较少见，多为误服造成。铅的急性中毒量为 0.04 g，致死量大于 20 g。急性中毒表现为呕吐、腹泻和流涎，伴有腹绞痛，严重者有痉挛、瘫痪和昏迷。各种铅化合物对动物急性毒性试验的致死量见表 15 -2。

表 15 -2　铅化合物的经口致死量　mg/kg

铅化合物	动　物	LD_{50}	LD	MLD
铅	鸽		160	
醋酸铅	狗		300	
砒酸铅	大鼠 兔 鸡雏 绵羊	100 125 450 4 940		
碳酸铅	豚鼠			1 000
氧化铅	豚鼠			1 500 ~ 2 000
硝酸铅	豚鼠		2 000	
油酸铅	豚鼠		8 000	
氧化铅	豚鼠			2 000
硬脂酸铅	豚鼠			20 000
硫酸　铅	豚鼠 狗		2 000 ~ 3 000	35 000
硫　化　铅				10 000

2. 慢性毒性

人们每天通过饮水或食物摄入的铅约为 0.3 ~ 0.4 mg，正常人体自食物、饮水等摄入微量的铅不致引起慢性中毒。

人们长期通过各种途径摄入低剂量的铅可引起慢性中毒。国外报道，每日经口摄入 100 mg/kg 的硫酸铅或碳酸铅即能引起慢性中毒。铅的慢性中毒可引起造血、胃肠道及神经系统病变。病人早期出现贫血，感觉虚弱和疲惫、头疼、肌肉疼、四肢活动不自如、注意力不集中、感情易冲动，牙齿上出现蓝色的铅线，儿童有胃和下腹疼痛症状。铅中毒还可引起慢性肾脏损伤、妇女不孕和停经、孕妇出现流产、死产及早产。由于铅中毒的病程进展缓慢，有时症状很不明显，如果当蓄积在骨中的铅大量移入血液时，则可出现慢性中毒的急性发作。慢性铅中毒的常见症状有：食欲不振、消瘦、贫血、口腔有金属味及齿龈缘上出现蓝色“铅线”、肌痛、痉挛、失眠、便秘、头痛、腹痛、腹泻、关节痛等。铅对实验动物有致癌、致畸和致突变作用。在大鼠的饲料和饮用水中加入剂量为 1 000 mg 的乙酸铅，可诱发良性和恶性肿瘤。这个剂量相当于人吸收的剂量达到 550 mg/d，因此还没有证据显示铅可使人致癌。

铅中毒的病理变化主要见于神经系统和消化系统。

（1）对神经系统的作用：主要表现为神经衰弱症候群，如头疼、肌肉、关节疼、失眠，或出现多发性神经炎。

（2）对消化系统的作用：胃肠道的急性重症型可见出血性胃肠炎，胃肠有黏膜充血并有出血点和出血斑。主要表现为食欲不振，腹痛、恶心，口腔有金属味，齿龈上有蓝色的“铅线”。

肝脏中的铅能导致肝硬化、黄疸、甚至急性坏死(黄色肝萎缩)。慢性铅中毒时可见肝细胞变性和萎缩,小叶间结缔组织增生,圆形细胞浸润。

(3)对造血系统的作用:主要影响卟啉代谢,抑制血红蛋白合成而出现贫血。脾窦内可见吞噬细胞增生,并有多量吞噬含铁血黄素。骨髓中可见红细胞病理性增生。

(4)对心脏的作用:心脏除有心室肥大,心肌营养不良性改变外,尚可见间质性心肌炎改变。

(5)对肾脏的作用:可使肾功减退,尿中出现蛋白、红细胞。

铅对实验动物有致畸、致癌、致突变作用。

铅中毒的诊断,根据接触史和临床典型症状一般不难确定。早期诊断中实验室检查常作为重要依据之一。血铅只能反映发病前数日的铅摄入量,发铅可说明铅中毒的程度。测定血铅、尿粪卟啉及尿氨基酮戊酸(ALA)可作为铅接触的指标。红细胞中氨基酮戊酸脱水酶的含量指标敏感性高。

铅中毒后可用乙二胺四乙酸钠钙(即依地酸钠钙,$Ca-EDTANa_2$)、*D*-青霉胺、二巯基丙醇(BAL)等药物进行解毒。

五、食品中的允许含量

GB 2762—2022《食品安全国家标准 食品中污染物限量》规定食品中铅(以 Pb 计)的 MLs(mg/kg)如下。谷物及其制品为0.2 mg/kg,麦片、面筋、焙烤食品、膨化食品等为0.5 mg/kg,蜂蜜为0.5 mg/kg,新鲜蔬菜为0.1 mg/kg,叶菜蔬菜为0.3 mg/kg,豆类、薯类、肉类、蛋及蛋制品为0.2 mg/kg,水果制品、坚果类为0.2 mg/kg,新鲜水果为0.1 mg/kg,水果制品为0.2 mg/kg,畜禽内脏及其制品、鱼类、甲壳类为0.5 mg/kg,双孢菇、平菇、香菇及其制品为0.3 mg/kg,鲜乳为0.02 mg/kg,豆浆为0.05 mg/kg,茶叶为5 mg/kg。

第二节 汞

一、来源及理化性质

汞(Hg)又称水银,是地球上储量很大、分布极广的一种银白色液态重金属元素,地壳中平均含汞量为80 μg/kg,地壳中的汞大部分与硫结合形成硫化汞。自然界中的汞主要有金属汞和汞化合物两大类。汞化合物分为无机汞化合物和有机汞化合物。汞是重要的工业原料,汞及其化合物在皮毛加工、制药、选矿、造纸、电解、电镀工业和催化剂制造等方面有广泛的应用。许多形式的有机汞也是常用的抗腐败剂,通常用作医疗仪器的消毒溶液。这些汞,特别是化学工业产生的废水中的汞是导致环境污染的重要因素。

金属汞是一种银白色液状金属,沸点356.58℃,熔点-38.87℃,相对密度13.534。常温下可蒸发,随着气温的增高蒸发量增加。在水中的溶解度仅25 μg/L(25℃)。

无机汞化合物有雷汞、硝酸汞、砷酸汞、甘汞等。

有机汞化合物主要用作农药,直接或间接污染空气、土壤、水和食物。一些有机汞化物(如甲基汞、乙基汞、氯化乙基汞等)还具有挥发性。

二、对食品的污染

汞对食品的污染主要是有机汞化合物的污染,其中甲基汞等有机汞是最具毒性的汞成分,是人类汞中毒的主要原因,主要污染途径如下。

(1)工业三废。尤其是含汞废水排入天然水体中,通过自然界的生物浓集并经食物链进入人体,威胁人体健康。实验证明:水生生物对汞有很强的蓄积能力。藻类可将水中的汞浓缩2 000 ~7 000 倍;鱼类可蓄积比周围水体环境高1 000 倍的汞;而贝类的蓄积能力更强,贝壳类从水生动植物中吸收的汞约为水中的3 000 ~10 000 倍。通过食物链最终使生活在含汞环境中的鱼体汞含量增高。"水俣病"即因食用此种鱼类所致。

(2)含汞农药。有机汞农药残留作物主要是由于直接喷洒引起作物表面吸附,最终吸收到植物组织中或是散落在土壤和水中的汞经根部,主要以根部吸收为主。另外,有机汞农药常用于种子消毒或作物生长期杀菌,使粮食中汞的含量超标或食品动物误食拌种的籽粒中毒或通过食物链危害人类。

三、体内过程

(1)吸收:汞及其化合物可经消化道、呼吸道及皮肤吸收,也可通过胎盘转入胎儿,哺乳期妇女体内的汞可通过母乳进入婴儿体内。粒度很细的金属汞和汞化合物能迅速被机体吸收,甚至能通过完整的皮肤吸收。可溶性汞盐可迅速经消化道吸收,不溶性汞盐如氯化亚汞仅少量被吸收,毒性不大。但当量过大,在肠道滞留时间长(不给泻药),这部分亚汞盐可转变成汞盐而被吸收引起中毒。汞蒸气可随呼吸进入肺部。金属汞及其化合物主要以蒸气态或粉尘态经呼吸道吸收。汞蒸气又具有脂溶性,因此汞可迅速通过肺泡壁弥散,并以元素汞形式被吸收。二价汞盐气溶胶和粉尘可沉积于肺而被吸收,吸收量与汞盐颗粒大小和溶解度有关。汞蒸气吸入中毒是工业生产中引起人畜中毒的主要途径。有机汞化合物主要在胃肠道内吸收。各种汞化合物在体内的吸收率不同,如氯化汞的吸收率仅为2%,而醋酸汞为50%,苯基汞为50% ~80%,而甲基汞则高达90%以上。

(2)分布:进入体内的汞的分布比较均匀,金属汞吸收后易透过血脑屏障,因此吸入金属汞蒸气引起中枢神经系统损害。无机汞吸收进入血液后,与血浆蛋白和血红蛋白呈结合状态,进行再分布,渐次浓集于肾脏,其次为肝脏、心、脑,因此无机汞主要损害肾脏。有机汞吸收进入血液后,主存于红细胞内,分布与无机汞相似。烷基汞在体内降解缓慢,经再分布而集中于肝脏、肾脏、血、脑、毛发中,故有机汞中毒后主要症状表现为中枢神经系统。

(3)排泄:无机汞主要经肾脏、消化道排出。有机汞中的芳基和烷氧基汞降解后排出规律基本同无机汞,而烷基汞的排出途径主要经胆汁,少量经尿排出。进入体内的汞可在毛发中蓄积,并可达到较高的含量,也为一种排汞途径。

四、毒性

一般来讲,金属汞和无机汞化合物毒性较小,而有机汞毒性则较大。无机汞中毒主要影响肾脏,可引起急性肾反应,造成尿毒症;有机汞主要影响神经系统和生殖系统。在有机汞中,烷基汞(特别是甲基、乙基汞)比苯基汞、甲氧乙基汞的毒性强。在体内,有机汞的降解速度比无机汞慢得多,尤以烷基汞更慢。因此,食品毒理学中汞的危害主要为有机汞。

汞与蛋白质的巯基有特异性的亲和力,因而它能抑制多种酶的活性而影响正常的生理活动,对机体造成损害。当汞与细胞表面接触时,先与细胞膜的巯基结合,形成稳定的硫醇盐,使细胞表面的酶系统抑制,阻碍葡萄糖进入细胞。进入细胞内的汞离子,可抑制细胞中的呼吸酶,造成细胞呼吸障碍。体外试验也证明,高浓度的汞还能抑制吡啶核苷酸酶、黄素酶、多种还原酶、水解酶及转移酶等的活性。

在人群中，血汞浓度与饮食中汞含量成正比，与中毒症状出现有一定关系。一般当血汞浓度大于 100 μg/100 mL 时即出现中毒症状。发汞可作为判断汞摄入量或中毒诊断的一项较好参考指标。

1. 急性毒性

动物试验表明：无机汞化合物的毒性因不同动物而有差异。升汞（氯化汞）的毒性最大，其致死量为羊 4 g，牛 4～8 g，犬 0.25～0.5 g；小鸡饮水中汞含量达 250 mg/L 时，能抑制小鸡的生长和引起很高的死亡率；牛摄入甘汞（Hg_2Cl_2）8～10 g 即可发生严重中毒；马 12～20 g，山羊、绵羊 5 g，可发生严重中毒甚至死亡；猪 10 g，犬 2 g，都可以引起中毒。

双氰胺甲基汞对牛、羊的口服中毒量为 0.22 mg/（kg 体重）（40～60 d），对猪的口服中毒量为 2.28～4.56 mg/（kg 体重），对猪的致死量是 20 mmg/kg；口服醋酸苯汞的半数致死量是 100 mg/kg；氯化乙基汞毒性很小。鸡对有机汞中毒比大鼠敏感，而野鸡和鸭比鸡更敏感。

各种汞化合物毒性，以甲基汞毒性最大，其次是乙基汞、苯基汞和无机汞。汞化合物的急性毒性研究很多，小鼠的 LD_{50} 值见表 15－3。

表 15－3　汞化合物对小鼠的 LD_{50}　　mg/kg

汞化合物	中毒途径	LD_{50}
氯化乙基汞	经口	59.3
磷酸乙基汞	经口	50.8
醋酸苯汞	经口	39.5
氯化乙基汞	腹腔	16
氯化甲基汞	腹腔	16
醋酸苯汞	腹腔	13
双氰胺乙基汞	腹腔	19
甲苯磺酰甲基汞	腹腔	28
甲苯磺酰乙基汞	腹腔	28
双氰胺甲基汞	腹腔	20

2. 慢性毒性

汞具有蓄积性毒性作用，汞在人体内可引起慢性中毒。如甲基汞在体内的 $t_{1/2}$ 为 70 d，如果它在体内蓄积量达 100 mg 时即可发生中毒。慢性有机汞中毒开始时，感觉疲乏、头晕、失眠、肢体末端、嘴唇、舌和齿龈等麻木，然后有刺痛，随后发展为运动失调、言语不清、耳聋、视力模糊、记忆力衰退，严格者可出现精神紊乱，进而疯狂、痉挛致死。

甲基汞中毒致死的患者病理解剖可见，急性中毒时常呈脑组织肿胀，软脑膜和蛛网膜轻度水肿与浑浊。亚急性及慢性病例，软脑膜和蛛网膜轻度增厚与浑浊或正常，脑萎缩及液体代偿性增加，大脑半球极轻微的对称性脑回萎缩，两侧枕叶比较明显。小脑两侧叶及蚓部显著萎缩。慢性病例，脑室都有轻度扩大，特别在枕角，沟也增宽，迁延性病例的白质呈萎缩。严重病例大脑回可出现广泛性破坏，灰质液化吸收，呈海绵网状。小脑也广泛萎缩，灰质变薄。

此外,汞对其他器官组织也有损伤。常见有肾实质细胞脂肪变性及间质纤维增生、十二指肠黏膜糜烂及卡他炎症、精细胞萎缩、变性及发育异常、卵巢退行性变。肝细胞脂肪变性,进而产生肝硬化等。汞中毒患者还可见到眼球水晶体点状混浊、晶体囊变色及骨髓病变。

有机汞对遗传作用的影响,动物试验证明它具有胚胎毒性和致畸作用,可引起死胎、吸收胎、胎儿发育不良及畸胎(常见腭裂畸形)。如甲基汞可通过胎盘进入胎儿体内,胎儿血汞可比母体血汞高出 20%,从而造成更大的损害。怀孕的妇女暴露于甲基汞可引起出生婴儿的智力迟钝和脑瘫,表现为发育不良,智力减退,甚至发生脑麻痹而死亡。水俣病结束后 4 年间,日本水俣湾出生的胎儿先天性痴呆和畸形的发生率大大增加。

汞中毒后常用二巯基丙磺酸钠、二巯基丁二酸钠、依地酸钙及青霉胺等药物治疗。

五、食品中的允许限量

GB 2762—2022《食品安全国家标准　食品中污染物限量》规定食品中汞(以 Hg 计)的 MLs(mg/kg)为;大米、面粉为 0.02 mg/kg,薯类、新鲜蔬菜、水果及生乳中均为 0.01 mg/kg,肉、蛋(去壳)中为 0.05 mg/kg,鱼(不包括食肉鱼类)及其他水产品(以甲基汞计)为小于 0.5 mg/kg,食肉鱼(以甲基汞计)为 1.0 mg/kg,食用菌及其制品(以甲基汞计)为 0.1 mg/kg,婴幼儿罐装辅助食为0.02 mg/kg,饮用天然矿泉水为 0.001 mg/L。

第三节　镉

镉(Cd)是一种危害较大的重金属毒物,多因矿山开采、冶炼及一些工业三废排放造成污染。自然界中镉的含量很少,它不存在独立矿石,常与锌、铜、铅共存。锌矿石含镉约为 0.1% ~ 0.3%,地表层镉含量约 0.15 mg/kg。

一、来源及理化性质

镉为一种带微蓝色具有银白色光泽的金属,熔点为 320.9℃,沸点 767℃,相对密度 8.65,富延展性。常见的镉化合物有氧化镉、硫化镉、硫酸镉、氯化镉、硝酸镉及氰化镉等。镉在工业上主要用于制造合金、焊料、蓄电池、矿灯、核反应器、光电池、蒸气灯、烟幕弹、农药和化肥等工业。在塑料工业中还用硬脂酸镉作聚乙烯的稳定剂,在塑料工业和贮电池制造中也有广泛的应用。

二、对食品的污染

镉主要通过对水源的直接污染以及通过食物链的生物富集作用对人类的健康造成危害。

(1)冶炼厂污染。镉主要存在于铅、铜、锌及钼矿。在这些矿山开采及冶炼过程中常伴随着镉的扩散,污染水及土壤,造成污染地饮水、粮食及牧草中含镉增高,引起人畜中毒。例如,日本神通川流域矿山选矿废水造成镉污染,污染区生产的稻米含镉量增高,人食用后发生“骨痛病”,经研究证明就是稻米含镉量高而引起的镉中毒,故此病也称“镉米中毒”。同时,污染区稻草中含镉也增高,引起家畜中毒。

(2)工业三废排放。工业含镉废水的排放,造成水体污染,再被水生生物所富集,藻类可浓集 10 ~20 倍,鱼、贝类可浓集 10 倍。含镉三废污染土壤后,很容易被植物吸收、聚集,最终通过食物链造成对人及动物的危害。

(3)食品容器及包装材料的污染。镉是合金、釉彩、颜料和电镀层的组成成分,由这些材料制成的食品容器具,可在盛放食品特别是酸性食品时,转移到食品中。

(4)施肥的污染。有些肥料如磷肥中镉的含量较高,在施用过程中可造成农作物的污染。

三、体内过程

镉为正常人体非必需的微量元素。新生儿体内含镉极微,随着年龄的增长体内蓄积量增加,50 岁时可达 20 ~30 mg。进入人体的镉,主要蓄积于肝脏、肾脏、胰和甲状腺中。

(1)吸收:镉可经呼吸道和消化道吸收,镉经口摄入后,约有 5% ~11% 被消化道吸收,其吸收率因镉化合物种类不同而异,易溶于水的镉化合物易被吸收,与食品毒理有关的镉化合物经口入体后在肠道吸收。

(2)分布:吸收入体的镉主要与金属硫蛋白结合而分布于肾脏和肝脏,其次为脾、胰腺、甲状腺、肾上腺和睾丸。贮留在肾脏的镉主要存在于肾皮质内。肾皮质中镉达 200 mg/kg 时,对肾可产生毒害,表明已达中毒,出现机能障碍。少量的镉可经胎盘而进入胎儿体内。

(3)排泄:镉排泄很慢,生物半衰期为 10 ~35 年,所以,在动物体内存留时间长,有明显的蓄积性。经口摄入的镉,未吸收部分随粪便排出,吸收后主要经肾脏排泄,少量随唾液、乳汁排出。

四、毒性

镉及其化合物的毒性视品种而异,金属镉微毒,镉化合物一般低毒或中等毒性。但因进入体内的镉可长期储留在体内,故对其慢性作用应予重视。

1. 急性毒性

镉急性中毒可引起呕吐、腹泻、头晕、意识丧失甚至肺气肿,继而引发中枢神经中毒。各种镉化合物对试验动物的毒性见表 15 -4。

表 15 -4　各种镉化合物的经口毒性　　mg/kg

镉化合物	试验动物	最大耐受量	LD_{50}(可信限)	LD_{100}
氧化镉	小鼠	25	72(41 ~113)	150
硫化镉	小鼠	25	88(69.8 ~100.2)	200
氯化镉	小鼠	25	93.7(75.5 ~111.9)	150
硝酸镉	小鼠	25	100(78.2 ~121.8)	175
碘化镉	小鼠	100	166(139 ~193)	300
硬酯酸镉	小鼠	450	590(556 ~624)	750
硬酯酸镉	小鼠	—	1 225(875 ~1 574.3)	2 900
硫化镉	小鼠	100	1 166(1 135 ~1 197)	4 800
硫硒化镉	小鼠	1 200	2 425(2 593 ~2 457)	4 800
氟化镉	小鼠	—	88	—

2. 慢性毒性

由于镉的生物半减期很长,在体内排泄缓慢,对人体的健康毒害作用较大,长期摄入低浓度镉可出现慢性及蓄积性中毒。慢性毒性表现如下：

(1)肾损伤。镉对肾的危害主要是损害肾小管，使肾的再吸收发生障碍，可出现蛋白尿、氨基尿酸和糖尿。镉使肾中的维生素 D_3的活性被抑制，干扰正常代谢。

(2)骨痛病。镉对磷有一定的亲和力，置换了骨质中磷酸盐中的钙，使骨钙析出，同时由于肾近曲小管上皮细胞受损，使肾对钙的重吸收发生障碍，导致钙的负平衡，可引起骨骼畸形、骨折、牙齿出现黄色镉环等，最终导致病人骨痛难忍，并在疼痛中死亡。

(3)贫血。镉能增加红细胞脆性，故可大量破坏红细胞，同时镉在肠道可阻碍铁的吸收，抑制骨髓血红蛋白的合成。

(4)高血压、动脉硬化。镉可能与高血压和动脉硬化的发病有关，因为高血压患者的肾中镉含量和镉/锌均比其他疾病患者高得多。

(5)致癌、致畸、致突变作用。大量证据表明镉有致癌、致畸、致突变作用，无论动物皮下注射或口服硫酸镉、氯化镉，均可诱发恶性肿瘤的发生。给孕鼠注射氯化镉后可使出生小鼠畸形数增加，并引起死胎。

镉中毒的解毒，可应用氨羧络合剂，如依地酸二钠钙，具有良好的排镉效果。也可采用巯基络合剂，如二巯基丙磺酸钠、二巯基丁二酸钠等，同时补充 Ca、P、维生素等进行对症治疗。

五、食品中的允许含量

GB 2762—2022《食品安全国家标准　食品中污染物限量》规定，食品中镉(以 Cd 计)的 MLs (mg/kg)为；大米、豆类及叶菜、部分新鲜食用菌及其制品为 0.2 mg/kg，蛋及蛋制品、新鲜水果、新鲜蔬菜为 0.05 mg/kg，面粉、杂粮、鱼类、畜禽肉类及肉制品为 0.1 mg/kg，坚果、花生、甲壳类、禽畜肝脏及其制品为 0.5 mg/kg，肾脏及其制品为 1.0 mg/kg，包装饮用水为 0.005 mg/L。

第四节　砷

一、来源及理化性质

砷(As)，是一种银灰色半金属，具有两性元素性质，在自然界广泛分布。砷有三种形态:元素砷、三价砷(亚砷酸)盐、五价砷(砷酸)盐。有灰、黄、黑三种同分异构体，其中以灰砷最为常见。黄砷质地较软且呈蜡状，最易挥发，密度最低而且毒性固体最大。黄砷固体是由快速冷却砷蒸气产生的，它在光照下迅速转化成灰砷。灰砷晶体具金属性，质硬而脆，相对密度 5.727 (14℃)，615℃时升华。熔点 814℃(在 3.64×10^6Pa 大气压下)，不溶于水，溶于硝酸及王水。在空气中表面很快氧化而失去光泽。200℃时通入氧气，即发荧光。砷的蒸气具有一股难闻的大蒜臭味，在空气中很快被氧化。自然界中砷主要以砷化物存在。砷的可溶性化合物毒性极强，砷在自然界分布广泛，地壳含砷量一般约为 1 ~ 2 mg/kg，土壤的含砷量一般约为 10 ~ 500 mg/kg，海水中含砷量约为 5 μg/kg。自然界中砷主要以砷化物存在，包括有机砷化物和无机砷化物，其可溶性化合物毒性极强，常见的砷化物有三氯化砷、三氧化二砷(俗称砒霜)、五氧化二砷、砷酸、砷酸钙。含砷矿物主要是硫化物，主要为斜方铁矿($FeAs_2$)、雄黄(AsS)、雌黄(As_2S_3)、砷黄铁矿(FeAsS)、辉砷镍矿(NiAsS)、硫砷铜矿($CuSAsS_4$)、辉钴矿(CoAsS)。

二、对食品的污染

砷广泛地用于冶金、玻璃、颜料、纺织、制药、制革、半导体等工业，农业上用于杀虫剂、除草剂和木材防腐剂，也用于皮毛和制革业的消毒防腐剂。因此，工业三废、含砷农药对农作物的直接污染，以及饲喂有机砷污染的粮食等是食品主要的污染途径。

(1)砷矿及其冶炼和工业“三废”污染。各种矿石均含有砷，煤的含砷量约为25 mg/kg。矿石冶炼、煤的直接燃烧及各种工业含砷废气、废水和废渣都可使大气、土壤和水源受到污染，其中的砷直接或间接地转移到食品中去，造成食品含砷量增高。据测定，工业区空气中的砷可达0.5 mg/L，通过空气飘浮散落到地表和水面，加上某些工业废水、废渣的不合理处置，使近海水域含砷量显著增高。在这些地区生长的农作物或水生生物都会受到砷的污染。

(2)大量使用含砷农药。随着工业的发展，各种砷化物在农业上广泛应用，杀虫剂如砷酸铅、砷酸钙、亚砷酸钙、亚砷酸钠和巴黎绿（醋酸铜和偏砷酸的复盐）等。亚砷酸钠、亚砷酸钾及硫亚砷酸盐常作为木材防腐剂、除锈剂和除莠剂、谷物追肥剂和杀虫剂。砒霜浸过的谷子可以诱杀蝼蛄、蝗虫、家鼠和田鼠。杀菌剂如甲基硫胂、甲基胂酸锌（稻谷青）、退菌特、甲基胂酸铁铵（田安）、甲基胂酸钙（稻宁）等。含砷农药在喷洒后常引起动物中毒，或浸种或拌种时被动物误食而中毒。

(3)食品生产加工过程中也可造成砷的污染。食品工业中水解时，使用不纯的盐酸和质量不纯的食品添加剂而造成砷的污染。

(4)药物及添加剂的使用。如914（新胂凡纳明）、606（硫胂凡纳明）、氧化砷等，有些含砷制剂（胂）用作动物生长促进剂，如对氨基苯胂酸（4－氨基苯砷酸）、3－硝基－4－羟基苯胂酸和4－硝基苯胂酸，这些药物或添加剂使用不当或过量也有中毒危险。

三、体内过程

(1)吸收：无机砷及其化合物主要在胃肠道吸收，吸收的速度与溶解度有关，可溶性的吸收迅速且可由皮肤吸收，气体的砷化物可由呼吸道吸收。亚砷酸盐的吸收比砷酸盐小。

(2)分布：砷吸收后随血液聚集于肝脏，然后分布于全身组织，主要分布于肝脏、肾脏、脾、消化道。慢性砷中毒时，主要蓄积在骨骼、皮肤和毛发中。

(3)排泄：砷主要经肾脏随尿排出，少量的从粪便、汗腺、唾液、肺及乳汁中排泄。动物摄食无机砷酸盐后，一部分在体内不经过还原反应即行排出。当在体内还原为有毒的三价砷并再经代谢作用转化为亚砷酸盐时，即可与巯基结合蓄积于组织中。

四、毒性

元素砷不溶于水、醇或酸类，无毒。无机砷化物比有机砷化物毒性大，无机砷化物中以三价砷常见且毒性大，气体砷化氰毒性极强；五价砷在体外试验的毒性不明显，但在体内即呈现毒性。而三价砷无论在体外或体内均呈现毒性，于是认为五价砷在组织中还原为三价后方呈现毒性。

1. 急性毒性

急性中毒多因误食某种砷化物引起，主要表现为胃肠炎的症状，而后出现多发性神经炎，个别也可能出现精神症状。各种砷化物经口的动物急性毒性见表15－5。

表 15－5 砷化物的经口动物急性毒性 mg/kg

砷化物	动物	LD_{50}
白砒	大鼠	32～48
三氧化二砷	大鼠	138
三氧化二砷	小鼠	22.9～27.7
砷酸钙	家兔	50
砷酸钙	大鼠	20～40
砷酸铅	家兔	100
砷酸铅	大鼠	100～125
亚砷酸钠	大鼠	10～50
亚砷酸钙	小鼠	5

2. 慢性毒性

长期随食物摄入少量的砷，在临床上常呈慢性中毒。日本曾报道因误食污染砷的奶粉，发生了12 131 例慢性中毒并造成130 人死亡的森永奶粉事件。慢性砷中毒除表现为一般神经衰弱症状外，主要表现为皮肤黏膜病变和多发性神经炎，胃肠道症状较轻。

致癌作用：关于砷化物的特殊毒性作用，1979 年国际癌症研究机构认为，无机砷化物是人类皮肤和肺的致癌物。动物试验证明砷有致畸作用。长期接触砷矿的工人，肺癌的发病率也较高。

砷中毒可用巯基络合剂如二巯基丙磺酸钠、二巯基丁二酸钠、二巯基丙醇等药物解毒。

五、食品中的允许含量

GB 2762—2022《食品安全国家标准　食品中污染物限量》规定食品中砷的 MLs（mg/kg）为：以无机砷计：大米为 0.2 mg/kg，鱼类及其制品为 0.1 mg/kg，其他水产动物及其制品、食用菌及其制品为 0.5 mg/kg；以总砷计：食用油为 0.1 mg/kg，谷物、食糖、乳粉、畜禽肉及其制品、新鲜蔬菜为0.5 mg/kg，鲜乳及其制品为 0.1 mg/kg，包装饮用水为 0.01 mg/L。

第五节　氟

一、来源及理化性质

氟（F）为地球上分布最广泛的元素之一，也是最活泼的非金属元素，占地壳组成的 0.078%。在水、土壤、岩石及动植物的组织器官中都含有氟，氟在自然界主要以化合物的形式存在。工业上常用的萤石、冰晶石、磷灰石，生产中常见的氟化氰、氟化钠、三氟化硼和氟硅酸都是含氟化合物。氟在常温下为淡黄色气体，具有强烈的刺激性臭味，能与很多化学物质起反应。相对密度 1.31，沸点 －188.3℃，于湿空气中形成氟化氢。氟化物种类很多，用于炼钢、铸铁、玻璃、电焊条、制釉粉、木材防腐、高能燃料、农药、杀虫驱虫剂、电解炼铅、电解铝、化肥、毒鼠杀鼠剂等。

二、对食品污染

（1）有些地区土壤、饮水中含氟量很高，进行食品加工时，使用高氟区的地下水，必然会使食品中含氟量升高，进入人体后，会对机体产生有害作用。

(2)工业三废污染大气、土壤、饮水,使农作物、饮水、畜禽的饲料饲草中含氟量提高,通过食物链会使进入人体的氟增多,对畜禽、人体都可产生毒害作用。

(3)含氟农药、杀虫剂、驱虫剂、杀鼠剂的使用,也有可能通过食物链进入人体,产生一定的危害作用。

三、体内过程

(1)吸收:气态氟可经呼吸道吸收;固态的氟化物可以粉尘形式自呼吸道吸收,也可经胃肠道及皮肤吸收。经口摄入含氟的粉尘、饮水和食品,可经过消化道吸收。

(2)分布:吸收入体内的氟迅速进入血液循环与血钙结合而使血凝延缓,多余的氟由血液带至全身各组织,主要分布于骨、软骨及齿,小部分分布于肾及脾中;有机氟在体内分布较均匀,肝脏、脑、肾脏的分布基本一致。

(3)排泄:进入体内的氟约50% ~85% 自肾脏由尿液排出,12.5% ~19.5% 自肝脏由肠道排出,7% ~10% 由汗腺排出,极微量的氟可经毛发、乳腺排出。

四、毒性

氟是动物机体内不可缺少的微量元素,参与机体的代谢,可促进牙齿和骨骼的钙化,适量氟能促进牙釉质形成,同时维持牙齿的健康,缺乏氟会导致牙釉质发育不好或者发生龋齿,另外,对于神经兴奋的传导和参与代谢的酶系统有一定作用。但人体氟的摄入量稍微过量,就会造成中毒,损害健康。

1. 急性毒性

大量的氟进入体内后,可从血液中夺取钙、镁离子,使血钙、血镁降低,因此,急性中毒在临床上表现为低血钙和低血镁,使神经肌肉的兴奋性升高。氟化钠内服急性致死量为0.5 g/kg。主要表现为兴奋、肌震颤、衰竭、频排便尿,流涎、呕吐、虚脱,阵发性痉挛、昏迷,最后由于呼吸和心力衰竭而致死。

有机氟的中间代谢产物会阻断了细胞的三羧酸循环,造成细胞能量代谢障碍而造成中毒。有机氟毒性大,如氟乙酸钠、氟乙酰胺毒性大,大鼠皮下或腹腔注射氟乙酸钠 LD_{50} 为5 mg/kg;大鼠经口氟乙酰胺 LD_{50} 为5.3 ~10.45 mg/kg,犬静注氟乙酸钠、氟乙酰胺 LD_{50} 均为0.06 mg/kg。中毒症状主要为中枢神经系统呈进行性抑制,最后由于心力衰竭和严重抽搐而造成呼吸停止而死亡。

2. 慢性毒性

氟在少量、长期进入机体的情况下,会造成慢性中毒,也称氟病。氟对机体的毒害是多方面的,由于氟为亲骨性元素,故骨、牙齿受损最为突出。无机氟慢性中毒与氟化物种类、溶解度、食入量、接触时间长短、体内排泄快慢、年龄、营养状况个体与种属差异等因素有关,慢性中毒症状主要表现在骨、齿的变化,人表现有氟骨症,骨质变硬,软骨钙化,关节活动失灵;牙齿有特殊斑纹,牙釉脱落,牙齿齿质变褐色成碎片,出现齿面粗糙,齿缘不整,齿龈发炎等,一般称氟斑牙。其他还有食欲下降,消瘦,体重减轻,呼吸困难等。

急性氟中毒的治疗主要是抑制胃内氢氟酸的生成,排除消化道内残存的氟,降低神经应激性和实施胃肠炎的对症处理。有机氟如氟乙酰胺中毒,可用乙酰胺解毒。慢性氟中毒尚无有效的方法。

五、食品中的允许含量

根据我国食品氟污染现状及食品氟本底含量调查，以及氟毒性的动物试验结果和局部地区的流行病学调查资料，提出每人每日氟允许摄入量约3.5 mg以下。

因为氟为人体必须微量营养素，CAC、欧盟等未将氟作为食品污染物进行管理，为此，参照国际上的管理要求，2010年，我国取消了氟的限量规定，不再将氟列入我国食品污染物管理。之后我国食品中污染物的允许限量标准（GB 2762—2012、GB 2762—2017、GB 2762—2022）都没有将氟列入我国食品污染物管理。

第十六章 霉菌毒素对食品的污染及其毒理学安全性

第一节 概述

霉菌(molds)是真菌的一部分,是菌丝体比较发达而又缺少较大的子实体的一部分真菌的总称,霉菌可作为部分真菌的通用名。真菌是指有细胞壁,不含叶绿素,无根、茎、叶,以寄生或腐生方式生存,仅有少数类群为单细胞,其他都有分枝或不分枝的丝状体,能进行有性或无性繁殖的一类微生物。

霉菌在自然界中分布极广,约有 45 000 多种。常见食品中的霉菌有:毛霉属(*Mucor*)、根霉属(*Rhizopus*)、曲霉属(*Aspergillus*)、青霉属(*Penicillium*)、木霉属(*Trichoderma*)、交链孢霉属(*Alternarta*)、芽枝霉属(*Cladosporium*)、镰刀菌属(*Fusarium*)。与食品卫生关系密切的霉菌大部分属于半知菌纲中曲霉菌属、青霉菌属和镰刀菌属。

一、霉菌的生长繁殖和产毒条件

霉菌在自然界分布甚广,它不像细菌那样需要较高的营养条件,在各种食物中极易繁殖,繁殖力旺盛。霉菌繁殖一般情况下需要有氧条件,其适宜繁殖温度为 25 ~ 30℃。

多数霉菌对人有益,在抗生素医药工业及发酵酿造工业等方面起重要作用,但是也有一些霉菌对人体有害无益,霉菌中的个别菌种或菌株能产生对人体有害的霉菌毒素。霉菌毒素是霉菌有毒的第二次代谢产物,所谓二次代谢产物指的是由细胞增殖过程中形成的丙酮酸、酯酸、氨基酸等初级代谢产物作为前体物质,进行生物合成的物质。霉菌毒素与细菌毒素不同,它不是复杂的蛋白质分子,不会产生抗体,它的形成受着菌粒、菌株、环境、气候、生态学等因素影响,在 0℃以下和 30℃以上,多数霉菌产毒能力减弱或消失。因此,引起人畜的霉菌毒素中毒,常具有地区性和季节性的特点。

综上所述,影响霉菌繁殖和产毒的重要因素有食物基质的水分含量和环境温、湿度及空气流通等情况。

1. 水分和湿度

食品中水分含量是影响微生物增殖以及腐败变质的重要因素。凡是能供微生物利用的那部分水分,亦即水分活性(water activity)简称 a_w。其定义为:在同一条件(温度、湿度、压力等)下,食品水分蒸汽压(p)与纯水蒸汽压(p_0)之比,即 $a_w = p/p_0$。食物水分活性值的大小,反映食品中游离水分的多少。所谓游离水,指的是细胞间的水,它在组织间可以循环移动,在食物中形成汁液,当压榨或切断食品时,游离水可以分离出来,加热至水的沸点时,该游离水容易被蒸发脱出。而结合水是含于细胞内原生质的水,压榨、加热均不受影响。微生物必须在有游离水存在的状况下,才能进行一系列代谢活动。它的繁殖需依靠足够的食物的水分活性。

食品中重要微生物类群生长的最低 a_w见表 16 - 1。

表 16－1 食品中重要微生物类群生长的最低 a_w

类　群	最低 a_w	类　群	最低 a_w
大多数使食品腐败的细菌	0.94	嗜盐性细菌	0.75
大多数使食品腐败的酵母	0.88	耐渗透压酵母菌	0.60
大多数使食品腐败的霉菌	0.73	干性霉菌	0.55

食品的 a_w 值越小，越不利于微生物增殖（a_w 降至 0.7 以下一般霉菌均不能生长）。粮食的水分 17% ~18% 是霉菌繁殖与产毒的良好条件。曲霉、青霉和镰刀菌均为中生性霉菌，适于繁殖的环境相对湿度为 80% ~90%。如果相对湿度降至 70%，则米、麦中平衡水分为 14%，大豆 11%，干菜、干果 30%，此时霉菌不能产毒。

2. 温度

按微生物繁殖所需的温度，大体可分为嗜冷菌（psychrophiles）、嗜中温菌（mesophiles）及嗜热菌（thermophiles）三种。大部分霉菌在温度 20 ~28℃ 都能生长，小于 10℃ 和大于 30℃ 时霉菌生长显著减弱，在 0℃ 几乎不长。但有的镰刀菌如拟枝孢镰刀菌能耐受低温到 -20℃，三线镰刀菌可在低温下产毒。一般霉菌产毒的温度，略低于生长最适宜温度。如黄曲霉生长最适温度为 37℃，而产毒则以 28 ~32℃ 为宜。

3. 基质

霉菌的营养来源，主要是糖和少量氮、矿物盐，因此极易在含糖的饼干、面包、粮食等类食品上生长。不同基质对霉菌的生长和产毒有一定影响。黄曲霉易在玉米、花生中产毒，而在豆类产毒量很低。一般来说，天然基质比人工培养产毒好。

此外，通风条件好对霉菌产生毒素的影响也是不可忽视的。

因此，如将以上几方面因素控制好，则可以大幅度地降低产毒机会，减少污染，防止产毒。

二、主要产毒霉菌

霉菌产毒只限于少数产毒霉菌，而产毒菌种中也只有一部分菌株产毒。目前已知具有产毒株的霉菌如下。

曲霉菌属（*Aspergillus*）：黄曲霉（*A. flavus*）、赭曲霉（*A. ochraceus*）、杂色曲霉（*A. versicolor*）、烟曲霉（*A. fumigatus*）、构巢曲霉（*A. nidulans*）和寄生曲霉（*A. parasiticus*）等。

青霉菌属（*Penicillium*）：岛青霉（*P. islandium*）、橘青霉（*P. citrinum*）、黄绿青霉（*P. citreoviride*）、扩张青霉（*P. expansum*）、圆弧青霉（*P. cyclopium*）、皱褶青霉（*P. rugulosum*）和荨麻青霉（*P. urticae*）等。

镰刀菌属（*Fusarium*）：梨孢镰刀菌（*F. poae*）、拟枝孢镰刀菌（*F. sporotrichioides*）、三线镰刀菌（*F. tritinctum*）、雪腐镰刀菌（*F. nivale*）、粉红镰刀菌（*F. roseum*）、禾谷镰刀菌（*F. graminearum*）等。

其他菌属：绿色木霉（*Trichoderma viride*）、漆斑菌属（*Mycothecium toda*）、黑色葡萄状穗霉（*stachybotus corda*）等。

三、霉菌污染食品的质量评定及食品卫生意义

霉菌污染食品可使食品的食用价值降低，甚至不能食用。每年全世界至少有 2% 的粮食因发生霉变而不能食用（我国有的省份一年粮食霉变可高达 4.5 亿千克），而有些是由霉菌在各种

食品或饲料中产生霉菌毒素引起人畜霉菌毒素中毒。

对霉菌污染食品的评价主要从两方面进行。一方面是霉菌的污染度,即单位重量或容积的食品或100粒粮食上霉菌总数,表示食品感染霉菌情况。

四、霉菌毒素

霉菌毒素(mycotoxin)是霉菌在其所污染的食品中产生的有毒代谢产物。目前,已知的霉菌毒素约有200种。不同霉菌毒素其毒性作用不同,曾按其毒性作用性质分为肝脏毒、肾脏毒、神经毒、致皮肤炎物质、细胞毒及类似性激素作用的物质。现也按其化学结构不同而表示其毒性作用。目前人们均按其所产毒素的主要霉菌名称来命名。

霉菌污染食品除了引起食品变质外,更重要的是霉菌产生的有毒代谢产物——霉菌毒素可引起人畜中毒。霉菌毒素中毒的表现,有急性中毒、慢性中毒、致癌、致畸和致突变等。历史上曾发生过的霉菌毒素中毒有麦角中毒、赤霉病麦中毒、食物中毒性白细胞缺乏症(ATA, alimentary toxic aleukia)、黄变米中毒和黄曲霉毒素中毒等。从中毒发生情况可以看出,霉菌毒素中毒与传染病不同,没有传染性流行,但往往表现较为明显的地方性与季节性,甚至有些具有地方病的特征。这促进了各国食品工作者对霉菌与霉菌毒素污染食品问题有进一步认识与研究。我国食品中霉菌毒素污染,尤其是赤霉病麦中毒与黄曲霉毒素对食品污染问题在一些地区较严重,威胁人们的健康。20世纪70年代以来,在霉菌的产毒菌种、菌株及产毒条件、霉菌毒素化学、毒理学与检测方法的研究等方面进展很快。今后还要结合我国实际情况,广泛深入调查各地区主要食品中霉菌感染及其毒素含量、中毒机制、病原物质及防霉去毒措施。

霉菌毒素种类较多,与食品关系密切且比较重要的有黄曲霉毒素、赭曲霉毒素、杂色曲霉素、镰刀菌毒素、岛青霉素、黄天精、环氯素、橘青霉素、黄绿青霉素、展青霉素、单端孢霉素、玉米赤霉烯酮、丁烯酸内酯等。

第二节　黄曲霉毒素

黄曲霉毒素(aflatoxin,AF)是黄曲霉和寄生曲霉的代谢产物,具有极强的毒性和致癌性,是近年来最被人关注的一种霉菌毒素。黄曲霉素的发现可追溯到1960年的火鸡事件。1960年6~8月份,在英国苏格兰某地,短短几个月内,突然发生10万只火鸡死亡,解剖见肝出血坏死,可疑食物为饲料中自巴西运来的发霉花生粉,从中分离出黄曲霉菌。为了证实火鸡中毒与发霉花生粉有关,用该花生粉饲喂小鸡、小鸭,最终出现了典型的与火鸡中毒相似的症状;用该花生粉喂饲大白鼠,进行较长期的毒性试验,结果表明,在部分大鼠中,成功地诱发出肝癌。因此证实巴西运来的花生粉含有致癌物质。之后又对该物质进行提纯,纯品在动物身上,也复制出同样病变,遂将其命名为黄曲霉毒素。

一、化学结构与特性

黄曲霉毒素是一类结构类似的化合物,均为二氢呋喃氧杂萘的衍生物,其化学结构式见图16-1。目前已分离鉴定出共有20余种,根据其在紫外光下可发出蓝色或绿色荧光的特性,分为B系与G系两大类:黄曲霉毒素B_1(AFB_1)、黄曲霉毒素B_2(AFB_2)、黄曲霉毒素G_1(AFG_1)和黄曲霉毒素G_2(AFG_2)等。黄曲霉毒素B_2和G_2的羟基衍生物称作黄曲霉毒素B_{2a}和G_{2a}。黄曲霉毒素的毒性与其结构有关,凡二呋喃环末端有双键者毒性较强,并有致癌性,如AFB_1、AFG_1和

AFM_1。在天然污染的食品中以 AFB_1 最多见，其毒性和致癌性也最强，故在食品监测中以 AFB_1 作为污染指标。

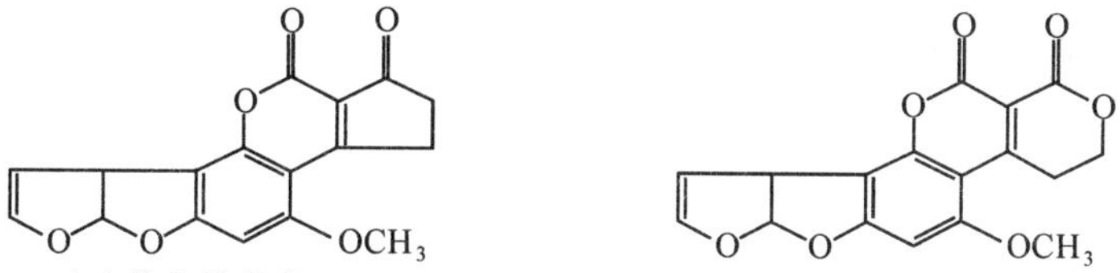

(a)黄曲霉毒素 B_1　　(b)黄曲霉毒素 G_1

图 16－1　黄曲霉毒素的结构式

黄曲霉毒素易溶于三氯甲烷和甲醇，不溶于水、正己烷、石油醚及乙醚。在长波紫外光下可产生荧光，根据荧光颜色、Rf 值不同可鉴定其类别。黄曲霉毒素耐热，一般在烹调加工的温度下破坏很少；在 280℃时发生裂解，其毒性被破坏，在加氢氧化钠的碱性条件下，黄曲霉毒素的内酯环被破坏，形成香豆素钠盐，该钠盐溶于水，故可通过水洗予以去除；紫外线辐射也容易使其降解而失去毒性。

二、产毒条件

产生黄曲霉毒素的霉菌只有黄曲霉和寄生曲霉。其产毒能力及产毒量，不同菌株的差异极大。除菌株本身的产毒能力外，湿度(80% ～90%)、温度(25 ～30℃)、氧气(1% 以上)均是黄曲霉生长繁殖产毒所必要的条件。此外，天然基质培养基(大米、玉米、花生粉)比人工合成培养基产毒量高。在我国广西地区产毒的黄曲霉菌株最多，检出率为 58% 。

三、对食品的污染

黄曲霉菌是空气和土壤中存在的非常普遍的微生物，世界范围内的绝大多数食品原料和制成品均有不同程度的污染。黄曲霉菌在有氧、温度高(30 ～33℃)和湿润(89% ～90%)的条件下容易生长，并可抑制其拮抗菌如青霉菌(*Penicillium*)和镰刀霉菌(*Fusarium*)的生长，从而造成贮存的花生、玉米、大米、小麦、大麦、棉籽和大豆等多种谷物的污染变质，其中，以花生和玉米污染最为严重。

随着对黄曲霉毒素分析水平的提高，许多食物原料和食物中的黄曲霉毒素被检测出来。世界各地，特别是从亚洲和非洲收集的食物样品的分析结果显示，黄曲霉毒素可存在于小麦、木薯、玉米、花生、豌豆、小米、大米、芝麻、高粱、大豆和甘薯中。我国南方地区、印度、美国和一些东南亚国家的黄曲霉毒素污染率较高。我国于 1972—1974 年进行全国食品中黄曲霉素 B_1 的普查工作，发现黄曲霉毒素的污染有地区和食品种类的差别。长江沿岸以及长江以南地区黄曲霉毒素污染严重，北方各省污染较轻。各类食品中，花生、花生油、玉米污染严重，大米、小麦、面粉污染较轻，豆类很少受到污染。1992 年对我国部分省市(广西、江苏、河北、北京)的粮油食品黄曲霉毒素 B_1 进行了调查，结果发现除花生样品污染率较高为 55.6% 外，玉米污染率为 15.6% 。

此外，世界各国的农产品中也普遍受到黄曲霉毒素的污染。热带和亚热带地区食品污染较重，其中以花生和玉米的污染最为严重。目前有 60 多个国家制定了食品和饲料中黄曲霉毒素限量标准和法规。实际或建议的限量标准为：食品中黄曲霉毒素 $B_1$5 μg/kg；食品中黄曲霉毒素 B_1，B_2，G_1和 G_2总和为 10 ~20 μg/kg；牛乳中的黄曲霉毒素 M_1为 0.05 ~0.5 μg/kg；乳牛饲料中的黄曲霉毒素 B_1为 10 μg/kg。不论我国还是世界各国，都重视逐渐降低食品中黄曲霉毒素限量标准，使之达到尽可能低的水平，以保证人畜的健康。

四、毒性

黄曲霉毒素有很强的急性毒性，也有明显的慢性毒性与致癌性，目前发现的十几种 AF 中，AFB_1 毒性最强，AFM_1、AFG_1 次之，AFB_2、AFG_2、AFM_2 毒性较弱。

1. 急性毒性

黄曲霉毒素是一种毒性极强的剧毒物，其毒性为氰化钾的 10 倍，对鱼、鸡、鸭、大鼠、豚鼠、兔、猫、狗、猪、牛、猴及人均有强烈毒性。最敏感的动物是鸭雏，其 AFB_1 LD_{50}为 0.24 mg/（kg 体重）。AFB_1 的急性毒性见表 16－2。黄曲霉毒素属于肝脏毒，除抑制肝细胞 DNA、RNA 的合成外，也抑制肝脏蛋白质的合成。一次大量口服后，可出现肝实质细胞坏死、胆管上皮增生、肝脂肪浸润及肝出血等急性病变。少量持续摄入则引起肝脏纤维细胞增生、甚至肝硬化等慢性损伤。人体组织的体外试验以黄曲霉毒素 1 mg/L 可阻止肝细胞 DNA 及 RNA 的合成。

表 16－2　黄曲霉毒素单剂量的 LD_{50}　　mg/（kg 体重）

物　种	日　龄	LD_{50}	物　种	年　龄	LD_{50}
雏鸭	1d	0.24 ~0.3	猫	—	0.55
小鼠	1d	1.0	狗	—	0.62
小鼠	21d	5.5	恒河猴	—	2.2
地鼠	30d	10.2	人	成年	10.0

黄曲霉毒素引起人急性中毒，国内外都发生过。其主要急性中毒事件有发生在非洲的霉木薯饼中毒、泰国的霉玉米中毒等。在几次中毒事件中，以 1974 年印度两个邦中 200 个村庄暴发黄曲霉毒素中毒性肝炎最为严重。这些村庄居民因食用霉变玉米所致，中毒人数达 390 多人。症状是发热、呕吐、厌食、黄疸，以后出现腹水、下肢浮肿，死亡很快。尸检中可见肝胆管增生。发病者食用的玉米 AFB_1 含量为 6.25 ~15.6 mg/kg。用该发霉玉米喂狗，狗发生同样症状并死亡。

2. 慢性毒性

黄曲霉毒素持续摄入所造成的慢性毒性，其主要表现是动物生长障碍，肝脏出现亚急性或慢性损伤。其他症状如食物利用率下降、体重减轻、生长发育缓慢、母畜不孕或产仔数减少。

3. 致突变性、致癌和致畸性

黄曲霉毒素在 Ames 实验和仓鼠细胞体外转化实验中均表现为强致突变性，它对大鼠和人均有明显的致畸作用。大鼠妊娠第 15 天静脉注射 AFB_1 80 mg/（kg 体重）可导致其出现畸胎。

黄曲霉毒素可使鱼类、禽类、大鼠、猴及家禽等多种动物诱发实验性肝癌。不同动物的致癌剂量差别较大，其中以大鼠最为敏感。实验证明，用含 AFB_1 15 μg/kg 的饲料喂大鼠，经68 周，12 只雄性大鼠全部出现肝癌；经 80 周，13 只雌性大鼠全部出现肝癌。Stoloff 等用含 AFB_1 饲料喂猴的 12 次实验的结果（累计用猴 170 只）推算出诱发猴产生癌肿的剂量为饲料中含 AFB_1 200 μg/kg。

由此可见,灵长类可能比大鼠对 AF 的致癌性具有较强的抵抗力。根据计算,AFB_1 比二甲基亚硝胺诱发肝癌能力大 75 倍。因此,黄曲霉毒素是属于极强的化学致癌物质。它不仅致动物肝癌,在其他部位也可致肿瘤,如胃腺瘤、肾癌、直肠癌及乳腺、卵巢、小肠等部位肿瘤。

黄曲霉毒素与人类肝癌的发生有密切关系。从亚非国家和我国肝癌流行病学调查研究中发现,一些地区(中国、肯尼亚、莫桑比克、菲律宾、斯威士兰、泰国和南非等)人群膳食中 AF 水平与原发性肝癌(PHC, primary hepatocellular carcinoma)的发生率呈正相关。尽管一度有人认为,乙肝病毒(HBV)感染是 PHC 的重要原因,但最近的研究表明,PHC 的发病机制中 AF 的暴露水平较 HBV 的感染和流行更为重要。在南非和莫桑比克,10 年的监测结果表明,降低人群膳食中 AF 水平,HBV 感染和 PHC 发病率均呈下降趋势。

鉴于黄曲霉毒素具有极强的致癌性,世界各国都对食物中的黄曲霉毒素含量做出了严格的规定。FAO/WHO 规定,玉米和花生制品的黄曲霉毒素(以 AFB_1 表示)最大允许量为 15 μg/kg;美国 FDA 规定,牛奶中黄曲霉毒素的最高限量为 0.5 μg/kg,其他大多数食物为 20 μg/kg,动物性原料中的黄曲霉毒素最大允许量为 100 μg/kg,超标的污染食物和原料产品将被没收和销毁。我国食品中黄曲霉毒素的允许量见表 16-3。

表 16-3 我国黄曲霉毒素的最大允许量 μg/kg

食品种类	最大允许量
玉米、花生及其制品	20
大米和食用油脂(花生油除外)	10
其他粮食、豆类和发酵食品	5
酱油和醋	5
婴儿代乳品	0

五、黄曲霉毒素的代谢

AFB_1 进入体内,必须经过体内代谢过程,才能由前致癌物变成终致癌物。AFB_1 在体内的代谢主要是在肝脏微粒体酶作用下进行的脱甲基、羟化与环氧化反应,其中最重要的是环氧化(如图 16-2)。黄曲霉毒素中氧杂萘环的 OCH_3 基脱出甲基,生成黄曲霉毒素 P_1(去甲基酚型产物),再通过与葡萄糖醛酸或硫酸结合形式,自尿排出。黄曲霉毒素 B_1 羟化后形成具有毒性的黄曲霉毒素 M_1,出现在奶中。牛食用含 AFB_1 的饲料,牛乳中即含有其代谢产物黄曲霉毒素 M_1,因此,AFM_1 也是一个值得重视的毒素。

黄曲霉毒素另一个代谢产物是二呋喃环末端双键的环氧化物(AFB_1-2,3-环氧化物)。该环氧化物一部分可由于形成大分子结合物,如与谷胱甘肽转移酶(GST)、尿苷二磷酸—葡萄醛基转移酶(UDP-GT)或磺基转移酶结合,从而受环氧化酶催化水解而被解毒,另一部分则与生物大分子的 DNA、RNA 以及蛋白质结合发挥其毒性、致癌性及致突变效应。许多研究表明,AFB_1 的活化代谢产物与 DNA 形成的加合物,主要是亲电性攻击 DNA 的 N-7-鸟嘌呤位置,G-C 碱基对是形成 AFB_1-DNA 加合物的唯一位点。AFB_1 诱发的核苷酸序列改变主要在 G-C 位点,多半是 G-C 至 T-A 的转换。大量研究表明,AFB_1-DNA 加合物的形成不仅具有器官特异性和剂量

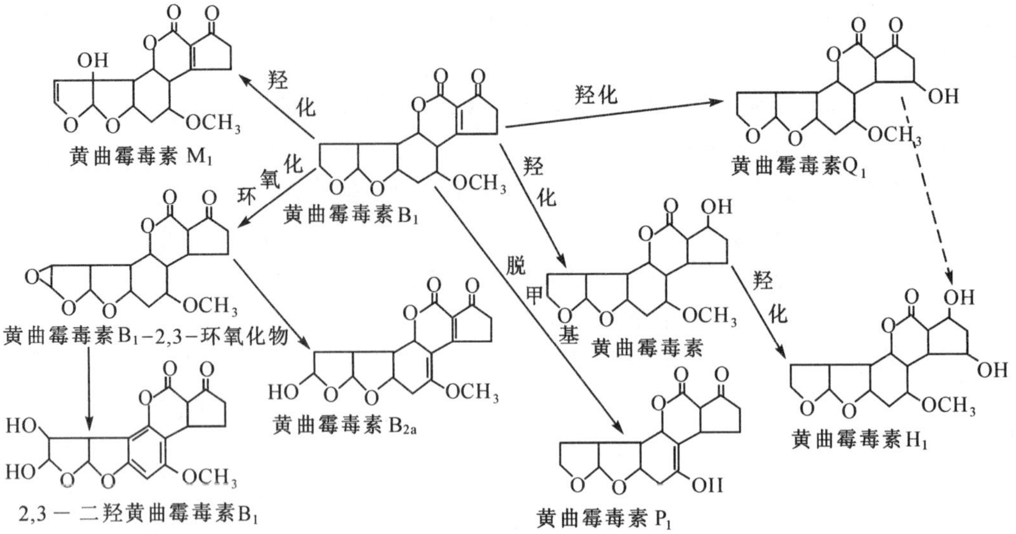

图 16－2　黄曲霉毒素 B_1 的代谢途径

依赖关系，而且与动物对 AFB_1 致癌的敏感性密切相关。AFB_1－DNA 加合物的形成与 AFB_1 诱发的突变和若干遗传毒效应，如染色体畸变、姐妹染色单体交换和染色体重排等密切相关。目前，研究 AFB_1－DNA 加合物在癌变过程中的作用主要集中在 AFB_1 对原癌基因的激活方面。黄曲霉毒素在体内经吸收后，转移至肝脏、乳汁中较多，但不在体内蓄积，停止食用后一周，即经粪、尿而全部排出。

六、预防措施

对黄曲霉毒素的预防控制措施主要有三方面：一是防止食品生霉，二是设法去除食物上已产生的黄曲霉毒素，三是加强检验工作。

1. 食品防霉

食品霉变要有足够的湿度、温度和氧气。其中湿度尤其重要，因此防霉的主要措施是控制食品的水分。以粮食而言，从田间收获、晾晒、脱粒，到入库、运输等过程中，都应注意防霉。粮食收获后，应将水分控制到安全水分以下；一般粮粒含水量在 13% 以下，玉米在 12.5% 以下，花生在 8% 以下霉菌不易繁殖；粮食入仓库后，应有较好的通风设备，保持干燥，应经常检查相对湿度，采取降温措施；虫害、鼠咬或脱粒时，外皮极易受损伤，使得真菌容易侵入粮粒而繁殖，引起霉变，故应尽量减少损伤；选用和培育抗霉的粮油品种也有利于防霉，有些花生品种的外壳和外皮含有较多的木质素或蜡质，并具有排列密集的栅状结构，其外壳细胞膜也较厚，这些品种具有抗霉能力。目前，印度已研究出抗霉花生品种，日本、泰国已研究出抗霉菌污染的水稻。

2. 去除黄曲霉毒素

对于已被黄曲霉毒素污染的食品或怀疑含有黄曲霉毒素的发霉食物，用下列方法去除，可收到一定的效果。

（1）剔选碾磨法：霉菌毒素的污染，往往集中于业已出现霉坏的粮粒中，因此通过挑选法可将霉坏粮粒去除，从而起到去毒作用。有研究表明，经人工剔选后花生的黄曲霉毒素含量从

150 μg/kg下降到 3 μg/kg。此外,黄曲霉毒素多集中于含脂肪较多的谷胚和糠皮等部位。被黄曲霉毒素污染的稻谷经精碾后,筛出的米糠里,黄曲霉毒素含量可达污染总量的 95%;糙米精碾后,黄曲霉毒素含量下降 38% ~74%。轻度污染黄曲霉毒素的稻谷及大米经碾磨后,黄曲霉毒素可达到国家食品卫生规定的限量标准。

(2)吸附法:花生油等植物油污染了黄曲霉毒素后,用活性炭或白陶土进行吸附处理,可使含毒量减少。白陶土的超微结构显示其为立体的网状多面体,网体众多,具有巨大的内表面,在高温下易吸附黄曲霉毒素。将白陶土粉碎过 300 目筛,100 ~230℃加热 30 min,使之活化,然后加入花生油,充分搅拌、混匀、沉淀、过滤,除去白陶土渣,去毒效果良好。用 2% 的白陶土时,去毒率为 22% 以上。

(3)生物学解毒法:有人比较了近千种微生物破坏黄曲霉毒素 B_1 的能力,发现某些霉菌和霉菌孢子能破坏一部分黄曲霉毒素 B_1。部分细菌也有这种作用,其中以橙色黄杆菌的作用最为显著,它可使花生油、花生、花生酱以及玉米等食品中的黄曲霉毒素全部而迅速地遭到破坏。此外,细菌、酵母菌、霉菌等既可以吸附食品中 AFB_1,也可以将其降解,其吸附及降解能力具有菌株特异性。有研究筛选出复合菌系,可在 30 ~70℃范围内保持对 AFB_1 的高效降解能力,可在 60℃,48 h 内将 5 000 μg/L 的 AFB_1 全部降解。采用生物学方法去除黄曲霉毒素,成本低,收效大,有发展前途。

(4)气体熏蒸法:我国广西和青岛粮食科研部门,应用氨化处理法使污染了黄曲霉毒素的花生去毒,效果较好。将含有黄曲霉毒素的花生仁与 25% 的药用氨水或 15% 的农用氨水拌和,或用含氨量 98% 的工业级液氮在常温常压下经两天密封去毒,然后按常规法榨油,即可得到符合国家油制品质量和卫生标准的花生油和花生饼。湖南长沙粮食部门用 25 kg 苍山子芳香油对污染黄曲霉毒素的 2.5×10^6 kg 稻谷熏蒸 3 个月,毒素含量由 100 μg/kg 下降到 10 μg/kg。现认为用氨处理是目前为止去除食物黄曲霉毒素的最有效方法。

(5)碱处理法:氢氧化钠对黄曲霉毒素有破坏作用。黄曲霉毒素在碱性条件下,其结构中的内酯环破坏,形成香豆素钠盐,由于香豆素钠盐溶于水,故加碱后再用水洗,即可将毒素去除。在我国南方高温高湿地区,花生原料极易长黄曲霉菌,所以一般对榨出的花生油,都需经过碱炼,加碱后再加水洗可使油中黄曲霉毒素降到标准含量以下,甚至不能测出。有人以 2% 浓度的碳酸钠处理污染黄曲霉毒素的玉米,煮 10 min 左右,可以使含 175 μg/kg 黄曲霉毒素的玉米黄曲霉毒素下降到未被检出。

(6)其他控制措施:有试验研究表明,利用日光晒或紫外线照射可破坏黄曲霉毒素。也有研究发现,用污染黄曲霉毒素的粮食酿制蒸馏酒时,毒素可留在酒糟内,故酒中该毒素得以去除。

3. 加强检验工作

对出库的各种食物应加强检验,凡黄曲霉毒素超过国家标准者,一律不准投放市场。自 1980 年开始,北京市即实行了检验制度,对食用植物油中的黄曲霉毒素分别采用碱炼等法除毒,合格者方可供应市场,还对发酵用菌株进行普查,发现产毒菌株时,及时停用。

第三节　镰刀菌毒素

镰刀菌毒素主要是镰刀菌属(*Fusarium*)霉菌所产生的有毒代谢物质的总称。镰刀菌属与赤霉菌属在生活史上有一定的联系。镰刀菌属指的是无性世代的赤霉菌属;赤霉菌属指的是有性世代的赤霉菌属。

从19世纪和20世纪开始,人们就已发现镰刀菌属能引起人和家畜中毒,如食物中毒性白细胞缺少症和赤霉病麦中毒。食物中毒性白细胞缺少症(alimentary toxic aleukia)曾发生在西伯利亚地区,引起不少人中毒和死亡。主要症状是皮肤出现出血斑点、粒性白细胞缺乏、坏死性咽喉炎和骨髓再生障碍。到目前为止,这种病还只见于西伯利亚,其他国家尚未见报道。发病原因与某些镰刀菌浸染谷物后,在田间越冬产生毒素有关。早在1882年,赤霉病麦中毒在前苏联远东地区即已被发现。该中毒可以引起头晕、乏力、呕吐,有醉酒感,故又得名"醉谷病"。之后,在日本和我国相继发现类似的中毒。我国学者发现长江流域一带的赤霉病麦引起的中毒与禾谷镰刀菌有关。

镰刀菌是自然界分布极广的真菌,它同其他霉菌一样,极易侵染田间的谷物和仓库储存的粮食。1973年联合国粮农组织(FAO)和世界卫生组织(WHO)联合召开的第一次食品添加剂和污染物会议资料,将镰刀菌毒素与黄曲霉毒素一样列入当前国际优先研究的地位。目前已发现不少菌种能够产生镰刀菌毒素。在我国,有人认为镰刀菌毒素与某些不完全清楚原因的地方病的发病可能有关系。有人曾对克山病的病因提出真菌学说。

镰刀菌毒素是一大类物质,根据其化学结构和毒性作用,分为单端孢霉素类或称单端孢霉烯族化合物(trichothecenes)、玉米赤霉烯酮(zearalenone)、丁烯酸内酯(butenolide)和串珠镰刀菌素(moniliformin)等毒素。其中,主要的是单端孢霉素类。

一、单端孢霉素类

单端孢霉素类或称单端孢霉烯族化合物,包括50多种霉菌毒素,产毒菌种主要是镰刀菌属各种产毒菌种(株),少数情况下,单端孢霉属、木霉属也可产生单端孢霉素类。

单端孢霉素类包括T-2毒素、二乙酸藨草镰刀菌烯醇、新茄病镰刀菌烯醇、镰刀菌烯酮-X、雪腐镰刀菌烯醇、单端孢霉素等。T-2毒素是三线镰刀菌的代谢产物,主要侵染玉米。该毒素可引起人畜呕吐、皮肤刺激症状、炎症及白细胞减少;二乙酸藨草镰刀菌烯醇毒性与T-2毒素有相似之处,如损害骨髓等造血器官,使白细胞减少;新茄病镰刀菌烯醇能引起马、驴等的霉玉米中毒,使中毒动物脑组织充血、出血,大脑皮层细胞变性;雪腐镰刀菌烯醇与镰刀菌烯酮-X可引起人恶心、呕吐、疲倦、头痛,引起大鼠与小鼠体重下降、肌肉张力下降。

单端孢霉素的作用机理尚未完全阐明。现有资料表明,该毒素是细胞毒,可抑制DNA合成。

1. 化学结构

单端孢霉烯族化合物是一组主要由镰刀菌的某些菌种产生的生物活性和化学结构相似的有毒代谢产物。目前,已知谷物和饲料中天然存在的单端孢霉烯族化合物主要有T-2毒素、二醋酸藨草镰刀菌烯醇(diacetoxyscirpenol)、雪腐镰刀菌烯醇(nivalenol)和脱氧雪腐镰刀菌烯醇(deoxynivalenol)。其基本化学结构是倍半萜烯,该化合物共同化学结构式如图16-3。因在碳-12、碳-13位置上形成环氧基,故又称12,13-环氧单端孢霉烯族化合物(12,13-epoxytrichothecenes)。据报道,此种12,13-环氧基是其毒性的化学结构基础。按照其化学结构在碳8位置上的变化,将其分为两大型。列举几种毒素见图16-3。

该化合物化学性能非常稳定,一般能溶于中等极性的有机溶剂,微溶于水。在实验室条件下长期储存不变,在烹调过程中不易破坏。

A 型	R_1	R_2	R_3	R_4	R_8
T－2 毒素	OH	OAC	OAC	H	$(CH_2)CHCH_2OCO$
二醋酸藨草镰刀菌烯醇	OH	OAC	OAC	H	H
新茄病镰刀菌烯醇	OH	OAC	OAC	H	OH
B 型					
雪腐镰刀菌烯醇	OH	OH	OH	OH	=O
脱氧雪腐镰刀菌烯醇	OH	OAC	OAC	OH	=O
镰刀菌烯酮－X	OH	OAC	OH	OH	=O

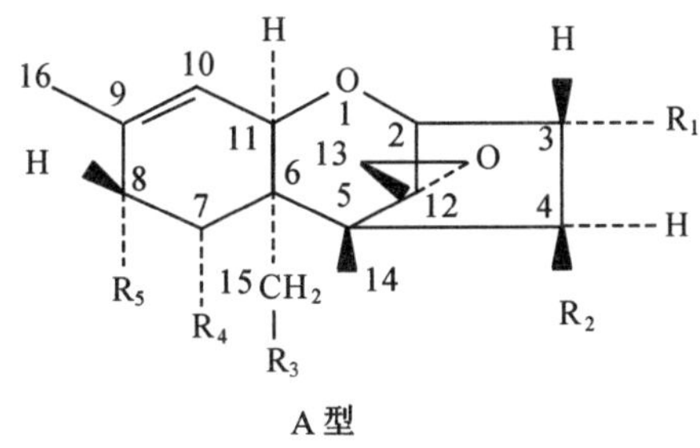
A 型

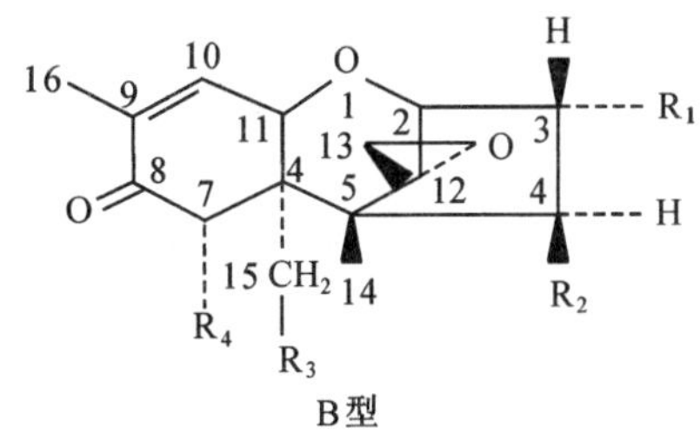
B 型

图 16－3　单端孢霉烯族化合物

2. 毒性

单端孢霉烯族化合物毒性作用的共同特点表现为较强的细胞毒性和急性毒性。人与动物接触此类毒素均可引起局部刺激、炎症甚至坏死。慢性毒性的特点是白细胞减少，并阻碍动物细胞的蛋白质合成。该化合物有使人和动物呕吐的作用。

单端孢霉烯族化合物除了具有共同毒性外，不同化合物还有特殊的毒性表现。

（1）T－2 毒素。该毒素是三线镰刀菌和拟枝孢镰刀菌的代谢产物，为食物中毒性白细胞缺乏症的病原物质，可引起血液白细胞减少。有人用鸡做慢性试验，当饲料中的 T－2 毒素为 1～16 mg/kg 时，可出现类似败血性咽喉炎；T－2 毒素对一些试验动物引起凝血时间延长和内脏器官出血；对骨髓造血组织坏死的作用也很明显；可引起暂时性心率过速、呼吸减慢等。给大鼠反复多次灌喂 1～14 mg/kg T－2 毒素，12～27 个月后，可导致大鼠发生垂体、大脑、胰腺的肿瘤；在小鼠饲料中加入 10 μg/kg T－2 毒素，13 周后出现伴有炎症细胞浸润的乳头状瘤；T－2 毒素对小鼠有致畸性，在小鼠妊娠第 9～11 d 给 T－2 毒素，可导致胎鼠尾部和四肢畸形、露脑畸形和下颌发育迟缓等。用枯草杆菌的重组缺陷变异细胞和 Ames 试验系统的鼠伤寒沙门氏菌 TA_{98} 和 TA_{100} 菌株，研究 T－2 毒素的致突变性，结果表明为阴性。

（2）二醋酸藨草镰刀菌烯醇。产生此毒素的主要菌种是藨草镰刀菌和木贼镰刀菌。该毒素毒性与 T－2 毒素有相似之处，如损害动物骨髓等造血器官，白细胞持续减少，心肌蜕变、出血。此外，它还可使脑与中枢神经细胞变性，淋巴结、睾丸及胸腺受损害等。

（3）脱氧雪腐镰刀菌烯醇（DON）。又称呕吐毒素（vomitoxin），主要由镰刀菌属真菌产生，能产生该毒素的镰刀菌除禾谷镰刀菌外，还有黄色镰刀菌、雪腐镰刀菌等。可引起人畜的急慢性中毒，该毒素对动物的急性毒性，属于剧毒或中等毒性。DON 是赤霉病麦中毒的病原物质，其毒性作用主要是致呕吐。猪对 DON 的致吐作用最敏感，约为其他动物的 100～200 倍，并可引起拒食反应。DON 对皮肤的坏死作用小于其他单端孢霉烯族化合物。DON 的急性中毒主要表现为引起动物站立不稳、反应迟钝、竖毛、食欲下降、呕吐等，严重者可造成死亡。慢性中毒主要表现在对神经系统的影响，引起拒食、体重下降等。Perlusky 等研究发现，DON 可以改变动物脑脊液中的神经介质,如5-羟色胺、儿茶酚胺等,这可能与动物的拒食反应有很大的关系。除急慢性中毒外,DON还具有很强的细胞毒性,对原核细胞、真核细胞、植物细胞、肿瘤细胞等均具有明显的毒性作用。Cossette等研究发现,DON对于谷物种子细胞有毒性作用,它可以损伤植物细胞壁,并且促进其释放钠、钾离子。Rizzo等发现,不同浓度DON对于大鼠红细胞具有溶血作用;Massin等研究发现,DON可作用于骨髓造血细胞而产生细胞毒性,还可作用于T细胞、B细胞、IgA^+细胞而产生免疫毒性作用,抑制或增加细胞程序性死亡。关于DON致癌的作用,国内外还没有明确的报道,但从流行学资料发现,在食管癌高发区(如河南林县、南非特兰斯凯)居民粮食中DON的污染严重,DON的浓度与食管癌发生呈正相关。

(4)雪腐镰刀菌烯醇与镰刀菌烯酮-X。这两者均为B型毒素,可引起人的恶心、呕吐、疲倦、头痛等,引起大、小鼠体重下降,肌肉张力下降与腹泻。此外,还表现有骨髓与中枢神经损害、脑毛细血管扩张,以及脑膜、肠道和脑出血等。

3. 代谢、分布和排泄

此类毒素在人体内3 h,活性仅略有减少,需经24 h才完全消除;在猫的血液中也如此,但体外试验在肝匀浆中活性很快消失,可能由于酶的消除作用。

对DON在动物体内的吸收、分布和排泄研究较多,以^3H标记的DON给大鼠灌胃,表明DON经口摄入后,很快经胃肠道吸收,5 min血中即可测得放射性,30 min达到高峰。进入血中DON主要存在于血浆中。脏器中,以肝脏、肾脏放射性较高,其次为脑、睾丸等组织。肾脏可能是DON排泄的主要途径之一。研究表明,DON在体内可能有一定的蓄积作用,但无特殊的靶器官。

4. 对谷物和饲料的污染

单端孢霉烯族化合物在欧美各国的谷物和饲料中均有不同程度的污染,T-2毒素和二醋酸藨草镰刀菌烯醇在谷物和饲料中污染含量多数在0.05~0.5 mg/kg之间。而雪腐镰刀菌烯醇和DON在谷物和饲料中污染含量在0.05~40 mg/kg之间,有的达20~40 mg/kg。在我国DON对食品污染主要是小麦、大麦、玉米污染比较普遍。

单端孢霉烯族化合物涉及的产毒菌种甚多,产毒的条件较为复杂,所以在食品中出现的机会较多。又因其急性毒性很强,而且慢性毒性作用特别是致癌作用以及致突变作用等尚未阐明,所以它在食品卫生学上的意义比较重要。世界卫生组织认为此类毒素和黄曲霉毒素一样,是最危险的食品污染物之一,应该对其优先进行深入研究。

二、玉米赤霉烯酮

玉米赤霉烯酮(zearalenone,ZEN)又称F-2毒素,是主要由镰刀菌产生的2,4-二羟基苯甲酸内酯类化合物,具雌激素活性,化学名称为6-(10-羟基-6-氧基碳烯基)-β-雷锁酸-μ-内酯。它广泛存在于自然界,对动物的生长发育有着重要的作用,对人类有明显的毒害。ZEN最初于1962年由Stob等人从污染了镰刀菌的发霉玉米中分离得到,其主要产毒菌株为禾谷镰刀菌(*Fusarium graminearum*)。此外,粉红镰刀菌、尖孢镰刀菌、三线镰刀菌、串珠镰刀菌等也能产生ZEN。

1. 化学结构

ZEN衍生物至少有15种以上,是一类结构相似具有二羟基苯甲酸内酯化合物(见图16-4)。例如玉米赤霉烯醇、8-羟基玉米赤霉烯酮等。

ZEN化学式为$C_{18}H_{22}O_5$,相对分子质量为318.36,熔点为161~163℃,紫外线光谱最大吸收为236 nm、274 nm和316 nm。不溶于水,溶于碱性溶液、乙醚、苯及甲醇、乙醇等。其甲醇溶液在

254 nm 紫外光照射下呈明亮的绿、蓝色荧光。ZEN 很稳定,在储存、研磨、烹饪等过程中均能稳定存在,具有较强耐热性。

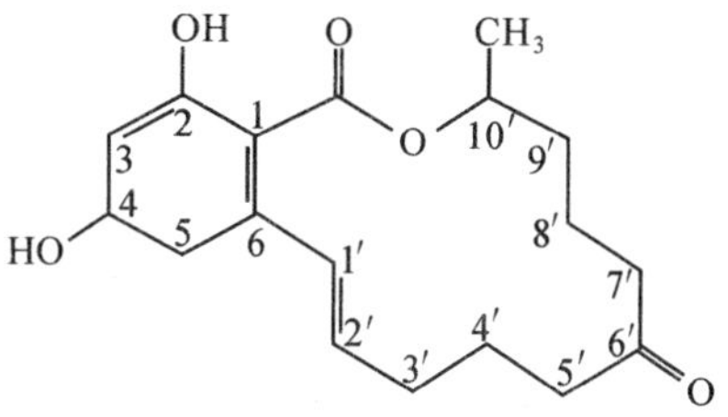

2. 毒性

ZEN 对动物的生长发育及生殖系统有很强的影响和破坏作用,并且对人体也有很强的毒害。Lioi 等利用牛淋巴细胞为实验对象进行 ZEN 毒性试验,结果发现,0.15 mol/L的 ZEN 就可以导致染色单体断裂及片段化,细胞生存能力下降;ZEN 也有强致癌性,Yu 将 50 nmol/L ZEN 加入到乳腺癌 MCF27 细胞中发现,ZEN 可以显著地增加细胞色素 CYP1A1 酶的活性及其 mRNA 的表达,而细胞色素 CYP1A1 酶已被证明是乳腺癌病因形成的主要机制;同时还有文献报道,ZEN 会导致 DNA 加合物的产生,喂食了 ZEN 的小鼠可以在其肝脏和肾脏中发现 DNA 加合物,但在其他器官中并没有发现。

图 16-4　玉米赤霉烯酮

ZEN 对动物的生殖系统及肝脏器官破坏严重。Song 等研究发现 ZEN 可以导致雄小鼠的精细胞凋亡,精细胞核萎缩,并且可以在较短时间内就能对精细胞产生毒性。Minervinia 等在雄性小猪出生 32 d 的时候开始喂养 9 μg/g 剂量的 ZEN,在其 1 岁时可以观察到小猪的精液浓度明显地降低,而且睾丸变小;对于雌性小猪则导致卵母细胞未能正常成熟,并且发现染色体异常现象。Maaroufi 等分析注射了 ZEN 小鼠的血清,发现丙氨酸转氨酶、天门冬氨酸转氨酶、碱性磷酸酯酶的量显著增加,表明小鼠的肝脏器官受到 ZEN 的显著影响,并发现 ZEN 主要是在肝脏当中进行分解代谢的,1.5 mg/kg 的 ZEN 剂量就可以影响肝细胞的功能和干扰血液参数,表明肝脏组织和生殖系统都是 ZEN 显著影响的靶组织。

ZEN 不仅对畜禽有影响,对人体同样也有很强的毒害。有报道指出,在伊朗的北部省份患食道癌和乳腺癌的病人比其他省份高出很多,通过调查,人们发现这是由于当地气候潮湿,小麦非常容易被 ZEN 污染,人们食用了由这种小麦制作的面粉而致病。ZEN 还可以导致青春期发育早熟,影响男性的生殖健康,导致睾丸癌、隐睾病、尿道下裂和减少精液质量。

3. 代谢、分布和排泄

ZEN 由胃肠道持续吸收,肝肠循环使 ZEN 滞留时间延长,少量 ZEN 由乳汁排泄。在小鼠和禽,氚标记的 ZEN 在体内无蓄积作用,其代谢物与葡萄糖醛酸结合,还原为玉米赤霉烯醇(zearalenol, ZEL)。ZEL 有两种非对映立体异构体,α-ZEL、β-ZEL,能迅速从粪尿中排出。在猪和兔,肝脏为主要代谢器官。α-ZEL 熔点较低(168~169℃),而 β-ZEL 熔点较高(174~176℃);前者的雌激素活性比 ZEN 高 3 倍,后者与 ZEN 活性相同。体外试验中,分离的肝细胞以 100 μg/g 组织/h 的速度消除 ZEN,但其毒物代谢动力学仍需进一步研究。

4. 对食品的污染

玉米赤霉烯酮主要污染玉米、小麦、大麦、燕麦和小米。饲料中 ZEN 的污染水平在 0.1~1.5 mg/kg之间可引起猪雌激素症候群。部分国家(美国、南斯拉夫、法国)玉米中赤霉烯酮含量在 0.1~100 mg/kg 以上。在非洲某些地区,偶尔发现霉菌污染的玉米制得的啤酒和酸粥中,玉米赤霉烯酮含量高。对我国南方部分地区(如江苏、安徽、河南、甘肃、江西)进行了小麦中玉米赤霉烯酮的污染调查,发现这几个地区的小麦中玉米赤霉烯酮的污染较轻。

因 ZEN 污染致病而用于家禽、人们身体的治疗费用以及畜牧业减产而带来的经济损失越来越受到各国政府的重视。目前,大部分国家对食品、谷物、饲料当中的 ZEN 含量都做了十分严格的规定。

三、丁烯酸内酯

1. 化学结构

丁烯酸内酯(butenolide，BUT) 是镰刀菌产生的主要毒素之一，它于1967 年由 Yates 等人从三线镰刀菌(*F. tricintum* NRRL 3249) 中分离得到，并确定了分子结构(如图 16 -5)。目前，已从 8 种镰刀菌中分离提取到了 BUT，它是一种不饱和内酯，化学名称为 4 - 乙酰胺基 - 4 - 羟基 - 2 - 丁烯酸 - γ - 内酯(4 - acetamido - 4 - hydroxy - 2 - butenoic acid - γ - lactone)。丁烯酸内酯的产毒霉菌主要是雪腐镰刀菌。此外，还有木贼镰刀菌、三线镰刀菌等。

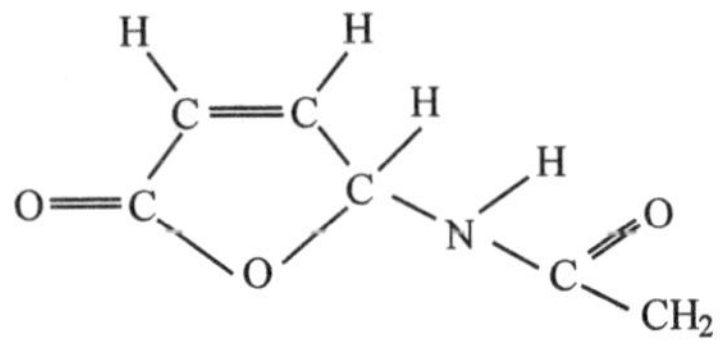

图 16 -5　丁烯酸内酯

2. 毒性

丁烯酸内酯是血液毒，对家兔、小鼠和牛有毒性，小鼠经口 LD_{50} 为 275 mg/kg。该毒素具有收缩末端血管的作用，能导致牛烂蹄病的发生，主要症状是后肢跛行、蹄和皮肤联结处破裂、脱蹄、耳尖及尾尖干性坏死。1949 年，Cunningham 首次报道在澳大利亚的放牧牛群中，由于采食酥油草(*Tall Fescue*) 而爆发了牛的烂蹄病，故称为酥油草烂蹄病(fescue - foot)。1967 年，在美国密苏里也发生了这种中毒病，并发现是由于三线镰刀菌寄生酥油草后产生大量的 BUT 所致。我国已有关于这种病的报道。研究表明，流行于我国的地方性克山病与大骨节病的病因可能与镰刀菌毒素的污染有关。BUT 是大骨节病病区检出污染有差异的毒素之一。

有关 BUT 毒理学的研究，仅在毒素刚被发现时有几篇关于其基本毒性的初步报道，随后它的毒理学研究并未引起人们的重视。近年来，由于它可能与我国地方性大骨节病和克山病病因有关而引起了我们的重视，并进行了初步的探讨。

丁烯酸内酯是三线镰刀菌产生的一种水溶性有毒代谢产物。由于此物为五元环内酯，故不能排除具有致癌的可能性。对于丁烯酸内酯的慢性毒性和致癌性尚在进一步研究之中。

四、串珠镰刀菌毒素

在自然状态下，串珠镰刀菌素以钠盐或钾盐形式存在，其化学名称为 3 - 羟环丁 - 3 - 烯 - 1,2 - 二酮，化学式为 $C_4H_2O_{30}$，熔点为 158℃。主要产毒菌为串珠镰刀菌、禾谷镰刀菌等。串珠镰刀菌素的主要产毒霉菌为串珠镰刀菌及其胶孢变种。玉米和稻谷易受串珠镰刀菌素污染。串珠镰刀菌素的大鼠经口 LD_{50} 为 40 ~ 50 mg/(kg 体重)，主要毒性是对心肌损害。急性毒性中毒症状为进行性肌无力、呼吸抑制、昏迷直至死亡。下面介绍一种常见的串珠镰刀菌素——伏马菌素。

1. 化学结构

伏马菌素(fumonisns,FB)是由串珠镰刀菌(*Fusarium moniliforme*)产生的霉菌毒素,是一类不同的多氢醇和丙三羧酸的双酯化合物。1989 年,Laurent 等从伏马菌素中分离出两种结构相似的有毒物质,分别被命名为伏马菌素 B_1(FB_1)和伏马菌素 B_2(FB_2),在食物中以 FB_1 为主。伏马菌素是一组相关的极性代谢产物,它的化学结构式见图 16-6。

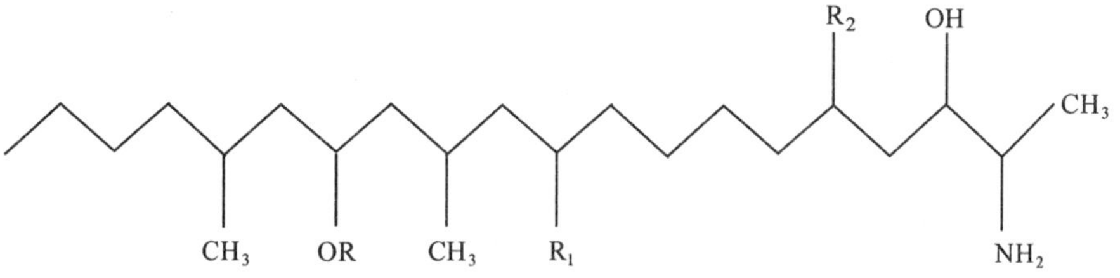

R_2 OH CH$_3$

CH$_3$ OR CH$_3$ R_1 NH$_2$

R=COCH(COOH)CH$_2$COOH

FB_1: R_1=OH R_2=OH

FB_2: R_1=OH R_2=H

FB_3: R_1=H R_2=OH

FB_4: R_1=H R_2=H

图 16-6 伏马菌素

2. 毒性

伏马菌素对不同的动物会引起不同的病理反应,目前,已知伏马菌素能引起马属动物中毒,可致马的脑白质软化症(equine leucoencephalomalacia, ELEM),神经性中毒而表现意识障碍、失明和运动失调等症状,严重者甚至造成死亡;能诱发猪肺水肿(porcine pulmonary edema, PPE),造成猪生殖系统的紊乱,如早产、流产、死胎等;羊的肾病变;狒狒心脏血栓;还可引起大鼠肝中毒及肝癌;抑制鸡的免疫系统的生理功能。据证明,FB 可明显增强二乙基亚硝胺的致肿瘤作用。值得注意的是,FB 不仅是促癌剂,而且是一个完全的致癌物。从动物试验中发现,大鼠饲料中加入 $FB_1$50 μg/kg,26 个月后 66% 的存活动物发生原发性肝癌。FB 对人类的影响尚未形成定论,一般认为 FB 与人类食管癌的发生存在密切相关性,在食管癌高发区 FB 的污染水平与低发区的污染水平有显著不同,高发区 FB 污染水平是低发区的 2 倍多。

目前,伏马菌素的毒性作用机理尚无定论,但主要观点认为,伏马菌素与神经鞘氨醇和二氢神经鞘氨醇的结构极为相似,均为神经鞘脂类的长链骨架,是神经鞘脂类生物合成的抑制剂。FB_1通过抑制酰基鞘氨醇来发挥它的抑制作用,阻断神经鞘氨醇合成。神经鞘氨醇是细胞调控因子,从而影响 DNA 合成。

3. 对食品的污染

目前,发现主要污染 FB_1 的食物为玉米及其制品、粮食作物等。意大利、巴西、匈牙利、秘鲁、法国等国的玉米中,其污染水平为 5 000 ~ 334 000 μg/kg。华盛顿地区超级市场抽样的玉米制品至少有半数中检出 FB_1 和 FB_2,表明了 FB 对食品污染情况在世界范围内普遍存在。1996 年,我国对玉米、小麦等粮食作物中 FB_1 的污染情况检测,发现不同地区均有不同程度污染。对南非 Transkei 食管癌高发地区进行流行病学调查时,发现玉米被伏马菌素污染的水平与低发区的污染水平有显著不同,高发区伏马菌素污染水平是低发区的 2 倍多。在我国,食管癌高发区林县和低发区上丘县,伏马菌素在林县的玉米污染率为 48%,而在上丘县为 25%。因此,人们怀疑南非和中国某些地区食管癌高发与食用此类毒素污染的玉米有关。用^{14}C标志的FB_1注射动物,20 min后血浆内达到最大浓度,在体内半衰期为18 min,表明该毒素主要从粪便、胆汁、尿中排出。

伏马菌素为水溶性霉菌毒素,对热很稳定,不易被蒸煮所破坏,所以防止和控制污染农作物在生长、收获和储存过程中霉菌的污染仍是至关重要。国际化学品安全规划署指出,应进一步研究食物和饲料中FB_1污染情况,及其与食管癌可能的关系,以及毒性和致癌机制。世界卫生组织食物中真菌毒素协作中心也将伏马菌素作为近几年需首要进行研究的几种霉菌毒素之一。目前,国际上对食品与饲料中伏马菌素的限量及检测方法尚无统一标准。瑞典规定人类食用玉米中含FB_1、FB_2的总限量为1 mg,2001年,FAO/WHO联合会议规定,FB对人体的安全限量为每天摄入FB_1、FB_2、FB_3单一或混合的量不超过2 μg/(kg体重)。

第四节　青霉菌毒素

除黄曲霉毒素和镰刀菌毒素外,与食品污染关系密切的霉菌毒素还有一些青霉产生的毒素。对青霉及其毒素研究,主要由日本的“黄变米”食用后引起中毒而受重视(由于大米霉变呈黄色,故称为“黄变米”),现已从“黄变米”中分离出霉菌主要是黄绿青霉、橘青霉和岛青霉等。我国南方一些省份由于早稻或晚稻收割后的不良保藏,也出现米粒呈不同程度黄色的“黄粒米”。

产毒青霉菌属有:扩展青霉、展青霉、橘青霉、鲜绿青霉、红色青霉、黄绿青霉、岛青霉、圆弧青霉、斜卧青霉等。

一、岛青霉素和黄天精

稻谷在收获后如未及时脱粒干燥就堆放很容易引起发霉。发霉谷物脱粒后即形成“黄变米”或“沤黄米”,这主要是由于岛青霉(*Penicillium. islandicum*)污染所致。“黄变米”在我国南方、日本和其他热带、亚热带地区比较普遍。小鼠每天口服200 g受到青霉污染的“黄变米”,大约1周可死于肝肥大;如果每天饲喂0.05 g“黄变米”,持续两年可诱发肝癌。流行病学调查发现,肝癌发病率和居民过多食用霉变的大米有关。吃“黄变米”的人会引起中毒(肝坏死和肝昏迷)和肝硬化。岛青霉除产生岛青霉素(islanditoxin)外,还可产生环氯素(cyclochlorotine)、黄天精(luteoskyrin)和红天精(erythroskyrin)等多种霉菌毒素(见图16-7)。

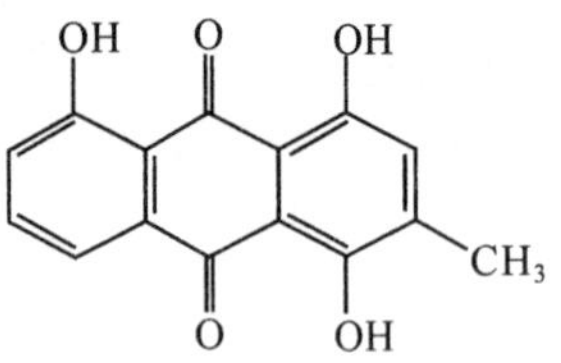

岛青霉素 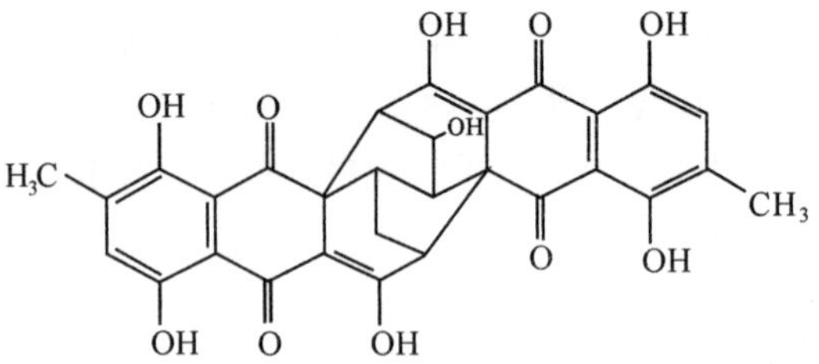　　黄天精

图16-7　“黄变米”中的霉菌毒素

岛青霉素和黄天精均有较强的致癌活性。其中,黄天精的结构和黄曲霉素相似,毒性和致癌活性也与黄曲霉素相当。小鼠日服7 mg/(kg体重)的黄天精数周可导致其肝坏死,长期

低剂量摄入可导致肝癌。环氯素为含氯环结构的肽类。环氯素摄入后短时间内,可引起小鼠肝的坏死性病变,小剂量长时间摄入可引起癌变。对小鼠经口 LD_{50}为 6.55 mg/(kg 体重),有很强的急性毒性。

二、展青霉素

展青霉素(patulin)是由多种曲霉、青霉和丝衣霉产生的一种霉菌毒素,又叫棒曲霉毒素。其中,扩展青霉(*P. expansum*)是损害苹果的常见微生物。

展青霉素主要存在水果及其制品中。展青霉素的主要膳食暴露源是受产毒菌种污染的苹果及苹果汁。烂苹果中的展青霉素通过果汁向未腐烂部分扩散。据取样化验结果表明,距离腐烂部分 1 cm 处的肉眼所见"正常"苹果中,仍可检出展青霉素,所以霉变苹果不能食用。另外,在番茄酱、葡萄汁、山楂及桃制品中也发现有展青霉素的污染。展青霉素在酸性溶液中较稳定,遇碱可失活性,耐热。展青霉素晶体呈无色菱形,易溶于水、丙酮、乙醇及乙酸乙酯,微溶于乙醚,不溶于石油醚。展青霉素在有机试剂中相对稳定,10 μg/mg 的乙醇溶液室温下放置 3 个月,其光谱性质保持不变。

展青霉素对动物细胞和组织有很强毒性,对鼠类急性毒理试验中大鼠的 LD_{50}为 15 mg/kg,急性中毒表现为痉挛、肺出血、水肿、无尿甚至死亡。展青霉毒素还可诱发实验性肿瘤,可使家畜中毒死亡。展青霉素对鸡的毒性相当低,但易造成嗉囊内容物呈水样,急性腹水症,腺胃、肌胃和肠道出血。与低剂量黄曲霉毒素共同喂鸡时,鸡的生长被抑制;饲喂展青霉素的母鸡,产畸形蛋,鸡蛋的钙含量减少。

考虑到展青霉素不在体内累积及其消费模式的实际情况,基于动物试验中展青霉素的无作用剂量为 43 μg/(kg · d)以及 100 倍的安全因子,JECFA 在第 44 次会议上,确定了展青霉素的 ADI 为 0.4 μg/(kg · d)。委员会同时评估了儿童和成人通过苹果汁暴露展青霉素的水平,分别为 0.2 μg/(kg · d)和 0.1 μg/(kg · d),均低于 ADI 值。欧盟 455/2004 号令规定,果汁,特别是苹果之及含苹果汁的乙醇饮料中最大限量为 50 μg/kg,固体苹果产品中最大限量为 25 μg/kg,儿童用苹果汁和婴儿食品中最大限量为 10 μg/kg。为防止果汁等食品携带过量展青霉素,须在加工过程中通过清洗、切除腐烂部位及吸附分离等方法将其去除。

三、橘青霉素

橘青霉黄变米又叫泰国黄变米,呈黄绿色。橘青霉素(citrinin,CTI)也叫橘霉素,可由多种青霉和曲霉产生,主要在粮食作物中检出,玉米、大米、奶酪、苹果、梨等食品及农产品中都有可能检测到 CTI。对荧光敏感,在酸性及碱性溶液中可热解,能溶解于水及大多数溶剂,并很容易在冷乙醇溶液中结晶析出。橘青霉素的毒性与黄曲霉毒素 B_1 处于同一水平,是一种肾脏毒,可致癌。现在红曲(可生产红曲米、红曲酒、红腐乳等传统食品)中的橘霉素问题日益成为人们关注的焦点。欧洲国家正在考虑欧洲红曲生产的安全性问题。目前,检测橘霉素最灵敏的方法是德国人采用的酶免疫法,对食品中的橘霉素的最低检测质量分数可达到 2 mg/kg。

四、黄绿青霉毒素

当大米含水量约 14.6% 时易感染黄绿青霉,在 12 ~ 13℃便形成黄变米,有淡黄色病斑。黄绿青霉毒素(citreoviridin)在紫外光照射下可发出闪烁的金黄色荧光,2 h 可被破坏。它是一种神经毒素,动物中毒特征为中枢神经麻痹,继而导致心脏麻痹而死亡。黄绿青霉毒素(CIT)可能是克山病病因这一假说的提出,使越来越多研究人员对 CIT 与人类疾病特别是心脏疾病的关系产生浓厚兴趣。黄变米毒素还包括红色青霉毒素、皱褶青霉素、红天精、瑰天精、天精、链精、吡喃及荧光多烯等。

五、青霉酸

青霉酸(penicillic acid)是许多青霉和曲霉的代谢物。产生青霉酸的青霉菌主要是圆弧青霉,其次是鲜绿青霉、扩展青霉、产黄青霉。1913 年,Alsberg,C. L 和 Black,O. F,首先从软毛青霉污染的玉米中发现青霉酸。

经动物试验证明,青霉酸具有致癌性。每周给大白鼠注射 1.0 mg 的青霉酸,64 周后所有的受试鼠都出现了肿瘤。青霉酸主要污染玉米、青豆、高粱、大麦、燕麦等。但是同样的产毒霉菌寄生在花生、大豆、棉籽中却不产生毒素。虽然青霉酸对动物的毒性没有其他霉菌毒素的毒性高,但由于它在玉米和家禽饲料中含量很高,达到了 2%,而且它与其他霉菌毒素联合显示出明显的毒性,所以它对家禽是相当重要的。青霉酸对肉鸡毒性低,当使用接近自然发生浓度饲喂家禽时,纯的毒素也只有小的影响;但与低剂量的黄曲霉毒素一起使用时,其生长受到影响。

六、红青霉素

红青霉素 A 和 B 是由红青霉和紫青霉产生的肝脏毒性霉菌毒素。给鸡饲喂红青霉素和紫青霉素培养物可导致血痢,尸体剖检时,可见肌肉和内脏出血,腺胃和肌胃出血糜烂和积血。

七、赭曲霉毒素

赭曲霉毒素(ochratoxin,OT)是曲霉菌属和青霉菌属的某些种产生的结构相似的二级代谢产物,包括 7 种化合物,其中最重要的是赭曲霉毒素 A(ochratoxin A,OTA)。OTA 呈弱酸性,溶于水,在极性有机溶剂中稳定,其甲醇溶液在冰箱中保存一年不会分解。OTA 在紫外线照射下呈绿色荧光,最大吸收峰在 333 nm。

目前已发现,OTA 的主要毒性作用机制有三个方面:一是损害线粒体的呼吸作用从而导致 ATP 的耗竭;二是影响蛋白质合成及 DNA、RNA 的合成,通过竞争抑制苯丙氨酸 - tRNA 连接酶,从而降低蛋白质合成;三是增加细胞中的脂质过氧化物。OTA 作为一种肝脏、肾脏毒素,尤其是肾脏毒性表现较明显,可引起肾小管萎缩、坏死,间质纤维化,肾小球透明变性,并引起肾脏肿瘤的发生;肝脏毒性方面,可导致肉鸡出现精神萎靡、食欲减退等症状。OTA 还具有致畸、致突变、致癌作用。

人类摄入 OTA 主要来源于谷物和相关制品,欧洲小麦粉中 OTA 的污染率达到 19.7%,此外,咖啡、葡萄酒及调味品中污染率分别为 38%、85% 和 88%,尤其是葡萄干中,OTA 含量可高达 53.6 μg/kg。WHO 规定谷物中 OTA 的限量值为 5 μg/kg,GB 2715—2016《食品安全国家标准 粮食》规定 OTA 在谷类和豆类中的含量不高于 5 μg/kg。在 OTA 预防控制工作中,防止霉变无疑是最有效的方法,可通过控制产品水分含量和储藏环境的湿度防止霉变的发生;使用抗真菌的化学试剂等措施也有助于控制霉变;也可利用物理、化学、生物等方法进行脱毒,物理脱毒法可采用吸附剂、γ 射线、热处理等方法吸附或杀死霉菌,抑制 OTA 生长;化学脱毒法可采用氢氧化钠、过氧化氢、次氯酸钠、氨等化学物质对污染的农产品及饲料进行处理,使 OTA 分解,降低毒素毒性;近些年研究较多的集中在微生物脱毒技术,可采用微生物细胞表面吸附、微生物活性细胞的降解作用,以及提取微生物体内酶成分进行体外降解等方法。

已知的真菌毒素,按化学结构计算至少有 400 种之多。其中与食品污染关系密切的真菌毒素如前所述。这些真菌毒素既可在粮食作物生长期间产生,又可在收获后的储藏过程中形成。由于这些真菌毒素毒性高,其中某些毒素甚至对人和动物具有致癌、致突变、致畸作用,属于高危险物质。它们对粮食的污染极大地影响到这些粮食产品的经济价值,并对人畜健康造成极大威胁。因此,对真菌毒素进行危险性分析、毒性机理研究、完善防毒去毒方法将是今后霉菌毒素的研究热点。

第十七章　食品容器和包装材料的毒理学安全性

食品在生产、加工、储存、运输等过程中，接触各种容器、工具、包装材料等，从最简单的包装纸到大型槽车、贮罐，种类很多。在这些接触过程中，容器、包装材料中的某些成分也可能转移到食品中造成化学性污染，从而威胁消费者健康，甚至危及生命安全。

我国常用的食品容器和包装材料有很多种类，主要有纸、竹、木、金属、塑料、橡胶、陶瓷及各种复合材料，每类各有优缺点。竹、木、纸、布等传统材质的主要特点是表面不光洁、质地疏松、渗水性强，因而增加了微生物污染的机会；金属和含有金属盐或金属氧化物的搪瓷、陶瓷等，质地坚硬、表面光洁、不渗水，但要防止有害金属移溶到食品中；塑料、橡胶、化学纤维等高分子化合物材料，主要考虑游离单体、低聚合度化合物、添加剂或化学助剂的毒性向食品中迁移的可能性。

第一节　塑料包装材料的毒理学安全性

塑料是一种高分子化合物，它由大量小分子的单体通过共价键聚合而成。按性质可以把塑料分为热塑性塑料与热固性塑料两大类。常见的用于食品包装材料的热塑性塑料有聚乙烯(PE)、聚丙烯(PP)、聚苯乙烯(PS)、聚氯乙烯(PVC)、聚对苯二甲酸乙二醇酯(PET)、聚碳酸酯(PC)等；热固性塑料有三聚氰胺甲醛、脲醛树脂与酚醛树脂等。塑料广泛应用于食品包装行业，其中是否含有有害化学物质，是保证食品卫生的关键之一。塑料从其化学结构来说，它是以合成树脂为主要原料，是由很多小分子的单体聚合而成的化合物，加入适量的辅助原料而成，所以对于塑料制品的毒性问题，除考虑树脂原料的单体外，还要注意生产过程中所加的添加剂。由于在合成工艺中就会有一些单体残留，并在使用过程中可能溶出一些低分子物质以及添加剂，从而就导致了食品污染或引起公害。

一、常用塑料包装材料

(1)聚乙烯(polyethylene，PE)：是由乙烯为单体聚合而成的，可分为高压聚乙烯及低压聚乙烯两种。高压聚乙烯质地柔软，宜制成薄膜，透气性、耐油性差，不耐高温；低压聚乙烯质地坚硬，能耐高温，可煮沸消毒。聚乙烯的毒性较低，耐热性能差，毒性低，三致试验未发现明显毒性作用。仅适用于非脂肪性食品的包装，是目前我国在食品工业、家用食具中应用最广泛的一种。

(2)聚丙烯(polypropylene，PP)：是以丙烯为单体聚合而成的，具有防潮性及防透气性，耐热，透明度好，可制成薄膜、编织袋和食品周转箱等。聚丙烯的毒性也较低，动物试验类似聚乙烯，使用安全，可用于制作食具、食品容器等，其薄膜广泛用于食品包装等。

(3)聚苯乙烯(polystyrene，PS)：当乙烯单元中存在苯核时，聚合可形成聚苯乙烯塑料。由于有苯核，所以相对密度较大，燃烧时冒烟。聚苯乙烯能耐酸碱，但耐热性差，容易碎裂。常温下对油脂不安全，因此不宜长期盛装油脂，适用于包装冷冻肉食品；聚苯乙烯可制成各种共聚体，加入发泡剂后还可制成发泡聚苯乙烯，如快餐饭盒等。聚苯乙烯本身无毒，但残留的苯乙烯单体和挥发成分甲苯、乙苯、异丙苯等有一定毒性，用它储存牛奶、肉汁、糖液及酱油等可产生异味；储放发酵奶饮料后，可有极少量苯乙烯移入饮料，其移入量与储存温度、时间呈正相关。

（4）聚氯乙烯（polyvinyl chloride, PVC）：是氯乙烯的多聚物，透明度高，易分解老化。可制成薄膜及盛装液体的瓶子，硬聚氯乙烯可制成管道。由于分子中含有氯，故在热加时要加入稳定剂和多种添加剂。PVC 本身无毒性，但氯乙烯单体本身可移溶到食品，经动物试验氯乙烯有致癌作用，现已禁止用于食品包装及容器。

（5）聚碳酸酯塑料（PC）：具有无味、无毒、耐油的特点，广泛应用于食品包装。可用于制造食品的模具及婴儿奶瓶。

（6）三聚氰胺甲醛塑料：又称蜜胺塑料，为三聚氰胺与甲醛缩合热固而成。可制成食具，且可耐 120℃高温。

（7）脲醛塑料：又称电玉，为尿素与甲醛缩合热固而成。可制成食具，耐 120℃高温。

三聚氰胺甲醛塑料及脲醛塑料能游离出甲醛而迁移入食品，造成食品的甲醛污染。甲醛属于细胞原浆毒，可造成神经、肌肉、感官等组织器官的损伤，大剂量时可导致死亡。我国暂定三聚氰胺及脲醛树脂食具中甲醛含量不得超过 30 mg/L（水浸泡液中）。

（8）聚对苯二甲酸乙二醇酯塑料（Polyethylene glycol terephthalate，PET）：俗称涤纶树脂，广泛应用于包装业、电子电器、医疗卫生、建筑、汽车等领域。可制成直接或间接接触食品的容器和薄膜，特别适合于制复合薄膜。在聚合中使用了含锑、锗、钴和锰的催化剂，因此，应防止这些催化剂的溶出。

（9）不饱和聚酯树脂（Unsaturated polyester resin，UPR）及玻璃钢制品：以不饱和聚酯树脂加入过氧化甲乙酮为引发剂、环烷酸钴为催化剂、玻璃纤维为增强材料制成玻璃钢。主要作为盛装肉类、水产、蔬菜、饮料以及酒类等食品的贮槽或饮用水的水箱。

二、塑料添加剂

塑料添加剂主要有增塑剂、稳定剂、抗氧化剂、抗静电剂、润滑剂、着色剂等。这些添加剂对于保证塑料制品的质量非常重要，但有些添加剂对人体可能有毒害作用。

1. 增塑剂

增塑剂又称塑化剂，其在塑料中的作用主要为增加塑料制品的可塑性，改善其性能，降低生产成本，使其能在较低温度下进行加工。一般多采用化学性质稳定，在常温下为液态并易与树脂混合的有机化合物。增塑剂的毒性对塑料影响很大，选择无毒或低毒增塑剂是塑料能否用于食品行业的关键。

（1）增塑剂的种类

增塑剂的种类一般分为：①邻苯二甲酸酯类，如邻苯二甲酸二辛酯、邻苯二甲酸二丁酯、苯二甲酸丁酯、乙醇酸丁酯等；②磷酸酯类，如磷酸三甲酚酯，磷酸三辛酯，磷酸二苯一辛酯等；③脂肪族二盐基酸酯，如癸二酸二辛酯等。

常用的有邻苯二甲酸酯类、磷酸酯类、柠檬酸酯类、脂肪酸酯类及脂肪族二元酸酯类等。邻苯二甲酸酯类是应用最为广泛的一种，其毒性较低。其中，二丁酯、二辛酯在许多国家都允许使用。另外，脂肪族二元酸酯类的己二酸二辛酯也是一种常用的增塑剂，耐低温性也较好。但有些增塑剂在实验动物上表现出了一定的毒性作用。如苯二甲酸二辛酯（DOP）的动物慢性毒性试验表现为体重试验，白细胞增加，贫血、血尿、肝肿大、睾丸萎缩、中枢神经系统的纤维细胞变性等现象。

(2)增塑剂的毒性

按增塑剂的毒性可分为四类:(1)无毒或低毒,可用于食品工业;(2)无毒或低毒,可限量地用于食品工业;(3)在满足使用要求上尚有疑问;(4)毒性高,不能使用。增塑剂毒性分类见表17-1。

表17-1 增塑剂毒性分类表

增塑剂	毒性分类	增塑剂	毒性分类
甘油三醋酸酯	Ⅰ	磷酸三甲酚酯(TCP)	Ⅳ
二异丁基己二酸酯	Ⅰ	磷酸二苯一辛酯(ODP或DPOP)	Ⅰ
乙酰柠檬酸三丁酯	Ⅰ	苯二甲酸二丁酯(DBP)	Ⅲ
乙酰柠檬酸三乙酯　柠檬	Ⅰ	苯二甲酸二辛酯(DOP)	Ⅰ
酸单异丙酯	Ⅰ	苯二甲酸二乙酯(DEP)	Ⅰ
柠檬酸三乙酯	Ⅰ	苯二甲酸丁酯乙醇酸丁酯(BPBG)	Ⅰ
丙三基单油酸酯	Ⅰ	癸二酸二丁酯	Ⅰ
甲氧乙基油酸酯	Ⅳ	硬脂酸丁酯	Ⅰ

2. 稳定剂

在塑料制品中,主要用以防止由于热、光、氧等引起塑料的分解、脆化,防止其发生老化的一类物质。

(1)稳定剂的种类

稳定剂的种类很多,主要有铅、锡、钡、锌和钙的化合物及其复合物。如三盐基硫酸铅、二盐基硫酸铜及铅、钙、钡、锌、镉的硬脂酸盐等。此外,还有有机稳定剂,如二苯基脲、二苯基硫脲及二苯基吲哚等。

(2)稳定剂的安全性

铅、钡、镉、锡及其化合物的毒性都较大,接触食品后可使这些金属溶入食品,特别是铅、镉稳定剂使用于硬聚氯乙烯管道中,接触液体饮料和水后,可移行入食品中,造成食品的金属污染。钡盐的危害性也较大,应予以注意。但含钙稳定剂可作为无毒化合物使用。近来用二辛基铅作稳定剂认为径口无毒。

3. 其他添加剂

塑料中的其他添加剂还有抗氧化剂、抗静电剂、润滑剂、着色剂等,多数毒性较低。

三、卫生标准

为保证塑料食具对人的安全性,各国都制定有塑料原料树脂、塑料食具、容器和包装材料的食品卫生标准和检验方法。由于加工成型时,需要加入添加剂,故树脂和成品的卫生标准应分别规定。

对于树脂颗粒或粉末,除规定外观、色泽、清洁度、干燥失重、挥发物、水分和灰分等一般质量指标外,一般极少对其中重点单体和低分子杂质做出规定的限量,而主要以溶出试验的结果作为必须具备的卫生质量指标。

溶出试验是选择几种与食品类似的模拟溶剂对塑料,特别是对食具和容器等成型品进行浸泡。例如,以3% ~4%醋酸代替食醋,以己烷、庚烷代替动植物油。此外,还有蒸馏水、乳酸溶液,乙醇溶液、碳酸氢钠溶液和蔗糖溶液等。

第二节 食品包装用纸的毒理学安全性

食品包装用纸是指用于制备包装、盛放食品或者食品添加剂的纸制品和复合纸制品以及食品或者食品添加剂生产、流通、使用过程中直接接触食品或者食品添加剂的纸容器、用具、餐具等制品。第一批实施市场准入制度管理的食品用纸包装、容器等制品产 品包括2类21个产品,包括茶叶滤纸、食品羊皮纸、半透明纸、玻璃纸等。

第三节 橡胶制品的毒理学安全性

橡胶是高分子化合物,有天然与合成两大类。橡胶在食品容器及包装材料中应用非常广泛,如橡胶管、瓶盖垫片、食品工业中传送带、婴儿奶嘴、高压锅垫圈等。由于长期与食品接触,特别在高温、水蒸汽、酸性、油脂存在下,其中的化学物质有可能向食品中移行,造成食品的污染。

一、橡胶

1. 天然橡胶

天然橡胶是天然直链长链无分枝的高分子化合物,因而既不受消化酶分解,也不被细菌、霉菌的酶所分解,所以天然橡胶胶乳本身既不分解,也不被人体吸收,因而一般可以认为无毒。但由于加工的需要,往往加入某些添加剂(或称助剂),可能存在安全性问题。

2. 合成橡胶

合成橡胶和塑料一样,也存在着未完全聚合的单体和添加剂的安全问题。主要的添加剂有硫化促进剂、防老剂和填充剂(炭黑和氧化锌)等。

除奶嘴、瓶盖、垫片、垫圈、高压锅圈等接触食品外,食品工业中还应用橡胶管道。这些制品可能接触酒精饮料、含油食品或高压水蒸汽,因而对其有毒溶出物值得注意。合成橡胶根据单体不同有很多种类,多以二烯结构的单体聚合而成。

(1)硅橡胶:是有机硅氧烷的聚合物,有很强的高、低温稳定性和中等的耐油、耐溶剂性能。动物试验证明,硅橡胶的毒性很小,无味,无嗅,可用于食品工业,但成本较高,还与人体组织不粘连,具有抗凝血作用,是植入体内的合成高分子材料中最理想的一种。

(2)丁二烯橡胶(BR):丁二烯橡胶是丁二烯的聚合物,具有优异的耐寒性、回弹性、耐磨性、耐老化及耐油性。国外用于食品工业方面的较多。此两种橡胶的单体异戊二烯、异丁二烯和丁二烯都具有麻醉作用,但尚未证明有慢性毒性作用。

(3)丁苯橡胶(SBR):又称聚苯乙烯丁二烯共聚物。其物理结构性能,加工性能及制品的使用性能接近于天然橡胶,有耐磨、耐热、耐老化及硫化速度慢的特点,广泛用于轮胎、胶带、胶管、电线电缆、医疗器具及各种橡胶制品的生产等领域,是目前世界上产量最高、消费量最大的通用合成橡胶,也是最早实现工业化生产的橡胶品种之一。在国外也可用于食品方面,其蒸气有刺激性,但小剂量未发现有慢性影响。

(4)乙烯丙烯橡胶:即乙丙橡胶,是以乙烯和丙烯为基础单体合成的共聚物,有优异的耐臭氧、耐热、耐酸碱、耐水蒸汽、颜色稳定性等特点。未发现慢性毒性作用,可用于食品工业。

(5)氯丁橡胶(CBR):即氯丁二烯橡胶,单体为二氯-1,3-丁二烯。具有良好的耐油、耐腐蚀和耐热、耐老化等性能,常被广泛用于耐油和耐化学腐蚀胶管、容器衬里垫圈、阻燃胶管等橡胶制品中。有报道称可致肺癌、皮肤癌,但有争议。

二、橡胶添加剂

天然与合成橡胶为满足工艺的需要往往要加入各种添加剂,添加剂主要有促进剂、防老剂以及填充剂。这些添加剂在接触食品,特别是酸性液体食品的过程中,有可能溶出到食品中,并对人体造成伤害。

(1)促进剂

橡胶的促进剂可帮助橡胶硫化,提高其硬度、耐热性和耐浸泡性。橡胶的促进剂有无机促进剂和有机促进剂两类。无机促进剂有氧化锌、氧化镁、氧化钙等,对人体较为安全;有机促进剂多属于醛胺类,其中六甲四胺(促进剂 H)能分解出甲醛,禁止用于食品。硫脲类中乙撑丁硫脲(NA-22)有致癌可能,也已被禁用。秋兰姆类的烷基秋蓝姆硫化物中,烷基分子愈大,安全性愈高。二硫化四甲基秋蓝姆与锌结合对人体有害。架桥剂中,过氯化二苯甲酰的分解产物二氯苯甲酸毒性较大,不宜用于食品工业橡胶。

(2)防老化剂

防老化剂可提高橡胶对热的稳定性,提高其耐热性、耐酸性、耐臭氧性以及耐曲折龟裂性等。防老化剂中的芳胺类具有明显毒性。如β-萘胺可致膀胱癌,而N-N'-二苯基对苯二胺在体内可转化为β-萘胺。酚类化合物毒性小于芳胺类,应限制制品中游离酚含量。

(3)填充剂

有炭黑与氧化锌两种。炭黑含有致突变作用的多环芳烃,如3,4-苯并芘,所以在橡胶中使用的炭黑必须经高温处理除去多环芳烃。氧化锌对人体毒性小,但不宜与二硫化四甲基秋蓝姆合用,因二者可相互结合产生有害物质。

部分橡胶添加剂的毒性见表17-2。

表17-2　部分橡胶添加剂的急性毒性

化学名称	商品名称	小鼠经口 LD_{50}/(mg/kg)
二硫化四甲基秋蓝姆	促进剂 TMTD	雌 794、雄 528,雌雄各半 597
乙基苯基二硫代氨基甲酸锌	促进剂 PX	雌 3690、雄 3160
N-环己基-2-苯并噻唑次磺酰胺	促进剂 CZ	雌 9260、雄 7940
二硫醇基苯并噻唑	促进剂 M	雄 2450
二硫化二苯并噻唑	促进剂 DM	雄 6110
二苯胍	促进剂 D	雄 681
2,6-二叔丁基-4-甲基苯酚	防老剂 264	雄、雌均为 4300
2,6-二叔丁基-4-甲基苯酚	防老剂 264	雄雌各半 697
N-苯基甲-β-萘胺	防老丁(防老 D)	雌 794、雄 681
N-苯基-α-萘胺	防老甲(防老 A)	雄 9099

第四节　陶瓷、搪瓷及金属制品的毒理学安全性

1. 陶瓷的毒理学安全性

陶瓷是陶器和瓷器的总称，由黏土、长石、石英等无机物的混合物烧结而成素烧胎，然后再涂上釉药煅烧制得的材料以及各种制品。釉料中含有铅、锌、镉，锑、钡、钛等金属的氧化物硅酸盐和金属盐类，尤其含铅较多，因此陶瓷的卫生问题主要由釉彩而引起。如在这种容器内存放盛装醋、果汁、酒等酸性食品和酒类，铅盐可移溶于食品，量大时可引起铅中毒。除铅外，还含有镉、锑等金属，从毒量学来讲，应严格控制金属含量，以免引起污染中毒。

陶瓷的卫生标准是以4% 乙酸浸泡后金属溶出量为标准。GB 4806.4—2016《食品安全国家标准　陶瓷制品》规定，贮存罐：铅的溶出量应小于0.5 mg/L，镉的溶出量应小于0.25 mg/L；杯类：铅的溶出量应小于0.3 mg/L，镉的溶出量应小于0.03 mg/L；烹饪器皿：铅的溶出量应小于3.0 mg/L，镉的溶出量应小于0.3 mg/L。

2. 搪瓷的毒理学安全性

搪瓷是以铁皮作坯料，搪釉后以800～900℃烧结制成的一种复合材料，常用做盛装食品的器具。

搪瓷的卫生问题也主要由釉彩而引起，因釉的彩色大多数为无机金属颜料，如硫镉、氧化铬、硝酸锰等。搪瓷釉彩的釉料更为复杂，为降低釉料的熔融温度，往往添加硼砂、氧化铅等物质。

无论陶瓷还是搪瓷，其釉彩均可分为釉上彩和釉下彩。釉上彩的金属溶出率高，容易移行至食品中。

在接触食品面上涂的彩料有的表面不再烧玻璃釉（釉上彩）以致容易脱落。因此，应注意防止搪瓷釉中铅、镉和锑等有毒金属盐类溶入食品，特别是溶入酸性食品。

GB 4806.3—2016《食品安全国家标准　搪瓷制品》规定，贮存罐：铅的溶出量应小于0.1 mg/L，镉的溶出量应小于0.05 mg/L；烹饪用的扁平制品铅的溶出量应小于0.1 mg/dm^2，镉的溶出量应小于0.05 mg/dm^2，烹饪用空心制品（<3 L），铅的溶出量应小于0.4 mg/L，镉的溶出量应小于0.07 mg/L。

3. 金属制品的毒理学安全性

在正常使用条件下，预期或已经与食品接触的各种金属（包括各种金属镀层及合金）材料及制品，目前主要以不锈钢制品和铝制品居多。

不锈钢的毒理学安全性问题主要是在食品制作使用酸碱的过程中，不锈钢不会溶出各种合金和有害物质的金属材料；铝制品的毒理学安全性问题主要是铸铝中的杂质金属和回收铝中的杂质，故一般禁止用回收铝制造食品容器、工具。

GB 4806.9—2016《食品安全国家标准　食品接触用金属材料及制品》规定，与食品直接接触的不锈钢制品的理化指标应符合表17－3 的要求。

表17－3　食品接触用金属材料及制品的卫生标准　mg/kg

	项目指标		
	铅	镉	砷
不锈钢制品	≤0.05	≤0.02	≤0.04
其他金属材料及制品	≤0.2	≤0.02	≤0.04

第十八章 其他有毒有害物质对食品的污染及其毒理学安全性

在植物和动物的生长过程中，以及食品在加工、储运、包装等各个环节，也可能受到工业“三废”的污染，使进入食品中的各种有毒及致畸致癌物质大量增加，从而严重危害消费者的身体健康。其中较重要的工业污染物有多环芳烃（PAHs）、多氯联苯（PcBs）及二噁英（dioxin）。本章就这一类污染物对食品的污染原因和途径、残留分布特点、毒理学安全性、安全质量控制措施加以介绍。

第一节 多环芳香烃类

一、来源及污染途径

多环芳烃（PAHs，polycyclic aromatic hydrocarbons）是重要的环境和食品污染物，主要来源于煤、石油、木材、烟草、有机高分子化合物等有机物不完全燃烧时产生的挥发性碳氢化合物，迄今已发现有200多种PAHs，其中有相当部分具有致癌性，如苯并[a]芘、苯并[a]蒽等（见图18－1）。PAHs多以混合物出现，这些混合物随其产生过程而又有所变动。在大气颗粒物和燃煤排放物中已鉴定出上百个PAHs，在香烟烟雾中发现约200个PAHs，但已进行评价的不多。

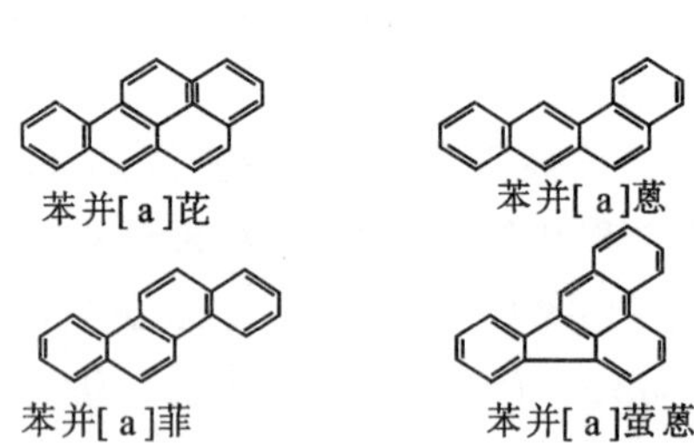

图18－1 部分多环芳烃的结构

1. 自然释放

来自于堆积物的自然燃烧、火山活动释放及森林和草原火灾。

2. 燃料燃烧

在工业生产和其他人类活动中，由于有机物不完全燃烧，产生大量PAHs并排放到环境中。环境中的PAHs主要来源于木材、煤和石油的燃烧。其生成量同燃烧设备和燃烧温度等因素有关，如大型锅炉生成量低，家庭用的煤炉生成量高。在柴油机和汽油机、炼油厂、煤焦油加工厂、沥青加工厂及各种交通车辆排放等所排放的废气和废水中皆有PAHs。森林大火、垃圾焚烧、熏制食品和香烟烟雾也是PAHs的重要来源。据美国对8个州大气成分的分析显示，工业区大气中的多环芳烃比农业区高10多倍。多环芳烃污染物已成为环境污染物中极重要的物质。每千克燃料燃烧所排出的苯并[a]芘量分别约为：煤炭67～137 mg，木柴61～125 mg，原油40～68 mg，汽油12～50.4 mg。因此，人类的外环境如大气、土壤和水中，都不同程度地含有苯并[a]芘等多环芳烃。多环芳烃对大气的污染为其直接进入食品——落在蔬菜、水果、谷物和露天存放的粮食表面创造了条件。食用植物也可以从受多环芳烃污染的土壤及灌溉水中聚集这类物质，多环芳烃污染水体，可以使之通过海藻、甲壳类动物、软体动物和鱼组成的食物链向人体转移，最终都有可能聚集在人体中。

3. 食品加工

食品在熏制和烘烤等加工过程中往往产生大量的多环芳烃，其中主要危害物是3,4－苯并芘（详见第十一章第一节）。

二、毒性作用

多环芳烃的致癌性已被人们研究了200多年。早在1775年，英国医生波特就确认烟囱清洁工阴囊癌的高发病率与他们频繁接触烟灰（煤焦油）有关。然而直到1932年，最重要的多环芳烃——苯并[a]芘才从煤矿焦油和矿物油中被分离出来，并在实验动物中发现有高度致癌性。多环芳烃的种类很多，其致癌活性各有差异。曾经对PAH致癌性进行了广泛动物试验，其中26个PAH具有致癌或可疑致癌性。苯并[a]芘、二苯并[a,h]蒽和苯并[a]蒽及萘对小鼠和大鼠有胚胎毒。苯并[a]芘还具有致畸性和生殖毒性。

PAH急性毒性为中等或低毒性。如萘，小鼠经口和静脉给药的LD_{50}按体重计为100～5 000 mg/kg。其他PAH的LD_{50}值类似。1次大剂量萘可诱导小鼠、大鼠、仓鼠细支气管坏死。而PAH的骨髓毒性、二苯并[a,h]蒽引起血淋巴变化和萘引起贫血的短期试验均表明其血液系统的毒性。

三、安全限量规定

FAO/WHO对食品中的PAHs允许含量未做出规定。有人估计，成年人每年从食物中摄取的PAHs总量为1～2 mg。如果累计摄入PAHs超过80 mg即可能诱发癌症，因此建议每人每天的摄入总量不可超过10 μg。

第二节　多氯联苯类

多氯联苯（PCBs，polychlorinated biphenyl）是一大类含不等量氯的联苯化合物，种类有210种之多。结构如图18－2，多氯联苯是目前世界上公认的全球性环境污染物之一。

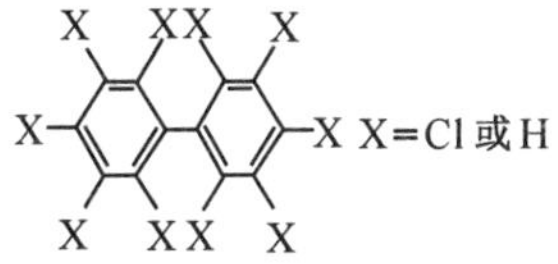

X＝Cl或H

图18－2　多氯联苯的结构

一、来源及污染途径

PCBs具有极强的耐酸、碱、高温、氧化、光解性和良好的绝缘性，广泛用作液压油、绝缘油、传热油和润滑油，并广泛应用于成形剂、涂料、油墨、绝缘材料、阻燃材料、墨水、无碳复印纸和杀虫剂的制造。此类工业排放的“三废”通过食物链污染环境，特别是水产品对多氯联苯的富集能力很强，其富集系数可高达数千倍到10万倍。

多氯联苯在使用过程中通过泄漏、废弃、蒸发、燃烧、堆放、掩埋及废水处理进入环境，从而对水源、大气和土壤造成污染。目前，全世界年产PCBs超过100万t。在美国，每年有400 t以上的PCBs以废弃的润滑液、液压液和热交换液的形式排入江河，使河床沉积物中的PCBs含量达到13 mg/kg；而日本近海的PCBs蓄积总量在25～30万t左右。由于这种化合物具有极强的稳定性，很难在自然界降解，因而通过食物链发生生物富集，从而造成在食物中严重的残留问题。

PCBs主要通过对水体的大面积污染和食物链的生物富积作用污染水生生物，因而这类物质最容易集中在海洋鱼类和贝类食品中。以美国和加拿大交界的大湖地区为例,受污染的湖水中的 PCBs 含量为 0.001 mg/L,而湖中鱼的该物质含量达到 10~24 mg/kg,捕食湖鱼的海鸥脂肪中该物质的含量高达 100 mg/kg,海鸥蛋中 PCBs 的含量为 40~60 mg/kg。此外,水生生物不同部位中的 PCBs 含量也有差异。例如,海洋鱼类可食部分(肌肉)的 PCBs 含量一般为 1~10 mg/kg,但鱼肝中的 PCBs 含量可高达 1 000~6 000 mg/kg。

由于食品加工过程中的不慎可使食品受到多氯联苯的污染。非鱼类食物中 PCBs 的含量一般不超过 15 μg/kg,但有些食用油的 PCBs 含量可达 150 μg/kg。这是因为在食用油精炼过程中,作为传热介质的传热油和食品加工机械的润滑油由于密封不严而渗入食品,从而导致 PCBs 污染。如 1978 年,在日本九州发生的米糠油中毒事件,就是因为在米糠油精炼中加热管道的 PCBs 渗漏所致,在该次事件中有 14 000 人中毒,124 人死亡。经测定,污染的米糠油中的 PCBs 含量超过 2 400 mg/kg。在美国,也曾发生鸡食用被 PCBs 污染的鱼粉而中毒。另外,食品储罐的密封胶和食品包装箱的废纸板中的 PCBs 含量也很高,可污染食品;尤其是油脂含量高的食品更容易污染。

二、毒性作用及毒理机制

食物中的 PCBs 主要由胃肠道吸收,其吸收和代谢的特点为稳定性和脂溶性,在胃肠中不被破坏,吸收率可超过 90%。吸收的 PCBs 主要储存在人体的脂肪组织中,另一部分储存在皮肤、肾上腺和主动脉中,血中的浓度最低。动物试验显示 PCBs 在雄鼠体内的生物半衰期为 8 周,雌性鼠为 12 周。在血液中的浓度下降最快,而在脂肪组织中下降最慢。

PCBs 含氯量的多少对其代谢和转化有很大影响。含有少量氯的联二苯衍生物的代谢和排泄速度,比含有高浓度氯的联二苯衍生物快很多。PCBs 的代谢途径主要通过脱氯转化为相应的酚,主要的排出途径是通过粪便,少量(<10%)通过尿排出。胆汁排出也是一个重要的途径。PCBs 通过人奶排出的量相对较少。但乳牛对 PCBs 的主要排泄途径是通过牛奶,因此,经母牛喂饲污染了 PCBs 的饲料将会产生污染的牛奶。

多氯联苯进入人体后主要蓄积于脂肪组织中,急性中毒时皮肤出现黑色疮疱、手脚麻木。PCBs 对人类急性毒性的记录,主要来自 1978 年在日本发生的米糠油中毒事件。人的中毒症状包括:皮肤和指甲色素沉着、眼流泪、全身肿胀、虚弱、恶心、腹泻和体重减轻。慢性中毒时引起胃肠黏膜损伤,肝脏肿大和坏死,胸腺和脾脏萎缩,体重下降。PCBs 能影响大脑正常思维,使记忆力减退或丧失。摄入大量 PCBs 会使儿童生长停滞,孕妇摄入大量 PCBs 会使胎儿的生长停滞。PCBs 对某些动物具有较强的致畸性和生殖毒性,它对胎儿的存活率、畸胎率、胎儿肝胆管和外形发育均有影响。

PCBs 在动物试验中显示为致癌物,主要导致肝癌和胃肠肿瘤。研究表明,184 只雌性小鼠长时间摄入 100 mg/(kg 体重)的 PCBs,结果有 26 只出现肝肿瘤,146 只发生肝脏的癌前病变损伤;而在对照组,78 只中只有 1 只出现肝肿瘤。对日本米糠油中毒者进行长达 9 年的调查显示,PCBs 对人有致癌性。虽然许多研究仍然证明 PCBs 有致癌效果,并且确定人对此敏感,但 PCBs 仍只表现为是相对较弱的致癌物。

三、安全限量规定

日本建议 PCBs 的人体 ADI 为 7 μg/(kg 体重·d),美国暂定在食品中的 MRL 值为 150~300 μg/kg。欧盟规定陆生动物的肝脏及其制品中 PCBs 最大残留限量修订为 3.0 ng/g 湿重。

四、控制措施

在食品加工过程中要防止操作不慎或渗漏、泄漏等原因将 PCBs 引入食品。在食品包装材料的选用上应尽量选择不含 PCBs 的材料。

对于已进入食品体系中的 PCBs 可采用合理的烹调加工，通过脱氯、还原反应减少其含量。含脂肪食品在烹调溶化过程中，60% ~90% 的多氯联苯由脂肪中转移入汤中，弃汤处理即可减少摄入。蛋冷冻干燥可以使蛋中多氯联苯降低 22% ~27%。阳光干燥 48 h，可使虾中多氯联苯减少 91.4% ~100%。油脂在商业上除臭处理（ >230℃）会完全除去多氯联苯。

第三节　二噁英类

二噁英（dioxin）包括多氯代二苯并－对－二噁英（PCDDs）和氯代二苯并呋喃（PCDFs）。由于二噁英和 PCB 都是亲脂性的 POPs（环境持久性有机污染物），它们的化学性质极为稳定、难以生物降解，能够通过食物链富积，在环境中广泛存在，并且在生物样品和环境样品中通常同时出现，被称为二噁英及其类似物（dioxin－like compoud）。基于生物化学和毒理学效应的相似性，二噁英及其类似物还包括其他一些卤代芳烃化合物，如氯代二苯醚、氯代萘、溴代二苯并－对－二噁英/呋喃（PBDD/Fs）和多溴联苯（PBB）及其他混合卤代的芳烃化合物。部分二噁英及其类似物的结构如图 18－3。

二噁英是在有机氯化合物（如农药等）的合成过程中作为微量不纯物而生成的非商业性目的的副产物。随着现代化学工业的发展，有机氯化合物的使用在全球范围内大大增加，这些物质被混入废弃物中，随废弃物燃烧产生了二噁英。因此，含氯固体垃圾的焚烧处理是城市二噁英污染的主要来源。其生成机制主要是有机物分解后所产生的氯酚、氯苯等小分子在高温下的缩合作用。此外，也可在燃烧灰烬的表面触媒作用下，由碳骨架与氯合成（denovo 合成）。其他来源有造纸工业的漂白过程、金属精炼等，随“三废”物质排放到环境中。由于公众对环境污染问题的广泛关注，对其研究已成为当今环境研究领域的前沿课题。

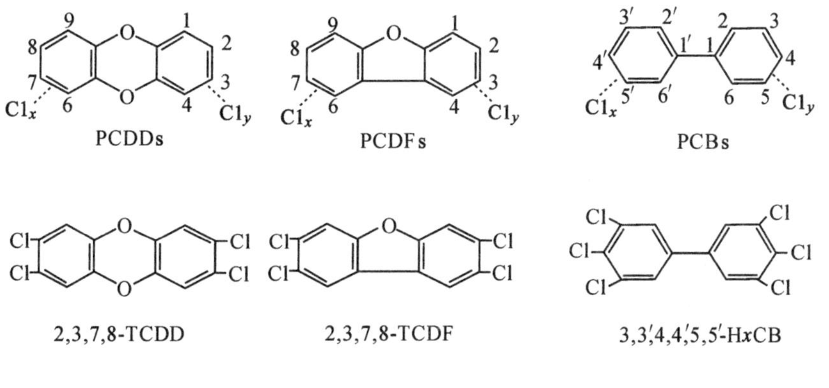

PCDDs　PCDFs　PCBs

2,3,7,8-TCDD　2,3,7,8-TCDF　3,3′,4,4′,5,5′-HxCB

图 18－3　部分二噁英及其类似物的结构

环境中的二噁英以混合物形式存在，评价接触这些混合物对健康产生的潜在效应不是一个简单的浓度相加问题。许多化合物的毒性资料尚不完全，如致癌性、致畸性和生殖毒性的研究仅限于几种化合物。尽管如此，为了评价这些混合物对健康影响的潜在效应，根据二噁英毒性作用机制，提出了毒性当量（TEQ，toxic equivalence）的概念。以毒性最强的 2，3，7，8 – TCDD 的毒性当量因子（TEF，toxic equivalency factor）为 1，其他二噁英异构体的毒性为其相对毒性强度。各同系物异构体与 2，3，7，8 – TCDD 的毒性剂量比值为毒性当量因子。

一、来源及污染途径

不同人群对二噁英的接触具有不同的途径，包括直接通过吸入空气与摄入空气中的颗粒、污染的土壤及皮肤的吸收接触、食物消费等。人体接触的二噁英，90% 以上是通过膳食接触的，而动物性食品是其主要来源。PCDD/Fs 对食物的污染主要是由农田里各种沉积物引起的，废弃的溢出物、淤泥的不恰当使用，随意放牧，奶牛、鸡和鱼食用污染饲料，食品加工，以及氯漂白包装材料的迁移。由于食物链的浓缩作用，在鱼类、贝类、肉类、蛋类和乳制品中可达到较高的浓度。由于二噁英是脂溶性物质，在蔬菜类等农产品中含量甚少。因此，环境中的二噁英主要通过污染的动物性食品进入人体内。

PCDD/Fs 的食品来源主要有以下途径。

1. 食物链的生物富集

由于 PCDD/Fs 的脂溶性及其在环境中的稳定性极高，由含氯化学品生产与使用、固体垃圾的焚烧、造纸时的漂白过程等造成的环境污染，大多在水体中通过水生植物、浮游动植物→食草鱼→食鱼鱼类及鹅、鸭等家禽这一食物链过程，在鱼体和家禽及其蛋中富积；同时，由于环境大气的流动，在飘尘中的 PCDD/Fs 沉降至地面植物上，污染蔬菜、粮食与饲料，动物食用污染的饲料也造成 PCDD/Fs 的蓄积。Furst 提出，空气→草料→母牛途径，较土壤→草料→母牛途径更加重要。不同 PCDD/Fs 在草料与牛奶中转移差别较大，以 2，3，7，8 – TCDD/Fs 为高，这与其在体内存储与排除有关。因此，鱼、家禽及其蛋类、肉类等成为主要污染的食品。

2. 纸包装材料的迁移

伴随着工业化进程，食品包装材料发生改变。许多软饮料及奶制品采用纸包装。由于纸张在氯漂白过程中产生 PCDD/Fs，作为包装材料可以发生迁移造成食品污染。

3. 意外事故

众所周知的米糠油事件就是使用 PCBs 作为加热介质生产米糠油，由于意外事故引起食物污染。相继发生在日本和中国台湾的米糠油事件就是 PCBs 及其杂质 PCDD/Fs 的污染造成的食物中毒。

二、毒性作用及毒理机制

1. 二噁英的体内过程

二噁英的主要吸收途径有消化道、皮肤和肺，其吸收程度与化合物的种类、吸收途径及存在的介质有很大关系。有关 2，3，7，8 – TCDD 的经口试验表明，溶解于植物油中的 2，3，7，8 – TCDD 的吸收率约为 90%，与食物混合时的吸收率为 50% ~60%。消化道的吸收无明显的动物种属差异；皮肤的吸收率仅为 1%，且大部分停留于皮肤的角质层。附着在空气中粒子上的二噁英约有 25% 被肺吸收。吸入后没有到达肺的以及被肺排出的二噁英，大部分经过吞咽移行到消化道内，被进一步吸收。因此，除了爆炸事故等意外情况外，人日常生活中二噁英的总摄取量的 90% 来自食物。

二噁英主要分布于血液、肝脏、肌肉、皮肤、脂肪，特别是在肝脏和脂肪组织等脂质丰富的器官。2,3,7,8 - TCDD 在肝脏与脂肪的分布比例有一定的种属差异,人主要蓄积于脂肪,实验动物除豚鼠外主要蓄积于肝脏。其他同类化合物的分布无明显的种属差异。血清中 2,3,7,8 - TCDD 的浓度与脂肪组织中的 2,3,7,8 - TCDD 的浓度有很高的相关性。

一般来说,二噁英比较难以代谢,且有显著的种属差异。在某些实验动物,可将其部分代谢成极性产物,并与葡萄糖醛酸内酯结合,经胆汁或尿排泄。代谢物的毒性较原形物降低。二噁英主要经粪便排泄,其速度有显著的种属差异。在人体内的半衰期长达 1 ~ 10 年,因此,人体内的二噁英蓄积量与年龄呈正相关。

母子间的移行。二噁英可通过胎盘移行到胎儿体内,但胎儿体内的浓度一般不会高于母体。二噁英还可分泌于乳汁中,借助于乳汁移行到婴儿体内。

2. 二噁英的毒性

(1)一般毒性(急性毒性):2,3,7,8 - TCDD 的半数致死量(LD_{50})有着显著的种属差异。毒性为迟发型反应,通常在暴露数周后死亡。中毒特点为染毒几天内出现严重的体重丢失,伴随肌肉和脂肪组织的急剧减少等"消瘦综合征"。毒性的出现有性别差异,雌性的敏感性有大于雄性的倾向。出现毒性反应的脏器主要有肝脏、胸腺、性腺、甲状腺、肾上腺等。人以外的灵长类动物的最显著的毒性反应为皮肤的病变,与发生于人的痤疮非常相似。

(2)慢性毒性:大白鼠终生经口投入 2,3,7,8 - TCDD 时,未观察到损害作用剂量(NOAEL)为 1 ng/(kg · d),观察到的毒性反应有体重减少、肝功能损害等。瑞士小白鼠 1 年间经口投入 2,3,7,8 - TCDD 时,最低观察到损害作用剂量(LOAEL)为 1 ng/(kg · d),观察到的毒性有皮肤淀粉样变性、皮肤炎。

(3)免疫毒性: 2,3,7,8 - TCDD 的免疫毒性表现为胸腺萎缩、体液免疫及细胞免疫的抑制、抗病毒能力的降低、抗体产生能力的抑制等。二噁英对体液免疫与细胞免疫均有抑制作用。免疫抑制可使小鼠对传染源的易感性增加,如按体重计以 10pg/g 剂量一次染毒 2,3,7,8 - TCDD,染毒小鼠感染流感病毒的死亡率增加,表明 PCDD/Fs 抑制小鼠免疫作用的剂量极低。

(4)遗传毒性:有关 2,3,7,8 - TCDD 的沙门氏菌回复突变试验、体外哺乳类细胞培养试验及各种在体试验均为阴性,也无 DNA 损伤或与 DNA 结合的证据,不直接导致体细胞的变异,表明 2,3,7,8 - TCDD 可能无遗传毒性。

(5)生殖毒性:2,3,7,8 - TCDD 使大鼠、小鼠及灵长类雌性动物的受孕、坐窝数与子宫重量减少,以及出现以月经周期和排卵周期改变为表现的卵巢功能障碍。二噁英还可使男性雌性化。

二噁英具有抗雌性激素作用。其机制一是二噁英诱导酶的活化使雌二醇羟化代谢增加,从而导致血中雌二醇水平的减低,进而引起月经周期和排卵周期的改变。给予高剂量染毒,可以引起雌性恒河猴的不育,同时伴有"消瘦综合征";另一机制可能是雌激素受体水平减少。2,3,7,8 - TCDD 低剂量染毒时,大、小鼠血清雌激素水平不发生改变,却使子宫重量降低,伴随子宫中雌激素受体减少。

二噁英可引起睾丸形态改变,主要以精细胞减少为特征,输精管中精母细胞及成熟精子退化、数量减少。涉及动物包括恒河猴、大鼠、小鼠、豚鼠和鸡。而且人对 PCDD/Fs 的抗雄激素作用(雌性化)较鼠类更加敏感。

(6)发育毒性和致畸性:在妊娠和哺乳期投入二噁英时,其对胎儿及子代的生殖毒性大于对母体的毒性。大鼠高剂量连续经口投入 2,3,7,8 - TCDD 时,在母体毒性量时即可引起胎儿死亡、低体重等胎儿毒性。二噁英对几种动物具有致畸性,也对啮齿类动物发育构成毒性。其中,以小鼠对致畸性最敏感。给予对孕鼠母体本身不产生毒性剂量的二噁英,可在胎鼠产生腭裂和肾盂积水。母体接触二噁英，其子女发生皮肤、黏膜、指甲与趾甲色素沉着增多，新生儿牙齿腐蚀，睑板腺分泌增加，称之为外胚层发育不良。此外，子宫内接触可以导致神经行为异常、发育迟缓。

(7)致癌性：2,3,7,8 - TCDD对动物具有极强的致癌性。在4种动物种属（大鼠、小鼠、仓鼠和鱼）进行的19次研究均呈阳性结果。对啮齿动物连续进行2,3,7,8 - TCDD染毒，两性均可诱发多部位肿瘤，小鼠的最低致肝癌剂量低达10 pg/g体重。

二噁英与芳烃受体结合及其随之与DNA的结合均为可逆性结合。二噁英本身不具备致突变性。在两阶段致癌模型，2,3,7,8 - TCDD是强有力的促癌剂，然而却是非常弱的启动剂。2,3,7,8 - TCDD尽管可能通过诱发DNA氧化性损害，使8 - 羟基脱氧鸟苷增加，但在各种体内外试验中未能检出遗传毒性。因此，2,3,7,8 - TCDD是没有遗传毒性的致癌物，基于动物试验与流行病学研究结果，可以将二噁英视为人的致癌物。

有关2,3,7,8 - TCDD及其类似物的致癌作用的主要靶标脏器有肝脏、甲状腺和肺，此外还有皮肤和软组织，且存在着种系和性别差异。在大鼠，100 ng/(kg · d)连续投入2年可导致肝细胞癌、硬腭及鼻甲和肺的扁平上皮癌增加；在小鼠，71 ng/(kg · d)连续投入2年可导致肝细胞癌、甲状腺腺泡细胞腺瘤的增加。这些肿瘤发生率的增加均发生在投入量小于最大耐受量时。

三、安全限量规定

二噁英不同于食品添加剂、农药等有意识地被使用的化学物质，它是非意识性地产生，并通过环境摄入到人体内。因此，国际上一般用每日容耐摄入量（TDI，tolerable daily intake）而不是用反映食品中农药等的残留基准的每日容许摄入量（ADI，acceptable daily intake）作为衡量摄入情况的指标。由于二噁英是非遗传毒性物质，其TDI可根据NOAEL或LOAEL及不确定性系数（UF）亦即安全系数（SF）来计算。1990年，WHO欧洲地域事务局根据由动物生殖毒性试验、慢性毒性实验等结果，综合判断NOAEL为1 ng/(kg · d)，不确定性系数设定为100时，将2,3,7,8 - TCDD的TDI设定为10 pg/(kg · d)。TDI如以2,3,7,8 - TCDD的毒性当量来表示，则为103 pg TEQ/(kg · d)。1998年5月，WHO欧洲地域事务局和国际化学物质安全性计划（IPCS）的专家们在瑞士日内瓦召开共同会议，进一步将包括（PCB coplanar）在内的二噁英类的TDI修正为1 ~4 ng/(kg · d)。它的计算依据是根据动物毒性试验的LOAEL得到人体的最小体内负荷量（body burden）为86 ng/kg，再算出与此相应的摄取量为436 pg/(kg · d)。当不确定性系数设定为10时，得出二噁英类的TDI为1 ~4 pg/(kg · d)。4 pg/(kg · d)为适合于当前的最大每日容耐摄入量，而1 pg/(kg · d)或以下则为最终所追求的理想目标。

四、控制措施

鉴于发达国家人群二噁英的现有暴露水平与PTMI（provisional tolerable monthy intake，暂定每月允许摄入量）相当接近，目前的暴露水平就可产生潜在的有害效应，有必要采取措施降低食品中二噁英的含量。

(1)国家有关部门应该鉴定二噁英严重污染的地区，特别是当地的排放源、事故和PCB的非法排放。应该监测饲料中PCDD/Fs和PCB的污染，以预防食品中二噁英及其类似物的污染。

(2)应该避免城市固体废弃物无控制地焚烧（垃圾焚烧炉的排放标准，欧盟规定的TEQ为0.1 ng/m^3。GB 18485—2014《生活垃圾焚烧污染控制标准》规定二噁英最大排放量0.11 TEQng/m^3），也避免露天焚烧垃圾。这些措施对于生产动物饲料的地区更加重要。

(3)在动物养殖业产区，应该避免使用五氯酚对木材的防腐处理。在过去曾经使用五氯酚钠的血吸虫流行区需要加强监测。

(4)建立食品和饲料(包括谷物、油脂和添加剂等)中二噁英(PCDD/Fs)和二噁英样PCB的监控水平、监测方法和允许限量标准。欧盟规定干杂及其制品中二噁英和二噁英类多氯联苯最大残留限量为1.25 pg/g湿重。羊除外的陆生动物的肝脏及其制品中二噁英的最大残留限量为0.30 pg/g湿重。

(5)应该定期施行对食品和饲料中PCDD/Fs和PCB污染水平及膳食摄入量的监测。

第四节　塑化剂

自20世纪初期塑料行业引入塑化剂，因其能有效增强塑料制品的耐用性、柔韧性、透明度而得到广泛使用。塑化剂主要是指邻苯二甲酸酯类，又称为酞酸酯，缩写PAEs，常温下为无色透明的油状液体，易溶于甲醇、乙醇以及乙醚等有机溶剂，高沸点，低挥发度。随着工业的不断发展，塑化剂在各个领域得到了广泛应用，如黏合剂、树脂、塑料、橡胶、化妆品等。2011年5月，我国台湾先后从饮料中检出DEHP、DINP、DNOP、DBP、DMP、DEP等6种邻苯二甲酸酯类塑化剂成分。2011年6月份，协和牌灵芝孢子粉片和美中清素牌多种氨基酸片的原料中因含有DBP和DEP被要求下架。同年，泉州出入境检验检疫局对糖果、饼干糕点等食品开展邻苯二甲酸酯类项目检测，发现食品生产所使用的食用香精、白色素、果胶、糖浆、面粉、姜黄、辣椒红、栀子黄、巧克力酱、香菇精膏、山梨糖醇、酵母膏、香辛料等原辅料均不同程度含塑化剂成分，主要为DEHP、DINP和DBP。

一、邻苯二甲酸酯

邻苯二甲酸酯被认为第四类毒性化学物质，不得添加在食品里。邻苯二甲酸酯类(Phthalate esters，PAEs)增塑剂可通过呼吸道、消化道和皮肤等途径进入人体，严重可导致体重减轻、肝脏和肾脏功能下降、干扰人体内分泌、影响生殖系统及血中红细胞减少，甚至还具有致突变性和致癌性。

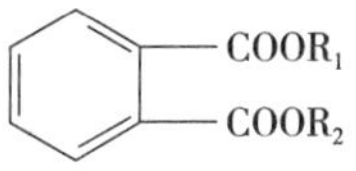

$COOR_1$

$COOR_2$

图18-4　邻苯二甲酸酯结构通式

(一)来源及污染途径

邻苯二甲酸酯普遍存在于大气飘尘、工业废水、河流、土壤以及固体废弃物中，可通过环境、水体突然迁移至农作物和畜禽体内；也可通过饮水、进食、呼吸、皮肤接触、输血和肾透析时从静脉侵入等途径进入人体，其对人体健康的影响是慢性过程，可能通过胎盘和授乳产生跨代影响。目前该物质已在食品、饮用水、人体体液中被检出，是一种全球普遍的环境激素类污染物。

邻苯二甲酸酯虽然不是食品添加剂，不允许直接添加在食品中，但是作为塑料制品中常用的增塑剂，可从塑料制品迁移至食品。接触食品的包装物种类繁多，以塑料制品使用量最高，其中尤以PVC(聚氯乙烯)塑料制品使用塑化剂最多。被检测出含有塑化剂的包装物有保鲜膜、塑料膜、托盘、胶垫、包装盒等，最常被加入塑料制品中的塑化剂为DEHP和DBP。生产过程使用橡胶管道、塑胶传送带、托盘等也会致使塑化剂迁移至食品中。

(二)毒性作用及机制

1. 急性毒性

实验表明,邻苯二甲酸酯的急性毒性较低。对大鼠的 LD_{50} 进行测量发现经过口 30 ~ 34 g/kg,腹腔注射 15 ~ 30 g/kg,静脉注射 1 ~ 2 g/kg,小鼠 33.32 g/kg,兔子 33.9 g/kg,豚鼠 26.3 g/kg。灌胃 2 500 mg/(kg 体重)的 DEHP(二乙基邻苯二甲酸)65 周后,雄性狨猴的脏器重量、精子和睾丸酶活性均无明显的变化;但是,500 mg/(kg 体重)和 2 500 mg/(kg 体重)剂量组的雌性狨猴卵巢和子宫重量增加,雌雄动物离体肝酶活性增加。

2. 生殖发育毒性

邻苯二甲酸酯是一种环境内分泌干扰物,长期摄入会损害男性生殖机能,女性性早熟等。研究者选取昆明种雄性小鼠,暴露剂量分别为 750 mg/kg、1 500 mg/kg 和 3 000 mg/kg,进行连续四周的自然给食染毒,发现小鼠体重随着所暴露剂量的增加而减少,3 000 mg/kg 剂量的睾丸脏器系数下降明显,同时通过光镜发现此剂量下睾丸各部分损伤严重。以 100 mg/kg、400 mg/kg、1 600 mg/kg剂量对雌鼠采取灌胃的方式进行染毒,发现雌鼠黄体数随着剂量增加下降,表明 DEHP 可能加速未成年小鼠卵泡的发育且能抑制黄体生成。

3. 致畸、致癌、致突变毒性

邻苯二甲酸酯作用于细胞的染色体时会使其的数目和结构发生变化,引起基因信息的改变,从而引起某些组织和细胞的失控,产生肿瘤;如果发生在生殖细胞中则会造成流产、胎儿畸形和一些遗传疾病。

4. 其他毒性

误服邻苯二甲酸酯会引起肠道刺激、中枢神经系统抑制、麻痹、血压降低、急性中毒等。长时间的暴露可能导致多种症状,如多发性神经炎和感觉迟钝等。此外,邻苯二甲酸酯可能抑制内源性雌激素与雌激素受体结合、抑制睾酮合成中所需关键酶的表达,从而达到内分泌干扰作用,影响内分泌系统、免疫系统的综合效应。

(三)安全限量规定

2007 年起,欧盟禁止在玩具和儿童用品中使用 DBP、DEHP、BBP 和限制使用 DINP、DIDP、DNOP。美国自 2009 年 2 月 10 日起禁止销售、分销及进口含有浓度超过 0.1% 的 DEHP、DBP 及 BBP 或 BBP 的儿童玩具和儿童护理用品。美国环境保护署规定饮用水中的 DEHP 不得超过 0.006 mg/L。日本食品包装中规定, PVC 塑料制品内不得检出 DEHA、TCP (磷酸三甲苯酯) 类增塑剂。阿根廷 2008 年 9 月起, 禁止销售、生产、进口、出口或免费提供由 6 种 PAEs 含量大于 0.1% 的塑料制品制成的玩具和儿童护理品。2011 年 1 月再次要求进口弹性材料制作的玩具的贸易商根据第三方实验室检测结果,出具 PAEs 的符合性证明。丹麦规定 3 岁幼童所使用的玩具及育儿用品中 PAEs 含量不得超过 0.05% 。韩国要求儿童用品和食品包装中 PAEs 总量应小于 0.1% 。我国台湾在塑化剂事件后对 PAEs 管理极大增强,2011 年将 DBP、DEHP、BBP、DNOP、DINP、DNIP、DEP、DMP 及 DIDP 列为第 I 类有毒物质,使用必须经过申请。GB 5479—2022《生活饮用水卫生标准》规定饮用水中 DEHP ≤ 0.008 mg/L、DBP ≤ 0.003 mg/L, DEP ≤ 0.3 mg/L。GB 9685—2016《食品安全国家标准　食品接触材料及制品用添加剂使用标准》规定邻苯二甲酸二(α - 乙基己酯)、邻苯二甲酸二烯丙酯(残留量 0.01 mg/kg)、邻苯二甲酸二己壬酯、邻苯二甲酸二正丁酯(DBP,残留量 0.3 mg/kg)等不得用于接触脂肪性食品、乙醇含量高于 20% 的食品和婴幼儿食品。

（四）防治措施

当前，食品含有塑化剂仍是许多业界人士关注的焦点问题。塑化剂与人们的生活息息相关。因此，其对人体的危害来源也是多方面的，尚需进行多渠道预防与应对。企业应严把原料关，规范合格供方评估与进厂验收，严防不合格原辅料流入生产环节。生产过程中涉及塑料制品的器具，结合工艺特点进行严格的塑化剂迁移筛查，避免加工过程产品受塑化剂污染。按照产品特性选择合适的食品包装物，尤其是含油脂类食品在选择包装材料上更应严格谨慎。同时，进一步加强食品重点领域和品种的监管，及时修订完善食品安全标准。近年来，许多企业为避免塑化剂污染已逐步取消 PVC 包装袋的使用，转而采购复合型包装袋等，但是仍有部分产品因本身特性仍未找到合适的替代品，应鼓励高校研究所深入食品企业调研，结合产品实际，研发新型材料，攻克塑化剂迁移难题，提高我国食品安全水平。

二、双酚 A

双酚 A（bisphenol A，BPA），又名 2，2－双（4－羟基苯基）丙烷，$C_{15}H_{16}O_2$，相对分子质量 228.286，白色至淡褐色片状或粉末，在水中的溶解度为 1 mg/mL。主要用于制造环氧树脂、聚碳酸酯、阻燃剂塑料抗氧化剂等，是重要的工业材料。自 20 世纪 60 年代以来，BPA 就被应用于包括塑料奶瓶、婴幼儿用吸口杯、罐装食品内壁涂层等食品接触材料领域，同时也被应用于生产纸张、玩具、电子产品等商品中。将 BPA 添加到塑料制品中，可以赋予塑料许多优良的商品性能，例如透明、耐用、轻巧和防冲击等，在防止蔬菜和水果中的有机酸透过塑料涂层侵蚀金属容器方面也有着显著优势。因此，从矿泉水瓶、医疗器械到食品包装的内里都有 BPA 的存在。BPA 具有低挥发性及中等毒性，当其受热时可从塑料中溶出或逸出而污染食品。误食可引起胃痛、昏厥，能降低血液中的血红蛋白含量，对肝脏及肾脏有损害，严重时致死。

（一）来源及污染途径

BPA 是环境内分泌干扰物的一种，人类对 BPA 的暴露途径主要有职业暴露、膳食暴露、医源性暴露和环境污染，其中膳食暴露是普通人群最常见的暴露途径。BPA 主要是某些热塑性合成塑料如聚碳酸酯的起始物，而聚碳酸酯是常见的食品接触材料之一。BPA 可以从食品容器迁移到食品当中，对食品造成污染，其中罐装食品中 BPA 迁移主要受灭菌过程的影响。奶瓶中 BPA 的迁移量主要与温度有关，同时与加热时间密切相关。日本一项调查发现，罐装食品中 BPA 浓度范围为 0～842 ng/g，塑料装食品中 BPA 浓度范围为 0～14 ng/g，纸质包装食品中 BPA 浓度范围为 0～1 ng/g，有涂层的罐装食品是人们暴露于 BPA 的最主要原因。罐装食品中，油性的鱼、肉和蔬菜类罐头食品 BPA 含量显著高于饮料和粥类罐头食品。虽然 BPA 在日常生活中非常常见，但人体暴露量大都低于欧洲食品安全局提出的每日耐受摄入量（4 μg/kg）。然而研究表明：即使摄入剂量低于安全剂量，大脑也依然是被 BPA 破坏的最敏感器官之一。根据已有文献发现，中国居民普遍都暴露于 BPA，但是暴露量较低。

1. 环境污染

城市污水、工业废水和一些垃圾渗滤液中均检测到了 BPA 的存在，卤代 BPA 通过脱卤可转化为 BPA，但是 BPA 无法再降解。阻燃剂中含有卤代 BPA，使用时要注意正确操作。大气中的 BPA 污染主要是由于工业活动以及家用塑料制品的强烈燃烧所造成。地表水的 BPA 污染主要来源于工厂废水、大气沉降物、塑料材料沉积物的垃圾堆积。空气中的 BPA 可以直接被动植物通过呼吸作用进入体内,水体或吸附在土壤中的 BPA 通过食物链逐级传递,并累积放大,最后以较高浓度进入动物和人体。

表 18-1 不同食物中双酚 A 暴露情况

食物名称	双酚 A 检出率	日均暴露水平
蔬菜	0.075~19.6 μg/kg	0.084 5 ng/(kg 体重·d)
水果	0.075~17.3 μg/kg	0.084 5 ng/(kg 体重·d)
日常饮用水	自来水:未检出 桶装水和瓶装水:检出	桶装水:0.06~4.040.084 5 ng/(kg 体重·d) 瓶装水:0.04~5.47 ng/(kg 体重·d)
动物性食品	0.0~11.7 ng/kg	11.38 ng/(kg 体重·d)
塑料包装材料	0.012~2.78 μg/L	暴露量占可耐受每日摄入量(TDI)的 0.000 8%~0.421 6%
桶装白酒	8.97 μg/L	占 TDI 的 0.513%~0.711%

2. 包装材料

聚碳酸酯和环氧树脂在高温灭菌时会溶出 BPA,要避免此类物质在一些与食物或口腔直接接触的物品中使用。研究发现,聚碳酸酯随着温度升高以及使用时间的延长会增强聚合物水解,导致 BPA 更强烈地迁移到水中,迁移的 BPA 水平在超过 80℃的温度下迅速增加,因此为了避免接触 BPA,应在低于 80℃的温度下进行灭菌。用聚碳酸酯做内衬涂料的罐头食品中检出 BPA。将锡暴露在 100℃的温度下(通常在热巴氏杀菌过程中使用)会导致 BPA 从聚合物中释放的速度提高 18 倍。罐头中使用的环氧树脂释放的 BPA 浓度与罐头食品的巴氏杀菌温度之间存在关联。

3. 热敏纸

BPA 用于一些纸制品,特别是热敏收据纸,它被用作颜色显影剂。BPA 渗透皮肤,在收银员接触现金收据的热敏纸时,血浆和尿液中的 BPA 含量非常高,它也可以穿过胎盘屏障,并在母亲和胎儿的血清和胎盘中检测到。

(二)毒性作用及毒理机制

BPA 暴露源包括食物摄入、母体胎儿传播、吸入、皮肤接触等。一旦进入人体,BPA 会对人体某些部位产生负面影响,例如甲状腺、脂肪组织、肝脏、心脏、女性和男性生殖器官。

表 18-2 双酚急性毒性剂量

类别	LD_{50}		
	经口/(mg/kg)	经腹腔/(mg/kg)	皮下注射/(mg/kg)
大鼠	3 250	37.5	5.9
小鼠	2 400	150	2 500
兔	2 230		3
豚鼠	4 000		
人	6 500		

1. 生殖毒性

双酚 A 是一种环境内分泌干扰物,会在体内蓄积,损伤生殖系统。连续 BPA 暴露会出现雌性大鼠卵泡减少、子宫退化、乳腺增生、输卵管出现进行性增生病变、阴道开口提前等不良影响,严重会导致不孕不育;雄性大鼠出现精子畸形率明显升高、数量和活动精子百分率下降显著等不良影响,还会使性激素分泌异常,损伤生殖系统。大鼠经腹腔最低报道中毒剂量 LD_{50}:1 275 mg/kg(孕 1 – 15 d),对胚胎和胎儿产生影响,导致胎儿矮小甚至死亡;小鼠经口最低报道中毒剂量 LD_{50}:7 500 mg/kg(孕 6 – 15 d),影响生殖能力,死亡率增加。

2. 神经毒性

4 周龄小鼠以 BPA 暴露四周后,发现其空间学习能力和记忆能力有明显损害;卵巢被切除后,雌鼠的学习记忆能力明显下降,提示低剂量 BPA 的神经毒效应可能与内源性雌激素水平有关。长时间 BPA 暴露促进恐惧的形成和保持减缓恐惧记忆消退。围产期 BPA 可损害大鼠的学习记忆能力。

3. 诱发肥胖和糖尿病

大鼠暴露在 70 μg/(kg · d)的 BPA 中会导致其腹部脂肪细胞中许多肥胖基因上调。美国 2003 – 2008 年流行病学调查显示,尿液中 BPA 水平升高与糖尿病之间存在正相关关系,这与年龄、性别、种族、体重指数和血清胆固醇水平无关。美国国家健康和营养检查调查分析了 2003 – 2014 年,年龄≥20 岁(n = 9139)的人群尿液中 BPA 水平,结果发现尿液中 BPA 水平与中风、充血性心力衰竭、冠心病、心绞痛、心肌梗死以及心血管疾病呈正相关。BPA 作为内分泌干扰物,与人体代谢性系统疾病如高血脂、糖尿病等有关,并通过影响与肥胖有关的基因导致脂肪堆积引发肥胖,尤其需要关注 BPA 的类雌激素作用和抗雄激素作用与日益严重的儿童肥胖问题存在关联。

4. 致癌性、致突变和致畸性

有研究表明,少量的 BPA 改变了乳腺发育并增加了肿瘤的发生率,BPA 在大鼠中表现为恶性乳腺致癌物,并且剂量与人类相当。小鼠经口最低报道中毒剂量 LD_{50}:86 520 mg/kg(103 周,连续),导致白血病、淋巴瘤等。大鼠经口最低报道中毒剂量 LD_{50}:43 260 mg/kg(103 周,连续),导致白血病、淋巴肿瘤等。在对真核细胞的许多研究中,BPA 能破坏 DNA,BPA 可诱导 L5178Y 小鼠淋巴瘤细胞 DNA 条纹断裂。全胚胎培养时,≥60 mg/L 的 BPA 可诱发小鼠和大鼠胚胎的卵黄囊生长和血管分化不良,生长迟缓及形态分化异常,神经系统、鳃弓发育异常。多项研究表明,无论是产前还是出生后,儿童心理行为也受 BPA 暴露的影响。BPA 暴露对不同性别的儿童产生的影响是不同的。母亲尿液中 BPA 的浓度与 7 岁男童内隐问题的增多相关联,包括焦虑和抑郁等,但与 7 岁女童的行为之间不存在关联。母亲产前尿液中 BPA 浓度仅与女孩的行为障碍有关。基于加拿大的一项全国性健康测量调查研究,推断 6 ~ 11 岁儿童尿液中的 BPA 浓度与不良行为呈显著相关关系。

BPA 同样存在着量效关系,已有流行病学的证据表明:长期低剂量地暴露于 BPA 会对人体健康产生影响,人体慢性疾病与暴露于 BPA 之间也存在关联,低剂量 BPA 也会对 DNA 的甲基化和染色体产生影响。

(三)安全限量规定

欧盟新法规 2018/213 规定 BPA 的特定迁移限量为 0.05 mg/kg,且进一步明确 BPA 不得用于生产聚碳酸酯婴幼儿奶瓶及供婴幼儿使用的饮水杯或饮水瓶。美国食品药品监督管理局(FDA)2012 年禁止使用基于 BPA 的聚碳酸酯树脂制作婴幼儿奶瓶和吸管杯,于 2013 年禁止在婴幼儿配方奶粉包装中使用基于 BPA 的环氧树脂涂料。加拿大也鼓励工业生产中改进罐装婴幼儿配方奶粉内壁材料的生产方法，减少 BPA 向配方奶粉中的迁移。GB 4806.6—2016《食品安全国家标准 食品接触用塑料树脂》规定食品接触材料中 BPA 特定迁移总量为 0.6 mg/kg，并明确指出含 BPA 的塑料树脂不得用于生产婴幼儿专用食品接触材料及制品。

（四）控制措施

生产加工含 BPA 产品的工厂污水排放要达标，对其进行定期抽检，防止 BPA 渗入土壤，通过动植物富集以食物链的形式传递到人体。直接接触含 BPA 的物品，如收银员接触热敏纸时，戴手套，防止皮肤渗透。对于含 BPA 以及含可转化为 BPA 的物品，废弃时适当处理，不应随意丢弃。企业要严格把关原料，原料进场前对其进行规范合格的评估，防止不合格的原料进入生产环节；产品选择包装材料时要符合产品特性。加快科技创新，研发新型材料，解决塑化剂迁移的难题。

三、微塑料

早在 1972 年，*Science* 就报道了新英格兰南部近海水体中存在大量的粒径在 0.1 ~2 mm 的聚苯乙烯小球。微塑料在 21 世纪初从海洋中被发现，在陆地、江河、湖泊中相继发现了微塑料的存在。近些年来，在饮用水中检出微塑料，引起了世界范围内对微塑料的关注，这方面的报道逐年增加。2004 年，Richard Thompson 等首次阐述了微塑料（microplastics）这一概念。微塑料是指直径小于 5 mm 的塑料类污染物，包括碎片、纤维、颗粒、发泡、薄膜等不同形貌类型。可以进一步划分为纳米塑料（1 ~100 nm）、亚微米塑料（100 nm ~1 μm）、微米塑料（1 μm ~5 mm）。按照其化学组成主要可分为：聚对苯二甲酸乙二酯（PET）、聚丙烯（PP）、聚乙烯（PE）、聚苯乙烯（PS）、聚氯乙烯（PVC）、聚酰胺（PA）、丙烯腈 - 丁二烯 - 苯乙烯共聚合物（ABS）等。塑料制品已经渗入到人类日常生活的各个方面。伴随着需求的不断扩大，塑料制品的生产量和使用量呈指数级增长。微塑料作为一种新兴污染物，因难生物降解、在环境和生物体中容易积累，且可长距离迁移而影响范围广，其对生态环境和人体健康的影响备受关注。

（一）来源及污染途径

微塑料广泛分布于水、陆、空等环境介质以及生物体和食物等。水体中微塑料主要来源于化妆品、洗涤剂等商品中加入的塑料微珠等初级微塑料，以及较大的塑料经过一定外力作用（海浪冲刷、海洋涡旋、紫外线照射、环境风化、空气氧化、生物降解、复融过程等）产生的次级微塑料。其中，自来水中微塑料与原水及周边环境有关。同时，自来水输配送管道及封装容器材质脱落与自来水中微塑料污染也有直接关系。地表径流、污水灌溉、农业设施（农用地膜等）、肥料施用（污泥、有机肥等），以及大气沉降等是内陆土壤中微塑料污染的重要来源。大气中微塑料来源多样且复杂，纺织厂等日常生产活动过程，衣物服饰、生活设施等日常生活过程，以及塑料垃圾堆放、填埋或燃烧等过程产生的微塑料都可能成为大气环境中微塑料的来源。（微塑料进入到大气环境中后，可通过风力等作用进行远距离传输，并能以降雨、沉降等方式进入陆海环境。）

（二）毒性作用及毒性机制

土壤中微塑料可通过食物链传递、富集，带来潜在的环境健康风险，也可影响土壤作物的生长发育。微塑料可在鱼类的鳃和肠道中积累，甚至通过循环系统积累在肝脏和大脑中，对这些组织造成物理磨损等影响，导致鱼类的生理生化以及行为发生改变。

1. 损伤肝功能

剑尾鱼暴露于微塑料 72 h 后，利用生物信息学分析剑尾鱼肝脏中显著差异代谢物发现，1×10^6个微球/L 的微塑料干扰了剑尾鱼肝脏中的能量代谢、糖代谢、氨基酸代谢、炎症反应和氧化应激反应。

2. 损害呼吸系统

微塑料被人体吸收后，首先是会对呼吸系统造成损伤，引发急慢性疾病，造成肺部的炎症和DNA 损伤。吸入的微塑料会导致气管和肺组织的肿胀及损伤，引起人体轻微胸痛或呼吸短促，并且随着时间的推移，它会在肺部积聚并破坏肺泡，从而增加患肺癌等肺部疾病的风险。

3. 危害消化系统

小鼠摄入高浓度 PE 微塑料后，其肠道(结肠和十二指肠)显示出明显的炎症，并且 Toll 样受体 4(TLR4)、转录因子激活蛋白 -1(AP -1)和干扰素调节因子 5(IRF5)的表达更高。穿透肠道上皮细胞的能力取决于纳米塑料尺寸的大小与表面电荷，其能够通过肠道屏障转运后而到达整个循环系统。此外，微塑料在消化腺的溶酶体系统中富集会产生血流粒细胞增多和溶酶体膜不稳定等特征，从而产生炎症反应。

4. 生殖系统

微塑料导致小鼠的精子数量和活性显著下降，且精子畸形率升高。240 nm 微塑料可穿过胎盘屏障，但不影响胎盘外植体的生存能力。微塑料能影响雌鼠的活产数、幼崽的性别比例和幼崽的体质量，影响后代脾脏内淋巴细胞的亚群。此外，除微塑料自身的毒性效应外，其表面结合的毒害污染物，以及该污染物与微塑料的复合体同样对生物体产生毒害作用。微塑料与芘的混合物可显著降低鱼的乙酰胆碱酯酶和异柠檬酸脱氢酶的活性，增加天然鱼类种群的死亡率；影响鱼体内分泌系统功能，导致生殖细胞异常增殖。

5. 神经系统

微塑料能穿过血脑屏障在中枢神经系统中引起毒性效应，增加人脑胶质瘤细胞 T98G 中ROS 水平，引起氧化应激反应，产生神经细胞毒性。

附录1　食品毒理学试验

试验一　生物材料的采集和制备

一、目的和意义

研究外源化合物的毒性效应。常需测定动物接触外源化合物后，血液、尿液和组织中的化合物或其代谢产物的浓度，以及分析测定化合物所致的生物化学变化。为此，采集和制备生物材料就成为食品毒理学的重要基础技术之一。

本试验主要学习食品毒理学试验中常用生物材料的采集和制备方法。

二、内　容

1. 试验动物小鼠、大鼠及家兔的采血方法。
2. 试验动物血清与血细胞分离技术。
3. 大鼠尿液收集方法。
4. 脑或肝组织匀浆制备技术。

三、试剂和材料

（一）试验动物

成年小鼠、大鼠、家兔。

（二）器材

1. 兔盒，兔固定架，大、小鼠固定板。
2. 解剖器材：大剪刀（或大鼠断头器），镊子，儿科小骨钳。
3. 玻璃器材：离心管（2～10 mL），玻璃毛细管（内径1～1.5 mm），注射器（1，2，5和10 mL）及相应针头，血色素吸管，吸管（5～10 mL），滴管，匀浆器，培养皿（直径5～10 cm）。
4. 仪器设备：离心机（4 000 r/min），搅拌器（2 000 r/min），大鼠代谢笼，动物秤，电子天平。

（三）试剂

1. 抗凝剂：0.5%肝素生理盐水溶液。
2. 溶液：生理盐水或某种缓冲液。

（四）其他

碘酒，酒精棉球，干棉球、滤纸。

四、操作步骤

（一）采血

取健康成年动物鉴定性别、称重。

1. 大鼠与小鼠采血方法

(1)鼠尾采血　适用于用血量少的试验。将动物固定后，把鼠尾浸入45～50℃温水中，使尾静脉充血，擦干，再用酒精棉球擦拭消毒。剪去尾尖(约0.2～0.3 cm)，拭去第一滴血，用血色素吸管(吸管内加与不加抗凝剂依需要而定)吸取定量尾血，然后用干棉球压迫止血。或者不剪尾，直接用1 mL注射器连上7～8号针头，直接刺破尾静脉定量采血。

(2)眼眶静脉丛采血　操作者以左手拇、食两指紧紧握住大鼠或小鼠颈部压迫颈部两侧，使眶后静脉丛充血，用力要恰当，以防止动物窒息死亡。右手持玻璃毛细管从右或左眼内眦部以45°角刺入，捻转前进。如无阻力继续刺入，有阻力就抽出玻璃毛细管调整方向后再刺入，直至出血为止。右手持容器收集血液。拔出毛细管，用干棉球压迫止血。

(3)腹主动脉采血　此为一次性采血方法。动物用乙醚或巴比妥类药物先行麻醉，于麻醉下剪开腹部，剥离暴露腹主动脉，用注射器刺入采血。

(4)心脏采血　动物先行麻醉且固定成仰卧位。胸部常规消毒，在手触心搏最明显处，右手持针穿刺入右心室采血，之后用干棉球压迫止血。如为一次性采血，也可在麻醉下剖开胸腔暴露心脏，直接进针。

(5)断头采血　操作者左手握住动物，右手持剪刀，快速剪断头颈部，倒立动物将血液滴入容器。注意防止断毛落入容器中。有条件时，也可用大鼠断头器断头。

2. 家兔采血方法

(1)耳缘静脉采血　家兔在兔盒中固定，轻弹耳部，拔掉一侧耳缘部细毛，轻轻以手指弹耳，使耳缘静脉充血，酒精消毒。左手压迫耳根，右手持针刺破静脉，收集血液，或直接用注射器进针耳缘，静脉采血。

(2)心脏采血　将兔以仰卧位固定于兔台上，在左侧胸3～4肋部位剪毛，常规消毒。于第3～4肋近胸骨左缘处，手触心搏最强部位进针，见血后采血。采血毕，迅速拔针，用酒精棉球压迫止血。

试验动物每次(日)采血量不可过多，最大安全采血量见附表1－1。

(二)血清与血细胞分离

1. 制备血清　将全血置于4℃冰箱中保存3～4 h，以1 500～2 000 r/min离心15 min。上清液呈淡黄色即为血清，吸出备用；如上清液呈淡红色(甚至红色)，表明有溶血，一般应废弃。

2. 血细胞分离　分离血细胞时，采血所用器具均应先行抗凝处理。即先将抗凝剂倾入或吸入所用器具中，使在器壁上均匀涂布，倾出剩余抗凝剂，晾干器具备用。采血放入器具内轻轻摇动，使抗凝剂溶于血中，并混匀。2 000 r/min离心20 min，用尖头滴管小心吸出血浆。血浆与红细胞之间的白细胞，需要时可小心吸出移入另一离心管中，不需要时可废弃之。离心管中所留红细胞沉淀，加入等体积的生理盐水，轻轻混匀使红细胞悬浮。再次离心，弃去上清液。再加等体积生理盐水，洗涤、离心。如此3次，直至上清液无色透明为止，即获得红细胞。白细胞可依同法洗涤处理。

附表1－1　试验动物安全采血量　mL

动物品种	最大安全采血量	最小致死采血量
小鼠	0.1	0.3
大鼠	1.0	2.0
豚鼠	5.0	10.0
家兔	10.0	40.0

(三)尿液收集

大动物与小动物尿液收集使用各自的代谢笼。代谢笼主要由备有动物饮水和装饲料的笼体、粪尿分离器和收集尿液容器组成。一般笼体为金属与铁丝制成,如试验要求防止金属污染时,则代谢笼应用有机玻璃制作。

兔、狗等大动物,也可用导尿法收集尿液。

为使所收集的尿液满足试验需要,可在收尿前给动物一定量的水。如大鼠可先灌胃1~5 mL水或生理盐水。

(四)组织匀浆的制备

制备组织匀浆是用器械在一定的溶液中将组织细胞破碎。其设备称为匀浆器。

1. 动物处死　断头处死方法简便,但易引起肺脏瘀血。制备肺组织匀浆时,不能用直接断头方法处死动物,应用动物麻醉后腹主动脉放血法处死动物。

2. 脏器剥离　动物处死后快速取出所需完整脏器,迅速放置于冰浴中,用冷生理盐水洗去血污,剥去脏器外膜,用滤纸吸干脏器表面水分,称重,定量留取所需组织备用。需要时,脏器用冷生理盐水灌流除去血液,再如上处理。如果需暂时保存脏器样本,则应放入冰箱或液氮中冻结保存。

3. 匀浆制备　将已剥离、且定量称取的脏器放置于匀浆器中,按设计要求加入一定比例的溶液(如按脏器重量加入4倍、5倍或10倍的溶液)。加入何种溶液依试验测定内容而定。例如,测定化合物及其代谢产物可加去离子水;测定生化指标,则应加入所需的缓冲液。然后在冰浴中,在一定转速下研磨一定时间。例如,所制备的匀浆是为了分离细胞组分,则全部操作应在低温下(0~10℃)进行。

试验二　试验动物分组、标记与染毒方法

一、目的和意义

试验动物科学地分组、标记和合理地染毒,是取得良好试验结果和结论的前提,也是每一项毒理学试验首先要做的工作。

通过本试验学习试验动物的科学分组、标记和常用基本染毒技术。

二、内　容

1. 健康试验动物的选择和性别鉴定。
2. 试验动物的分组。
3. 试验动物的标记。
4. 试验动物染毒技术。

三、材料和试剂

1. 试验动物:成年健康小白鼠若干只。
2. 染料:结晶紫、苦味酸、品红。
3. 毛笔或棉签。
4. 动物称或天平。

四、试验方法和步骤

(一)健康动物的选择和性别鉴定

1. 健康动物外观体型丰满,被毛浓密有光泽、紧贴体表,行动迅速,反应灵活,饮食与营养状况良好。重点检查如下各项。

(1)眼睛:明亮,瞳孔双侧等圆,无分泌物。

(2)耳:耳道无分泌物溢出,耳壳无脓疮。

(3)鼻:无喷嚏,无浆性黏液分泌物。

(4)皮肤:无创伤,无脓疮、疥癣、湿疹。

(5)颈部:端正,如有歪斜可能内耳有疾患,应废弃。

(6)消化道:粪成形,肛门附近被毛洁净。

(7)神经系统:无震颤、麻痹。大、小鼠若呈现圆圈动作或提尾倒置呈圆圈摆动,应废弃。

(8)四肢及尾:四肢、趾及尾无红肿及溃疡。

2. 性别辨认。大鼠与小鼠主要依肛门与生殖孔间的距离区分。间距大者为雄性,小者为雌性。成年雄鼠卧位时可见到睾丸,雌性在腹部可见乳头。

(二)称重、分组与标记

1. 随机数字分组法

(1)称重　大、小鼠秤的感应量需在0.1g以下。

(2)随机分组　为了得到客观的剂量－反应关系,应将一群动物依统计学原则随机分配到各试验组中,可按随机数字表方法随机分组。举例说明如下。

设将30只雄性动物平均分成A,B,C,D,E,F六组,每组5只动物。将已编好号的动物依号码用随机数目表分配。如选随机数目表第二行,从第一个数目开始,依次抄下30个数目(依横行、纵行、甚至斜行抄录均可)。将各数目一律以组数除6,以余数1,2,3,4,5,0代表应分配于A,B,C,D,E,F各组的动物。结果如附表1－2(从第二行随机数表开始)。

附表1－2　随机分组表

动物号	1	2	3	4	5	6	7	8	9	10	11	12	13	14	15
随机数目	97	74	24	67	62	42	81	14	57	20	42	53	32	37	32
除6余数	1	2	0	1	2	0	3	2	3	2	0	5	2	1	2
归　组	A	B	F	A	B	F	C	B	C	B	F	E	B	A	B
动物号	16	17	18	19	20	21	22	23	24	25	26	27	28	29	30
随机数目	27	07	36	07	51	24	51	79	89	73	16	76	62	27	66
除6余数	3	1	0	1	3	0	3	1	5	1	4	4	2	3	0
归　组	C	A	F	A	C	F	C	A	E	A	D	D	B	C	F

按上法分组后,A组有动物7只,B组7只,C组6只,D组和E组各2只,F组6只。为使各组动物数均达5只,再依随机分配原则选出A组2只,C组1只给D组;B组选2只,F组选1只给E组。为此,继续抄下随机数字分别除以A、B、C、F各组动物数。计算如下:56/7除尽,即将A组第7只动物(25号)给D组;50/6,余数为2,即将A组第2只动物(4号)给D组;26/6余数

为2,即将C组第2只动物(9号)给D组。类推,最后调整分组如附表1-3。

雌性动物也依上法分组。然后将雌、雄动物合组进行试验。

附表1-3　30只小鼠随机分组

组　别	鼠		号		
A	1	14	17	19	23
B	5	8	10	13	15
C	7	16	20	22	29
D	4	9	25	26	27
E	2	6	12	24	28
F	3	11	18	21	30

2. 随机区组分组法

将雌雄各30只18~22g的小白鼠(两个实习小班,一班用雌鼠,一班用雄鼠)分别用随机区组法分为6个组。

①准备9个饲养笼,依次标明18,18.5,19,……22g,将30只小鼠按体重放入相应笼内。

②准备6个饲养笼,依次标明1组,2组……6组。再将6个小球珠标上1,2,3,4,5,6。

③组内小鼠编号。用饱和苦味酸(黄色)酒精溶液。如果再同时使用复红(红色)的饱和酒精溶液,即可标记1~100号。

④将球珠在盒内摇动后,任意拾起一个。如该球珠是5,则从18g罐中任意抓一只小鼠,作为5组1号,用苦味酸标上1号,放入5号饲养笼,并做好记录(x组y号zg)。再拾起第二颗球珠,如上法抓鼠编号。如此拾完5颗小球珠,每组均分得小鼠1只(全为1号)。

⑤重新混匀5个小球珠,按上述方法将每组的2,3,4,5号鼠分别编组。

⑥在各组罐上挂上剂量牌,注明性别、组号、剂量及每只小鼠实际灌胃量。

3. 编号及标记

动物编号方法有多种。大、小,鼠常用如下方法。

①染色法　以苦味酸酒精饱和溶液为染料。一般以头部为1号,按顺时针依次右上肩为2号,右肋为3号,右后肢为4号,尾根为5号,类推编至8号,后背为9号,不染色为10号。

②剪耳法　在耳缘剪口为号,常以右耳代表个位,左耳代表十位。或配合染色法,右耳代表十位,左耳代表百位。右耳耳缘颞侧剪一口为1号,右耳耳缘近背部剪口为2号,耳缘中间剪'V'字形口为5号,左耳耳缘相应部位分别为10,20及50号。

也可用缝针穿孔或剪刀剪口、穿孔或剪口后,即用棉球蘸上溶解在酒精里的黑墨涂抹,使黑液渗入孔口中,不易脱失。此法可由1号标至99号。左耳标记十位,右耳标记个位。

③号牌法　用金属做的号牌,固定于试验动物身上或系于动物颈或腿部,此法适用于较大动物。

(三)染毒方法(附图1-1)

1. 小白鼠捉拿法:用右手拇指及食指捉住鼠尾,轻轻向后拉扯其尾,以左手拇指及食指捏住其头部皮肤及双耳,再用无名指、小指及掌心握住鼠尾。

2. 小白鼠灌胃法:左手捉持小白鼠,使腹部朝上,颈部拉直。右手持配有灌胃针头的注射器,沿口角插入口腔,再从舌面紧沿上腭顺着吞咽动作进入食道。

3. 小白鼠腹腔注射法:左手紧握动物,右手将注射针头从左或右下腹部朝头部方向插入,针头与腹壁角度不宜太小,否则易入皮下。针头插入不宜太深或太近上腹部,以免刺伤内脏。

4. 小白鼠皮下注射法:可由两人合作,一人抓住小白鼠,另一人左手捏起背部皮肤,右手持注射器将针头刺入背部皮下。若熟练,也可一人操作。

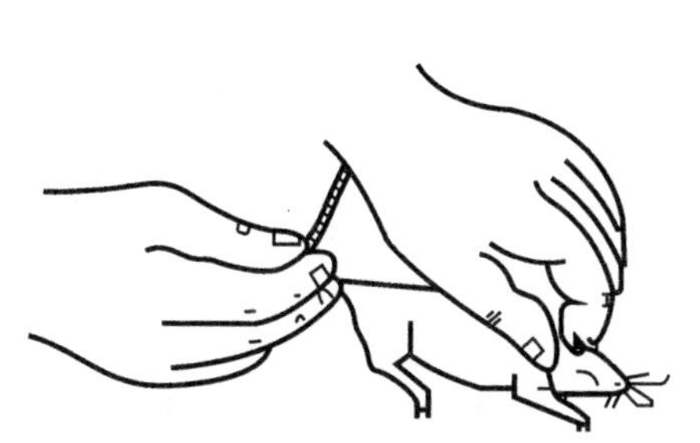

(a) 小白鼠捉拿法

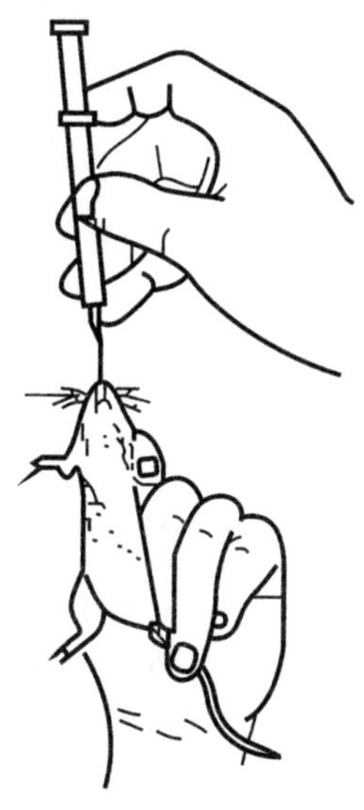

(b) 小白鼠灌胃法

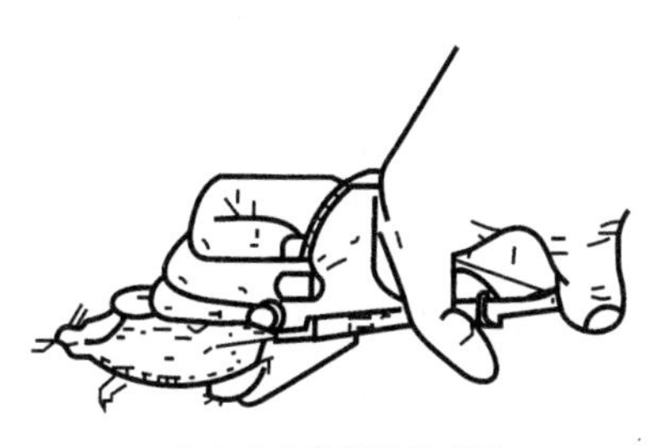

(c) 小白鼠腹腔注射法

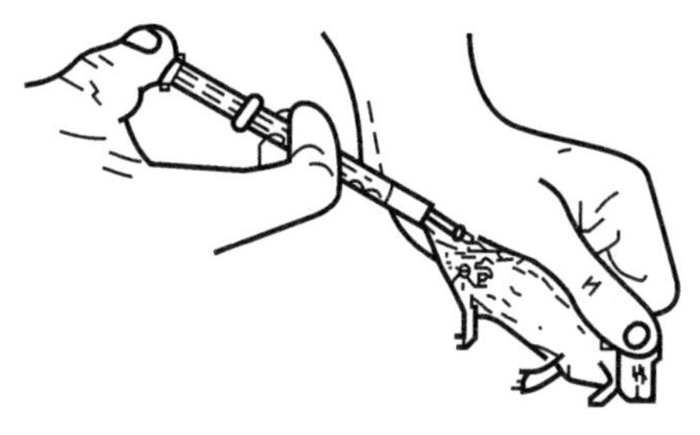

(d) 小白鼠皮下注射法

附图 1－1

5. 小白鼠尾静脉注射法:如附图 1－2(a)一人抓住小白鼠,或将小白鼠置于固定器内,使鼠尾外露,用酒精棉球涂擦,或将鼠尾浸入 50℃热水中 0.5 min,使血管扩张。用左手拉住尾尖,选择一条扩张最明显、距尾尖 1/4 处的尾静脉,右手持带有 4 号针头的注射器刺入血管注射。如注射有阻力,且局部变白,应拔出针后,在第一次刺点的上方重新进行。

6. 小白鼠脑室注射法:如附图 1－2(b)由两人合作,一人固定好小鼠,另一人用眼科镊提起两耳连线中间处的皮肤,用手术剪快速剪去距镊尖 0.3 cm 处的皮肤,暴露出颅骨。在距冠状缝合矢状缝各 1.5 mm 左右处,先用小号钟表改刀(固定刀头深为 2.0 mm)在颅骨上穿一小孔,然后将4号或5号注射针头垂直插入2~2.5 mm,进行脑室注射。

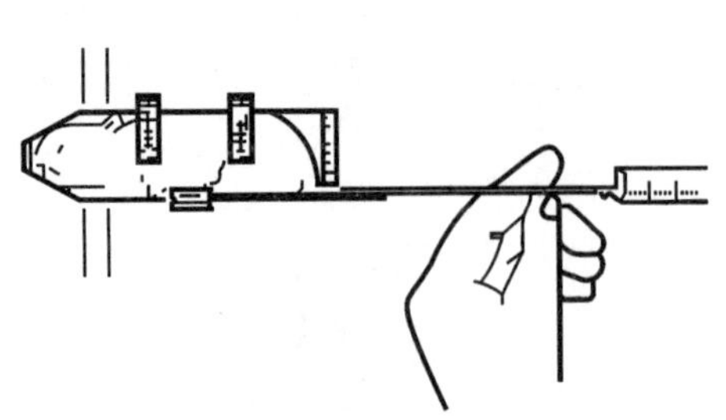

(a) 小白鼠尾静脉注射法

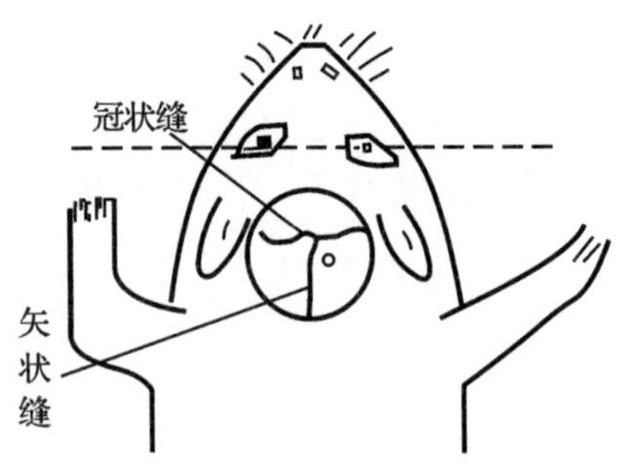

(b) 小白鼠脑室注入部位图

附图1-2

附表1-4　随机数字表

03 47 43 73 86	36 96 47 36 61	46 96 63 71 62	33 26 16 80 45	60 11 14 10 95
97 74 24 67 62	42 81 14 57 20	42 53 32 37 32	27 07 36 07 51	24 51 79 89 73
16 76 62 27 66	56 50 26 71 07	32 90 79 78 53	13 55 38 58 59	88 97 54 14 10
12 56 85 99 26	96 96 68 27 31	05 03 72 93 15	57 12 10 14 21	88 26 49 81 76
55 59 56 35 64	38 54 82 46 22	31 62 43 09 90	06 18 44 32 53	23 83 01 30 30
16 90 82 66 59	83 62 64 11 12	67 19 00 71 74	60 47 21 29 68	02 02 37 03 31
11 27 94 75 06	06 09 19 74 66	02 94 37 34 02	76 70 90 30 86	38 45 94 30 38
35 24 10 16 20	33 32 51 26 38	79 78 45 04 91	16 92 53 56 16	02 75 50 95 98
38 23 16 86 38	42 38 97 01 50	87 75 66 81 41	40 01 74 91 62	48 51 84 08 32
31 96 25 91 47	96 44 33 49 13	34 86 82 53 91	00 52 43 48 85	27 55 26 89 62
66 67 40 67 14	64 05 71 95 86	11 05 65 09 68	76 83 20 37 90	57 16 00 11 66
14 90 84 45 11	75 73 88 05 90	52 27 41 14 86	22 98 12 22 08	07 52 74 95 80
20 46 78 73 90	97 51 40 14 02	04 02 33 31 08	39 54 16 49 36	47 95 93 13 30
64 19 58 97 79	15 06 15 93 20	01 90 10 75 06	40 78 78 89 62	02 67 74 17 33
05 26 93 70 60	22 35 82 15 13	92 03 51 59 77	59 56 78 06 83	52 91 05 70 74

试验三　LD_{50}测定

急性毒性试验是给试验动物一次摄入较大剂量的受试物,观察短期内动物所表现出的毒性反应。通过急性毒性试验可以确定该物质毒性大小,还可以观察到中毒症状和其他毒性表现。为进一步开展该物质的亚慢性和慢性毒性试验提供必要的资料。

一、目的和意义

1. 掌握经口灌胃染毒的方法。
2. 掌握LD_{50}的测定方法。

3. 了解受试物的毒性大小及毒性特点。

4. 掌握改良寇氏法或霍恩氏法的设计、试验及计算方法。

二、材料与试剂

1. 体重 18 ~22 g 小鼠。
2. 灌胃针、注射器 5 套。
3. 25 mL 容量瓶、小烧杯各 5 个。
4. 10 mL 及 1 mL 刻度吸管各 5 个。
5. 饲养笼。
6. $HgCl_2$ 粉末。

三、方法及步骤

(一)改良寇氏法(Karber)

1. 试验动物随机分为五组:分组方法见试验二。

2. 确定染毒剂量:经预试知 $HgCl_2$ 的 0% ~100% 的致死剂量范围为 8 ~210 mg/kg。

由

$$r = \lg^{-1}(\lg b - \lg a/n - 1)$$

计算得

$$r = 2.27$$

式中,r 为各组剂量六公比。

则各组正式剂量确定为:8,18.2,41.3,93.8,213 mg/kg。

3. 配制药液

计算药浓度:本次按 2% 容积灌胃(0.2 mL/10 g 体重)。先从高剂量组配制,再按公比稀释配制 c_{V}、c_{IV}、c_{III}、c_{II}、c_{I} 各组药液。

$$c_{\text{V}} = 213 \text{ mg/kg} \div 20 \text{ mL/kg} = 10.65 \text{ mg/mL}$$

配制 25 mLc_{V} 即取 $HgCl_2$266.25 mg 定容至 25 mL。

将 c_{V} 浓度依次稀释 2.27 倍。

配制 c_{IV},把 c_{V} 稀释 2.27 倍。配制 25 mLc_{IV}需 c_{V} 液

$$M = \frac{25 \text{ mL}}{2.27} = 11 \text{ mL}$$

式中,M 为配制低一级剂量药液时,需取高一级剂量药液的毫升数。

从 c_{V} 液移出 11 mL 至另一容量瓶,再定容到 25 mL 即为 c_{IV}。

同理可配得 c_{III}、c_{II}、c_{I} 组药液。

4. 计算每只动物实际灌胃量

$$\text{每只小鼠实际灌胃量} = 0.02 \text{ mL/g} \times \text{该鼠体重 g}$$

5. 观察记录

中毒表现、各组死亡数及死亡时间等,密切注意前几小时的反应。

染毒后应立即开始观察并记录试验动物的中毒表现和死亡情况。观察一周,特别要注意最初数小时到 3 d 内的反应。

注意,不要一味地将注意力仅集中到高剂量组的动物,因为这些动物往往很快死亡,反而不易看到中毒的发展过程。

观察记录应尽量准确、具体、完整。主要中毒表现及死亡应记录出现时间。

试验前应准备好记录表格。

中毒症状可做如附表1－5记录。

附表1－5　急性中毒症状观察记录表

化合物名称			结构式			纯度
试验时间		室温		湿度		记录者
试验动物种系				来源		
组别	剂量/(mg/kg)	动物号	性别	体重	症状及出现时间	死亡时间

6.统计及计算

(1) $\lg LD_{50} = X_m - i(\sum p - 0.5)$

(2) $S_{\lg LD_{50}} = i\sqrt{\sum \frac{pq}{n}}$

(3) LD_{50}95%可信限 $= \lg^{-1}(\lg LD_{50} \pm 1.96 S_{\lg LD_{50}})$

（二）霍恩氏法（Horn）

霍恩氏法的特点是，可采用两个固定的剂量系列，每组4只或5只动物。一般在预试中使用较大的剂量公比，估计出LD_{50}的大致范围，然后选择正式试验的剂量系列。

1.剂量设计

经预试，测出小白鼠$HgCl_2$经口灌胃的全死和全活剂量的范围大致是210～10 mg/kg。若试验分五组，本次试验按2.15倍剂量系列，则试验剂量选择10，21.5，46.4，100，215 mg/kg五个剂量组。

2.配制各剂量组的药液

(1)药液浓度计算：本试验采用2%容积灌胃（10 g体重灌0.2 mL），最高剂量组即第五组（215 mg/kg），应配的药液浓度为c_V＝215 mg/kg÷20 mL/kg＝10.75 mg/mL

由于各组剂量的组间公倍数为2.15，故以下各组药液浓度只要将该药依次稀释2.15倍即可。

(2)药液配制：求c_V液所需溶质的质量m。

根据公式：

$$m = \frac{c \cdot L}{d}$$

式中：m——所需溶质量（本试验为$HgCl_2$）；

c——所配浓度（10.75 mg/mL）；

L——所配溶液量（25 mL）；

d——溶质相对密度（$HgCl_2$为1）。

按求得的m称取$HgCl_2$，移入25 mL容量瓶，加蒸馏水至刻度，混匀，即得c_V液。

采用稀释法配制c_{IV}液。配制25 mL c_{IV}液需c_V液量

$$M = 25\ \text{mL}/\text{组间公倍数}$$

从容量瓶中移出M(mL)，加蒸馏水至25 mL混匀即为c_{IV}液。依此类推，即可配得各组药液。

3.计算每只动物实际灌胃量

每只小鼠实际灌胃量＝0.02 mL/g×该鼠体重g

4. 灌胃

空腹时灌入，灌胃后3～4 h再喂食。

灌胃方法：使用1 mL注射器和钝针头，用左手拇指和食指捏住大、小白鼠两耳及头后皮肤，其余手指将大鼠或小白鼠的背部皮肤（如尾巴）压在手掌间，使其躯干垂直，腹部朝内，头部向上，略有一个倾斜度，固定好后，右手持注射器，将针头由动物口腔侧面插入，避开牙齿，沿咽后壁徐徐滑入食道下端，遇有阻力时，可轻轻上下左右滑动，一旦感觉阻力消失，即可滑入胃内。若遇动物挣扎，应立即停止进针或将针拔出，绝不可进针不顺而硬向内插，以免损伤或穿破食道或误入气管、肺，造成动物立即死亡。立即死亡的，要另补动物。灌胃针插入深度，一般小鼠3～4 cm，大鼠、豚鼠4～6 cm。

5. 观察记录

观察记录同前。

6. 试验结果

试验结果查Horn氏表即可（附表2－1～附表2－4）。

试验四　肝微粒体制备及有关酶活性测定

一、目的和意义

肝微粒体中有多种代谢酶，在外源化合物代谢中起着重要的作用。已知许多外源化合物可诱导或抑制代谢酶的活性，从而影响外源化合物在体内的代谢转化和毒性作用。因此，肝微粒体组分的分离及有关酶活性测定是毒理学中的一个重要内容。

通过该试验学习肝微粒体制备技术及有关酶活力的测定方法。

二、内　容

1. 大鼠肝微粒体的制备。
2. 微粒体苯胺羟化酶活力的测定。

三、大鼠肝微粒体制备（钙沉淀法）

（一）原理

肝细胞在匀浆过程中广泛破碎，其中内质网膜的碎片卷曲形成闭合的囊泡即微粒体。细胞匀浆经离心去除细胞核和线粒体后，加入Ca^{2+}有助于肝微粒体颗粒的形成和沉淀，在一定的离心力作用下，即可分离出肝微粒体组分。

（二）试剂和器材

1. 氯化钠溶液：称取氯化钠8.5 g，溶于1 000 mL蒸馏水中。用前置于冰箱中预冷。

2. pH 7.4的蔗糖－Tris－盐酸缓冲液：称取蔗糖85.6 g，三羟甲基氨基甲烷1.21 g，溶于约800 mL蒸馏水中，用盐酸调pH至7.4，最后定容至1 000 mL。放冰箱内保存备用。

3. pH 7.4的氯化钾－Tris－盐酸缓冲液：称取氯化钾11.2 g，三羟甲基氨基甲烷1.21 g，溶于约800 mL蒸馏水中，用盐酸调pH至7.4，最后定容至1 000 mL。放冰箱内保存备用。

4. 氯化钙溶液：取氯化钙5.0 g溶于100 mL蒸馏水中。

5. 大鼠：体重150～200 g。

6. 大剪刀 。
7. 手术直剪。
8. 量筒(50 mL)。
9. 烧杯(50 mL)。
10. 天平(感量 0.1 g)。
11. 玻璃匀浆器。
12. 电动搅拌器。
13. 高速离心机。

(三)操作步骤

用大剪刀将大鼠断头牺牲后。迅速剖开腹腔取出肝脏,用预冷的生理盐水洗去血污,并用滤纸吸干表面水分。将肝脏称重,并置于烧杯中用手术直剪剪碎,按每克肝脏 2 mL 的比例加入蔗糖 – Tris – 盐酸缓冲液,用电动搅拌器带动的玻璃匀浆器制备匀浆,转速为 500 ~ 800 r/min 左右,研杵上下移动 5 ~ 10 次。将匀浆倒入量筒,用缓冲液小心洗涤匀浆管并入量筒,最后加至约 3 mL/g 组织的缓冲液体积。将肝匀浆小心分装于离心管中,平衡离心管,以 600 r/min 离心 5 min,弃去沉淀部分(细胞核及细胞碎片)。将上清液以 15 000 r/min 离心 10 min,弃去沉淀部分(线粒体)。合并上清液计算体积,加入氯化钙溶液,使其终浓度为 8 mmol/L。将此上清液以15 000 r/min离心 15 min,弃去上清液,即获得微粒体沉淀。用玻璃匀浆器将微粒体沉淀,再混悬于氯化钾 – Tris – 盐酸缓冲液中,按 15 000 r/min 离心 15 min,以洗涤微粒体,减少血红蛋白,最后将洗过的微粒体沉淀,按约 0.5 ~1 mL/g 组织的比例混悬于氯化钾 – Tris – 盐酸缓冲液中,并用玻璃匀浆器充分混匀。放于 –70℃冰箱中保存备用。使用前可按 Lowry 法测定微粒体蛋白含量。

(四)注意事项

1. 操作的全过程,应使用预冷的匀浆介质、缓冲液和离心转头,匀浆器、量筒、烧杯、离心管应保持在冰浴中,以维持组织及其制备物在 0 ~4℃温度范围。

2. 动物处死前应禁食过夜,以消耗肝糖原,提高微粒体的回收率。

3. 微粒体的制备除钙沉淀法外,还有超速离心沉淀法、凝胶过滤法和等电层析法等。超速离心法虽需要昂贵的超速离心机,但对于多数酶活性测定效果较好。

4. 为提高肝微粒体酶的活性,动物可在处死前 5 d 用多氯联苯(300 mg/kg)腹腔注射一次,以诱导微粒体酶。

四、苯胺羟化酶活力测定

(一)原理

在微粒体苯胺羟化酶的催化下,苯胺可被代谢生成对 – 氨基酚。在碱性条件下,对 – 氨基酚与苯酚形成蓝色靛酚复合物,在 630 nm 处显示最大吸收峰值。因此,可通过对 – 氨基酚的生成量,间接判定苯胺羟化酶的活力。

(二)试剂与器材

1. 盐酸溶液:取浓盐酸 8.4 mL,用蒸馏水稀释至 100 mL。

2. pH 7.4 的 Tris – 盐酸缓冲液:称取三羟甲基氨基甲烷 1.21 g,加蒸馏水约 80 mL 溶解,用盐酸溶液(试剂 1)调 pH 至 7.4,最后用蒸馏水定容至 100 mL。

3. 过氧化羟基异丙苯溶液:称取过氧化羟基异丙苯 0.65 g,定容于 100 mL 蒸馏水中。

4. 盐酸苯胺溶液:称取 1.29 g 盐酸苯胺,溶于 100 mL 蒸馏水中。

5. 三氯醋酸溶液:称取三氯醋酸 70 g,溶于 100 mL 蒸馏水中。

6. 碳酸钠溶液:称取 10.6 g 无水碳酸钠,溶于 100 mL 蒸馏水中。

7. 氢氧化钠溶液:称取氢氧化钠 4 g,溶于 200 mL 蒸馏水中。

8. 酚试剂:取苯酚溶液 2 mL,加 NaOH 溶液(试剂 7)至 100 mL。

9. 对氨基酚标准液:精确称取 27.28 mg 对-氨基酚,用少量双蒸馏水溶解,移入 1 000 mL 容量瓶中,加水定容至 1 000 mL。此溶液物质的量浓度为 0.25 μmol/mL。

10. 大鼠肝微粒体混悬液。

11. 试管(10 mL)。

12. 吸管(0.5,1,5,10 mL)。

13. 试管架及吸管架。

14. 恒温水浴振荡器。

15. 计时器。

16. 721 分光光度计。

(三)操作步骤

标准曲线操作步骤见附表 1-6。将各管置于 37℃ 水浴预温 3 min,按顺序每管加入过氧化羟基异丙苯 0.1 mL,继续水浴振荡 3 min。按顺序取出样品,每管加入三氯醋酸溶液 0.3 mL,微粒体混悬液 0.5 mL。经 2 000 r/min 离心 10 min,各管取全部上清液于另一试管中,加入 1 mL 碳酸钠溶液,摇匀,再加入 1 mL 酚试剂,室温下反应 30 min。以 1 号管作参比,在 630 nm 处比色测定,以光密度值为纵坐标,对-氨基酚含量(nmol)为横坐标绘制标准曲线。

样品测定步骤见附表 1-7。取清洁干燥试管,按表示加入各试剂。

附表 1-6 标准曲线制作

管 号	1	2	3	4	5	6	7	8	9
缓冲液/mL	1.5	1.4	1.3	1.2	1.1	1.0	0.9	0.7	0.5
对-氨基酚标准液/mL	0	0.1	0.2	0.3	0.4	0.5	0.6	0.8	1.0
相当对-氨基酚/nmol	0	25	50	75	100	125	150	200	250

附表 1-7 样品测定 mL

步骤	空 白 管	样 品 管
微粒体	0.5	0.5
缓冲液	1.4	1.4
苯胺溶液	/	0.1
蒸馏水	0.1	/

以下操作除不再加微粒体外,其余与标准曲线操作步骤相同。以空白管作参比,将样品管测定的光密度值从标准曲线上查出生成的对-氨基酚含量(nmol),并按下式计算苯胺羟化酶活力。

$$苯胺羟化酶活力为(nmol 对-氨基酚/mg 蛋白/min)=\frac{生成的对-氨基酚含量(nmol)}{微粒体蛋白浓度(mg/mL)\times 0.5\times 3}$$

（四）注意事项

1. 为保证各管试验条件相同，应按一定时间间隔将各样品管置于水浴中，并按相同的时间间隔加入各种试剂以及结束反应。

2. 三氯醋酸不宜过量，以免影响显色。

试验五　小鼠精子畸形试验

一、原　理

精子畸形是指精子的形态异常。在正常情况下，人与其他哺乳动物的精液中也有少量畸形精子，即有一定的精子畸形率本底值。在某些生殖毒物的作用下，尤其是在可导致生殖细胞遗传性损伤的毒物作用下，人和其他哺乳动物睾丸产生的畸形精子数量可大大增加。因此，雄性动物受化合物处理后，检查其精子畸形率的高低，可以作为评价外源化合物生殖毒性和诱变性的指标之一。

关于精子畸形的机理尚未完全清楚。精子的成熟和正常形态发生过程受多种基因控制。当这些基因中的任一个基因在化合物的作用下发生突变，就会导致精子的畸形率增高。某些特殊的染色体重排，如性－常染色体易位，是化合物诱发精子发生畸形率增高的主要机理。但是公认精子畸形率增高，并非必然意味着是受试物诱发突变的结果，某些其他因素，如缺血、变态反应、感染和体温增高等，亦可能导致精子畸形率增高。

由于精子畸形有可能影响生殖。因此，当受检物引起精子畸形率增高，即使不一定是化合物诱发生殖细胞突变的结果，但也表明受试物直接或间接损害精子，从而可能影响生殖。

二、目　的

学习小鼠精子畸形的观察和试验方法。

三、器材和试剂

（一）器材

1. 显微镜。

2. 镊子，剪刀。

3. 平皿。

（二）试剂

1. 磷酸盐缓冲生理盐水。

2. 无水乙醇。

3. 2% 伊红水溶液。

四、试验设计

（一）动物选择

一般采用 6 ~ 8 周龄的雄性小鼠。因其较为经济，而且已有许多试验证实，在该试验系统中小鼠最为敏感。每组应保证至少有 5 只存活动物。

（二）剂量和分组

受试物至少设 3 个剂量组，并同时设阳性和阴性对照组。受试物高剂量组的总剂量应能使部分动物死亡，然后以 1/5 或 1/10 递减作为中、低剂量组。

阳性对照可给予甲基磺酸乙酯 60 mg/kg 或甲基磺酸甲酯 75 mg/(kg · d)，或环磷酰胺 20 mg/kg，腹腔注射，连续 5 d，每天 1 次。阴性对照使用等体积的溶剂。

五、操作步骤

（一）染毒和处死

受试物多用腹腔注射，也可采用与人实际接触相同的其他途径给药。可一次给药或每天一次，连续 5 d 给药。可在给药后 2 ~ 4 周一次处死动物；也可在给药后 1、4、10 周分三批处死；或在给药后每周处死一批动物，连续进行动态观察，直到精子形态恢复正常。

（二）制片

以颈椎脱臼法处死小鼠，摘取双侧附睾置于约 1 mL 磷酸盐缓冲生理盐水（8 g NaCl、0. 2 g KCl、0. 12 g KH_2PO_4、0. 91 g Na_2HPO_4 加水至 1 L）中剪碎，静置 3 ~ 5 min，吸取此精子悬液（注意吸取时尽量避开组织碎块），滴于清洁玻片上做均匀推片。后用无水乙醇固定 5 min，干燥后镜检计数，亦可用 2% 伊红水溶液染色后再做镜检。

六、结果分析与评价

不同品系小鼠的精子畸形率本底值有较大差异，其影响因素也较多，故试验结果的判断应与相同试验条件下同时进行的阴性对照组比较，且阴性对照组的精子畸形率应与本试验室过去的记录接近。而阳性对照组精子畸形率必须显著高于阴性对照组（$P < 0.01$），否则所得结果不可靠，应重做。

受试物各剂量组的精子畸形率与阴性对照组本底值之间的差异分析须采用秩和检验。判断一种化合物是否为精子畸形诱变剂的条件是：至少在两个相邻的剂量组精子畸形率显著增高，即与阴性对照组比较 $P < 0.01$，或比阴性对照组增加一倍以上。如达到致死剂量而精子畸形率未见显著增高，则可判断为阴性。

已研究过的一些化合物，在其他生殖细胞诱变试验（如显性致死，可遗传易位试验等）中呈阳性者，在精子畸形试验中大多也为阳性，符合率较高；而另一方面，某些在其他诱变试验中为阴性的化合物，在本试验中往往呈现阳性。这有两种可能：一是本试验灵敏度较高，可检测出其他诱变试验不能发现的弱诱变剂；二是本试验的特异性较差，即可出现假阳性。因此，分析本试验的阳性结果时要慎重。一般说来，阳性结果只能直接说明精子发生过程受到干扰或损害，而间接推断其原因可能与遗传物质的改变有关。但精子畸形的阳性诱变剂与生殖细胞诱变剂并不完全等同，故必须结合其他诱变试验的结果综合考虑。

七、注意事项

1. 如将精子悬液经过滤、离心等步骤除去组织残渣后再推片效果更好。但这将使制片过程复杂化，而且容易造成人为误差。

2. 不同的诱变剂作用于生精细胞的不同发育阶段，因而在接触不同化合物后畸形精子增多的时间也不同。通常是处于精母细胞阶段的生精细胞对化学诱变剂较敏感，故在接触化合物染毒后 3 ~ 5 周时精子畸形率最高。若能给予受试物后做动态观察，则有助于全面评价其毒性。

3. 注意由于某些因素,如缺血、感染、体温变化等,产生的假阳性结果。

4. 镜检时,注意鉴别制片过程中人为造成的精子损伤。在判断多头、双头、双尾及多尾畸形时,应注意鉴别由于精子重叠和交叉造成的假象。

试验六 小鼠骨髓细胞微核试验

一、原 理

微核是指细胞中主核之外的颗粒,染色与细胞核一致,相当于细胞直径的1/20 ~ 1/5,呈圆形或杏仁状。微核是细胞内染色体断裂或纺锤丝受影响而在细胞有丝分裂时滞留在胞核外的遗传物质。因而,微核试验能检测化学或其他物质因素诱导产生的染色体完整性改变和染色体分离改变这两种遗传学终点。

微核可出现于多种细胞,但在有核细胞中难以与正常核的分叶及核突出物区分,故常计数PCE 细胞中的微核。因为红细胞在成熟之前最后一次分离后数小时将主核排出,但仍保留微核于 PCE 细胞中。

二、目 的

学习小鼠骨髓多染红细胞(PCE)微核测定方法,了解环磷酰胺对骨髓细胞染色体的损伤作用。

三、试剂与器材

(一)试剂

1. 甲醇(分析纯)。
2. 冰醋酸(分析纯)。
3. 吉姆萨(Giemsa)储备液(配制方法见试验七有关部分)。
4. 吉姆萨(Giemsa)应用液(配制方法见试验七有关部分)。
5. 小牛血清。
6. pH6.8 磷酸盐缓冲液(配制方法见试验七有关部分)。
7. 环磷酰胺及丝裂霉素 C。

(二)器材

1. 手术剪。
2. 晾片架。
3. 电吹风机。
4. 2 mL 注射器及针头。
5. 载玻片及推片。
6. 定时钟。
7. 止血钳。
8. 显微镜(具油镜头)。
9. 细胞计数器。

四、试验设计

1. 动物选择：常用的试验动物为大、小鼠。以小鼠用得最多，要求体重18～20 g，7～12周龄。每组10只左右。

2. 染毒次数与取样时间：过去认为微核不会在骨髓细胞中蓄积，而推荐0和24 h两次染毒。近年的研究证明，即使含微核的细胞不会积累，化学物质也需在靶器官蓄积至一定的浓度才有诱变作用。所以，建议采用多次染毒的方案。

不同诱变物诱发微核的高峰时间各异，波动范围可达24～72 min。这就要求染毒受试物后需设不同的采样时间点。

考虑到上述两方面的原因，Heddle(1984)推荐了两种染毒方案。其中以多次(4次)染毒方案比较方便合理。即每天染毒一次，共4 d，第5天取样。这样，仅取样一次就能覆盖24～72 h高峰，如果高峰延迟到96 h也不会漏掉。故推荐以4次染毒后取样为常规方案。

3. 剂量选择：受试物的最大剂量除因溶解度所限外，应达最大耐受量，或以该化合物的80% LD_{50}为最高剂量。在一般情况下，应设4～5或更多试验组，剂量水平跨3个以上数量级。另设阳性和阴性对照组。

4. 阳性对照：可用环磷酰胺(50～100 mg/kg)或丝裂霉素C(10 mg/kg)。腹腔注射一次或二次均可。

5. 染毒途径：根据研究目的的需要或受试物的性质而选用经口、腹腔、皮肤及呼吸道等染毒途径。

五、操作步骤

1. 染毒：按照确定的途径给动物染毒，同时做阳性及阴性(溶剂)对照。

2. 涂片：用颈椎脱臼方法处死动物，四肢固定于解剖板，将腹中线被毛浸湿。剖开胸腹部，取下胸骨，剔去肌肉。将胸骨骨髓挤于有一滴小牛血清的载玻片上，推片。

3. 固定：将推好晾干的标本玻片放入染色缸中用甲醇溶液固定15 min，取出晾干。

4. 染色：用新鲜配制的10% Giemsa染液(Giemsa原液1份加pH 6.8的磷酸盐缓冲液9份)染色10～15 min。冲洗后晾干。

5. 观察计数：先在低倍镜下观察，选择分布均匀、染色较好的区域，再在油镜下观察计数。PCE细胞呈灰蓝色，正染红细胞(NCE)呈橘黄色。一个细胞内可出现一个或多个微核。计数1 000个PCE中含有微核的PCE数，并且计数在200个细胞中PCE与NCE的比例。

六、结果分析与评价

本试验中只计数PCE中的微核。每一动物为一观察单位。每组雌雄动物分别计算微核PCE的均值。雌雄之间无明显的性别差异时合并计算，否则应分别计算。PCE/NCE的正常比值约为1(正常范围0.6～1.2)。若比值<0.1，则表示PCE形成已受严重抑制；若比值<0.05，表明受试物剂量过大，结果皆不可靠。

阴性及阳性对照，微核计数结果应与所用动物种属及品系的文献报道数据或历史资料相符。

微核数据资料的频数分布尚无定论。多种统计方法(如泊松分布，二项分布，似然比检验，t检验，χ^2检验等)均可运用于试验结果的分析。但在样本含量较小的情况下，资料的分布属性难以确定，多种统计分析方法均可得到相同的结果。

七、注意事项

1. 良好的骨髓涂片及良好的染色,是本试验的关键步骤。

2. 熟悉并正确区分各种骨髓细胞。

试验七　骨髓细胞染色体畸变分析

一、原　理

染色体畸变分析是一种检测外源化合物遗传毒性的方法。染色体畸变只能在细胞分裂的中期相进行观察和分析。在取样之前,要用秋水仙碱或乙酰甲基秋水仙碱等进行预处理,以阻断构成微管的主要蛋白质,即微管蛋白的聚合,从而抑制细胞分裂时纺锤体的形成,使处于分裂间期和前期的细胞停留在中期,对已处于中期及后期的细胞无影响。借此可以增加处于中期分裂相的细胞数,为染色体分析提供统计学上所需要的足够大的样本。取样后,要进行低渗处理,使细胞膨胀,染色体均匀地散开,然后固定,染色,在显微镜下进行观察分析。

二、目　的

学习动物的体细胞染色体畸变分析试验方法。

三、试　剂

1. 0.04% 秋水仙素:称取秋水仙素 20 mg,加蒸馏水至 50 mL。

2. 0.4%　KCl 低渗液。

3. 0.9%　NaCl 溶液。

4. 固定液:甲醇 3 份,冰醋酸 1 份混匀,临用时配制。

5. pH 6.8 的磷酸缓冲液:取甲液 49.5 mL,乙液 50.5 mL 混匀即可。

6. 甲液(即 1/15 mol/L Na_2HPO_4):称取无水 Na_2HPO_4 9.47 g 溶于 1 000 mL 蒸馏水中(Na_2HPO_4,若含有 2、7 或 12 分子结晶水时,分别称取 11.87 g、17.87 g 或 23.88 g)。

7. 乙液[即 1/(15 mol/L)KH_2PO_4]:称取 KH_2PO_4 9.48 g 溶于 1 000 mL 蒸馏水中。

8. Giemsa 贮备液:称取 Giemsa 染料 1 g,逐渐加入少许甘油在研钵中研细溶解,共加入 66 mL 甘油混匀,于 60℃温箱中保温 90 min,冷却后再加入 66 mL 甲醇混匀,于室温中静置 1 ~ 2 周,然后过滤,用棕色瓶贮存备用。

9. Giemsa 应用液:取 Giemsa 贮备液 1 份,加 pH 6.8 的磷酸缓冲液 9 份,混匀,临用时配制。

四、试验设计

1. 试验动物的选择　动物体内骨髓细胞染色体畸变分析常选用初成年动物(如 8 ~ 15 周龄的大、小鼠),可以选用小鼠($2n = 40$)、大鼠($2n = 42$)或中国仓鼠($2n = 22$)。考虑到动物数太少会增大假阴性的概率,每个剂量组可用 6 只动物,最好用 8 只动物,雌雄各半。

2. 对照　试验应设阳性对照和阴性对照。阳性对照可用三乙撑蜜胺(TEM)1.0 mg/kg 1 次腹腔注射。用受试物的溶剂或媒介物作为阴性对照,与受试物同时用同样途径给予。

3. 染毒设计　可分为急性染毒和亚急性染毒,前者只染毒 1 次,或第 1 次染毒后 24 h 再进行

1 次染毒;后者每 24 h 染毒 1 次,连续 5 次。可以在两种染毒方案中任选一种,一般最好两种染毒程序都做。这样,所得结果更可靠。

染毒方式应尽量接近实际进入人体的途径。为了剂量准确,也可以经腹腔注射。至少应设三个剂量。最大剂量可采用 1/10 LD_{50} ~ 1/8LD_{50},一般用最高剂量的 1/3 和 1/10 分别作为中间和低剂量。如果受试物基本无毒而求不出 LD_{50},则参考人体实际可能接触量选择高剂量。

亚急性染毒和急性染毒的剂量完全相同,除非受试物有明显蓄积毒性或某种禁忌。

4. 取样时间　各种不同的外源化合物可在细胞周期的不同阶段产生作用;有的化合物可引起延迟效应,引起的畸变仅出现在染毒后的第二个或其后的有丝分裂中期;有些化合物可以导致有丝分裂不同程度地延缓。此外,非整倍体的表达最少需要一次细胞分裂。所以,一次急性染毒后应在不同时间采样,并且最好同时做亚急性染毒,这样可以保证受试物对细胞周期的各个时相的影响都能被分析到。在体内,骨髓细胞的正常增殖周期是 20 ~ 24 h。

急性试验染毒后,分别于 6 h、24 h 和 48 h 分三批处死动物取样。亚急性试验末次染毒后 6 h处死动物取样。

五、试验准备

动物分笼饲养,随意饮水和进食。

动物应随机分组,称重、标号后,按剂量设计计算每只动物应给予的受试物体积。

六、操作步骤

1. 处死动物及取样　在试验设计指定的时间处死动物。一般于末次染毒后 6 ~ 24 h 处死动物。小鼠可采用颈椎脱位法处死,大鼠可用股动静脉放血法处死。处死前 2 ~ 3 h,腹腔注射 0.04% 秋水仙碱,其剂量为:小鼠 4 mg/kg(0.01 mg/10 g 体重),大鼠 1 mg/kg。处死后立即取其双侧股骨(小鼠)或胫骨(大鼠),剔净肌肉,擦净血污后,剪开骨样,暴露骨髓腔,置于 5 mL 生理盐水中。用细口吸管轻轻吹打,将骨髓充分吸入生理盐水中,剔除碎骨和纤维组织,用 1 500 r/min 离心 10 min,弃去上清液。

2. 低渗　离心管中加入预温的 37℃0.4% KCl 约 8 mL,37℃低渗处理 20 min,再加入固定液 1 mL,预固定 1 min,1 000 r/min 离心 10 min,弃去上清液。

3. 固定、制片、染色　加固定液使细胞重新悬浮,于 37℃固定 20 ~ 40 min 后,1 000 r/min 离心 10 min 弃去上清液,重新加固定液按同样方法再固定一次,或者于 4℃固定过夜。1 000 r/min 离心 15 min 后弃大部分上清液,余下不到 1 mL 混匀。在冰冻洁净玻片上滴片,干燥。必要时轻轻吹气,帮助分散,片子在酒精灯上微热烘干,或不烘干,于 37℃老化 1 ~ 2 d 效果更好。然后用 Giemsa 应用液染色 10 ~ 20 min,用清水洗净浮色,干燥。

4. 畸变分析　将制好的染色体片采用双盲法编号,观察分析染色体畸变。

为了避免分析过程中细胞选择方面的偏见,应遵循以下准则:①先在低倍镜下寻找分散良好,细胞未破裂,染色体收缩适中的中期分裂相细胞,这样的细胞均应选来进行分析;②转到油镜下后,应排除处于细胞分裂后期的早期细胞,处于这个时期的细胞的姊妹染色单体已完全分开。

一般的 Giemsa 染色技术只能观察到染色体数目改变和结构变化,应分别记录观察到的染色体型和染色单体型的结构异常。每型应进一步分为缺失和易位,裂隙应单独记录和统计处理,还应观察记录染色体数目畸变。

必要时将细胞的坐标位置记录下来,以便进行复查、拍照。显微照像放大至 10 cm,以供进一步分析。

七、结果分析和评价

以每只动物为观察单位,先在低倍镜下找出分散度较好的区域,至少观察 100 ~ 200 个中期分裂相细胞,计算每只动物的畸变细胞率。将各处理组的畸变细胞率均值与阴性对照组相比较,以 t 检验(单侧)测定其差异的显著性。当差异有显著性、且有剂量反应关系时,则可判断受试物对该种动物的骨髓细胞有诱变作用。

染色体分析

1. 数目变异

(1)整倍体变异:细胞中含有的完整染色体数目发生变化。含有一个染色体的叫单倍体(n),含有两个染色体的叫二倍体($2n$),以此类推。

(2)非整倍体变异:染色体组中的个别染色体有所增减。毒物所引起的畸变主要是非整倍体变异。

2. 结构变异

目前用一般染色法只能观察到较大的改变,如染色单体间隙、断裂和断片、形成环状或双着丝点,或染色体产生融合和联合。

结果分析:

分析结果可以用以下指标表示:

$$\text{细胞畸变率} = \frac{\text{有染色体畸变的细胞数}}{\text{分析染色体的细胞数}} \times 100\%$$

$$\text{染色体畸变率} = \frac{\text{染色体畸变总数}}{\text{分析染色体的总数}} \times 100\%$$

试验八　沙门氏菌回变试验(Ames 试验)

一、原　理

本试验应用鼠伤寒沙门氏菌的组氨酸缺陷型突变菌株($TAhis^-$)。该菌株在缺乏组氨酸的培养基上,只有发生自发回变的少数菌落才能生长。经受试物诱变后,回复突变增多,从而表现为在缺乏组氨酸的培养基上生长的菌落数大大增加。由于细菌缺乏哺乳动物的药物代谢酶,所以在必要时加入哺乳动物微粒体酶(S_9),使间接诱变剂被活化。因此,本试验又称鼠伤寒沙门氏菌哺乳动物微粒体试验。

二、目　的

学习利用细菌检测基因突变的方法,了解 S_9 的应用。

三、试剂与器材

(一)试剂

1. 0. 5 mmol/L *D* – 生物素溶液:称取 124 mg *D* – 生物素,加热溶解;然后加蒸馏水至 100 mL,配制成 5 mmol/L 的贮备液,经 112℃以 15 min 高压灭菌后贮存于 4℃冰箱。临用时用灭菌蒸馏水稀释 10 倍,配成 0.5 mmol/L 的应用液。

2. 0.1 mol/L L-组氨酸溶液:称取 L-组氨酸 1.551 6 g(相对分子质量:151.16)或 L-盐酸组氨酸 1.917 0 g(相对分子质量:191.7),加蒸馏水至 100 mL,经 112℃15 min 高压灭菌后贮于 4℃冰箱。

3. 1 mg/mL 结晶紫溶液:用灭菌蒸馏水配制。

4. 氨苄青霉素溶液:配 8 mg/mL 氨苄青霉素溶液,将氨卡青霉素钠(医用)80 mg 溶于 0.02 mol/L NaOH 溶液 10 mL 中。用于配制青霉素母板,以保存含 R 因子的菌种。

10 μg/10 μL 氨苄青霉素溶液:取氨苄青霉素溶液(8 mg/mL)0.625 mL 加入 0.02 mol/L NaOH 溶液 4.375 mL。用于鉴定 R-因子。

5. 四环素溶液:配 8 mg/mL 四环素溶液,将盐酸四环素(医用)80 mg 溶于 0.02 mol/L HCl 溶液 10 mL 中。用于配制四环素母板,以保存 TA_{102} 菌种。

10 μg/10 μL 四环素溶液:取四环素溶液(8 mg/mL)0.625 mL 加入 0.02 mol/L HCl 溶液 4.375 mL。用于鉴定 PAQ_1 质粒。

6. 丝裂霉素 C 液(MMC)(0.1 mg/mL H_2O):0.5 μg/皿,鉴定 TA_{102},不加 S_9。储存于 4℃冰箱。

7. 叠氮化钠液(NaN_3)(0.15 mg/mL H_2O):先配制母液,经高压灭菌(4.54 kg,10 min)后,储存于 4℃冰箱,临用时稀释。1.5 μg/皿,鉴定 TA_{100},不加 S_9。

8. 9-氨基吖啶液(9-AA)(15 mg/mL DMSO):50 μg/皿,鉴定 TA_{97},不加 S_9。

9. 2,7-二氨基芴(2,7-AF)(20 mg/mL DMSO):20 μg/皿,鉴定 TA_{98},不加 S_9。

10. 环磷酰胺(CP)(20 mg/mL H_2O):200 μg/皿,鉴定 TA_{100},加 S_9。

11. 2-二氨基芴(2-AF)(2 mg/mL DMSO):10~80 μg/皿,鉴定 TA_{97}、TA_{98}、TA_{100}、TA_{102},加 S_9。

12. 培养基配制

(1)Vogel-Bonner 液 10×(VB 液 10 倍浓缩) 用于配制底层基本培养基。配制方法:硫酸镁($MgSO_4\cdot 7H_2O$)1g,柠檬酸($C_6H_8O\cdot H_2O$)10 g,磷酸氢二钾($K_2HPO_4\cdot 3H_2O$)65.5 g,磷酸氢铵钠($NaNH_4HPO_4\cdot 4H_2O$)17.5 g。将上述成分依次用蒸馏水溶解、混匀,然后加蒸馏水至 500 mL,置 4℃冰箱保存。

(2)底层基本培养基 取 VB 液(10×)100 mL,加入蒸馏水 800 mL,用 1 mol/L NaOH 调 pH 至 7.0,然后加入琼脂 12~15 g,经 121℃ 20 min 高压灭菌。待冷至 80℃左右时,加入 100 mL 已经 112℃ 20 min 高压灭菌的 20% 葡萄糖液,混匀后浇制平板。

(3)上层培养基 D-生物素 12.4 mg,L-盐酸组氨酸 9.5 mg,NaCl 5 g,琼脂 6~7.5 g,上述成分依次加热溶解,混合,然后加蒸馏水至 1 000 mL。分装后经 112℃ 15 min 高压灭菌备用。

(4)营养肉汤 蛋白 1%,牛肉膏 0.5%,氯化钠 6%,用 1 mol/L NaOH 调 pH 到 7.0~7.2 分装,15 磅 15 min 灭菌。

(5)营养琼脂 营养肉汤中加入 2% 琼脂,分装,15 磅 15 min 灭菌。

(二)器材

1. 恒温培养箱。
2. 干燥箱。
3. 手提式高压消毒锅。
4. 水浴锅。

5. 紫外线灯(15W)。

6. 药物天平,分析天平。

7. 酒精灯。

8. 滤纸片。

9. 玻璃器材:平皿、试管、烧杯,刻度吸管等。

四、试验设计

1. 菌株选择　一般诱变试验,应选用 TA_{97}、TA_{98}、TA_{100}、TA_{102} 4 个菌株。为了谨慎,在做出阴性结论之前可加试 TA_{1535} 和 TA_{1537}。

2. 剂量设计　对于易溶解的毒性化合物,试验的最高剂量可采用抑菌浓度下的最大剂量。对易溶的非毒性化合物,以最大溶解度作为最高剂量,或每皿达到或超过 5 mg 或 5 μL。对溶解度有限的化合物,除了因沉淀或其他假象而影响结果解释外,均应以实际可行的最高剂量进行试验。以最高浓度开始,用小于 5 倍的组距设 2 ~ 5 个剂量组。为了得到较好的剂量反应关系,重复试验时应调整剂量。

3. 溶剂选择　受试物如为水溶性,可用灭菌蒸馏水作为溶剂;如为脂溶性,可用二甲亚砜作为溶剂,也可用丙酮、95% 乙醇、乙二醇、二甲醚,甘油、甲酰胺、*N*,*N* - 二甲替甲酰胺做溶剂。上述溶剂除二甲亚砜外均应过滤除菌。所选用的有机溶剂应对细菌毒性较低,并且不增加自发回变率,对化学物质的溶解能力最好能超过 100 mg/L。

4. 对照选择　每次试验均应设阴性对照和阳性对照。阴性对照包括空白对照和溶剂对照,加和不加 S_9 分别进行。阳性对照则用每一测试菌株特定的标准诊断性诱变剂。有人推荐用叠氮化钠(1.5 μg/皿)来鉴别 TA_{100},用 ICR - 191(1.0 μg/皿)作为对 TA_{97} 的诊断性诱变剂,用丝裂霉素 C(0.5 μg/皿)鉴定 TA_{102}。用需代谢活化的诱变剂作为阳性对照来证实 S_9 的活性,可用 2 - 氨基芴(10 μg/皿)鉴定 S_9 的效价。

附表 1 - 8　四种标准菌株的回变菌落数(不加 S_9)

测试菌	TA_{97}	TA_{98}	TA_{100}	TA_{102}
回变数/皿	90 ~ 180	30 ~ 50	120 ~ 200	240 ~ 300

五、试验准备

试验前应对所用菌株进行鉴定。

1. 营养缺陷(his^-)鉴定　取两块底层葡萄糖琼脂平板,其中一块加入 0.1 mol/L L - 组氨酸 0.1 mL 和 0.5 mmol/L 生物素 0.1 mL,另一块(对照)只加入生物素。用棉拭子在培养液中浸湿,先在生物素对照平板上划线,然后再在 L - 组氨酸/生物素平板上划线,5 或 6 株细菌可划在同一平板上。在培养皿底部用标记笔注明每一菌株划痕。翻转平板,37℃培养 24 ~ 48 h,观察细菌生长情况。对照平板无细菌生长,含 L - 组氨酸平板应有细菌生长。

2. 深粗糙突变(rfa)鉴定——结晶紫抑菌试验　加 0.1 mL 待测菌液于装有 2 ~ 3 mL 上层培养基(融化后保持在 45 ℃)的试管中,旋摇混匀后倾倒于营养琼脂平板上,倾斜旋转平板使之分布均匀。凝固后,将一灭菌滤纸片放在平板上,于纸片中心滴加 1 mg/mL 结晶紫 10 μL,或先用灭菌滤纸片蘸取结晶紫液，再放置平板上。倒置平板，在37℃培养12～24 h。如在纸片周围出现明显的抑菌带（约10 mm），则表明有rfa突变存在。

3. uvrB鉴定——紫外线敏感试验　用灭菌拭子拈取测试菌株在营养琼脂平板上做平行划线。无R因子的菌株（TA_{1535}、TA_{1537}、TA_{1538}等）划线在另外的平板上，用黑纸遮住无盖平板的一半，另一半在距离33 cm处，用一个15W紫外线灯照射，无R因子菌株照射6 s，有R因子菌株照射8 s。在同一平板上，应同时用具有切除修复功能的菌株（如TA_{102}）作为对照。平板照射后，在37℃培养12～24 h，具有uvrB缺陷的菌株，只在未经照射的一侧平板上生长。

4. R因子（pKM101质粒）鉴定——抗氨苄青霉素试验　用10 μL左右氨苄青霉素（8 mg/mL，0.02 mol/L NaOH）在营养琼脂平板上划线，同时用待测菌液在同一平板上与氨苄青霉素交叉划线。在同一平板上可鉴定几种菌株，其中包括一种没有R因子的对照菌株（如野生型），用以说明氨苄青霉素的效力。在37℃培养12～24 h，无R因子者在两线交叉处出现抑菌，有R因子者则无抑菌现象。亦可仿照鉴定rfa突变的方法，用浸有氨苄青霉素的滤纸片贴在已接种R因子待测菌株的平板上。若纸片周围无抑菌圈，则表明对氨苄青霉素有抗性，即R因子存在。

5. pAQ_1质粒鉴定——抗四环素试验　方法类似R因子鉴定，四环素浓度为8 mg/mL，0.02 mol/L HCl，用量10 μL。

6. 自发回变鉴定　加0.1 mL待测菌液于含有2 mL上层培养基的试管中，混匀后铺倒在底层基本培养基上。37℃培养48 h，计数每皿自发的回变菌落数。

六、操作步骤

1. 平板掺入法　该方法为定量方法，是检测化学物质诱变性的标准Ames试验方法。方法为每皿加底层培养基20～25 mL，待凝固。取融化并保温于45℃的上层培养基一管（2～3 mL），依次加入菌液0.1 mL，受试物0.1 mL，需加S_9时则加入S_9混合液0.5 mL，混匀，迅速铺倒在底层培养基上，使之分布均匀。待上层琼脂凝固后，翻转平板，置37℃培养48～72 h后观察结果。

2. 点试法　简单快速，该法与平板掺入法不同的是，上层培养基不混有受试物，而是在其凝固后直接加受试物固体颗粒，或将受试物滴加于6 mm直径的滤纸片上，或用滤纸片浸沾受试物，然后置于平板上。37℃培养48 h观察结果。

3. 其他方法　当受试物有较大的挥发性或为气体时，应在密闭的容器中（最好是0.5 m^3以上的无菌操作箱）进行空气染毒。方法是将测试菌株和S_9混合物的琼脂平板放入无菌操作箱，与已知浓度的受试物接触一定的时间后，于37℃培养48～72 h，观察结果。

对高度怀疑的致突变物质，当用平板掺入法为阴性时，可改用预培养平板掺入法进行试验。方法是取0.1 mL受试物溶液，0.1 mL菌液，需S_9时加0.5 mL S_9混合液，混匀后在37℃水浴中振荡培养20 min或30℃培养30 min，然后与上层培养基混合，其余步骤与平板掺入法相同。预培养法可使对某些化学物质的敏感性增高。

七、结果分析与评定

试验应在不同的时间内用不同的新鲜菌液至少重复2次，每次试验每一剂量和阴性对照对不同的菌株均应设3个平行皿。

观察结果时，首先应观察各试验组和阴性对照的背景菌苔的生长情况。在肯定背景菌苔与阴性对照相差不多后，再比较各剂量组的回变菌落数。若回变菌落数的出现有剂量反应关系，最高的回变菌落数大于自发的2倍或3倍（TA_{98}），结果具有重现性，可判断为阳性结果。

在点试法中,以纸片周围或在滤纸片周围的抑菌圈外出现较密集的菌落者为试验阳性。但点试法的阴性结果不能排除受检物的致突变性。

八、注意事项

1. 所有操作均应无菌。

2. 在操作中有阳性物质,应注意个人防护。

3. 加 S_9 时,上层培养基不应超过 45℃,且加入 S_9 后 20 s 内应立即摇匀和迅速倒在底层培养基上,因为在 43 ~45℃ 下时间过长,S_9 的活性降低。

试验九　小鼠肝原代肝细胞培养

一、目的和意义

原代细胞是指将生物体(人体、小鼠、大鼠、兔子、狗以及家禽等动物)器官和组织,取出后经蛋白分解酶或者机械方法分离成单个细胞,加以特殊配方并含有细胞因子、添加剂的培养基才能生长和繁殖的细胞。最大的特点是有限的传代代数,有的原代细胞比如脑运动神经细胞,甚至不能传代。原代细胞广泛应用于毒理学、药物筛选和药物代谢等研究。

通过该试验学习掌握原代细胞培养和操作方法。

二、材料和试剂

1. 动物　清洁级 7 ~8 周龄健康昆明种小白鼠,雌雄不限。

2. 试剂　1.0 g/L 胰蛋白,pH 7.2,过滤除菌,4℃保存;10.0 g RPMI1640 基础培养基粉末溶于 900 mL 超净水,5.6% $NaHCO_3$ 调 pH 至 7.2,定容到 1 000 mL,过滤除菌,临用前每 80 mL 加胎牛血清 20 mL,青霉素 100 U/mL,链霉素 100 μg/mL;无菌预冷 PBS 溶液;0.4% (用 PBS 配置) 台盼蓝染液。

三、方法与步骤

(一) 机械法分离细胞

小鼠牺牲后,采集肝脏组织。用尖头镊子将小鼠肝脏组织的海鞘被膜撕开,取出内脏,并在 70% 的酒精中清洗 3 ~5 s,用 PBS 漂洗 3 ~4 次。将体细胞组织块放置在无菌的 54 μm 筛绢中央,迅速放到已预装有 PBS 的平皿中,用无菌眼科镊子将筛绢对折,并用眼科镊将组织碾碎,形成单细胞悬液,将此细胞悬液用 54 μm 筛网过滤,除去未解离的组织和体积较大的细胞等。将细胞悬液移入离心管,1 500 r/min 离心 5 min,弃上清液,再用 PBS 洗涤 3 次,1 000 r/min 离心10 min,以尽量除去细胞体外培养的细胞碎片,将收集的细胞重悬于含有 20% 胎牛血清的细胞培养液,并置细胞培养瓶中,于 37℃ 、5% CO_2 培养。

(二) 酶法分离细胞

小鼠牺牲后,采集肝脏组织,去除包膜和纤维成分。将肝脏剪成 1 mm^3 左右的组织块,放入 PBS 溶液中,加入 1.0 g/L 胰蛋白溶液 10 mL,37℃孵育 5 ~10 min,加入少量胎牛血清终止消化。用注射器栓轻轻研磨组织块成糊状,过 54 μm 尼龙筛网,600 r/min 离心 5 min 去上清,再用基础培养基离心洗涤 3 次以去除胰酶,加入含 20% 胎牛血清的培养液置细胞培养瓶中,于 37℃ 、5%

CO_2条件下培养。

(三)细胞活力观测

台盼蓝是细胞活性染料,常用于检测细胞膜完整性及细胞存活率。正常的活细胞,细胞膜结构完整,台盼蓝不能进入胞内;而丧失活性或细胞膜不完整的细胞,膜通透性增加,台盼蓝进入胞内,会将细胞染成蓝色。通常细胞膜不完整的细胞,即可认为细胞已经死亡。

取上述细胞悬液于载玻片上,滴加0.4 %(用PBS配置)台盼蓝染液,室温孵育10 min后,于倒置显微镜下观察计数,并拍照。

细胞死亡率计算公式:细胞死亡率=(死亡细胞数目/总细胞数目)×100%

(四)注意事项

相交机械法,酶法分离细胞对组织损伤程度小,但酶消耗量大,价格昂贵。选择好酶的浓度、剂量和消化时间可达到满意的分离效果。胰蛋白酶浓度1.0 g/L,10倍组织用量,37℃消化10 min为最佳,消化过度会破坏细胞膜完整性。细胞培养瓶或培养板预先用鼠尾胶原处理包被,会使肝细胞贴壁牢固,不易丢失。

附　录　2

1. Horn 氏表见附表 2－1～附表 2－4。

2. Weil 氏表见附表 2－5。

附表 2－1　Horn 氏法 LD_{50} 计算表 1（每组 4 只动物、组距 3.16 倍）

各剂量组动物死亡数 只				剂量 1＝0.316×10^t 剂量 2＝1.00×10^t 剂量 3＝3.16×10^t 剂量 4＝10.0×10^t		剂量 1＝1.00×10^t 剂量 2＝3.16×10^t 剂量 3＝10.0×10^t 剂量 4＝31.6×10^t	
1	2	3	4	LD_{50}	95% 可信限	LD_{50}	95% 可信限
0	0	2	4	3.16	1.63～6.15	10.0	5.14～19.4
0	0	3	4	2.37	1.33～4.22	7.50	4.22～13.3
0	0	4	4	1.78	—	5.62	—
0	1	1	4	3.16	1.40～7.14	10.0	4.43～22.6
0	1	2	4	2.37	0.984～5.71	7.50	3.11～18.1
0	1	3	4	1.78	0.788～4.01	5.62	2.49～12.7
0	1	4	4	1.33	0.750～2.37	4.22	2.37～7.50
0	2	2	4	1.78	0.695～4.55	5.62	2.20～14.4
0	2	3	4	1.33	0.554～3.21	4.22	1.75～10.2
0	2	4	4	1.00	0.514～1.94	3.16	1.63～6.15
0	3	3	4	1.00	0.443～2.26	3.16	1.40～7.14
1	0	2	4	3.16	1.30～7.67	10.0	4.12～24.3
1	0	3	4	2.15	0.959～4.84	6.81	3.03～15.3
1	0	4	4	1.47	0.880～2.45	4.64	2.78～7.74
1	1	1	4	3.16	1.07～9.36	10.0	3.38～29.6
1	1	2	4	2.15	0.649～7.15	6.81	2.05～22.6
1	1	3	4	1.47	0.442～4.87	4.64	1.40～15.4
1	1	4	4	1.00	0.338～2.96	3.16	1.07～9.30
1	2	2	4	1.47	0.379～5.68	4.64	1.20～18.0
1	2	3	4	1.00	0.246～4.06	3.16	0.779～12.8
2	0	2	4	3.16	0.837～11.9	10.0	2.65～37.8
2	0	3	4	1.78	0.471～6.72	5.62	1.49～21.2
2	0	4	4	1.00	0.265～3.78	3.16	0.837～11.9
2	1	1	4	3.16	0.621～16.1	10.0	1.96～50.9
2	1	2	4	1.78	0.271～11.7	5.62	0.858～36.9
2	1	3	4	1.00	0.122～8.18	3.16	0.386～25.9
2	2	2	4	1.00	0.100～10.0	3.16	0.316～31.6
3	0	2	4	3.16	0.221～45.2	10.0	0.700～143.0

续表

各剂量组动物死亡数只				剂量1=0.316×10^t 剂量2=1.00×10^t 剂量3=3.16×10^t 剂量4=10.0×10^t		剂量1=1.00×10^t 剂量2=3.16×10^t 剂量3=10.0×10^t 剂量4=31.6×10^t	
1	2	3	4	LD_{50}	95%可信限	LD_{50}	95%可信限
3	0	3	4	1.00	0.0385~26.0	3.16	0.122~82.1
3	1	1	4	3.16	0.122~82.1	10.0	0.385~260.0
3	1	2	4	1.00	0.014 9~66.9	3.16	0.047 2~212.0
0	0	3	3	3.16	1.07~9.36	10.0	3.38~29.6
0	0	4	3	2.15	1.29~3.59	6.81	4.08~11.4
0	1	2	3	3.16	0.779~12.8	10.0	2.46~40.6
0	1	3	3	2.15	0.649~7.15	6.81	2.05~22.6
0	1	4	3	1.47	0.654~3.30	4.64	2.07~10.4
0	2	2	3	2.15	0.556~8.34	6.81	1.76~26.4
0	2	3	3	1.47	0.442~4.87	4.64	1.40~15.4
0	2	4	3	1.00	0.412~2.43	3.16	1.30~7.67
0	3	3	3	1.00	0.338~2.96	3.16	1.07~9.36
1	0	3	3	3.16	0.621~16.1	10.0	1.96~50.9
1	0	4	3	1.78	0.788~4.01	5.62	2.49~12.7
1	1	2	3	3.16	0.386~25.9	10.0	1.22~81.8
1	1	3	3	1.78	0.288~11.0	5.62	0.911~34.7
1	1	4	3	1.00	0.196~5.09	3.16	0.621~16.1
1	2	2	3	1.78	0.229~13.8	5.62	0.725~43.6
1	2	3	3	1.00	0.122~8.18	3.16	0.386~25.9
2	0	3	3	3.16	0.122~82.1	10.0	0.385~260.0
2	0	4	3	1.00	0.070 0~14.3	3.16	0.221~45.2
2	1	2	3	3.16	0.047 2~212.	10.0	0.149~669.0
2	1	3	3	1.00	0.014 9~66.9	3.16	0.047 2~212.0
2	2	2	3	1.00	0.010 0~100.0	3.16	0.031 6~316.0
0	0	4	2	3.16	0.837~11.9	10.0	2.65~37.8
0	1	3	2	3.16	0.386~25.9	10.0	1.22~81.8
0	1	4	2	1.78	0.471~6.72	5.62	1.49~21.20
0	2	2	2	3.16	0.316~31.6	10.0	1.00~100.0
0	2	3	2	1.78	0.271~11.7	5.62	0.858~36.9
0	2	4	2	1.00	0.265~3.78	3.16	0.837~11.9
0	3	3	2	1.00	0.196~5.09	3.16	0.621~16.1
1	0	4	2	3.16	0.221~45.2	10.0	0.700~143.0
1	1	3	2	3.16	0.047 2~212	10.0	0.149~669.0
1	1	4	2	1.00	0.038 5~26.0	3.16	0.122~82.1
1	2	2	2	3.16	0.031 6~316.0	10.0	0.100~1 000
1	2	3	2	1.00	0.014 9~66.9	3.16	0.047 2~212.0
0	2	3	1	3.16	0.047 2~212.0	10.0	0.149~669.0
0	2	4	1	1.00	0.070 0~14.3	3.16	0.221~45.2
0	3	3	1	1.00	0.038 5~26.0	3.16	0.122~82.1
0	1	4	1	3.16	0.122~82.1	10.0	0.385~260.0

附表 2-2 Horn 氏法 LD_{50} 计算表 2(每组 4 只动物、组距 2.15 倍)

各剂量组动物死亡数只				剂量 1 = 0.464 × 10^t 剂量 2 = 1.00 × 10^t 剂量 3 = 2.15 × 10^t 剂量 4 = 4.64 × 10^t		剂量 1 = 1.00 × 10^t 剂量 2 = 2.15 × 10^t 剂量 3 = 4.64 × 10^t 剂量 4 = 10.0 × 10^t		剂量 1 = 2.15 × 10^t 剂量 2 = 4.64 × 10^t 剂量 3 = 10.0 × 10^t 剂量 4 = 21.5 × 10^t	
1	2	3	4	LD_{50}	95% 可信限	LD_{50}	95% 可信限	LD_{50}	95% 可信限
0	0	2	4	2.15	1.38 ~ 3.36	4.64	2.98 ~ 7.23	10.0	6.42 ~ 15.6
0	0	3	4	1.78	1.21 ~ 2.61	3.83	2.61 ~ 5.62	8.25	5.62 ~ 12.1
0	0	4	4	1.47	—	3.16	—	6.81	—
0	1	1	4	2.15	1.25 ~ 3.71	4.64	2.70 ~ 7.99	10.0	5.81 ~ 17.2
0	1	2	4	1.78	0.989 ~ 3.20	3.83	2.13 ~ 6.89	8.25	4.59 ~ 14.8
0	1	3	4	1.47	0.853 ~ 2.53	3.16	1.84 ~ 5.44	6.81	3.96 ~ 11.7
0	1	4	4	1.21	0.825 ~ 1.78	2.61	1.78 ~ 3.83	5.62	3.83 ~ 8.25
0	2	2	4	1.47	0.784 ~ 2.75	3.16	1.69 ~ 5.92	6.81	3.64 ~ 12.7
0	2	3	4	1.21	0.674 ~ 2.18	2.61	1.45 ~ 4.69	5.62	3.13 ~ 10.1
0	2	4	4	1.00	0.642 ~ 1.56	2.15	1.38 ~ 3.36	4.64	2.98 ~ 7.23
0	3	3	4	1.00	0.581 ~ 1.72	2.15	1.25 ~ 3.71	4.64	2.70 ~ 7.99
1	0	2	4	2.15	1.19 ~ 3.89	4.64	2.57 ~ 8.38	10.0	5.54 ~ 18.1
1	0	3	4	1.67	0.973 ~ 2.86	3.59	2.10 ~ 6.16	7.74	4.51 ~ 13.3
1	0	4	4	1.29	0.918 ~ 1.82	2.78	1.98 ~ 3.91	5.99	4.26 ~ 8.43
1	1	1	4	2.15	1.04 ~ 4.44	4.64	2.25 ~ 9.57	10.0	4.85 ~ 20.6
1	1	2	4	1.67	0.750 ~ 3.71	3.59	1.61 ~ 8.00	7.74	3.48 ~ 17.2
1	1	3	4	1.29	0.580 ~ 2.87	2.78	1.25 ~ 6.19	5.99	2.69 ~ 13.3
1	1	4	4	1.00	0.485 ~ 2.06	2.15	1.04 ~ 4.44	4.64	2.25 ~ 9.57
1	2	2	4	1.29	0.524 ~ 3.18	2.78	1.13 ~ 6.86	5.99	3.43 ~ 14.8
1	2	3	4	1.00	0.393 ~ 2.55	2.15	0.846 ~ 5.48	4.64	1.82 ~ 11.8
2	0	2	4	2.15	0.888 ~ 5.23	4.64	1.91 ~ 11.3	10.0	4.12 ~ 24.3
2	0	3	4	1.47	0.605 ~ 3.56	3.16	1.30 ~ 7.67	6.81	2.81 ~ 16.5
2	0	4	4	1.00	0.412 ~ 2.43	2.15	0.888 ~ 5.23	4.64	1.91 ~ 11.3
2	1	1	4	2.15	0.728 ~ 6.38	4.64	1.57 ~ 13.7	10.0	3.38 ~ 29.6
2	1	2	4	1.47	0.419 ~ 5.14	3.16	0.903 ~ 11.1	6.81	1.95 ~ 23.9
2	1	3	4	1.00	0.246 ~ 4.06	2.15	0.531 ~ 8.75	4.64	1.14 ~ 18.8
2	2	2	4	1.00	0.215 ~ 4.64	2.15	0.464 ~ 10.0	4.64	1.00 ~ 21.5
3	0	2	4	2.15	0.366 ~ 12.7	4.64	0.789 ~ 27.3	10.0	1.70 ~ 58.9
3	0	3	4	1.00	0.114 ~ 8.77	2.15	0.246 ~ 18.9	4.64	0.529 ~ 40.7
3	1	1	4	2.15	0.246 ~ 18.9	4.64	0.529 ~ 40.7	10.0	1.14 ~ 87.7
3	1	2	4	1.00	0.060 7 ~ 16.5	2.15	0.131 ~ 35.5	4.64	0.282 ~ 76.5
0	0	3	3	2.15	1.04 ~ 4.44	4.64	2.25 ~ 9.57	10.0	4.85 ~ 20.6
0	0	4	3	1.67	1.19 ~ 2.35	3.59	2.56 ~ 5.05	7.74	5.50 ~ 10.9
0	1	2	3	2.15	0.846 ~ 5.48	4.64	1.82 ~ 11.8	10.0	3.93 ~ 25.5
0	1	3	3	1.67	0.750 ~ 3.71	3.59	1.61 ~ 8.00	7.74	3.48 ~ 17.2
0	1	4	3	1.29	0.753 ~ 2.21	2.78	1.62 ~ 4.77	5.99	3.50 ~ 10.3
0	2	2	3	1.67	0.676 ~ 4.11	3.59	1.46 ~ 8.86	7.74	3.14 ~ 19.1
0	2	3	3	1.29	0.580 ~ 2.87	2.78	1.25 ~ 6.19	5.99	2.69 ~ 13.3

续表

各剂量组动物死亡数只				剂量 1 = 0.464 × 10^t 剂量 2 = 1.00 × 10^t 剂量 3 = 2.15 × 10^t 剂量 4 = 4.64 × 10^t		剂量 1 = 1.00 × 10^t 剂量 2 = 2.15 × 10^t 剂量 3 = 4.64 × 10^t 剂量 4 = 10.0 × 10^t		剂量 1 = 2.15 × 10^t 剂量 2 = 4.64 × 10^t 剂量 3 = 10.0 × 10^t 剂量 4 = 21.5 × 10^t	
1	2	3	4	LD_{50}	95% 可信限	LD_{50}	95% 可信限	LD_{50}	95% 可信限
0	2	4	3	1.00	0.554 ~ 1.81	2.15	1.19 ~ 3.89	4.64	2.57 ~ 8.38
0	3	3	3	1.00	0.485 ~ 2.06	2.15	1.04 ~ 4.44	4.64	2.25 ~ 9.57
1	0	3	3	2.15	0.728 ~ 6.38	4.64	1.57 ~ 13.7	10.0	3.38 ~ 29.6
1	0	4	3	1.47	0.853 ~ 2.53	3.16	1.84 ~ 5.44	6.81	3.96 ~ 11.7
1	1	2	3	2.15	0.531 ~ 8.75	4.64	1.14 ~ 18.8	10.0	2.46 ~ 40.6
1	1	3	3	1.47	0.436 ~ 4.94	3.16	0.940 ~ 10.6	6.81	2.02 ~ 22.9
1	1	4	3	1.00	0.338 ~ 2.96	2.15	0.728 ~ 6.38	4.64	1.57 ~ 13.7
1	2	2	3	1.47	0.375 ~ 5.75	3.16	0.807 ~ 12.4	6.81	1.74 ~ 26.7
1	2	3	3	1.00	0.246 ~ 4.06	2.15	0.531 ~ 8.75	4.64	1.14 ~ 18.8
2	0	3	3	2.15	0.246 ~ 18.9	4.64	0.529 ~ 40.7	10.0	1.14 ~ 87.7
2	0	4	3	1.00	0.170 ~ 5.89	2.15	0.366 ~ 12.7	4.64	0.789 ~ 27.3
2	1	2	3	2.15	0.131 ~ 35.5	4.64	0.282 ~ 76.5	10.0	0.607 ~ 165
2	1	3	3	1.00	0.060 7 ~ 16.5	2.15	0.131 ~ 35.5	4.64	0.282 ~ 76.5
2	2	2	3	1.00	0.046 4 ~ 21.5	2.15	0.100 ~ 46.4	4.64	0.215 ~ 100
0	0	4	2	2.15	0.888 ~ 5.23	4.64	1.91 ~ 11.3	10.0	4.12 ~ 24.3
0	1	3	2	2.15	0.531 ~ 8.75	4.64	1.14 ~ 18.8	10.0	2.46 ~ 40.6
0	1	4	2	1.47	0.605 ~ 3.56	3.16	1.30 ~ 7.67	6.81	2.81 ~ 16.5
0	2	2	2	2.15	0.464 ~ 10.0	4.64	1.00 ~ 21.5	10.0	2.15 ~ 46.4
0	2	3	2	1.47	0.419 ~ 5.14	3.16	0.903 ~ 11.1	6.81	1.95 ~ 23.9
0	2	4	2	1.00	0.412 ~ 2.43	2.15	0.888 ~ 5.23	4.64	1.91 ~ 11.3
0	3	3	2	1.00	0.338 ~ 2.96	2.15	0.728 ~ 6.38	4.64	1.57 ~ 13.7
1	0	4	2	2.15	0.366 ~ 12.7	4.64	0.789 ~ 27.3	10.0	1.70 ~ 58.9
1	1	3	2	2.15	0.131 ~ 35.5	4.64	0.282 ~ 76.5	10.0	0.607 ~ 165
1	1	4	2	1.00	0.114 ~ 8.77	2.15	0.246 ~ 18.9	4.64	0.529 ~ 40.7
1	2	2	2	2.15	0.100 ~ 46.4	4.64	0.215 ~ 100	10.0	0.464 ~ 215
1	2	3	2	1.00	0.060 7 ~ 16.5	2.15	0.131 ~ 35.5	4.64	0.282 ~ 76.5
0	2	3	1	2.15	0.131 ~ 35.5	4.64	0.282 ~ 76.5	10.0	0.607 ~ 165
0	2	4	1	1.00	0.170 ~ 5.89	2.15	0.366 ~ 12.7	4.64	0.789 ~ 27.3
0	3	3	1	1.00	0.114 ~ 8.77	2.15	0.246 ~ 18.9	4.64	0.529 ~ 40.7
0	1	4	1	2.15	0.246 ~ 18.9	4.64	0.529 ~ 40.7	10.0	1.14 ~ 87.7

附表 2-3 Horn 氏法 LD_{50} 计算表 3(每组 5 只动物、组距 3.16 倍)

各剂量组动物死亡数 只				剂量 1 = 0.316 × 10^t 剂量 2 = 1.00 × 10^t 剂量 3 = 3.16 × 10^t 剂量 4 = 10.0 × 10^t		剂量 1 = 1.00 × 10^t 剂量 2 = 3.16 × 10^t 剂量 3 = 10.0 × 10^t 剂量 4 = 31.6 × 10^t	
1	2	3	4	LD_{50}	95% 可信限	LD_{50}	95% 可信限
0	0	3	5	2.82	1.60 ~ 4.95	8.91	5.07 ~ 15.7
0	0	4	5	2.24	1.41 ~ 3.55	7.08	4.47 ~ 11.2
0	0	5	5	1.78	—	5.62	—
0	1	2	5	2.82	1.36 ~ 5.84	8.91	4.30 ~ 18.5
0	1	3	5	2.24	1.08 ~ 4.64	7.08	3.42 ~ 14.7
0	1	4	5	1.78	0.927 ~ 3.41	5.62	2.93 ~ 10.8
0	1	5	5	1.41	0.891 ~ 2.24	4.47	2.82 ~ 7.08
0	2	2	5	2.24	1.01 ~ 4.97	7.08	3.19 ~ 15.7
0	2	3	5	1.78	0.801 ~ 3.95	5.62	2.53 ~ 12.5
0	2	4	5	1.41	0.682 ~ 2.93	4.47	2.16 ~ 9.25
0	2	5	5	1.12	0.638 ~ 1.97	3.55	2.02 ~ 6.24
0	3	3	5	1.41	0.636 ~ 3.14	4.47	2.01 ~ 9.92
0	3	4	5	1.12	0.542 ~ 2.32	3.55	1.71 ~ 7.35
1	0	3	5	2.74	1.35 ~ 5.56	8.66	4.26 ~ 17.6
1	0	4	5	2.05	1.11 ~ 3.80	6.49	3.51 ~ 12.0
1	0	5	5	1.54	1.07 ~ 2.21	4.87	3.40 ~ 6.98
1	1	2	5	2.74	1.10 ~ 6.82	8.66	3.48 ~ 21.6
1	1	3	5	2.05	0.806 ~ 5.23	6.49	2.55 ~ 16.5
1	1	4	5	1.54	0.632 ~ 3.75	4.87	2.00 ~ 11.9
1	1	5	5	1.15	0.537 ~ 2.48	3.65	1.70 ~ 7.85
1	2	2	5	2.05	0.740 ~ 5.70	6.49	2.34 ~ 18.0
1	2	3	5	1.54	0.534 ~ 4.44	4.87	1.69 ~ 14.1
1	2	4	5	1.15	0.408 ~ 3.27	3.65	1.29 ~ 10.3
1	3	3	5	1.15	0.378 ~ 3.53	3.65	1.20 ~ 11.2
2	0	3	5	2.61	1.01 ~ 6.77	8.25	3.18 ~ 21.4
2	0	4	5	1.78	0.723 ~ 4.37	5.62	2.29 ~ 13.8
2	0	5	5	1.21	0.554 ~ 2.65	3.83	1.75 ~ 8.39
2	1	2	5	2.61	0.768 ~ 8.87	8.25	2.43 ~ 28.1
2	1	3	5	1.78	0.484 ~ 6.53	5.62	1.53 ~ 20.7
2	1	4	5	1.21	0.318 ~ 4.62	3.83	1.00 ~ 14.6
2	2	2	5	1.78	0.434 ~ 7.28	5.62	1.37 ~ 23.0
2	2	3	5	1.21	0.259 ~ 5.67	3.83	0.819 ~ 17.9
0	0	4	4	2.74	1.27 ~ 5.88	8.66	4.03 ~ 18.6
0	0	5	4	2.05	1.43 ~ 2.94	6.49	4.53 ~ 9.31
0	1	3	4	2.74	0.968 ~ 7.75	8.66	3.06 ~ 24.5
0	1	4	4	2.05	0.843 ~ 5.00	6.49	2.67 ~ 15.8
0	1	5	4	1.54	0.833 ~ 2.85	4.87	2.63 ~ 9.01
0	2	2	4	2.74	0.896 ~ 8.37	8.66	2.83 ~ 26.5

续表

各剂量组动物死亡数只				剂量1 = 0.316 × 10^t 剂量2 = 1.00 × 10^t 剂量3 = 3.16 × 10^t 剂量4 = 10.0 × 10^t		剂量1 = 1.00 × 10^t 剂量2 = 3.16 × 10^t 剂量3 = 10.0 × 10^t 剂量4 = 31.6 × 10^t	
1	2	3	4	LD_{50}	95% 可信限	LD_{50}	95% 可信限
0	2	3	4	2.05	0.711 ~ 5.93	6.49	2.25 ~ 18.7
0	2	4	4	1.54	0.604 ~ 3.92	4.87	1.91 ~ 12.4
0	2	5	4	1.15	0.568 ~ 2.35	3.65	1.80 ~ 7.42
0	3	3	4	1.54	0.555 ~ 4.27	4.87	1.76 ~ 13.5
0	3	4	4	1.15	0.463 ~ 2.88	3.65	1.47 ~ 9.10
1	0	4	4	2.61	0.953 ~ 7.15	8.25	3.01 ~ 22.6
1	0	5	4	1.78	1.03 ~ 3.06	5.62	3.27 ~ 9.68
1	1	3	4	2.61	0.658 ~ 10.4	8.25	2.08 ~ 32.7
1	1	4	4	1.78	0.528 ~ 5.98	5.62	1.67 ~ 18.9
1	1	5	4	1.21	0.442 ~ 3.32	3.83	1.40 ~ 10.5
1	2	2	4	2.61	0.594 ~ 11.5	8.25	1.88 ~ 36.3
1	2	3	4	1.78	0.423 ~ 7.48	5.62	1.34 ~ 23.6
1	2	4	4	1.21	0.305 ~ 4.80	3.83	0.966 ~ 15.2
1	3	3	4	1.21	0.276 ~ 5.33	3.83	0.871 ~ 16.8
2	0	4	4	2.37	0.539 ~ 10.4	7.50	1.70 ~ 33.0
2	0	5	4	1.33	0.446 ~ 3.99	4.22	1.41 ~ 12.6
2	1	3	4	2.37	0.307 ~ 18.3	7.50	0.970 ~ 58.0
2	1	4	4	1.33	0.187 ~ 9.49	4.22	0.592 ~ 30.0
2	2	2	4	2.37	0.262 ~ 21.4	7.5	0.830 ~ 67.8
2	2	3	4	1.33	0.137 ~ 13.0	4.22	0.433 ~ 41.0
0	0	5	3	2.61	1.19 ~ 5.17	8.25	3.77 ~ 18.1
0	1	4	3	2.61	0.684 ~ 9.95	8.25	2.16 ~ 31.5
0	1	5	3	1.78	0.723 ~ 4.37	5.62	2.29 ~ 13.8
0	2	3	3	2.61	0.558 ~ 12.2	8.25	1.76 ~ 38.6
0	2	4	3	1.78	0.484 ~ 6.53	5.62	1.53 ~ 20.7
0	2	5	3	1.21	0.467 ~ 3.14	3.83	1.48 ~ 9.94
0	3	3	3	1.78	0.434 ~ 7.28	5.62	1.37 ~ 23.0
0	3	4	3	1.21	0.356 ~ 4.12	3.83	1.13 ~ 13.0
1	0	5	3	2.37	0.793 ~ 7.10	7.50	2.51 ~ 22.4
1	1	4	3	2.37	0.333 ~ 16.9	7.50	1.05 ~ 53.4
1	1	5	3	1.33	0.303 ~ 5.87	4.22	0.958 ~ 18.6
1	2	3	3	2.37	0.244 ~ 23.1	7.50	0.771 ~ 73.0
1	2	4	3	1.33	0.172 ~ 10.3	4.22	0.545 ~ 32.6
1	3	3	3	1.33	0.148 ~ 12.1	4.22	0.467 ~ 38.1

附表 2-4　Horn 氏法 LD_{50} 计算表 4(每组 5 只动物、组距 2.15 倍)

各剂量组动物死亡数只				剂量 1 = 0.464 × 10^t 剂量 2 = 1.00 × 10^t 剂量 3 = 2.15 × 10^t 剂量 4 = 4.64 × 10^t		剂量 1 = 1.00 × 10^t 剂量 2 = 2.15 × 10^t 剂量 3 = 4.64 × 10^t 剂量 4 = 10.0 × 10^t		剂量 1 = 2.15 × 10^t 剂量 2 = 4.64 × 10^t 剂量 3 = 10.0 × 10^t 剂量 4 = 21.5 × 10^t	
1	2	3	4	LD_{50}	95% 可信限	LD_{50}	95% 可信限	LD_{50}	95% 可信限
0	0	3	5	2.00	1.37 ~ 2.91	4.30	2.95 ~ 6.26	9.26	6.36 ~ 13.5
0	0	4	5	1.71	1.26 ~ 2.33	3.69	2.71 ~ 5.01	7.94	5.84 ~ 10.8
0	0	5	5	1.47	—	3.16	—	6.81	—
0	1	2	5	2.00	1.23 ~ 3.24	4.30	2.65 ~ 6.98	9.26	5.70 ~ 15.0
0	1	3	5	1.71	1.05 ~ 2.78	3.69	2.27 ~ 5.99	7.94	4.89 ~ 12.9
0	1	4	5	1.47	0.951 ~ 2.27	3.16	2.05 ~ 4.88	6.81	4.41 ~ 10.5
0	1	5	5	1.26	0.926 ~ 1.71	2.71	2.00 ~ 3.69	5.84	4.30 ~ 7.94
0	2	2	5	1.71	1.01 ~ 2.91	3.69	2.17 ~ 6.28	7.94	4.67 ~ 13.5
0	2	3	5	1.47	0.862 ~ 2.50	3.16	1.86 ~ 5.38	6.81	4.00 ~ 11.6
0	2	4	5	1.26	0.775 ~ 2.05	2.71	1.67 ~ 4.41	5.84	3.60 ~ 9.50
0	2	5	5	1.08	0.741 ~ 1.57	2.33	1.60 ~ 3.39	5.01	3.44 ~ 7.30
0	3	3	5	1.26	0.740 ~ 2.14	2.71	1.59 ~ 4.62	5.84	3.43 ~ 9.95
0	3	4	5	1.08	0.665 ~ 1.75	2.33	1.43 ~ 3.78	5.01	3.08 ~ 8.14
1	0	3	5	1.96	1.22 ~ 3.14	4.22	2.63 ~ 6.76	9.09	5.66 ~ 14.6
1	0	4	5	1.62	1.07 ~ 2.43	3.48	2.31 ~ 5.24	7.50	4.98 ~ 11.3
1	0	5	5	1.33	1.05 ~ 1.70	2.87	2.26 ~ 3.65	6.19	4.87 ~ 7.87
1	1	2	5	1.96	1.06 ~ 3.60	4.22	2.29 ~ 7.75	9.09	4.94 ~ 16.7
1	1	3	5	1.62	0.866 ~ 3.01	3.48	1.87 ~ 6.49	7.50	4.02 ~ 14.0
1	1	4	5	1.33	0.737 ~ 2.41	2.87	1.59 ~ 5.20	6.19	3.42 ~ 11.2
1	1	5	5	1.10	0.661 ~ 1.83	2.37	1.42 ~ 3.95	5.11	3.07 ~ 8.51
1	2	2	5	1.62	0.818 ~ 3.19	3.48	1.76 ~ 6.87	7.50	3.80 ~ 14.8
1	2	3	5	1.33	0.658 ~ 2.70	2.87	1.42 ~ 5.82	6.19	3.05 ~ 12.5
1	2	4	5	1.10	0.550 ~ 2.20	2.37	1.19 ~ 4.74	5.11	2.55 ~ 10.2
1	3	3	5	1.10	0.523 ~ 2.32	2.37	1.13 ~ 4.99	5.11	2.43 ~ 10.8
2	0	3	5	1.90	1.00 ~ 3.58	4.08	2.16 ~ 7.71	8.80	4.66 ~ 16.6
2	0	4	5	1.47	0.806 ~ 2.67	3.16	1.74 ~ 5.76	6.81	3.74 ~ 12.4
2	0	5	5	1.14	0.674 ~ 1.92	2.45	1.45 ~ 4.13	5.28	3.13 ~ 8.89
2	1	2	5	1.90	0.839 ~ 4.29	4.08	1.81 ~ 9.23	8.80	3.89 ~ 19.9
2	1	3	5	1.47	0.616 ~ 3.50	3.16	1.33 ~ 7.53	6.81	2.86 ~ 16.2
2	1	4	5	1.14	0.466 ~ 2.77	2.45	1.00 ~ 5.98	5.28	2.16 ~ 12.9
2	2	2	5	1.47	0.573 ~ 3.76	3.16	1.24 ~ 8.10	6.81	2.66 ~ 17.4
2	2	3	5	1.14	0.406 ~ 3.18	2.45	0.875 ~ 6.85	5.28	1.89 ~ 14.8
0	0	4	4	1.96	1.18 ~ 3.26	4.22	2.53 ~ 7.02	9.09	5.46 ~ 15.1
0	0	5	4	1.62	1.27 ~ 2.05	3.48	2.74 ~ 4.42	7.50	5.90 ~ 9.53
0	1	3	4	1.96	0.978 ~ 3.92	4.22	2.11 ~ 8.44	9.09	4.54 ~ 18.2
0	1	4	4	1.62	0.893 ~ 2.92	3.48	1.92 ~ 6.30	7.50	4.14 ~ 13.6
0	1	5	4	1.33	0.885 ~ 2.01	2.87	1.91 ~ 4.33	6.19	4.11 ~ 9.33
0	2	2	4	1.96	0.930 ~ 4.12	4.22	2.00 ~ 8.88	9.09	4.31 ~ 19.1

续表

各剂量组动物死亡数只				剂量 1 = 0.464×10^{t} 剂量 2 = 1.00×10^{t} 剂量 3 = 2.15×10^{t} 剂量 4 = 4.64×10^{t}		剂量 1 = 1.00×10^{t} 剂量 2 = 2.15×10^{t} 剂量 3 = 4.64×10^{t} 剂量 4 = 10.0×10^{t}		剂量 1 = 2.15×10^{t} 剂量 2 = 4.64×10^{t} 剂量 3 = 10.0×10^{t} 剂量 4 = 21.5×10^{t}	
1	2	3	4	LD_{50}	95% 可信限	LD_{50}	95% 可信限	LD_{50}	95% 可信限
0	2	3	4	1.62	0.797 ~ 3.28	3.48	1.72 ~ 7.06	7.50	3.70 ~ 15.2
0	2	4	4	1.33	0.715 ~ 2.49	2.87	1.54 ~ 5.36	6.19	3.32 ~ 11.5
0	2	5	4	1.10	0.686 ~ 1.77	2.37	1.48 ~ 3.80	5.11	3.19 ~ 8.19
0	3	3	4	1.33	0.676 ~ 2.63	2.87	1.46 ~ 5.67	6.19	3.14 ~ 12.2
0	3	4	4	1.10	0.599 ~ 2.02	2.37	1.29 ~ 4.36	5.11	2.78 ~ 9.39
1	0	4	4	1.90	0.969 ~ 3.71	4.08	2.09 ~ 7.99	8.80	4.50 ~ 17.2
1	0	5	4	1.47	1.02 ~ 2.11	3.16	2.20 ~ 4.54	6.81	4.74 ~ 9.78
1	1	3	4	1.90	0.757 ~ 4.75	4.08	1.63 ~ 10.2	8.80	3.51 ~ 22.0
1	1	4	4	1.47	0.654 ~ 3.30	3.16	1.41 ~ 7.10	6.81	3.03 ~ 15.3
1	1	5	4	1.14	0.581 ~ 2.22	2.45	1.25 ~ 4.79	5.28	2.70 ~ 10.3
1	2	2	4	1.90	0.706 ~ 5.09	4.08	1.52 ~ 11.0	8.80	3.28 ~ 23.6
1	2	3	4	1.47	0.564 ~ 3.82	3.16	1.21 ~ 8.24	6.81	2.62 ~ 17.7
1	2	4	4	1.14	0.454 ~ 2.85	2.45	0.977 ~ 6.13	5.28	2.11 ~ 13.2
1	3	3	4	1.14	0.423 ~ 3.05	2.45	0.912 ~ 6.57	5.28	1.97 ~ 14.2
2	0	4	4	1.78	0.662 ~ 4.78	3.83	1.43 ~ 10.3	8.25	3.07 ~ 22.2
2	0	5	4	1.21	0.583 ~ 2.52	2.61	1.26 ~ 5.42	5.62	2.71 ~ 11.7
2	1	3	4	1.78	0.455 ~ 6.95	3.83	0.980 ~ 15.0	8.25	2.11 ~ 32.3
2	1	4	4	1.21	0.327 ~ 4.48	2.61	0.705 ~ 9.66	5.62	1.52 ~ 20.8
2	2	2	4	1.78	0.410 ~ 7.72	3.83	0.883 ~ 16.6	8.25	1.90 ~ 35.8
2	2	3	4	1.21	0.266 ~ 5.52	2.61	0.573 ~ 11.9	5.62	1.23 ~ 25.6
0	0	5	3	1.90	1.12 ~ 3.20	4.08	2.42 ~ 6.89	8.80	5.22 ~ 14.8
0	1	4	3	1.90	0.777 ~ 4.63	4.08	1.67 ~ 9.97	8.80	3.60 ~ 21.5
0	1	5	3	1.47	0.806 ~ 2.67	3.16	1.74 ~ 5.76	6.81	3.74 ~ 12.4
0	2	3	3	1.90	0.678 ~ 5.30	4.08	1.46 ~ 11.4	8.80	3.15 ~ 24.6
0	2	4	3	1.47	0.616 ~ 3.50	3.16	1.33 ~ 7.53	6.81	2.86 ~ 16.2
0	2	5	3	1.14	0.602 ~ 2.15	2.45	1.30 ~ 4.62	5.28	2.79 ~ 9.96
0	3	3	3	1.47	0.573 ~ 3.76	3.16	1.24 ~ 8.10	6.81	2.66 ~ 17.4
0	3	4	3	1.14	0.503 ~ 2.57	2.45	1.08 ~ 5.54	5.28	2.33 ~ 11.9
1	0	5	3	1.78	0.856 ~ 3.69	3.83	1.85 ~ 7.96	8.25	3.98 ~ 17.1
1	1	4	3	1.78	0.481 ~ 6.58	3.83	1.04 ~ 14.2	8.25	2.23 ~ 30.5
1	1	5	3	1.21	0.451 ~ 3.25	2.61	0.972 ~ 7.01	5.62	2.09 ~ 15.1
1	2	3	3	1.78	0.390 ~ 8.11	3.83	0.840 ~ 17.5	8.25	1.81 ~ 37.6
1	2	4	3	1.21	0.310 ~ 4.74	2.61	0.668 ~ 10.2	5.62	1.44 ~ 22.0
1	3	3	3	1.21	0.279 ~ 5.26	2.61	0.602 ~ 11.3	5.62	1.30 ~ 24.4

附表 2-5 Weil 氏表($n=2,3,4,5$)

r-values	f	δf
$n=2,K=3$		
0,0,1,2	1.000 00	0.500 00
0,0,2,2	0.500 00	0.000 00
0,1,1,2	0.500 00	0.707 11
0,1,2,2	0.000 00	0.500 00
1,0,1,2	1.000 00	1.000 00
1,0,2,2	0.000 00	1.000 00
1,1,1,2	0.000 00	1.732 05
0,0,2,1	1.000 00	1.000 00
0,1,1,1	1.000 00	1.732 05
0,1,2,1	0.000 00	1.000 00
$n=3,K=3$		
0,0,2,3	0.833 33	0.577 35
0,0,3,3	0.500 00	0.000 00
0,1,1,3	0.833 33	0.816 50
0,1,2,3	0.500 00	0.816 50
0,1,3,3	0.166 67	0.577 35
0,2,2,3	0.166 67	0.816 50
1,0,2,3	0.750 00	0.515 39
1,0,3,3	0.250 00	0.375 00
1,1,1,3	0.750 00	0.718 07
1,1,2,3	0.250 00	0.800 39
2,0,2,3	0.500 00	1.118 03
0,0,3,2	0.750 00	0.375 00
0,1,2,2	0.750 00	0.800 39
0,1,3,2	0.250 00	0.515 39
0,2,2,2	0.250 00	0.718 07
0,1,3,1	0.500 00	1.118 03
$n=4,K=3$		
0,0,2,4	1.000 00	0.288 68
0,0,3,4	0.750 00	0.250 00
0,0,4,4	0.500 00	0.000 00
0,1,1,4	1.000 00	0.353 55
0,1,2,4	0.750 00	0.381 88
0,1,3,4	0.500 00	0.353 55
0,1,4,4	0.250 00	0.250 00
0,2,2,4	0.500 00	0.408 25
0,2,3,4	0.250 00	0.381 88
0,2,4,4	0.000 00	0.288 68
0,3,3,4	0.000 00	0.353 55
1,0,2,4	1.000 00	0.384 90
1,0,3,4	0.666 67	0.351 36
1,0,4,4	0.333 33	0.222 22
1,1,1,4	1.000 00	0.471 40
1,1,2,4	0.666 67	0.521 16
1,1,3,4	0.333 33	0.521 16
1,1,4,4	0.000 00	1.471 40
1,2,2,4	0.333 33	0.587 94
1,2,3,4	0.000 00	0.608 58
2,0,2,4	1.000 00	0.577 35
2,0,3,4	0.500 00	0.577 35
2,0,4,4	0.000 00	0.577 35
2,1,1,4	1.000 00	0.707 11
2,1,2,4	0.50000	0.81650
2,1,3,4	0.000 00	0.912 87
2,2,2,4	0.000 00	1.000 00
3,0,2,4	1.000 00	1.154 70
3,0,3,4	0.000 00	1.414 21
3,1,1,4	1.000 00	1.414 21
3,1,2,4	0.000 00	1.825 74
0,0,3,3	1.000 00	0.471 40
0,0,4,3	0.666 67	0.222 22
0,1,2,3	1.000 00	0.608 58
0,1,3,3	0.666 67	0.521 16
0,1,4,3	0.333 33	0.351 36
0,2,2,3	0.666 67	0.587 94
0,2,3,3	0.333 33	0.521 16
0,2,4,3	0.000 00	0.384 90
0,3,3,3	0.000 00	0.471 40
1,0,3,3	1.000 00	0.707 11
1,0,4,3	0.500 00	0.353 55
1,1,2,3	1.000 00	0.912 87
1,1,3,3	0.500 00	0.790 57
1,1,4,3	0.000 00	0.707 11
1,2,2,3	0.500 00	0.889 76
1,2,3,3	0.000 00	0.912 87
2,0,3,3	1.000 00	1.414 21
2,0,4,3	0.000 00	1.154 70
2,1,2,3	1.000 00	1.825 74
2,1,3,3	0.000 00	1.825 74
2,2,2,3	0.000 00	2.000 00
0,0,4,2	1.000 00	0.577 35
0,1,3,2	1.000 00	0.912 87
0,1,4,2	0.500 00	0.577 35
0,2,2,2	1.000 00	1.000 00

续表

r-values	f	δf
	$n=4, K=3$	
0,2,3,2	0.500 00	0.816 50
0,2,4,2	0.000 00	0.577 35
0,3,3,2	0.000 00	0.707 11
1,0,4,2	1.000 00	1.154 70
1,1,3,2	1.000 00	1.825 74
1,1,4,2	0.000 00	1.414 21
1,2,2,2	1.000 00	2.000 00
1,2,3,2	0.000 00	1.825 74
0,2,3,1	1.000 00	1.825 74
0,2,4,1	0.000 00	1.154 70
0,3,3,1	0.000 00	1.414 21
0,1,4,1	1.000 00	1.414 21
	$n=5, K=3$	
0,1,5,5	0.300 00	0.200 00
0,2,2,5	0.700 00	0.346 41
0,2,3,5	0.500 00	0.346 41
0,2,4,5	0.300 00	0.316 23
0,2,5,5	0.100 00	0.244 95
0,3,3,5	0.300 00	0.346 41
0,3,4,5	0.100 00	0.316 23
1,0,3,5	0.875 00	0.307 78
1,0,4,5	0.625 00	0.267 00
1,0,5,5	0.375 00	0.156 25
1,1,2,5	0.875 00	0.396 52
1,1,3,5	0.625 00	0.406 25
1,1,4,5	0.375 00	0.386 54
1,1,5,5	0.125 00	0.332 19
1,2,2,5	0.625 00	0.443 04
1,2,3,5	0.375 00	0.460 34
1,2,4,5	0.125 00	0.451 78
1,3,3,5	0.125 00	0.485 13
2,0,3,5	0.833 33	0.413 88
2,0,4,5	0.500 00	0.390 87
2,0,5,5	0.166 67	0.340 21
2,1,2,5	0.833 33	0.531 42
2,1,3,5	0.500 00	0.565 19
0,0,3,5	0.900 00	0.244 95
0,0,4,5	0.700 00	0.200 00
0,0,5,5	0.500 00	0.000 00
0,1,2,5	0.900 00	0.316 23
0,1,3,5	0.700 00	0.316 23
0,1,4,5	0.500 00	0.282 84
2,1,4,5	0.166 67	0.581 34
2,2,2,5	0.500 00	0.612 37
2,2,3,5	0.166 67	0.670 13
0,0,4,4	0.875 00	0.332 19
0,0,5,4	0.625 00	0.156 25
0,1,3,4	0.875 00	0.451 78
0,1,4,4	0.625 00	0.386 54
0,1,5,4	0.375 00	0.267 00
0,2,2,4	0.875 00	0.485 13
0,2,3,4	0.625 00	0.460 34
0,2,4,4	0.375 00	0.406 25
0,2,5,4	0.125 00	0.307 78
0,3,3,4	0.375 00	0.443 04
0,3,4,4	0.125 00	0.396 52
1,0,4,4	0.833 33	0.437 44
1,0,5,4	0.500 00	0.235 70
1,1,3,4	0.833 33	0.598 35
1,1,4,4	0.500 00	0.527 05
1,1,5,4	0.166 67	0.437 44
1,2,2,4	0.833 33	0.643 10
1,2,3,4	0.500 00	0.623 61
1,2,4,4	0.166 67	0.598 35
1,3,3,4	0.166 67	0.643 10
2,0,4,4	0.750 00	0.643 48
2,0,5,4	0.250 00	0.475 98
2,1,3,4	0.750 00	0.888 29
2,1,4,4	0.250 00	0.852 39
2,2,2,4	0.750 00	0.956 07
2,2,3,4	0.250 00	0.988 21
0,0,5,3	0.833 33	0.310 21
0,1,4,3	0.833 33	0.581 34
0,1,5,3	0.500 00	0.390 87
0,2,3,3	0.833 33	0.670 13
0,2,4,3	0.500 00	0.565 19
0,2,5,3	0.166 67	0.413 88
0,3,3,3	0.500 00	0.612 37
0,3,4,3	0.166 67	0.531 42
1,0,5,3	0.750 00	0.475 98
1,1,4,3	0.750 00	0.852 39
1,1,5,3	0.250 00	0.643 48
1,2,3,3	0.750 00	0.988 21
1,2,4,3	0.250 00	0.888 29
1,3,3,3	0.250 00	0.956 07

3. 反应率—概率单位转换表见附表 2 - 6。

4. 百分率、概率单位和权重系数对照表见附表 2 - 7 及附表 2 - 8。

附表 2 - 6　反应率—概率单位转换表

反应率	0.00	0.01	0.02	0.03	0.04	0.05	0.06	0.07	0.08	0.09
0.00	—	2.67	2.95	3.12	3.25	3.36	3.45	3.52	3.59	3.66
0.10	3.72	3.77	3.82	3.87	3.92	3.96	4.01	4.05	4.08	4.12
0.20	4.16	4.19	4.23	4.26	4.29	4.33	4.36	4.39	4.42	4.45
0.30	4.48	4.50	4.53	4.56	4.59	4.61	4.64	4.67	4.69	4.72
0.40	4.75	4.77	4.80	4.82	4.85	4.87	4.90	4.92	4.95	4.97
0.50	5.00	5.03	5.05	5.08	5.10	5.13	5.15	5.18	5.20	5.23
0.60	5.25	5.28	5.31	5.33	5.36	5.39	5.41	5.44	5.47	5.50
0.70	5.52	5.55	5.58	5.61	5.64	5.67	5.71	5.74	5.77	5.81
0.80	5.84	5.88	5.92	5.95	5.99	6.04	6.08	6.13	6.18	6.23
0.90	6.28	6.34	6.41	6.48	6.55	6.64	6.75	6.88	7.05	7.33

附表 2 - 7　百分率、概率单位和权重系数对照表

%	0	1	2	3	4	5	6	7	8	9
0		2.67	2.95	3.12	3.25	3.36	3.45	3.52	3.59	3.66
		0.071	0.121	0.159	0.194	0.225	0.252	0.276	0.301	0.322
10	3.72	3.77	3.83	3.87	3.92	3.96	4.01	4.05	4.08	4.12
	0.343	0.360	0.379	0.395	0.412	0.425	0.442	0.455	0.467	0.478
20	4.16	4.19	4.23	4.26	4.29	4.33	4.36	4.39	4.42	4.450
	0.490	0.500	0.512	0.520	0.529	0.540	0.548	0.555	0.563	0.570
30	4.48	4.50	4.53	4.56	4.59	4.61	4.64	4.67	4.69	4.72
	0.576	0.581	0.587	0.593	0.599	0.602	0.608	0.612	0.615	0.618
40	4.75	4.77	4.80	4.82	4.85	4.87	4.90	4.92	4.95	4.97
	0.622	0.624	0.627	0.629	0.631	0.633	0.634	0.635	0.636	0.636
50	5.00	5.03	5.05	5.08	5.10	5.13	5.15	5.18	5.20	5.23
	0.637	0.636	0.636	0.635	0.634	0.633	0.631	0.629	0.627	0.624
60	5.25	5.28	5.31	5.33	5.36	5.39	5.41	5.44	5.47	5.50
	0.622	0.618	0.615	0.612	0.608	0.602	0.599	0.593	0.587	0.581
70	5.52	5.55	5.58	5.61	5.64	5.67	5.71	5.74	5.77	5.81
	0.576	0.570	0.563	0.555	0.548	0.540	0.529	0.52	0.512	0.500
80	5.84	5.88	5.92	5.95	5.99	6.04	6.08	6.13	6.18	6.23
	0.490	0.478	0.467	0.455	0.442	0.425	0.412	0.395	0.379	0.360
90	6.28	6.34	6.41	6.48	6.55	6.64	6.75	6.88	7.05	7.33
	0.343	0.322	0.301	0.276	0.252	0.225	0.194	0.159	0.121	0.071

附表 2-8 0% 和 100% 反应率的概率单位近似值及权重表

每组动物数	反应率		每组动物数	反应率	
	0%	100%		0%	100%
2	3.85	6.15	12	2.97	7.03
3	3.62	6.38	13	2.93	7.07
4	3.47	6.53	14	2.90	7.10
5	3.36	6.64	15	2.87	7.13
6	3.27	6.73	16	2.85	7.15
7	3.20	6.80	17	2.82	2.18
8	3.13	6.87	18	2.80	7.20
9	3.09	6.91	19	2.78	7.22
10	3.04	6.96	20	2.76	7.24
11	3.00	7.00			

主要参考文献

1 孙志伟主编,毒理学基础(第七版),北京:人民卫生出版社,2017

2 张立实,李宁主编. 食品毒理学. 北京:科学出版社,2017

3 袁晶、蒋义国主编. 分子毒理学. 北京:人民卫生出版社,2017

4 沈明浩,易有全,王雅玲主编. 食品毒理学(第二版). 北京:科学出版社,2021

5 郝卫东主编. 毒理学教程,北京:北京大学医学出版社,2020

6 陈明勇,胡艳欣主编. 动物性食品卫生学. 北京:中国农业大学出版社,2020

7 楼宜嘉编著. 新药临床前评价教程. 杭州:浙江大学出版社,2007

8 孔志明主编. 环境毒理学(第六版). 南京:南京大学出版社,2017

9 陈宁庆主编. 实用生物毒素学. 北京:中国科学技术出版社,2010

10 黄玥,白晨主编. 食品安全与卫生学. 北京:中国轻工业出版社,2022

11 顾向荣编著. 动物毒素与有害植物. 北京:化学工业出版社,2004

12 王广基主编. 药物代谢动力学. 北京:化学工业出版社,2005

13 操继跃,卢笑丛主编. 兽医药物动力学. 北京:中国农业大学出版社,2005

14 陈杖榴,曾振灵主编. 兽医药理学(第四版). 北京:中国农业出版社,2021

15 孙长颢主编. 营养与食品卫生学(第八版). 北京:人民卫生出版社, 2017

16 芮玉奎,张倩,代燕辉,杨潇,金洁主编. 环境毒理学. 北京:中国农业大学出版社,2022

17 胡小松,谢明勇主编. 食品加工过程安全优化与控制. 北京:化学工业出版社,2017

18 CrawfordC. B. and Qunn B. 著. 李道季等译. 微塑料污染物. 北京:中国环境出版社,2021

19 David J. G. Pesticide Residues: Chemistry, Toxicology and Environmental Impact. New York: Nova Science Publishers, Inc., 2023

20 Nayik G. A., and Kour J. Handbook of Plant and Animal Toxins in Food: Occurrence, Toxicity, and Prevention. New York: CRC Press, 2022

21 Taylor S. L., Scanlan R. A. Food Toxicology. Marcel Dekker, Inc. New York: 1989

22 Klaassen C. D. Casarett and Doull's Toxicology. The Basic Science of Poisons. 8th ed. New York: McGraw – Hill Publishes, 2013